Fachstimmen zum Buch

»*Familienplanung* ist ein fantastisches Buch voll praktischer und ansprechend aufbereiteter Information, die das Verhältnis jeder Frau zur eigenen Fruchtbarkeit verändern wird. Ich empfehle es für Frauen aller Altersgruppen.«

Christiane Northrup, M. D., Verfasserin von *Frauenkörper – Frauenweisheit* und *Weisheit der Wechseljahre*

»Dieses wunderbar geschriebene Handbuch zu den Fruchtbarkeitszeichen der Frau ist reich an Wissen, Weisheit und Humor – ein echtes Muss für das Bücherregal.«

Koautorinnen von *Unser Körper, unser Leben. Ein Handbuch von Frauen für Frauen*

»Mit seinen faszinierenden, interessanten, verlässlichen und aktuellen Erläuterungen offenbart uns dieses Fachbuch von Toni Weschler alles, was wir über unsere Fruchtbarkeit und Sexualität wissen sollten, und entmystifiziert die verblüffende Natur der Fortpflanzung. Weschlers praxisnahe Herangehensweise ist einfühlsam und motivierend gleichermaßen. Unabhängig davon, ob Sie schwanger werden, verhüten oder einfach die weibliche Fruchtbarkeit besser verstehen möchten – dies ist das richtige Buch für Sie!«

Penny Simkin, PT, Verfasserin von *Pregnancy, Childbirth, and the Newborn: The Complete Guide* und *The Birth Partner: Everything You Need to Know to Help a Woman Through Childbirth*

»Das bewährte Buch von Toni Weschler ist ein Muss für alle Paare mit unerfülltem Kinderwunsch, die den Ovulationszyklus verstehen, den eigenen Fruchtbarkeitsstatus einschätzen, unnötige und aufwendige Tests vermeiden und schnell zum eigentlichen Kern ihres Problems vordringen möchten. Das Buch klärt viel Verwirrung, die hinsichtlich von optimalen Kinderwunschbehandlungen mit einem konventionellen, nicht technischen Ansatz besteht. Die Illustrationen sind hervorragend, die Anleitungen leicht zu befolgen. Ich empfehle diese Lektüre wärmstens als Grundlage für die Behandlung von Unfruchtbarkeit.«

Sherman J. Silber, M. D., Direktor
des Infertility Center of St. Louis
am St. Luke's Hospital und Verfasser
des Bestsellers *Endlich schwanger*

»*Familienplanung* ist ein wertvolles Nachschlagewerk für Frauen, die ihre Zyklen besser verstehen und die eigene Gesundheitsvorsorge aktiv gestalten möchten. Das Buch ist ein wichtiges diagnostisches Mittel, um Anliegen rund um die Fruchtbarkeit einzuschätzen, aber auch zur Begleitung ovulationsfördernder Maßnahmen. Daher empfehle ich es wärmstens für Mediziner und Patienten gleichermaßen.«

Mark Perloe, M. D., Ärztlicher Direktor,
Georgia Reproductive Specialists,
Atlanta, Georgia

»Toni Weschlers Buch *Familienplanung* vermittelt Paaren Wissen und Hoffnung, denn Unfruchtbarkeit beraubt Paare einer wichtigen Lebensperspektive und geht oftmals mit dem Gefühl des Verlustes einher. Mit ihrer einfachen und einfühlsamen Herangehensweise hilft die Autorin Paaren, ihr Leben wieder selbst in die Hand zu nehmen. Es gibt kein vergleichbares Buch auf dem Markt. Ich empfehle es dringend auch für Ärzte.«

Lee R. Hickok, M. D., Pacific Northwest
Fertility & IVF Specialists,
Seattle, Washington

Toni Weschler

FAMILIEN PLANUNG

In liebevoller Erinnerung an meine Mutter,
Franzi Toch Weschler, deren Stärke
mich stets beeindruckt hat.

Toni Weschler

FAMILIEN PLANUNG

Das Standardwerk zur natürlichen Empfängnisverhütung, Kontrolle der Fruchtbarkeit sowie Erfüllung des Kinderwunsches

mvgverlag

Bibliografische Information der Deutschen Nationalbibliothek:
Die Deutsche Nationalbibliothek verzeichnet diese Publikation in der Deutschen Nationalbibliografie; detaillierte bibliografische Daten sind im Internet über http://d-nb.de abrufbar.

Wichtiger Hinweis
Dieses Buch stellt keinen Ersatz für eine individuelle medizinische Beratung dar. Wenn Sie medizinischen Rat einholen wollen, konsultieren Sie bitte einen qualifizierten Arzt. Der Verlag und die Autorin haften für keine nachteiligen Auswirkungen, die in einem direkten oder indirekten Zusammenhang mit den Informationen stehen, die in diesem Buch enthalten sind.

Für Fragen und Anregungen:
info@mvg-verlag.de

1. Auflage 2017

Nymphenburger Straße 86
D-80636 München
Tel.: 089 651285-0
Fax: 089 652096

Die englische Originalausgabe erschien 2015 bei Harper Collins unter dem Titel
Taking Charge of Your Fertility, 20th Anniversary Edition.

Übersetzung: Ursula Fethke, Chris Keutmann-Wohlthat, Birgit Lamerz-Beckschäfer
Redaktion: Antje Eszerski für bookwise GmbH
Umschlaggestaltung: Kristin Hoffmann
Umschlagabbildung: Shutterstock/iravgustin
Satz: bookwise GmbH
Druck: CPI books GmbH, Leck
Printed in Germany

ISBN Print 978-3-86882-682-1
ISBN E-Book (PDF) 978-3-86415-944-2
ISBN E-Book (EPUB, Mobi) 978-3-86415-945-9

Inhalt

KINDERWUNSCH

SONSTIGE INFORMATIONEN

Der Verlag und die Autorin übernehmen keine Gewähr für die auf diesen Seiten beschriebene Methode der Empfängnisverhütung oder Empfängnisbegünstigung. Als kontrazeptive Methode ist die Bewusste Fruchtbarkeitsmethode (FAM) bei genauer Befolgung der einschlägigen Anleitungen hochwirksam. Wie andere effektive Verhütungsmethoden auch, bietet sie jedoch keine absolute Sicherheit, und es besteht die Möglichkeit, dass sie versagt. Idealerweise erlernen Sie die Methode der Fruchtbarkeitswahrnehmung bei einem qualifizierten Kursleiter oder Berater. Auch sollte Ihnen klar sein, dass natürliche Methoden der Schwangerschaftsverhütung nicht vor Aids und anderen Geschlechtskrankheiten schützen. Dieses Buch erhebt keinen Anspruch darauf, eine qualifizierte medizinische Beratung und Therapie zu ersetzen. Daher erfolgt jede Anwendung der hier genannten Empfehlungen auf eigenes Risiko. Bitte kontaktieren Sie gegebenenfalls auch Ihren Hausarzt, einen Fruchtbarkeitsberater oder beide. Verlag und Autorin haben jede Anstrengung unternommen, korrekte und aktuelle Informationen zur Verfügung zu stellen, können aber keine Haftung für etwaige Irrtümer, Unvollständigkeiten oder veraltete Inhalte übernehmen Die hier geschilderten Anekdoten sind wahr und haben sich tatsächlich so zugetragen. Allerdings wurden die Namen, außer auf ausdrücklichen Wunsch hin, zur Wahrung der Anonymität geändert.

Vorwort anlässlich des 20. Jahrestags der Erstveröffentlichung

Als vor genau 20 Jahren die Erstausgabe von *Taking Charge of Your Fertility* erschien, gab es nur sehr wenige Frauen, die ihre Menstruationszyklen aufzeichneten. Die Vorstellung, die so gesammelte Information könne dazu dienen, auf natürliche Weise zu verhüten, Empfängnischancen zu steigern und selbst über die gynäkologische und sexuelle Gesundheit zu bestimmen, war den meisten völlig fremd. Es war mein Ziel, bei jenen Frauen, die aufgrund des Mangels an Wissen über ihren eigenen Körper frustriert waren, eine »Bewegung von unten« in Gang zu setzen. Meine Hoffnung erfüllte sich: Es fühlten sich Hunderttausende Frauen vom Inhalt meines Buchs angesprochen.

In den Jahren seit der Ersterscheinung haben mich die überschwänglichen Reaktionen regelrecht überwältigt. Zahlreiche Leserinnen haben mir geschrieben und auf sehr persönliche Weise berichtet, wie sich ihr Leben durch das Buch verändert hat. Sie waren einerseits befreit und fühlten sich gestärkt, ebenso oft waren sie aber auch bitter enttäuscht, diese Informationen nicht schon früher in der Schule oder bei Arztbesuchen erfahren zu haben.

Durch das praktische Wissen über den Menstruationszyklus, das in meinem Buch vermittelt wird, entsteht möglicherweise der Eindruck, ich würde Mediziner diskreditieren. Hierzu möchte ich eines klarstellen: Einem Arzt ist es heute angesichts der großen Spannbreite der Verantwortungsfelder und der begrenzten Zeit, die er Patientinnen einräumen kann, nicht möglich, Ihren Zyklus im Detail zu kennen – vor allem nicht, wenn Sie selbst damit nicht vertraut sind! Das Thema Familienplanung dreht sich darum, zu lernen, für sich selbst einzutreten. Mit dem Wissen um Ihren Körper können Sie Ihren Arzt unterstützen, denn im Kern dieses Buchs geht es um eines: Wissen ist Macht!

Außerdem gilt es zu bedenken, dass Familienplanung ganz unterschiedliche Aspekte umfasst. Betroffen sind sowohl Frauen, die eine Empfängnis vermeiden möchten, als auch jene mit Kinderwunsch. Das Buch ist daher so aufgebaut, dass man es als Ganzes oder in Kapiteln zu spezifischen Problemen oder Bedürfnissen lesen kann. Wichtige Informationen werden wiederholt, um die Bedeutung eines Themas hervorzuheben, aber auch, um zu gewährleisten, dass der Inhalt selbst beim Lesen von Textauszügen immer nachvollziehbar bleibt. Die Facetten der eigenen Fortpflanzung zu verstehen ist ein wichtiges Instrumentarium der Selbstbestimmung! Ich hoffe, dass Sie von dieser Neuausgabe profitieren, auch wenn Sie bereits eine ältere Ausgabe des Buchs kennen. Der weibliche Zyklus bleibt naturgemäß unverändert, doch unser Verständnis der biologischen Vorgänge wächst mit neuen medizinischen Erkenntnissen. In dieser Ausgabe finden Sie ergänzende und überarbeitete Beiträge. Es gibt u. a.

- einen zusätzlichen Farbbildteil
- verbesserte Vorlagen für FAM-Tabellen
- ein aktualisiertes Kapitel zu den Fortschritten bei den assistierten Reproduktionstechniken (ART)
- ein erweitertes Kapitel zum Thema Sexualität
- sechs neue Kapitel zu folgenden Themen:

~ Verbreitete Störungen, über die jede Frau Bescheid wissen sollte
~ Hormone natürlich im Gleichgewicht halten
~ Ihre *künftige* Fruchtbarkeit
~ Der Umgang mit Fehlgeburten
~ Infertilität: Wenn keiner weiß, woran es liegt
~ Irreguläre Blutungen

Das Selbstverständnis der Frauen für ihren Körper und die Technik der FAM entwickeln sich weiter, ebenso wie das biologische Wissen und die Reproduktionstechnologie. Mit der Neuausgabe meines Buchs hoffe ich, diese Veränderungen nachzuvollziehen, damit die neue Generation von Frauen mehr über den eigenen Körper und ihren Menstruationszyklus weiß und selbstbewusster wird als die vorherige. Weiterführende Information und Zugang zu Internetforen finden Sie (in englischer Sprache) unter *www.tcoyf.com*.

Toni Weschler, 2015

Einleitung

Noch immer zucke ich zusammen, wenn ich an meine Collegejahre zurückdenke und an den Anlass, der mich dazu brachte, ausgerechnet die Fruchtbarkeitsberatung zu meinem Beruf zu machen. Unzählige Male bin ich damals mit einer vermeintlichen Scheideninfektion zu einer Gynäkologin gerannt. Die meisten Frauen werden mir zustimmen, dass gynäkologische Untersuchungen mehr als lästig sind. Trotzdem suchte ich meine Ärztin – gefühlt allmonatlich – mit offenbar immer demselben Problem auf. Stets aber wurde ich von ihr mit der unbefriedigenden Versicherung »da ist wirklich nichts, machen Sie sich keine Sorgen« nach Hause entlassen. Ich kam mir wie eine Hypochonderin vor, nur um kleinlaut erneut einen Termin zu vereinbaren, wenn die scheinbaren Symptome einer Infektion wiederkehrten.

Abgesehen vom Frust über das immer wieder auftretende Problem, waren da auch noch die unvermeidlichen Nebenwirkungen der Verhütungsmittel, die ich in dieser Zeit ausprobierte. Wenn es keine pillenbedingte Gewichtszunahme oder Kopfschmerzen waren, so litt ich entweder wegen des Diaphragmas an Reizungen in der Scheide oder durch den Verhütungsschwamm an Harnwegsinfekten. Jedes Mal wurde meine Frage nach einer wirksamen natürlichen Alternative zu den verfügbaren Verhütungsmethoden von Gynäkologen mit dem Hinweis abgetan, allein die Rhythmus-Methode sei »natürlich«, und jeder wisse ja, dass sie nicht funktioniere. Zurück auf Platz 1 also, mit scheinbar ständigen Infektionen und ohne eine akzeptable Empfängnisverhütung.

Erst Jahre später, beim Besuch eines Kurses über die Fruchtbarkeitswahrnehmung, wurde mir klar, dass ich während der ganzen Zeit gesund gewesen war. Der scheinbare Infekt war in Wirklichkeit normales Zervixsekret, eines der gesunden Fruchtbarkeitszeichen, das bei allen Frauen vor Herannahen des

Eisprungs auftritt. Da ein vergleichendes Gespräch über Scheidenausfluss nicht gerade zu den Themen des sozialen Miteinanders gehört, blieb mir verborgen, dass meine Erfahrung ganz normal und – vor allem – zyklisch bedingt war.

Durch eine irreführende und unzureichende Gesundheitsaufklärung wird Frauen nur selten vermittelt, wie sich zwischen normalem, zyklisch auftretendem Zervixsekret und den Symptomen einer Scheideninfektion unterscheiden lässt. Was aber sind die Konsequenzen einer solch elementaren Wissenslücke? Abgesehen von den unnötigen Kosten, Scherereien und Ängsten, die sich hiermit für Frauen oft verbinden, kann das zu einem niedrigeren Selbstwertgefühl und Unsicherheit in Bezug auf die eigene Sexualität führen.

Aus diesen negativen Erfahrungen heraus erwuchs mein Interesse an der Frauengesundheit. Sie weitete sich zu einer regelrechten Leidenschaft aus. So bewarb ich mich schließlich auf eine Stelle als Gesundheitsberaterin in einer Frauenklinik – eine katastrophale Erfahrung, die sich im Rückblick aber als ausschlaggebend für meine Entscheidung erwies, die Fruchtbarkeitsberatung zum Beruf zu machen. Während ich im Wartezimmer auf mein Vorstellungsgespräch bei der Klinikleiterin wartete, wanderten meine Augen über die aus Frauenkliniken so vertrauten Anschauungsmaterialien: Poster, die vor der Verbreitung von Geschlechtskrankheiten warnen, vergleichende Tabellen zu Verhütungsmethoden (klein gedruckt jeweils die Nebenwirkungen und Risiken) und Plastikmodelle der weiblichen Fortpflanzungsorgane.

Schlagartig wurde mir die Aussichtslosigkeit meiner Lage bewusst. Hier saß ich also und bewarb mich als Gesundheitsberaterin, ohne jede Ausbildung in diesem Bereich. Was hatte ich mir dabei gedacht? Während meine Unruhe wuchs, fiel mir eine Broschüre zu Kursen über die Fruchtbarkeitswahrnehmung ins Auge, die die Klinik anbot. Ich konnte nicht glauben, dass eine angeblich doch so namhafte Einrichtung die verrufene Rhythmus-Methode zu unterrichten schien. Ein echtes Dilemma! Sollte ich meine Bestürzung zum Ausdruck bringen und die begehrte Stelle aufs Spiel setzen – oder besser den Mund halten? Letzteres aber wäre mir unredlich erschienen. Ich geriet unter Druck, als ich endlich der Klinikleiterin gegenübersaß. Noch bevor sich die freundliche Frau richtig vorgestellt hatte, platzte ich heraus: »Ich verstehe nicht, warum Sie die Rhythmus-Methode unterrichten. Jeder weiß, dass sie nicht funktioniert!«

»Ach? Wir unterrichten was?«, fragte sie sichtlich überrascht. »Mir fiel Ihre Broschüre über die Fruchtbarkeitswahrnehmung im Wartezimmer auf. Ist das nicht dasselbe?«, murmelte ich etwas eingeschüchtert. Mit leicht verärgertem Blick antwortete sie: »Ehrlich gesagt, Toni, lässt Ihr mangelndes Wissen über einen so wichtigen Aspekt der Frauengesundheit nichts Gutes für eine Tätigkeit an unserer Klinik erahnen.«

Die Stelle bekam ich nicht. Doch das peinliche Erlebnis veränderte meine Sicht auf die weibliche Gesundheitspflege. Ich schluckte meinen Stolz hinunter, belegte den Kurs der Klinik über Fruchtbarkeitswahrnehmung – und war verblüfft. Ich lernte dort, dass ich selbst die Kontrolle über meine Zyklen haben konnte. Keine Ungewissheit mehr angesichts verschiedener Ausflüsse, Schmerzen und anderer Symptome! Endlich ließen sich die allmonatlich auftretenden kleinen, feinen Veränderungen im Körper verstehen, und ich war in der Lage, meinen Menstruationszyklus in den gesamtgesundheitlichen Zusammenhang einzuordnen – in physiologischer, aber auch in psychologischer Hinsicht. Und das Allerbeste? Kein Gerenne mehr zum Gynäkologen.

Diese hochwirksame Methode der natürlichen Verhütung erforderte nur einige wenige Minuten am Tag, um meine potenziell fruchtbaren Tage im Zyklus zu bestimmen. Außerdem konnte ich nun selbst Störungen erkennen, die möglicherweise eine Schwangerschaft bei mir verhinderten. Als ich dann ein Kind wollte, konnte ich das bange Ratespiel vermeiden, dem so viele Paare ausgeliefert sind, und den präzisen Zeitpunkt für den Geschlechtsverkehr festlegen. Und das alles können Sie auch!

Das wohl schönste Ergebnis meiner jahrelangen Anwendung der Fruchtbarkeitsmethode aber war das Privileg, nun so viel über einen grundlegenden Aspekt des Frauseins zu wissen. Keine Unsicherheit mehr, wann meine Periode einsetzen würde – ich wusste es immer (auch als dann meine schließlich letzte Regel kam!). Mir war bewusst, was mich körperlich wie emotional zu bestimmten Zeiten in meinem Zyklus erwartete. Mein Selbstvertrauen wuchs dadurch, was sich letztlich positiv auf andere Bereiche meines Lebens auswirkte.

Der Menstruationszyklus einer Frau sollte nicht von Geheimnissen umwittert sein. Nach dem Durchlesen des Buchs haben auch Sie hoffentlich das befreiende Gefühl, Einblick in Ihren Körper gewonnen zu haben. Über den rein praktischen Nutzen hinaus, ein Mittel an der Hand zu haben, um eine Schwangerschaft auf natürliche Weise zu vermeiden oder auch zu begünstigen und selbst über die gynäkologische Gesundheit bestimmen zu können, wird das Wissen über den eigenen Zyklus und Körper schließlich auch Ihr Selbstbewusstsein in vielerlei Hinsicht stärken – und das ist gut so!

TEIL I

Neue Denkmodelle zur Fruchtbarkeit der Frau

KAPITEL 1

Was Sie über die Bewusste Fruchtbarkeitsmethode wissen sollten

Wie oft haben Sie das schon gelesen oder gehört? Der Menstruationszyklus umfasst im Idealfall 28 Tage, und der Eisprung findet normalerweise am 14. Tag des Zyklus statt. Doch dies ist nur ein Mythos. Leider wird er oft für bare Münze genommen, sodass dadurch zahllose ungeplante Schwangerschaften begünstigt und zugleich viele Paare um das ersehnte Baby gebracht werden. Zum Teil beruht diese Behauptung auf der veralteten Rhythmus-Methode, die irrtümlich davon ausgeht, die Zyklen seien bei jeder Frau 28 Tage lang, auf jeden Fall aber über längere Zeit stets in etwa gleichbleibend. Das Ergebnis ist eine falsche Prognose, die mithilfe einer statistischen Formel *künftige* Fruchtbarkeit anhand *bisheriger* Zyklen vorhersagen will.

Tatsächlich schwankt die Zykluslänge von Frau zu Frau und oft sogar bei ein und derselben Frau. Merken sollten Sie sich am besten einfach, dass der Zyklus 21 bis 35 Tage lang ist. Die folgende Geschichte, die mir strenggläubige Patienten aus New York schon vor Jahrzehnten erzählt haben, zeigt, dass der Mythos vom Eisprung am 14. Tag gravierende Folgen haben kann:

Ilene und Mick heirateten am 21. Mai. Beide waren zu diesem Zeitpunkt noch unberührt. Sie wünschten sich möglichst bald Kinder und schlossen zum 15. Mai eine gemeinsame Krankenversicherung ab. Zu ihrer großen Freude wurde Ilene gleich auf der Hochzeitsreise schwanger. Doch die Versicherung weigerte sich, die Kosten für Schwangerschaft und Entbindung zu übernehmen. Die Begründung: Da Ilene ihre letzte Regel am 19. April bekommen hatte, müsste sie demnach bereits drei Wochen vor der Hochzeit schwanger geworden sein.

»Das kann nicht sein«, beharrte Ilene. »Wir sind beide jungfräulich in die Ehe gegangen.« Allerdings räumte sie ein, ihr Zyklus sei lang und unregelmäßig geworden, seit sie jogge und Diät halte. Das erklärte Ilene so auch der Versicherungsgesellschaft. Diese jedoch akzeptierte die Begründung nicht und berechnete den Entbindungstermin wie üblich mit der Rechenscheibe (Seite 5, Farbbildteil), die den Eisprung exakt am 14. Zyklustag ansetzt. Ilene klagte: »Wir waren finanziell ruiniert. Wie beweist man vor Gericht, dass man noch Jungfrau war? Und was geht das andere überhaupt an?«

Der Mythos vom Eisprung am 14. Tag kam Ilene und Mick teuer zu stehen. Ihr einziger Trost war, dass ihr Sohn pünktlich zum erwarteten Zeitpunkt zur Welt kam – drei Wochen nach dem Termin, den die Versicherung errechnet hatte! Doch auch das spielte für Ilene inzwischen keine Rolle mehr, denn in ihren Augen war der Kleine »das ganze Theater so oder so wert«.

Heute wissen wir mehr über die menschliche Fortpflanzung und verfügen über eine exakte und effiziente Methode zur Identifizierung der fruchtbaren Phasen der Frau. Dank der *Bewussten Fruchtbarkeitsmethode (Fertility Awareness Method)*, kurz *FAM**, lassen sich die komplexen Mechanismen unserer Fortpflanzung besser nachvollziehen. Die FAM basiert auf der Beobachtung und tabellarischen Erfassung wissenschaftlich fundierter Fruchtbarkeitsindizien, an denen sich ablesen lässt, ob eine Frau an einem bestimmten Tag empfängnisbereit ist oder nicht. Die wichtigsten Fruchtbarkeitszeichen sind das Zervixsekret, die Basaltemperatur (Morgentemperatur) und die Lage der Zervix (als zusätzliches Zeichen, das die beiden Ersteren stützt). Die FAM ermöglicht Frauen, eigenverantwortlich zu verhüten oder schwanger zu werden und die Vorgänge in ihrem eigenen Körper besser kennenzulernen. Außerdem ist sie ein ausgezeichnetes diagnostisches Hilfsmittel für Frauenärzte.

WARUM IST DIE BEWUSSTE FRUCHTBARKEITSMETHODE NICHT BEKANNTER?

Vorbehalte gegen die FAM beruhen häufig auf dem Missverständnis, dass sie mit der sogenannten Rhythmus-Methode (auch Knaus-Ogino- oder Kalendermethode) gleichgesetzt wird. Hinzu kommt, dass natürliche Verhütungsmethoden von Menschen bevorzugt werden, die strikt gegen künstliche Verhütungsmittel sind. Zu Unrecht wird deshalb noch immer behauptet, die FAM sei ausschließlich für diese Zielgruppe geeignet. Dabei ist die FAM gerade für die meisten

* Im Folgenden verwenden wir das Kürzel FAM für die von Tony Weschler entwickelte Methode der Fruchtbarkeitswahrnehmung, da die Abkürzung FAM sowohl im Internet (siehe dazu auch *www.tcyf.com*) als auch in der Fachliteratur eingeführt ist.

Frauen allein schon deshalb eine Option, weil sie im Gegensatz zu hormonellen Methoden wie der Antibabypille ganz ohne Chemie auskommt. Außerdem sorgt sie dafür, dass Frauen erheblich seltener auf unangenehme oder umständliche Verhütungsmethoden zurückgreifen müssen, die jegliche Spontaneität am Sex ausschließen. Fest steht jedenfalls, dass Frauen, die sich für die FAM entscheiden, häufig nicht nur, wenn es um ihre Fruchtbarkeit geht, aktiv um eine gesundheitsbewusste, natürliche Lebensweise bemüht sind.

Bei der FAM geht es, wie bei der Natürlichen Familienplanung (NFP), letztlich um eine effiziente natürliche Verhütung, wobei ein Paar, das die Natürliche Familienplanung praktiziert, während der fruchtbaren Phase der Frau oftmals gezielt auf Sex verzichtet, statt mit einer Barrieremethode zu verhüten.

Warum wird die FAM nicht im Medizinstudium gelehrt?

Eine Frage drängt sich auf: Wenn die FAM so wirkungsvoll zur Verhütung wie auch bei Kinderwunsch eingesetzt werden kann, warum ist sie dann bei uns so wenig verbreitet? Ein Grund dafür ist schlichtweg, dass es für Medizinstudenten an den Universitäten heute immer noch keine umfassende Einführung in diese wissenschaftliche Methode gibt. Tatsächlich wissen Frauen, die die Bewusste Fruchtbarkeitsmethode anwenden, oftmals mehr über ihre Fruchtbarkeit als ihre Gynäkologen, die durch die Facharztausbildung eigentlich Experten für die weibliche Physiologie sind!*

Als ich vor Jahren an einer Frauenklinik lehrte, buchte das ganze Team meinen Kurs als Verhütungsmethode – bis auf eine Ärztin. Diese erzählte mir eines Tages im Vertrauen: »Toni, um ganz ehrlich zu sein: Ich schicke meine Patientinnen nicht in Ihre Kurse.« »Ach, und warum denn nicht?«, fragte ich betont beiläufig. »Ich misstraue Ihrer Methode, denn ich bin damit schwanger geworden«, erwiderte sie. »Das kann doch nicht Ihr Ernst sein! Haben Sie einen Kurs besucht? Nach welchen Regeln sind Sie vorgegangen?«, wollte ich von ihr wissen, aber sie fragte verblüfft zurück: »Was für Regeln?« Ich hakte nach, »... ich meine, haben Sie Ihre Morgentemperatur gemessen und das Zervixsekret beobachtet oder nur eines von beiden Fruchtbarkeitszeichen?« Sie starrte mich hilflos an, offenbar ohne jeden Schimmer einer Ahnung, von was ich da eigentlich sprach. Erst da begriff ich, wie verbreitet die Unkenntnis der FAM selbst innerhalb der Ärzteschaft ist und wie viele Kollegen unter »Fruchtbarkeitswahrnehmung« noch immer die Vorhersage künftiger Fruchtbarkeit anhand bisheriger Zyklen wie bei der umstrittenen Rhythmus-Methode verstehen.

*Aus diesem Grund habe ich einen Link speziell für Frauenärzte, betreffend der Fruchtbarkeitsmethode, erstellt. Sie finden ihn auf meiner Website unter *www.tcoyf.com*.

Die Wirksamkeit der Bewussten FRuchtbarkeitsmethode basiert auf rein biologischen Grundlagen (Kapitel 4). Dazu gehört die Funktion zahlreicher Hormone wie Follikelstimulierendes Hormon (FSH), Östrogen, Luteinisierendes Hormon (LH) und Progesteron, die wissenschaftlich nachgewiesen sind. Gerade weil die FAM nicht nur zur Verhütung und bei Kinderwunsch ein wertvolles Hilfsmittel ist, sondern generell der gynäkologischen Gesundheit dient, verwundert es umso mehr, dass diese Methode im Medizinstudium nicht routinemäßig gelehrt wird. Hinzu kommt: Die FAM kann Ärzten und Patientinnen bei der Diagnose zahlreicher Erkrankungen hilfreich sein. Dazu gehören u. a.:

- Anovulation (ausbleibender Eisprung)
- später Eisprung
- kurze Lutealphase (Gelbkörperphase nach dem Eisprung)
- »unfruchtbares« Zervixsekret
- Hormonstörungen wie das Polyzystische Ovarialsyndrom (PCOS)
- zu niedrige Progesteron-Spiegel
- Fehlgeburten

Die Aufzeichnung von Fruchtbarkeitsindizien erleichtert letztlich die Diagnose gynäkologischer Störungen. Frauen, die regelmäßig einen Zykluskalender führen, bemerken recht schnell, wenn etwas bei ihnen nicht »normal« ist, und können ihren Arzt auf Unregelmäßigkeiten hinweisen. Störungen, die durch die Bewusste Fruchtbarkeitsmethode leichter diagnostiziert werden, sind:

- unregelmäßige oder ungewöhnliche Blutungen
- Scheideninfektionen
- Harnwegsinfekte
- Anomalien der Zervix
- Knoten in der Brust
- PMS
- ein falsch berechnetes Empfängnisdatum

Ärzten, die die FAM nicht beherrschen, entgeht ein erstklassiges Werkzeug, das die Beratung von Patientinnen erleichtert. Stattdessen führen Gynäkologen zur Diagnose eines mutmaßlichen Menstruationsproblems oft Tests durch, die manchmal überflüssig, invasiv und kostspielig sind. Lernen Frauen dagegen, ihre Zyklen selbst zu beobachten, können Sie so manchen Arztbesuch und unnötige diagnostische Maßnahmen vermeiden.

Mithilfe der Fruchtbarkeitsmethode lassen sich, wie die oben aufgelisteten Erkrankungen und gynäkologischen Störungen zeigen, potenzielle Hindernisse für eine Schwangerschaft aufdecken. So wird beispielsweise anhand der aufgezeichneten Temperaturkurven sichtbar, wenn der Eisprung im Zyklus komplett ausbleibt oder der »richtige« empfängnisfördernde Zervixschleim fehlt. Unter Umständen belegen die Aufzeichnungen der FAM sogar, dass eine Frau immer wieder schwanger wird, die Frucht aber jedes Mal abgeht, ohne dass sie selbst oder ihr Arzt es bemerken. Frauen, die sich sehnlichst ein Baby wünschen, ersparen sich mit diesen dokumentierten Daten die quälende Ungewissheit, ob es diesmal geklappt hat oder nicht. Sie brauchen sich bei ihrem Arzt oder in der Apotheke keine teuren Schwangerschaftstests zu kaufen. Anhand ihrer Temperaturkurve erkennen sie eine Schwangerschaft, ohne erst verunsichert abwarten zu müssen, ob sich vielleicht doch nur ihre Regel verspätet.

Politik, Profit und natürliche Verhütung

Dass die FAM wenig bekannt ist und selten empfohlen wird, liegt zum Teil auch daran, dass Ärzte, insbesondere aber Hersteller von Hormonprodukten wie der Antibabypille oder Intrauterinpessaren, daran nicht verdienen. Abgesehen von der anfänglichen Investition in ein Fieberthermometer und vielleicht ein Buch, einen Kurs oder eine App, kostet die FAM nichts, während zum Beispiel für die Pille pro Jahr schnell mehr als hundert Euro Auslagen zusammenkommen.

Angesichts der satten Profite, die mit anderen Verhütungsmethoden abgeschöpft werden können, leuchtet es ein, warum die Fachwelt nicht mehr Frauen an die FAM heranführt. Es ist ein offenes Geheimnis, dass die Pharmafirmen erhebliche Summen ausgeben, um die Pille als Verhütungsmittel erster Wahl zu positionieren. Weniger bekannt ist jedoch, wie beharrlich viele Pharmafirmen die Wirksamkeit und Stichhaltigkeit anderer Verhütungsmethoden – und dabei vor allem der FAM – in einem falschen Licht darstellen.

In Publikationen der Pharmaunternehmen für Verbraucher über die verschiedenen Kontrazeptiva fallen immer wieder drastische Falschaussagen auf. So wird beispielsweise in der Broschüre *»Contraception: The Choice Is Yours«* behauptet: »Die Natürliche Familienplanung basiert darauf, dass die Befruchtung meist unmittelbar vor, während oder direkt nach dem Eisprung erfolgt.« Das klingt erst einmal völlig überzeugend – bis auf den nicht unerheblichen Schönheitsfehler, dass eine Befruchtung ohne Eizelle gar nicht erfolgen kann. Fände eine Befruchtung statt, bevor der Follikel überhaupt ausgestoßen wird, wäre das – zynisch gesagt – schon eine echte Leistung! Mehr Schaden als einzelne Falschaussagen richtet jedoch das generelle Image an, das von FAM und NFP gern vermittelt wird. Die oben zitierte Broschüre ist insofern typisch, als sie zur Überschrift »Natürliche Familienplanung« das vermeintliche Synonym »Rhythmus-Methode« als Zusatz in Klammern anbietet.

Ganz abgesehen von der Empfängnisverhütung, haben Mediziner und Firmen, die auf das Thema »Kinderwunsch« spezialisiert sind und mit Hightech-Behandlungen Paaren Hoffnung auf ein Baby machen, kein Interesse daran, eine so gut wie kostenlose Methode zu verbreiten, die ihre Dienste in vielen Fällen überflüssig machen würde. Natürlich sind technische Lösungen manchmal unumgänglich. Aber wie wir noch sehen werden, reicht bei vielen Paaren allein das richtige Wissen aus, um die erhoffte Schwangerschaft herbeizuführen.

Was heißt hier »unappetitlich«? Sprachliche Feinheiten

Es gibt noch einen weiteren Punkt für die stiefmütterliche Behandlung der Bewussten Fruchtbarkeitsmethode. Vor allem die Medien stufen diese Verhütungsmethode als »unappetitlich« ein. Warum?, fragt man konsterniert.

Bei einem Nachrichtensender in Seattle betreute ein Arzt einen wöchentlichen Beitrag zu medizinischen Themen. Ich sprach ihn im Laufe der Jahre mehrmals darauf an, ein Feature über die FAM zu machen, aber er sagte nie verbindlich zu, obwohl er nach eigenen Angaben von der Wirksamkeit der Methode überzeugt war. Ich verstand nicht, warum er das Thema offenbar scheute, bis er schließlich einräumte, es erscheine ihm einfach zu unappetitlich für die Öffentlichkeit. Offenbar ging es dabei um den Ausdruck »cervical mucus« (Zervixschleim) für eines der drei Fruchtbarkeitszeichen. Ich fragte mich, ob das Thema publikumswirksamer wäre, wenn wir einen weniger konkreten Begriff verwenden. Als ich ihm schrieb, wir könnten statt »cervical mucus« gern »cervical fluid« (Zervixflüssigkeit) sagen, rief er prompt zurück: In diesem Fall sei das Thema natürlich ohne Weiteres für die Nachrichten geeignet. Und einige Wochen nach dem Telefonat brachte er einen aufschlussreichen Beitrag über die Fruchtbarkeitsmethode.

Diese Begebenheit zeigte drastisch, wie viel Einfluss Sprache auf die Akzeptanz von Themen hat. Seit dem Vorfall in der Nachrichtenredaktion in Seattle habe ich immer wieder festgestellt, dass Patienten, Zuhörer und Leser erheblich mehr Aufmerksamkeit und Interesse für die Bewusste Fruchtbarkeitsmethode aufbringen, wenn der neutralere Begriff Zervixflüssigkeit *(cervical fluid)* statt Zervixschleim *(cervical mucus)* verwendet wird. Vermutlich stellen viele zwischen der »Zervixflüssigkeit« der Frau und der »Samenflüssigkeit« *(seminal fluid)* des Mannes eine Analogie her. Letztere würde man ja nicht als »Samenschleim« bezeichnen, obwohl der Zweck beider Flüssigkeiten ähnlich ist, nämlich Sperma am Leben zu erhalten und seine Fortbewegung zu unterstützen.

Die Medien sind ein Spiegel unserer Kultur. Sie stellen physiologische Vorgänge im menschlichen Körper oft unrealistisch oder geschönt dar. Die FAM dagegen will über diese Vorgänge sachlich aufklären und Frauen dadurch selbstbestimmter machen. Wenn das mit Begriffen wie »Zervixflüssigkeit« oder »Zervixsekret« leichter geht, habe ich nichts dagegen.

WARUM INFORMIEREN MANCHE ÄRZTE NICHT ÜBER DIE BEWUSSTE FRUCHTBARKEITSMETHODE?

Dass die Fruchtbarkeitsmethode eine wissenschaftlich fundierte und effiziente natürliche Verhütungsmethode ist, die zugleich der Gesundheitspflege dient, ist Ärzten durchaus bekannt. Trotzdem empfehlen sie diese Methode ihren Patientinnen nicht. Als Begründung führen einige Ärzte an, Frauen hätten keine Lust, sich eine Technik anzueignen, die kompliziert und schwierig sei, Verantwortungsbewusstsein und einen großen Zeitaufwand erfordere. Meiner Meinung nach treffen diese Behauptungen auf die meisten Frauen überhaupt nicht zu.

Kennt man erst einmal die Grundlagen der FAM, dann ist sie mühelos nachvollziehbar. Die meisten erlernen die Methode anhand des vorliegenden Buchs. Darüber hinaus werden Kurse zum Thema Familienplanung und der symptothermalen Methode angeboten (Seite 472), die wie die FAM auf der Beobachtung der Morgentemperatur in Kombination mit der des Zervixsekrets beruhen. Die FAM ist nicht schwieriger oder einfacher zu handhaben als viele andere alltägliche Fertigkeiten. Selbst wenn sie anfangs etwas ungewohnt erscheint, wird sie mit ein wenig Übung schnell zur Routine.

Frustrierend finde ich, dass manche Ärzte Frauen allen Ernstes nicht zutrauen, das in Kursen zur Fruchtbarkeitswahrnehmung vermittelte Wissen zu verstehen und richtig anzuwenden. Warum diese Meinung vorherrscht, leuchtet mir nicht ein, denn für die FAM interessieren sich in der Regel eher gebildete Frauen. Andererseits geht es meines Erachtens grundsätzlich nicht darum, dass für die Anwendung eine gewisse Intelligenz nötig wäre, sondern vielmehr darum, wie man dieses Wissen vermittelt. Bis vor Kurzem war das Thema Fruchtbarkeitswahrnehmung noch den wenigen vorbehalten, die sich damit wissenschaftlich auseinandersetzen konnten.

Ich selbst habe mein Wissen über die FAM bisher an über 1500 Frauen weitergegeben und kann versichern, dass so gut wie alle von ihnen die Methode und ihre biologischen Grundlagen innerhalb weniger Stunden begriffen haben. Die paar Minuten am Tag, die man dafür opfern muss, empfinden meines Wissens die wenigsten als eine Belastung.

Ein Wort zur Verteidigung der Ärzte

Um es klarzustellen: Meine kritischen Anmerkungen in diesem Kapitel richten sich nicht generell gegen die Ärzteschaft. Ich bin überzeugt davon, dass die meisten Mediziner einfühlsam und fürsorglich sind und ihren Patienten gern Wissen vermitteln, das sie gesund und stark macht.

Angesichts der zunehmenden Technisierung ihres Berufsumfelds stehen viele Mediziner der Bewussten Fruchtbarkeitsmethode allerdings eher skeptisch gegenüber – gerade weil diese Methode so völlig ohne moderne Hightech auskommt. Manch einer der Ärzte mag sogar der Überzeugung sein, ohne Medikamente oder Eingriffe nicht ausreichend für seine Patienten zu sorgen.

Eine Tatsache aber wiegt schwer: Ärzte haben in der Praxis heutzutage gar nicht mehr genügend Zeit, um die FAM bei einem regulären Arzttermin umfassend erklären zu können. Schon aus diesem Grund wissen so wenige Frauen über das Thema Fruchtbarkeitswahrnehmung Bescheid.

Was daraus entstehen kann, ist ein Teufelskreis, denn selbst die Ärzte, die Frauen dabei unterstützen, sich selbst um ihre Fortpflanzung und Gesundheit zu kümmern, können ihrem Anspruch nicht so effizient nachkommen, wie sie möchten, wenn ihre Patientinnen keine Zyklustabellen führen. Die Vorzüge der Fruchtbarkeitsmethode – was das Verhältnis zwischen Arzt und Patientin anbelangt – können *nur dann* wirklich ausgeschöpft werden, wenn immer mehr und mehr Frauen mit dem Führen von Zyklustabellen ihren Teil dazu beitragen.

KAPITEL 2

Übernehmen Sie Verantwortung für Ihre Fruchtbarkeit

Der Körper einer Frau bereitet sich in jedem Zyklus auf eine mögliche Schwangerschaft vor – zum Leidwesen all der Frauen, die nicht schwanger werden möchten. Fruchtbar ist eine Frau allerdings nur an den wenigen Tagen im Zyklus rund um den Eisprung. Dieses fruchtbare Zeitfenster lässt sich durch die Selbstbeobachtung von Basaltemperatur (Morgentemperatur), Zervixsekret und möglicherweise zusätzlich durch die Lage des Muttermunds alltagstauglich, nicht invasiv und zuverlässig bestimmen. An der Tabelle, in die eine Frau täglich ihre Fruchtbarkeitszeichen einträgt, kann sie ablesen, ob sie gerade empfängnisbereit ist. Da sich der Tag des Eisprungs von Zyklus zu Zyklus verschieben kann, liefert die Ermittlung dieses Zeitfensters den Schlüssel für ihre Fruchtbarkeit.

WAS SPRICHT FÜR NATÜRLICHE VERHÜTUNGSMETHODEN?

Wir wollen bessere Gründe dafür haben, Kinder zu bekommen,
als nur nicht zu wissen, wie man sie verhütet.

DORA RUSSELL (1894–1986), BRITISCHE AUTORIN UND FEMINISTIN

Warum sind so viele Frauen von den Verhütungsmöglichkeiten enttäuscht? Warum ist die Mehrzahl der Methoden für Frauen gedacht, obwohl Männer jederzeit zeugungsfähig sind? Wäre es nicht sinnvoller, Verhütungsmethoden für das fruchtbarere Geschlecht zu entwickeln? Sehen Sie sich folgende Tabelle an:

VERHÜTUNGSMETHODEN
(von stark invasiv bis wenig invasiv)

Für Frauen	Für Männer
Tubenligatur (Unterbinden der Eileiter)	Vasektomie
Intrauterinpessar (IUP)	Kondom
Etonogestrel-Implantat (Implanon®)	Coitus interruptus
Depotspritze (Depo Provera)	
Antibabypille	
Vaginalring (NuvaRing®)	
Hormonpflaster	
Diaphragma (Scheidenpessar)	
Femidom (Kondom für die Frau)	
Portiokappe	
Verhütungsschwamm	
Zäpfchen	
Spermizide	
Salben, Schäume, Gele	
Natürliche Methoden	

Da Frauen nur an wenigen Tagen pro Zyklus fruchtbar sind, ist es im Grunde absurd, dass sie sich durch Verhütungsmittel gesundheitlichen Gefahren aussetzen. Die Liste der möglichen Nebenwirkungen von Verhütungsmitteln reicht von einem erhöhten Thrombose-, Schlaganfall- und Brustkrebsrisiko über unregelmäßige Blutungen, schwere Beckenentzündungen oder Uterusperforationen, Menstruationsschmerzen und -krämpfe, Harnwegsinfekte und Zervixentzündungen bis zu allergischen Reaktionen auf Spermizide und Latex. Und wozu das? Um sich vor einem Mann zu schützen, der Millionen Spermien pro Stunde produziert! Wie würden die meisten Männer wohl auf folgende Meldung reagieren?

NEUES VERHÜTUNGSMITTEL – DIE SPIRALE FÜR DEN MANN

Kürzlich wurde die neueste Entwicklung im Bereich Kontrazeptiva für den Mann auf dem US-Ärztinnentag vorgestellt. Dr. Sophia Merkin berichtete über erste Ergebnisse einer klinischen Studie an 763 freiwilligen Doktoranden einer Hochschule im Mittleren Westen der USA. Laut Dr. Merkin eröffnet das neuartige Intrapenalpessar – kurz IPP – vollkommen neue Perspektiven der Verhütung. Der vorgesehene Markenname Umbrelly setzt sich aus »umbrella« und »jelly« zusammen. Das IPP ähnelt einem winzig kleinen Regenschirm und wird eingerollt mittels einer Führhilfe von der Eichel aus durch die Harnröhre bis in den Hodensack vorgeschoben. Dass es dabei gelegentlich zur Perforation

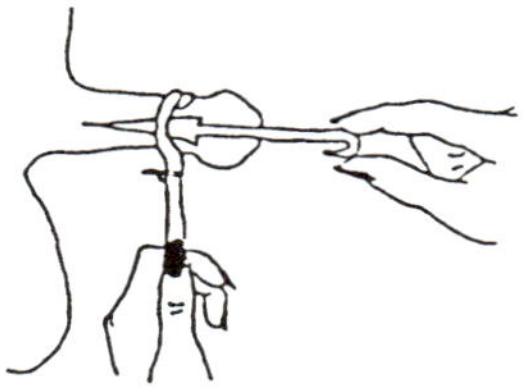

des Skrotums kommt, gilt als unwesentlich, da dieser Bereich nur mit wenigen schmerzempfindlichen Nervenendigungen ausgestattet ist. Die Unterseite des Schirms enthält ein gelförmiges Spermizid. In Versuchen an 1000 Weißwalen (deren Sexualorgane denen des Mannes am ehesten ähneln) verhinderte Umbrelly tatsächlich die Spermaproduktion zu 100 Prozent! Für die Walweibchen erwies sich das IPP als äußerst angenehm, da es ihr lustvolles Brunftverhalten in keiner Weise beeinträchtigt. Die Unbedenklichkeit von Umbrelly erläuterte Dr. Merkin anhand der vorliegenden Statistiken. Von den 763 Doktoranden, die das Pessar testeten, starben demnach lediglich zwei an einem Skrotuminfekt, drei erkrankten an Hodenkrebs und 13 waren zu deprimiert für eine Erektion. Die Nebenwirkungen reichten Dr. Merkin zufolge von Krämpfen und Blutungen bis hin zu akuten Bauchschmerzen, die jedoch lediglich auf eine noch nicht erfolgte Gewöhnung an das Pessar hindeuten und voraussichtlich innerhalb eines Jahres ganz von selbst verschwinden. Als Komplikation von Umbrelly kamen vereinzelt Skrotuminfekte vor, die eine Hodenamputation nötig machten. Dabei handelt es sich Dr. Merkin zufolge aber um Ausnahmen, die »so selten auftreten, dass sie statistisch nicht signifikant sind«. Dr. Merkin und die übrigen renommierten Mitglieder des Women's College of Surgeons sind sich einig, dass die Vorzüge des IPP die Risiken für den einzelnen Mann bei Weitem überwiegen.

ILLUSTRATION VON RRANKIE COLLINS

Diese provokante Parodie hat einen sehr realen Hintergrund, denn das berüchtigte Intrauterinpessar Dalkon Shield machte zahlreiche Frauen durch Beckenentzündungen unfruchtbar. Und dies ist nur eines von vielen Beispielen für qualvolle Prozeduren. Von den Tragödien durch den Wirkstoff Thalidomid (Contergan) bis zu den Kontroversen über die Nebenwirkungen von Norplant-Implantaten und der Dreimonatsspritze Depo Provera stellte sich in den vergangenen Jahrzehnten immer wieder die Frage, wie viel Sicherheit den Patientinnen eigentlich zugestanden wird. Damit meine ich auch die oftmals zweifelhafte Wirkweise oraler Verhütungsmittel und anderer Medikamente sowie die Ängste im Zusammenhang mit Brustimplantaten. Mittlerweile weiß man außerdem, dass chirurgische Eingriffe wie Kaiserschnitte und Hysterektomien viel zu oft durchgeführt werden. (Neue Studien zeigen, dass in den vergangenen 15 Jahren immerhin die Hysterektomien drastisch zurückgingen, doch die Zahl der Kaiserschnitte steigt immer noch an.) All das trägt zur Verunsicherung bei.

Ob Männer sich derartigen »Unannehmlichkeiten« aussetzen würden, steht hier nicht zur Debatte. Bei allem, was Frauen durchgemacht haben und tagtäglich durchmachen, ist es nur logisch, dass sie ihre Gesundheit und Fortpflanzung mit möglichst viel Effizienz bei möglichst geringer gesundheitlicher Belastung wieder selbst in die Hand nehmen wollen.

Warum kommt es zu ungeplanten Schwangerschaften?

> *Ich erinnere mich, wie eine Bekannte [...] ganz verschämt ihre erste Begegnung mit einem Verhütungsmittel schilderte. Das Diaphragma flog angeblich wie ein Gummigeschoss durchs Fenster auf den Innenhof des College. Sie holte es nicht zurück; hätte ich auch nicht getan.*
>
> ANNA QUINDLEN, US-JOURNALISTIN UND SCHRIFTSTELLERIN

Um die Problematik natürlicher Verhütungsmethoden zu verstehen, stellen wir uns zunächst die Frage, wie es zu ungeplanten Schwangerschaften kommt. Es gibt dafür vier Hauptgründe*:

1. Das Paar vergisst »im Eifer des Gefechts« zu verhüten.
2. Das Paar verhütet aus Unwissenheit nicht.
3. Dem Paar erscheint keine Verhütungsmethode geeignet.
4. Das Paar verhütet, aber die Verhütungsmethode versagt.

Welchen Stellenwert hat dabei die Bewusste Fruchtbarkeitsmethode? Schauen wir uns die vier aufgelisteten Situationen einmal genauer an:

1. Das Paar vergisst »im Eifer des Gefechts« zu verhüten:

Die zuverlässigsten Barrieremethoden nützen überhaupt nichts, wenn zwei Menschen sie im Feuer der Leidenschaft einfach vergessen. Wer von uns hat nicht schon mal nach so einer Situation gebangt, es könnte »etwas« passiert sein? Wenn eine Frau aber weiß, ob sie in dem Moment fruchtbar ist oder nicht, braucht sie nachher nicht zu orakeln, kann sich dann aber auch nicht mit dem Argument »Pech gehabt« aus der Verantwortung ziehen.

* Mit ungeplanter Schwangerschaft meine ich hier nicht die traurigen Fälle, in denen sich unverheiratete Teenager auf ungeschützten Verkehr einlassen, weil ihnen die Folgen egal sind oder weil sie sich sogar ein Baby wünschen. Dieses Thema ist Gegenstand eingehender soziologischer Untersuchungen und öffentlicher Grundsatzdiskussionen und würde den Rahmen dieses Buchs sprengen.

2. Das Paar verhütet aus Unwissenheit nicht:

Viele Paare würden verhüten, wenn sie über die Wahrscheinlichkeit einer Empfängnis in bestimmten Phasen des Zyklus besser Bescheid wüssten. Angesichts der Mythen, die sich nach wie vor um die Fruchtbarkeit der Frau ranken, ist die Zahl der ungeplanten Schwangerschaften nicht verwunderlich. Die meisten Schwangerschaften gehen vermutlich auf das Konto des Irrglaubens, der Eisprung erfolge stets am 14. Tag. In Wahrheit kann er am 14. Tag stattfinden, genauso gut aber am 10., 18. oder am 21. Tag des Zyklus. Mit anderen Worten: Der Eisprung ist keineswegs so verlässlich, wie allgemein behauptet. Dennoch ist der Mythos vom 14. Tag derart verbreitet, dass ihn selbst Fachleute propagieren. Ist ein Paar überzeugt davon, die Frau könne nur am 14. Tag schwanger werden, hat es vermutlich bis zum 13. Tag und ab dem 15. Tag ungeschützten Verkehr. Besonders vorsichtige Paare beachten vielleicht sogar noch eine mehrtägige Pufferzone vor und nach dem 14. Tag. Erfolgt der Eisprung jedoch erst am 20. Tag, dann würde selbst völlige Enthaltsamkeit vom 11. bis zum 17. Tag eine Schwangerschaft nicht verhindern können!

Und was ist mit der Behauptung, eine Frau könne nicht schwanger werden, wenn sie während der Menstruation Verkehr hat? Viele glauben fälschlich, Sperma könne maximal drei Tage überleben, doch in »fruchtbarem« Zervixsekret sind Spermien tatsächlich noch nach fünf Tagen aktiv! Kombiniert man diese These mit der vom Eisprung am 14. Tag, dann sind ungewollte Schwangerschaften fast schon vorprogrammiert. Und dies sind nur die gängigsten Fehleinschätzungen der menschlichen Fortpflanzungsbiologie. In diesem Bereich fehlt es eindeutig an Aufklärung.

3. Dem Paar erscheint keine Verhütungsmethode geeignet:

Vielen Menschen behagen die gängigen Verhütungsmittel nicht. Neben einer Sterilisation gibt es die Wahl zwischen Methoden, die den Körper mit künstlichen Hormonen überschwemmen, wie die Antibabypille, und andere hormonelle Optionen, die angeblich das Brustkrebs- oder Osteoporoserisiko erhöhen (Depo Provera) oder bei denen ein streichholzgroßes Hormonröhrchen aus Silikon unter die Haut gepflanzt wird (Implanon®). Des Weiteren gibt es Intrauterinpessare (IUP), die uns eine Dauerentzündung der Gebärmutter und nicht selten Menstruationsschmerzen bescheren, das Diaphragma, das die Scheide mit einer Latexschale auskleidet, aus der noch 24 Stunden nach dem Geschlechtsverkehr Spermizid austritt – und es gibt Methoden, die lästig sind und den Muttermund verändern können (Portiokappe), Scheideninfektionen begünstigen (Verhütungsschwamm), die Klitoris überdecken (Femidom) oder mittels Gummi den Hautkontakt zwischen Mann und Frau verhindern (Kondom).

Man muss sich nicht über ungeplante Schwangerschaften wundern, wenn so viele Leute davon ausgehen, dass die oben genannten Verhütungsmethoden die einzigen Optionen sind. Die Bewusste Fruchtbarkeitsmethode bietet Paaren dagegen über weite Teile des Zyklus die Freiheit einer wirksamen Verhütung ohne mechanische Vorrichtungen, Chemikalien oder Nebenwirkungen.

4. Das Paar verhütet, aber die Verhütungsmethode versagt:
Einem der hartnäckigsten Vorurteile zufolge sind Liebespaare an einer ungewollten Schwangerschaft meist selbst schuld, weil sie aus Nachlässigkeit nicht verhütet haben. Oft sieht die Realität aber anders aus. Als Expertenkommission für Bevölkerungsforschung hat das Alan Guttmacher Institute in New York ermittelt, dass rund die Hälfte aller US-Amerikanerinnen, die ungewollt schwanger wurden, sehr wohl verhütet hat. Viele dieser »Verhütungspannen« würden nicht passieren, wenn Paare mit dem Menstruationszyklus der Frau besser vertraut wären.

Interessant ist, dass viele Barrieremethoden eindrucksvolle »Wirksamkeitsquoten« bei der Verhütung von bis zu 95 Prozent oder mehr ausloben. Solche Statistiken sind per se irreführend, vor allem, weil sie von der falschen Prämisse ausgehen, eine Empfängnis sei während des gesamten Menstruationszyklus möglich, obwohl dies in Wahrheit nur in einem Viertel des normalen Zyklus der Fall ist. Versagt eine Verhütungsmethode, dann tut sie das lediglich in der kurzen fruchtbaren Phase des Zyklus, in der eine Empfängnis physisch überhaupt möglich ist. Vor diesem Hintergrund müssten Paare lediglich wissen, wann im Laufe des Zyklus das Verhütungsmittel versagen könnte, und dann selbst entscheiden, ob sie in dieser kritischen Phase vorsichtshalber auf Sex verzichten oder doppelt verhüten. Wenn ein Paar normalerweise ein Diaphragma einsetzt, könnte es an besonders fruchtbaren Tagen zusätzlich ein Kondom benutzen.

Wer ist für die Verhütung zuständig – Mann oder Frau?

In Gesprächen unter Frauen geht es oft darum, wie leid es viele sind, dass die Verantwortung für die Verhütung komplett auf ihren Schultern lastet. Denkt man darüber nach, dass die Fruchtbarkeit der Frauen sich auf einen Bruchteil der Zeit beschränkt, in der Männer Kinder zeugen können, kann man über die ungerechte Lastenverteilung nur den Kopf schütteln. Frauen müssen während des gesamten Zyklus überdies oft überproportional viele Nebenwirkungen der Verhütung ertragen. Dass die Antibabypille ursprünglich dazu beitragen sollte, die Frau sexuell zu emanzipieren, wissen viele Männer. Aber als Nebeneffekt bürdet die Pille der Frau die alleinige Verantwortung für die Verhütung auf.

Susan und Joe sind ein Paar, das sich über die Gleichstellung viele Gedanken machte. Susan hatte jahrelang die Pille genommen, obwohl sie häufig an Migräne litt und über Übelkeit klagte. Als sie Joe vorschlug, einen Kurs zur Fruchtbarkeitsmethode zu besuchen und die Pille abzusetzen, war er Feuer und Flamme. Drei Jahre sind seither vergangen, aber bis heute springt Joe jeden Tag beim Weckerklingeln aus dem Bett, steckt Susan das Thermometer in den Mund, putzt sich die Zähne, nimmt ihr das Thermometer wieder ab und notiert den Wert in der Tabelle. Sie kuschelt sich währenddessen noch im Bett. Übelkeit und Kopfschmerzen sind bei Susan seither passé.

Im Gegensatz zu den meisten Methoden gibt die Bewusste Fruchtbarkeitsmethode Männern die Gelegenheit, aktiv ihren Teil zur Verhütung beizutragen. Sie können sich nachhaltig in das Thema einbringen. Viele Paare sind sogar der Überzeugung, die FAM habe ihre Beziehung gestärkt.

(UNERFÜLLTER) KINDERWUNSCH

Ich erinnere mich noch sehr gut an den Anruf meiner Patientin Terry. Als sie meinen Kurs besuchte, bemühte sie sich schon seit über einem Jahr erfolglos, schwanger zu werden. Zwei Wochen nach dem Kurs rief sie mich an. Etwas stockend wollte sie wissen, ob sie an diesem Abend mit ihrem Mann schlafen sollte. Sie war unsicher, weil sie glaubte, eine Scheideninfektion zu haben, die einer Empfängnis im Weg stehen könnte. Als sie anfing, mir zu beschreiben, was »da unten rauskommt«, schaltete sich über einen zweiten Apparat ihr Mann James ins Gespräch ein: »Toni, Sie machen sich keine Vorstellung, was da rauskommt!« »Jetzt mal ganz langsam«, unterbrach ich ihn. »Ich würde Ihnen gern ein paar Fragen stellen. Ist das Sekret denn klar?«
»Ja.« »Wie rohes Eiweiß?« »Ja, genau!«
»Ist es dehn- bzw. spinnbar?«
»Ja, und ob... Toni, ich kann es fast 25 Zentimeter lang ziehen!«
»Was zum Teufel macht Ihr beiden dann am Telefon?«, rief ich lachend. »Legt sofort den Hörer auf und nutzt die Gelegenheit!«
Der Abend war ein voller Erfolg, und Terry wurde endlich schwanger.

Ob die Unfruchtbarkeit in den letzten Jahrzehnten generell zugenommen hat oder ob sich einfach mehr Menschen deswegen ärztlich behandeln lassen, lässt sich nur schwer beurteilen. Wahrscheinlich ist es eine Kombination von beidem. Ein Grund für den allgemeinen Geburtenrückgang ist, dass immer mehr Frauen die erste Schwangerschaft mindestens bis zum 35. Lebensjahr aufschieben – und wie Sie wissen, nimmt die Fruchtbarkeit der Frau mit zunehmendem Alter mehr und mehr ab. Unabhängig von den Gründen, besteht heute bei einem Sechstel aller Paare ein unerfüllter Kinderwunsch. Ob diese Paare tatsächlich unfruchtbar sind, steht dabei auf einem ganz anderen Blatt.

Von Unfruchtbarkeit spricht man in der Regel dann, wenn sich nach einem Jahr ungeschütztem Geschlechtsverkehr keine Schwangerschaft einstellt. Allerdings sind die Ursachen dafür bei vielen Paaren simpel zu lösen. Oft reicht schon die Bewusste Fruchtbarkeitsmethode aus, um die Unfruchtbarkeit zu beheben. Ich behaupte nicht, man könne sämtliche Fruchtbarkeitsprobleme mit dem entsprechenden Wissen lösen. Leider verbreiten aber selbst Mediziner oftmals ungewollt Falschinformationen, die den Kinderwunsch vieler Paare vereiteln. Ein Klassiker der Fruchtbarkeitsmythen ist die in Kapitel 1 erwähnte Behauptung, der Eisprung finde am 14. Zyklustag statt. Tatsächlich könnte ein gesundes Paar ein Jahr lang jedes Mal am 14. Tag des Zyklus Geschlechtsverkehr haben, ohne dass es zur Empfängnis kommt, falls der Eisprung bei der Frau in der Regel erst am 20. Tag erfolgt. Klappt es dann bei diesem Paar mit einer Schwangerschaft, nachdem es über den wahren Zeitpunkt des Eisprungs Bescheid weiß – war es ja vorher auch nicht unfruchtbar. Die emotionalen und finanziellen Konsequenzen einer vermeintlichen Unfruchtbarkeit aber sind häufig genauso gravierend, als wäre es so.

Irrungen und Wirrungen: Was heißt eigentlich unfruchtbar?

Bevor wir uns damit beschäftigen, was es für ein Paar bedeuten kann, als unfruchtbar abgestempelt zu werden, schauen wir uns zuerst einmal an, welche Irrtümer und Fragen zum Thema Unfruchtbarkeit kursieren.

1. Unfruchtbarkeit heißt keine Empfängnis innerhalb eines Jahres?
Hat ein Paar ein Jahr lang ungeschützten Sex, ohne dass sich eine Schwangerschaft einstellt, nimmt man meist eine Fruchtbarkeitsstörung an. Häufig handelt es sich dabei aber nicht um ein medizinisches Problem.

2. Sind unregelmäßige Zyklen problematisch?
Die Annahmen, ein normaler Zyklus dauere 28 Tage und der Eisprung finde am 14. Tag statt, sind so stark in unseren Köpfen verwurzelt, dass man Abweichungen von dieser Norm oft als Ursache für Fruchtbarkeitsprobleme betrachtet. Für Gynäkologen sind »unregelmäßige« Zyklen schon aus dem Grund problematisch, weil Fertilitätstests und -behandlungen oft um die Zeit der Ovulation erfolgen müssen. Hat eine Frau aber gelernt, durch Selbstbeobachtung den nahenden Eisprung zu erkennen, dann spielt es keine Rolle, ob dieser am 14., 19. oder 21. Zyklustag stattfindet. (Schwankt die Zykluslänge allerdings erheblich oder umfasst sie mehr als 38 Tage, deutet das auf eine Hormonstörung hin, die der Arzt abklären sollte. Mehr dazu auf Seite 122.)

Eine Patientin erzählte deprimiert, sie versuche seit über einem Jahr vergeblich, schwanger zu werden. Grund für die Unfruchtbarkeit war ihrer Meinung nach, dass ihre Zyklen nicht die »normale« Länge aufwiesen. Sie dauerten etwa 33 Tage, was noch im Normbereich liegt, aber länger als die »üblichen« 28 Tage ist. Ihr Mann sei so frustriert über ihre offensichtliche Unfruchtbarkeit, dass sie nur noch bis zum 14. Tag Verkehr hätten und dann bis zum nächsten Zyklus aussetzten. Kein Wunder, dass sie nicht schwanger wurde! Sind bei einer Frau die Zyklen länger, erfolgt der Eisprung logischerweise später, erklärte ich ihr. Einen Monat nach dem Telefonat war sie schwanger.

3. Oft werden augenfällige Lösungen übersehen.
Mediziner lernen, Krankheiten zu erkennen, und untermauern ihre Diagnosen und Behandlungen gern mit Hightech-Verfahren. Oft werden dabei grundlegende Zusammenhänge übersehen, so beim Thema Unfruchtbarkeit zum Beispiel der Zusammenhang zwischen Empfängnis und

der Häufigkeit des Geschlechtsverkehrs. Es gibt Paare, bei denen eine Schwangerschaft ausbleibt, obwohl sie ein Jahr lang zweimal wöchentlich miteinander schlafen. Der Arzt führt in diesen Fällen meist ein umfangreiches Untersuchungsprogramm durch (zum Teil mit invasiven und unangenehmen Tests), weil ganz automatisch von einem Fruchtbarkeitsproblem ausgegangen wird. Übersehen wird dabei die eigentliche Frage: Findet der Verkehr zum richtigen Zeitpunkt während des Zyklus statt? Es kann durchaus sein, dass das Paar ein Jahr lang zweimal wöchentlich Sex hat und trotzdem Zyklus für Zyklus die fruchtbare Phase knapp verpasst. Das gilt vor allem dann, wenn das Zervixsekret nur etwa einen Tag lang optimale Qualität hat oder das Sperma nur wenige lebensfähige Samenzellen enthält. Hier liegt eindeutig kein Fruchtbarkeits-, sondern ein Wissensproblem vor.

Wie leicht man Zusammenhänge übersehen kann, zeigte schon das »Gesetz des Instruments« des Philosophen Abraham Kaplan (1918–1993):

> Gib einem kleinen Jungen einen Hammer,
> und er wird schnell entdecken, dass alles,
> was ihm unterkommt, Hammerschläge braucht.

Mediziner haben verständlicherweise ein Interesse daran, ihr in jahrelanger Mühe perfektioniertes Instrumentarium zu nutzen. Deshalb ist es nicht verwunderlich, dass Spezialisten für Unfruchtbarkeit primär auf Hightech-Verfahren setzen. Vielen Paaren, die tatsächlich unfruchtbar sind, ist damit bestens geholfen, doch bei anderen Paaren sind die Verfahren schlicht überflüssig. Mein Rat: *Bevor man zu speziellen Tests oder Therapien greift, sollte zunächst das Sperma des Mannes untersucht werden. Zudem sollte die Frau ihre Fruchtbarkeitszeichen dokumentieren, um herauszufinden, an welchen Tagen sie fruchtbar ist und ob etwas einer Empfängnis im Weg steht.*

4. Viele Klinikärzte achten eher auf die Basaltemperatur (Morgentemperatur) als auf das Zervixsekret.

Die meisten Ärzte konzentrieren sich bei der Bestimmung der Fruchtbarkeit auf die Basal- oder Morgentemperatur, lassen aber das Zervixsekret außer Acht, obwohl es für den richtigen Zeitpunkt des Geschlechtsverkehrs relevanter ist. Manchmal entsteht sogar erst ein »Fruchtbarkeitsproblem«, wenn Mediziner ihren Patienten zum Verkehr zum Zeitpunkt des Temperaturabfalls oder -anstiegs raten. Diese Empfehlung ist nicht nur irreführend, sondern kann sogar eine Schwangerschaft verhindern. Für das richtige Timing ist definitiv das Zervixsekret der entscheidende Aspekt.

Ein drastisches Beispiel dafür, dass Mediziner die Vorhersage der Fruchtbarkeit anhand bisheriger Zyklen propagieren, passierte ausgerechnet bei einer Tagung der Fertilitätsberatung RESOLVE. Die Ärztin sprach in ihrem Referat über Fruchtbarkeitsmythen. Zu Recht wies sie darauf hin, dass die Basaltemperatur (Morgentemperatur) die Fruchtbarkeit erst anzeigt, wenn der Eisprung längst erfolgt und der Zeitpunkt für eine Empfängnis verpasst ist. Als ich mich schon freute, dass endlich ein Mediziner die Temperatur für das Timing des Geschlechtsverkehrs für unbrauchbar erklärt, hörte ich im nächsten Moment zu meiner Verblüffung: »Um Ihre bevorstehende Fruchtbarkeit vorherzusagen, müssen Sie sich Ihre **bisherigen** *Temperaturanstiege ansehen.« Ich war sprachlos. Einmal mehr wurde bekräftigt, man solle künftige Fruchtbarkeit anhand bisheriger Zyklen vorhersagen, ohne über das Zervixsekret als entscheidendes Fruchtbarkeitszeichen ein einziges Wort zu verlieren. Wäre der Rat nicht so absurd und die Zielgruppe nicht so ahnungslos gewesen, hätte ich gelacht.*

Dass die Temperaturangabe allein für das Timing der Empfängnis unbrauchbar ist, liegt daran, *dass die Eizelle zum Zeitpunkt des Temperaturanstiegs normalerweise bereits abgestorben ist.* Nützlich ist die Temperatur dennoch, weil sie Aufschlüsse über den Zyklus liefert. Sie zeigt nicht nur, ob überhaupt ein Eisprung stattfindet und ob die zweite Zyklusphase (vom Eisprung bis zum Einsetzen der Blutung) lang genug ist, damit die Eizelle sich in der Gebärmutterschleimhaut einnisten kann, sondern auch, ob in dem betreffenden Zyklus eine Befruchtung erfolgt ist.

5. Fertilitätstests erfolgen oft zur falschen Zeit (oder überflüssig). Vermutet der Arzt eine Unfruchtbarkeit, versucht er, zum Beispiel mithilfe eines sogenannten Postkoitaltests, festzustellen, ob die Samenzellen sich im Zervixsekret frei bewegen können. Dazu muss die Frau innerhalb weniger Stunden nach dem Geschlechtsverkehr in die Klinik kommen, wo man eine Spermaprobe aus ihrer Vagina unter dem Mikroskop untersucht. Daran, ob die Samenzellen lebendig und beweglich sind, kann man erkennen, ob das Zervixsekret geeignet ist, sie am Leben zu erhalten.

Ein gängiger Fehler dabei ist falsches Timing. Viele Ärzte führen den Test auch heute noch um den 14. Zyklustag durch, ohne zu prüfen, ob der Eisprung der Frau auch tatsächlich zu diesem Zeitpunkt erfolgt. Tut er das nicht, verliert der Test seine Gültigkeit, bestärkt aber viele Paare in dem Irrtum, mit ihrer Fruchtbarkeit sei etwas nicht in Ordnung.

Einen Vortrag über Therapien bei Unfruchtbarkeit, den ich vor Fachkrankenpflegern hielt, brachte die Dinge auf den Punkt. Als ich erklärte, die Tests seien zur falschen Zeit im Zyklus völlig nutzlos (da der 14. Tag für viele Frauen zu früh ist), fing die Stimmung im Raum an zu knistern, bis eine Teilnehmerin entnervt ausrief: »Wohin sollen wir unsere Patientinnen denn schicken? Die führen den Postkoitaltest doch nicht dann durch, wenn der Zyklus es vorgibt, sondern wenn das Personal gerade Zeit dafür hat!« Ich hielt trotzdem nichts davon, ihnen nur zu sagen, was sie hören wollten. Ich vermittelte Fakten.

Es gibt Abläufe, die kann man nicht steuern: Babys kommen nicht von 9.00 bis 17.30 Uhr zur Welt – und Verletzungen behandelt man, wenn sie passieren, und nicht nur während der Öffnungszeiten der Klinik. Das Gleiche sollte für den Eisprung einer Frau gelten. Ein Postkoitaltest ist nur dann sinnvoll, wenn er zum richtigen Zeitpunkt stattfindet. Führt man den Test am 14. Zyklustag durch, obwohl der Eisprung erst am 20. Tag erfolgt, beweist man damit eigentlich nur, dass die FAM effizient der Verhütung dienen kann, denn außerhalb der fruchtbaren Phase einer Frau sterben die Samenzellen innerhalb weniger Stunden nach dem Geschlechtsverkehr ab. Die fruchtbare Phase umfasst allerdings nur wenige Tage rings um den Eisprung. Zu jeder anderen Zeit ist der Test wertlos!

Auch für Endometrium-Biopsien ist das Timing entscheidend. Bei der Untersuchung entnimmt man kurz vor der Menstruation eine Probe der Gebärmutterschleimhaut und untersucht, ob ein Eisprung stattfindet und sich die Schleimhaut so verändert, dass die befruchtete Eizelle sich einnisten kann. Auch in diesem Fall gehen Ärzte der Einfachheit halber oft vom Eisprung am 14. Tag aus. Genauigkeit und Relevanz des Tests sind somit fragwürdig. (Erfolgt der Eisprung am 21. Tag, könnte man erwarten, dass sich sowohl der Aufbau des Endometriums als auch die nächste Periode um eine Woche verzögern.) Frauen, die sich solchen Prozeduren unterziehen, haben Anspruch auf brauchbare Ergebnisse – und die erhält man nur bei korrektem Timing. Nicht selten werden Tests vorschnell durchgeführt. Umso schlimmer, wenn sie obendrein unangenehm sind! Bei der Hysterosalpingografie (HSG) prüft man mittels Kontrastmittel, ob die Eileiter durchlässig sind. Der Test ist aufschlussreich, aber schmerzhaft und teuer, sodass man ihn erst nach Ausschluss etwaiger Probleme bei Eisprung oder Zervixsekret durchführen sollte. Ohne Nutzen ist der Test auch, wenn es sich bei der vermeintlichen Unfruchtbarkeit in Wahrheit um Fehlgeburten handelt. Die Selbstbeobachtung mittels der FAM könnte dies im Voraus aufdecken.

6. Oft werden ovulationsfördernde Medikamente wie Clomifen (Clomifencitrat) grundlos verschrieben.

Bei Verdacht auf Unfruchtbarkeit verschreiben Ärzte Frauen heutzutage gern ein Arzneimittel, das die Follikelreifung anregt (vorher sollte jedoch geprüft werden, ob die Eierstöcke dieser Frauen überhaupt Eizellen aussto-ßen). Diese ovulationsfördernden Medikamente haben allerdings – was die meisten Paare nicht wissen – eine paradoxe Nebenwirkung: Sie können das Zervixsekret der Frau austrocknen. Damit Spermien im Zervixsekret durch den Muttermund in die Gebärmutter gelangen, muss das Sekret gleitfähig sein. Das ovulationsfördernde Mittel steigert zwar wirksam die Fruchtbarkeit der Frau, kann aber zugleich durch das Austrocknen des Zervixsekrets eine Befruchtung verhindern. (Manchmal bleibt dann als Lösung nur noch eine intrauterine Befruchtung, bei der das Sperma unter Umgehung der Zervix direkt in den Uterus eingebracht wird.) Viele meiner Patientinnen wurden übrigens schwanger, nachdem sie Clomifen abgesetzt hatten.

Clomifen hat unbestritten seinen Platz in der Familienplanung. Es hilft Frauen, schwanger zu werden, und teilweise kann man die Nebenwirkung ausgleichen. Sein Vorteil ist, dass es bei stattfindendem Eisprung die anschließende Lutealphase verlängert. Dennoch sollte es nicht routinemäßig im ersten Schritt verschrieben werden, sondern erst nach weiterer Abklärung. Frauen fragen ihren Arzt am besten, warum er das Präparat in ihrem konkreten Fall für sinnvoll hält – vor allem dann, wenn sie anhand ihrer Aufzeichnungen bereits wissen, dass ihr Eisprung normal erfolgt.

7. Handelsübliche Ovulationstests sind manchmal irreführend.

Ovulationstests kann man gebrauchsfertig in jedem Drogeriemarkt kaufen. Bleibt jedoch der Farbumschlag bei dem Test aus, der den bevorstehenden Eisprung anzeigen soll, gehen viele Frauen davon aus, dass mit ihrer Fruchtbarkeit etwas nicht stimmt.

Doch selbst die »richtige« Farbe ist noch lange keine Garantie für eine Empfängnis. Warum Ovulationstests nicht immer eindeutig sind, erkläre ich ab Seite 190.

8. Angeblich liegt eine Unfruchtbarkeit vor, tatsächlich aber treten immer wieder Fehlgeburten auf.

Ob eine Frau noch nie in ihrem Leben schwanger war oder ob sie ständig schwanger wird, die Frucht aber sofort wieder verliert, macht aus medizinischer Sicht einen enormen Unterschied. In beiden Fällen besteht eine Fruchtbarkeitsproblematik, aber beide Situationen erfordern völlig andere diagnostische Schritte.

Fehlgeburten sind oft schwierig zu erkennen. Treten sie sehr früh im Zyklus auf, hält man sie meist für normale Monatsblutungen. Eine FAM-erfahrene Frau weiß jedoch, dass mindestens zehn Tage zwischen Eisprung und Menstruation liegen müssen, damit sich das befruchtete Ei einnisten kann, und dass höhere Temperaturen an 18 aufeinanderfolgenden Tagen ab Eisprung mit ziemlicher Sicherheit eine Schwangerschaft anzeigen. In diesem Fall wüsste die Frau, ob sie vor der Blutung schwanger war oder nicht. Wer allerdings wenig oder gar nicht über seine Zyklen Bescheid weiß, kann die Vorgänge in seinem Körper auch nicht deuten und unterzieht sich vielleicht grundlos invasiven diagnostischen Verfahren, um ein nicht vorhandenes Unfruchtbarkeitsproblem auszuschließen.

Meine Patientin Kisha hoffte sehnlichst, endlich schwanger zu werden. Sie hatte meinen Kurs besucht und wusste, dass 18 aufeinanderfolgende hohe Temperaturwerte auf eine Schwangerschaft hindeuten. Ich bestellte sie zum Bluttest zu mir in die Klinik. Sie war schwanger, und die Empfängnis war so früh im Zyklus erfolgt (um den 11. Tag), dass sie nach 18 höheren Temperaturwerten erst 29 Tage schwanger war (zu diesem Zeitpunkt hätten die meisten Frauen noch nicht im Traum daran gedacht!). Dank der Fruchtbarkeitsmethode wusste sie viel früher, was los war. Leider erlitt sie wenige Tage nach dem positiven Schwangerschaftstest eine Fehlgeburt. Das war traurig, aber die Tatsache, dass eine Befruchtung stattgefunden hatte, gab ihr wichtige Aufschlüsse:

a. Ihr Eisprung fand statt.
b. Ihre Eileiter waren durchlässig.
c. Ihr Zervixsekret bot den Spermien ein günstiges Milieu.
d. Das Sperma ihres Partners war fruchtbar.

Kisha lernte aus dieser Erfahrung, dass sie zweifellos vorher auch schon Abgänge gehabt hatte, seit sie schwanger zu werden versuchte. Ohne die FAM-Tabellen hätte sie dies jedoch nie herausgefunden. Die Selbstbeobachtung ergab, dass ihr Problem vermutlich eine verkürzte Lutealphase in der zweiten Zyklushälfte war. Anstatt das unerfreuliche Arsenal der Fertilitätstests komplett durchlaufen zu müssen, konnte sie ihrem Arzt ihre FAM-Tabellen vorlegen und das Problem direkt angehen. Der Arzt behandelte die verkürzte Lutealphase – und einige Monate später wurde Kisha schwanger und bekam schließlich eine Tochter.

Diagnose Unfruchtbarkeit: Behalten Sie die Kontrolle!

Es gibt also einige Gründe, warum Paare zu der irrigen Überzeugung verleitet werden, sie seien unfruchtbar. Eine Fehldiagnose hinterlässt stets tief greifende physische und psychische Spuren. Hinzu kommt, dass Krankenversicherungen die Kosten für Kinderwunschuntersuchungen und -behandlungen nicht immer übernehmen. Viele ungewollt kinderlose Paare empfinden es als ungerecht, dass sie mit ihren Beiträgen die Schwangerschaften und Entbindungen anderer Leute mitbezahlen, selbst aber leer ausgehen. Schon die Voruntersuchungen können sich auf Tausende von Euro summieren, eine komplette Abklärung und Behandlung beläuft sich oft auf Zehntausende Euro, die teilweise aus eigener Tasche zu tragen sind. Das ist umso trauriger, als viele dieser Kosten unnötig sind.

Männer werden zwar meist in den Ablauf mit einbezogen, doch die Leidtragenden sind in erster Linie die Frauen. Aufgrund der Verknüpfung zwischen Fruchtbarkeit und Zyklus müssen sie zur Abklärung etwaiger Probleme mehrmals im Monat den Arzt aufsuchen. Da das in den seltensten Fällen abends oder am Wochenende geht, müssen sich viele dafür häufig freinehmen oder sogar den Job kündigen, um die Behandlung durchführen zu können.

Hinzu kommt: Viele Untersuchungen sind unangenehm oder schmerzhaft. Dass sie oft zum falschen Zeitpunkt oder unnötig erfolgen, macht die Sache nicht besser. Beobachtet eine Frau dagegen konsequent ihre drei wichtigsten Fruchtbarkeitszeichen, kann sie ihrem Arzt Fakten liefern und damit den Umfang der Diagnostik drastisch verringern. Sinnlose Eingriffe lassen sich von vornherein vermeiden – und alle übrigen Eingriffe exakt in dem Zeitfenster durchführen, in dem sie brauchbare Informationen liefern. Eine Frau würde ihrem Arzt viel selbstbewusster gegenübertreten, wenn sie ihm beim ersten Besuch schon Folgendes mitteilen könnte:

> *Guten Tag, Dr. Schmitt. Danke, mir geht es gut! Ich habe ein paar Punkte, die ich gern mit Ihnen besprechen würde. Ich führe einen Zykluskalender und habe festgestellt, dass meine Lutealphase etwas kurz ist. Da ich in diesem Jahr schwanger werden möchte, würde ich gern meine Lutealphase verlängern, um einer Fehlgeburt vorzubeugen. Was schlagen Sie mir dazu vor?*

Frauen – ganz allgemein – und Paare mit Kinderwunsch können sich mit der Bewussten Fruchtbarkeitsmethode aktiv an ihrer Gesundheitspflege beteiligen und somit etwas gegen das Gefühl der Hilfslosigkeit tun. Wenn vermeintlich unfruchtbare Paare Zyklustabellen führen, erhöhen sie in jedem Fall damit die Chance, ihren Kinderwunsch mit und ohne ärztliche Hilfe zu erfüllen.

Die richtige Bestimmung: Wann fand die Empfängnis statt?

Immer wieder sind Schwangere verunsichert, wann die Empfängnis stattfand, weil sie sich auf die irrige Annahme stützen, ihr Zyklus dauere 28 Tage und der Eisprung erfolge in der Zyklusmitte, also am Tag 14. Oftmals werden sie auch von Ärzten unabsichtlich darin bestärkt.

Die 25-jährige Dana hatte erst vor Kurzem die Pille abgesetzt, und ihre Zyklen hatten sich noch nicht wieder völlig normalisiert. Da sie und ihr Mann sich ein Baby wünschten, grenzten sie mithilfe der FAM ihre fruchtbare Phase ein. Als Dana dann schwanger wurde, ermittelte ihr Frauenarzt mit einem Fruchtbarkeitsrechner (Seite 5, Farbbildteil) anhand des Datums ihrer letzten Periode den Entbindungstermin. Dana wies den Arzt darauf hin, dass dies in ihrem Fall wohl nicht stimmen werde, denn aufgrund ihrer FAM-Aufzeichnungen war sie sich sicher, dass ihr Eisprung nicht am 14. Tag, sondern erst um den 37. Tag stattgefunden hatte. Der Geburtstermin müsse demnach drei volle Wochen später liegen, als laut Fruchtbarkeitsrechner festgesetzt. Zu Danas Verblüffung würdigte der Arzt ihre Zyklustabellen keines Blickes. Obendrein äußerte er sich sehr besorgt, als ihm der Fötus bei der gynäkologischen Untersuchung »extrem klein für sein Alter« erschien. Ohne ihre Zyklustabellen hätte die Feststellung, mit ihrem Baby sei etwas nicht in Ordnung, Dana sicher in helle Aufruhr versetzt. Dabei lag es lediglich an der Tatsache, dass der Gynäkologe das Datum der Empfängnis nicht an ihrem eigenen Zyklus, sondern an Durchschnittswerten festmachte. Als sei das noch nicht genug der Verunsicherung, versah der Arzt Danas Karteikarte außerdem mit einem Warnhinweis – in dem Glauben, er habe es hier mit einer Hochrisikoschwangerschaft zu tun, die sorgfältig überwacht werden müsse!

Eine Ultraschalluntersuchung könnte Missverständnisse wie im Fallbeispiel schnell aufklären. Generell aber sollte man einen Fruchtbarkeitsrechner nicht als allerletzte Instanz für die Berechnung des Geburtstermins betrachten, denn aufgrund von Falschberechnungen wurde schon so manche Geburt eingeleitet, obwohl das Baby noch gar nicht reif war.

BEWUSSTE FRUCHTBARKEITSMETHODE: GYNÄKOLOGISCHE PROBLEME ERKENNEN UND VERSTEHEN, WAS IM KÖRPER VOR SICH GEHT

Jede Frau hat das schon einmal erlebt: plötzlich auftauchende stechende Schmerzen seitlich im Bauch, Schmierblutungen zu merkwürdigen Zeiten oder sogar einen Knoten in der Brust, der sie in Angst und Schrecken versetzt. So verstörend diese Symptome auch sein mögen. Sie können völlig normal sein, *sofern sie in der richtigen Phase des Zyklus auftreten*.

Die Vorteile der Bewussten Fruchtbarkeitsmethode gehen weit über die Ermittlung des »fruchtbaren Zeitfensters« hinaus. Viele gynäkologische Störungen lassen sich durch eine konsequente Beobachtung der wichtigsten Fruchtbarkeitszeichen und das tägliche Führen eines Zykluskalenders sehr schnell erkennen. Frauen, die die FAM praktizieren, sind durch die Selbstbeobachtung ihres Körpers geübt und spüren sehr genau, ob das, was da gerade in ihnen vor sich geht, für sie ganz normal ist oder tatsächlich auf ein gynäkologisches Problem hindeutet – zum Beispiel einen Scheiden- oder Harnwegsinfekt oder auch auf eine Zervixanomalie. Die Frau weiß, was in ihrem Fall »außer der Reihe« ist, und kann ihren Arzt dabei unterstützen, Unregelmäßigkeiten aufgrund ihrer spezifischen Symptome abzuklären – ohne dass der Arzt auf Durchschnittswerte zurückgreifen muss.

Ein klassisches Beispiel dafür, welche Vorteile die Bewusste Fruchtbarkeitsmethode für die Diagnose gynäkologischer Störungen haben kann, sind Zwischenblutungen in der Zyklusmitte. Derartige »Mittelblutungen« sind meist harmlos. Da Schmier- und Zusatzblutungen aber auch auf eine schwerwiegende Erkrankung wie ein Zervixkarzinom hindeuten können, führen Gynäkologen vorsichtshalber Tests durch. Führt eine Frau einen Zykluskalender, ist sie sich im Klaren darüber, ob die Blutungen »normal« sind, und wird ärztliche Hilfe nur dann in Anspruch nehmen, wenn es erforderlich ist. Liegt der Fall vor, dass die Blutungen regulär sind, wäre ein Test, der die Patientin nur unnötig beunruhigen und belasten würde, überflüssig.

Natürlich lassen sich nicht alle unangenehmen Prozeduren vermeiden. Unterleibsuntersuchungen gehören gewiss nicht zu den Lieblingsbeschäftigungen der Frauen. Viele würden gern auf die Untersuchung auf dem gynäkologischen Stuhl verzichten. Und was sagt der Gynäkologe als Erstes, wenn er am Fuß des Untersuchungsstuhls Platz nimmt? »Rutschen Sie doch bitte mal nach vorn.« Kein Wunder, dass die Ärzte ihre Patientinnen dazu immer erst auffordern müssen, denn die Untersuchung kostet die meisten Frauen Überwindung.

Auch die gewissenhafte Führung von FAM-Tabellen kann Ihnen die unerfreuliche Prozedur in der gynäkologischen Praxis nicht ersparen. Wenn Sie Ihre Gesundheitsvorsorge durch die FAM selbst in die Hand nehmen, gewinnen Sie zumindest einen Teil der Selbstbestimmung zurück, die bei solchen Arztbesuchen oft abhandenkommt. Die Zyklustabellen ermöglichen eine produktive Teamarbeit zwischen Arzt und Patientin, bei der die Frau selbstbestimmt darauf achtet, was ihr guttut.

Als weiterer Vorteil macht die FAM Frauen mit den normalen Abläufen in ihrem Zyklus so vertraut, dass sie Arztbesuche weit seltener für erforderlich halten. Wie oft waren Sie schon bei Ihrem Frauenarzt wegen einer vermeintlichen Scheideninfektion, die sich dann gar nicht bestätigt hat? Da die weiblichen Fruchtbarkeitszeichen wie die Beschaffenheit des Zervixsekrets üblicherweise nicht schon im Schulalter vermittelt werden, halten junge Mädchen sich manchmal für krank – dabei sind sie einfach nur ahnungslos.

Bewusste Fruchtbarkeitswahrnehmung – das ist es!

Sie sitzen in der Bibliothek und büffeln für die Abschlussprüfung. Plötzlich spüren Sie im Schritt etwas Feuchtes...Was ist denn da los? So gut wie sicher, Sie hätten unvermutet Ihre Tage bekommen, rennen Sie zur Toilette, finden aber kein Blut. In Wirklichkeit handelt es sich um Zervixsekret in »Eiklarqualität«, ein feuchtes, »fruchtbares« Sekret, das Ihr Körper kurz vor dem Eisprung produziert. Wie Sie sehen werden, sind solche Sekrete absolut normal, gesund – und vor allem vorhersagbar.

Als Barbara Teenager war und zum ersten Mal »fruchtbares« Zervixsekret entdeckte, war sie entsetzt. Sie hatte keine Erklärung für diese feuchte Substanz, die beim Wasserlassen aus ihr quoll. Panisch wischte sie den vermeintlichen Fremdkörper weg. Als erwachsene Frau hat sich Barbara mit diesem Phänomen befasst und Kurse zum Thema Fruchtbarkeit besucht.

Heute möchten Frauen nicht mehr ahnungslos sein. Mehr und mehr nehmen sie aktiv auf alle Aspekte ihrer Gesundheit Einfluss. Das umfassende Wissen über ihren eigenen Körper, das sie durch die Bewusste Fruchtbarkeitsmethode erlangen, gibt ihnen die Möglichkeit der Selbstbestimmtheit über ihr Frausein. Die meisten Frauen genießen dabei das Gefühl, den eigenen Zyklus und die Vorgänge im Körper zu verstehen. Sie empfinden es als ein Geschenk, ihren eigenen Körper endlich besser zu kennen – und dafür müssen sie nicht mehr als ein paar Minuten am Tag investieren, um ihre Tabellen zu führen.

Fruchtbarkeitswahrnehmung als grundlegendes Wissen

Natürlich ist die FAM nicht für jede Frau die optimale Verhütungsmethode. Angesichts der Gefahren durch Aids und andere sexuell übertragbare Erkrankungen empfiehlt sie sich zu Verhütungszwecken *nur* bei monogamen Paaren mit der nötigen Reife und Disziplin, die Methode konsequent anzuwenden. Wie wir noch sehen werden, lohnt es sich aber für jede Frau, sich mit den biologischen Grundlagen, auf denen die FAM basiert, zu beschäftigen – auch dann, wenn sie mit dieser Methode nicht verhüten will. Würden sich alle Frauen mit diesem Grundwissen vertraut machen, wären sie weit weniger auf Ärzte angewiesen, wenn Fragen auftauchen.

Eine meiner Patientinnen, Alicia, führte mehrere Jahre lang Zykluskalender. Als Teilnehmerin der Kontrollgruppe einer klinischen Studie über Anomalien beim Eisprung wurde fünf Monate lang durch regelmäßige Ultraschalluntersuchungen ihrer Eierstöcke ermittelt, ob eine Eizelle heranreifte. Bei jedem Termin erklärte sie selbstbewusst, sie stehe kurz vor dem Eisprung. Jedes Mal sah die MTA sie skeptisch an, sagte »Ach ja?«, verkündete dann aber nach einem Blick auf den Monitor: »Sieht so aus, als stünden Sie kurz vor dem Eisprung.« »Ich weiß. Das habe ich Ihnen ja gerade gesagt«, erwiderte Alicia. Prompt kam es anschließend zum Eisprung. Wenn Alicia dann vor der Untersuchung am nächsten Tag erklärte: »Übrigens hat der Eisprung jetzt stattgefunden«, sagte die MTA wieder nur: »Ach ja?« Nach einem Blick auf ihren Bildschirm hieß es dann: »Sieht so aus, als sei der Eisprung bereits erfolgt.« Erneut erwiderte Alicia: »Ich weiß. Das habe ich Ihnen ja gerade gesagt.« Die Fähigkeit, ihre Fruchtbarkeitszeichen sicher zu deuten, stärkte Alicias Selbstvertrauen enorm.

Mag sein, dass auch bei Ihnen schon nach der Lektüre der ersten zwei Kapitel die Frage auftaucht, warum die Bewusste Fruchtbarkeitsmethode nicht routinemäßig in der Mittel- und Oberstufe gelehrt wird. Wenn Sie das Buch durchgearbeitet haben, werden Sie vielleicht wie so viele andere Frauen denken: »Warum bekomme ich erst jetzt in meinem Alter derart nützliche Informationen über meinen Körper?«

Die Frage, die ich Ihnen jetzt stelle, klingt an dieser Stelle unvermittelt und vielleicht ein wenig absurd: Was bedeutet es für Sie, wenn es heißt, belesen zu sein? Wenn Sie unter *belesen* verstehen, dass sich jemand mit Literatur auskennt oder gut schreiben kann, liegen Sie damit nicht falsch. Viele Wörterbücher geben als erste Definition »gebildet« an. Mir gefällt aber die Vorstellung, *belesen* zu sein, vor allem im Zusammenhang mit der Sprache meines eigenen Körpers, nämlich in der Lage zu sein, in meinem eigenen Körper wichtige Informationen herauszulesen und zu erkennen, wie ich mit deren Hilfe meine Fruchtbarkeit und generell meine Gesundheit selbst in die Hand nehmen kann.

Bezeichnenderweise war es ausgerechnet Dr. Carl Djerassi, der renommierte »Vater« der Antibabypille, der forderte, Frauen sollten in grundlegende biologische Vorgänge in ihrem Körper eingeweiht sein. »Irgendwann«, schrieb er, »werden viele Frauen in unserer Wohlstandsgesellschaft zu der Auffassung gelangen, dass die Information, ob und wann ihr Eisprung stattfindet, eine wichtige Aussage über ihre persönliche Gesundheit trifft, auf die sie selbstverständlich Anspruch haben.«

TEIL 2

DEN EIGENEN ZYKLUS UND KÖRPER (WIEDER)ENTDECKEN

KAPITEL 3

Die Vagina ist nicht das einzige Geschlechtsorgan der Frau

Sie erinnern sich an die verschämten Tuscheleien über die Geheimnisse unserer Körper und die aufregend neue Welt der Damenbinden und Tampons, die uns als Zehn- bis Zwölfjährige beschäftigte? Als der große Moment dann aber da war, erhielten die meisten von uns nur knappe Verhaltensregeln, hatten aber immer noch keine Ahnung, was da eigentlich mit ihnen passierte. Auch in den späteren Jugendjahren blieb der Menstruationszyklus oft ein Buch mit sieben Siegeln.

Das Wichtigste, erzählte man uns Ende der 1960er-Jahre, sei die Menstruation, und so lernten wir vor allem den Umgang mit Tampons und Damenbinden. Ich erinnere mich, wie meine Freundinnen und ich uns albern kichernd hinter vorgehaltener Hand einen Witz erzählten, der auf einen Hit von Stevie Wonder anspielte: »What's all right, uptight, and outta sight?« (»Was ist in Ordnung, verklemmt und außer Sichtweite?«) Na, logisch: Tampons! Was waren wir Sechstklässlerinnen doch erwachsen und cool, dass wir über Dinge Witze machen konnten, die in der Klasse unter uns noch keine kapierte!

Trotz ausgiebigen Stöberns im Regal »Monatshygiene« des örtlichen Drogeriemarkts wussten die meisten von uns immer noch so gut wie nichts über den weiblichen Körper, aber alles über die Vorzüge von Binden im Mini- und Maxiformat, mit Flügeln oder Klebestreifen, von extrabreiten, extralangen Slipeinlagen und Tampons im Mini-, Normal- oder Superformat.

Genau an diesem Punkt setzt die Bewusste Fruchtbarkeitswahrnehmung an: Dabei geht es eben um so viel mehr als um die Menstruation und Finessen von Hygieneartikeln. Im Kern ist die Fruchtbarkeitsmethode eine Philosophie, die Frauen dazu bewegen will, selbstverantwortlich ihren Menstruationszyklus und seine Funktion und Wirkungsweise zu verstehen und zu entmystifizieren, denn schließlich sind Sexualität, Fruchtbarkeit, Geburt und Menopause allesamt Facetten unserer Weiblichkeit. Die Tabellen für die Fruchtbarkeitsmethode, die Sie in diesem Buch noch genau kennenlernen werden, öffnen uns ein Fenster zu diesen Aspekten im Leben der Frau. Das dabei gewonnene Wissen über uns selbst gibt uns eine solide Grundlage für alle möglichen Lebensentscheidungen und ermutigt uns vor allem dazu, unserem Körper mit Wertschätzung und Vertrauen zu begegnen.

Gynäkologen sind Experten für die weibliche Physiologie. Deshalb verlassen sich viele Frauen lieber auf ihren Arzt als auf sich selbst, wenn es um die Vorgänge in ihrem Körper geht. Durchaus nachvollziehbar wäre dies, wenn das Wissen über den weiblichen Zyklus für Normalsterbliche einfach zu komplex und deshalb den Ärzten vorbehalten wäre. Aber hier geht es ja nicht um Hirnchirurgie, sondern schlicht und ergreifend um Fruchtbarkeit. Die Tatsachen sind im Grunde einfach und bei Weitem nicht so mysteriös, wie viele glauben.

Um den eigenen Zyklus besser zu verstehen, schauen wir uns zunächst einmal die Fortpflanzungsorgane des Menschen an. Die folgenden Seiten geben einen kurzen Überblick über die weibliche und männliche Anatomie.

DIE INNEREN FORTPFLANZUNGSORGANE DER FRAU

Wussten Sie, dass jede Frau zu einem winzigen Teil bereits im Uterus ihrer Großmutter *mütterlicherseits* vorhanden war, lange bevor ihre Mutter überhaupt zur Welt kam? Während männliche Föten noch kein Sperma in sich tragen, sind bei weiblichen Föten schon alle Eizellen vorhanden, die er später als Frau besitzen wird. Das heißt: Als Ihre Mutter ein Fötus im Bauch *ihrer* Mutter war, waren alle ihre Eizellen bereits angelegt, und aus einer dieser Eizellen entstanden letztlich Sie! Und wenn Sie eines Tages mit einem Mädchen schwanger sind, wissen Sie, dass dieses Kind bereits einen physischen Teil Ihrer künftigen Enkelkinder in sich trägt (Seite 16, Farbbildteil).

Einer der wichtigsten Unterschiede zwischen männlicher und weiblicher Anatomie ist der Zeitraum, in dem die Keimzellen (Gameten) sich bilden. Mädchen haben, wie gesagt, bei der Geburt schon ihre sämtlichen Eizellen, die ab der Pubertät heranreifen. Meist stoßen die Eierstöcke bis zu den Wechseljahren pro Zyklus eine Eizelle aus. Bei Jungen bildet sich Sperma dagegen erst ab der Adoleszenz, dann jedoch kontinuierlich bis zum Tod. Der Kasten auf der Seite rechts fasst die wichtigsten Unterschiede zwischen männlicher und weiblicher Fruchtbarkeit noch einmal zusammen.

MÄNNLICHE UND WEIBLICHE FRUCHTBARKEIT IM VERGLEICH

Mann	Frau
Ständig fruchtbar, da täglich Spermien gebildet werden.	Nur an wenigen Tagen pro Zyklus fruchtbar, da pro Zyklus nur eine Eizelle heranreift.
Spermien bilden sich erst ab der Pubertät.	Bei der Geburt sind bereits alle Eizellen vorhanden.
Fruchtbar von der Pubertät bis zum Tod.	Fruchtbar von der Pubertät bis zur Menopause (mit ca. 51 Jahren).

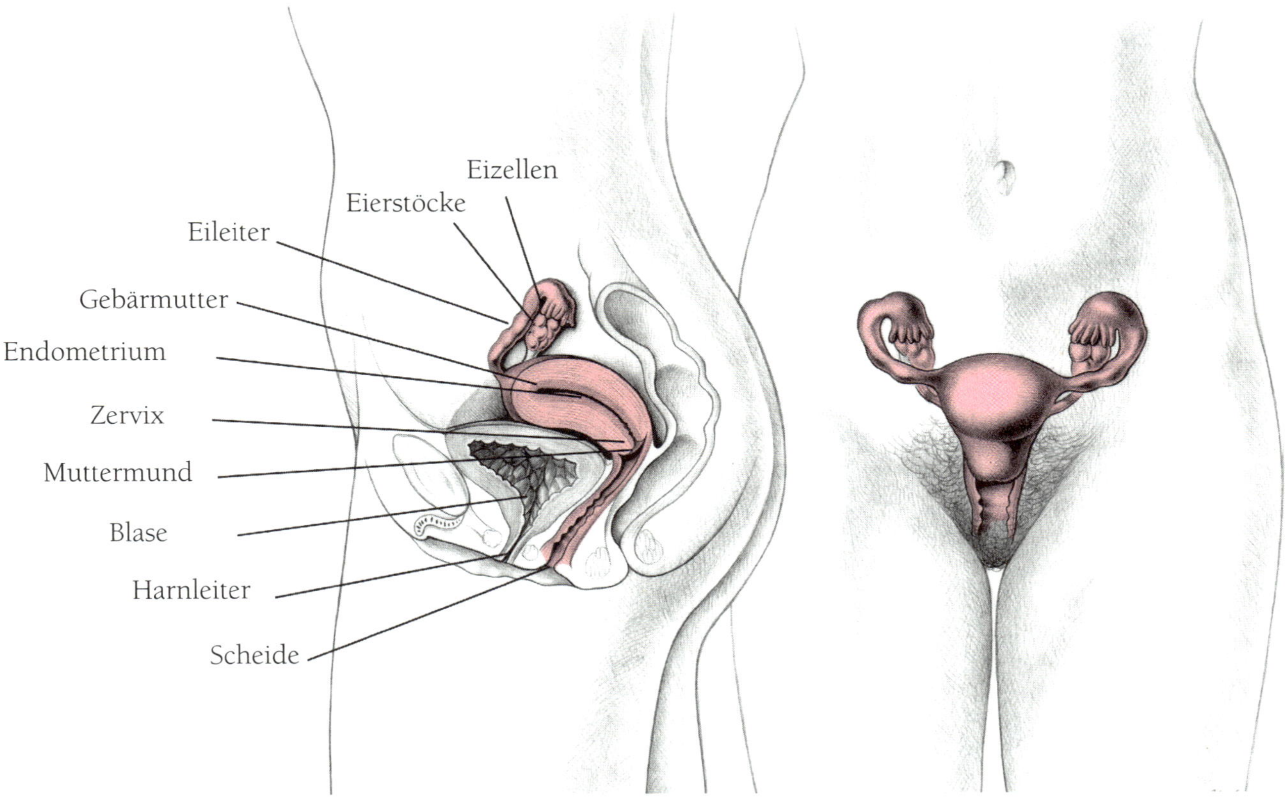

Die inneren Fortpflanzungsorgane der Frau. Bei den meisten Frauen ist die Gebärmutter nach vorn geneigt.

QUERSCHNITT DURCH DIE GEBÄRMUTTER

Gebärmutter (Uterus): Muskulöses, birnenförmiges Hohlorgan, etwa in Zitronengröße. Im Innern baut sich in jedem Zyklus eine gut durchblutete Schicht auf, die nach erfolgter Befruchtung dem Fötus als »Brutkasten« dient.

Eileiter: Zwei »Schläuche« (ca. 15 cm lang), in denen die Eizellen befruchtet werden und dann vom Eierstock in die Gebärmutter gelangen. Das »fransige« Ende ist der Fimbrientrichter.

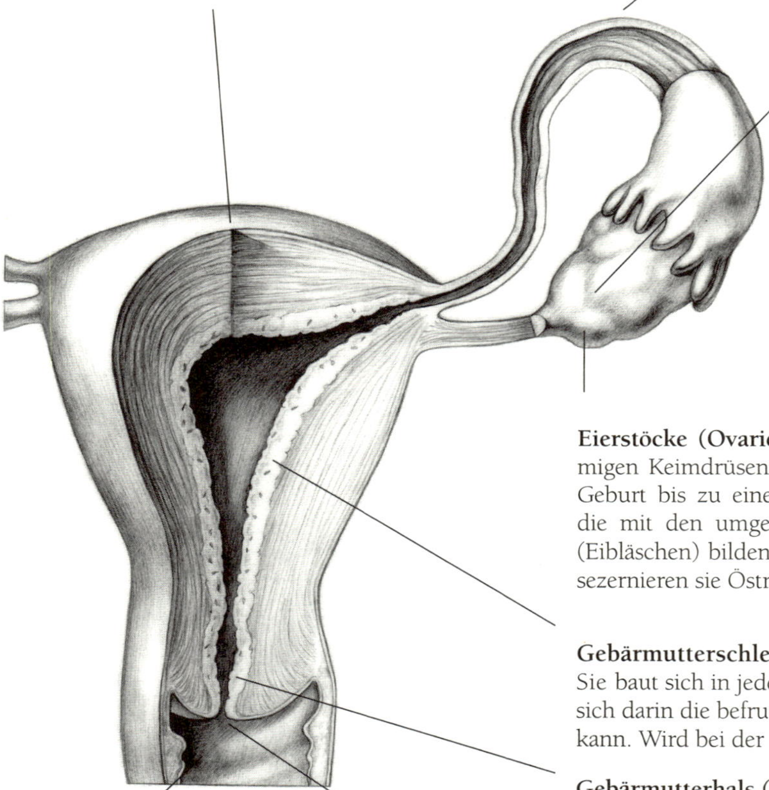

Eizellen (Ova): Die Eizellen liegen in den Eierstöcken; pro Zyklus reift eine Eizelle heran. Nach erfolgtem Eisprung kann sie mit einer Samenzelle verschmelzen und sich zum Fötus weiterentwickeln.

Eierstöcke (Ovarien): Die beiden mandelförmigen Keimdrüsen. Dort liegen schon bei der Geburt bis zu einer Million unreifer Eizellen, die mit den umgebenden Hilfszellen Follikel (Eibläschen) bilden. In den fruchtbaren Jahren sezernieren sie Östrogen und Progesteron.

Gebärmutterschleimhaut (Endometrium):- Sie baut sich in jedem Zyklus neu auf, damit sich darin die befruchtete Eizelle »einnisten« kann. Wird bei der Menstruation abgestoßen.

Gebärmutterhals (Zervix): Untere Öffnung des Uterus, die man als dessen einzigen Teil oben in der Scheide ertasten kann. Innen ist er mit Schleimdrüsen ausgekleidet, die das »fruchtbare« Zervixsekret bilden.

Scheide (Vagina): Bis zu 15 Zentimeter langer, elastischer Muskelschlauch zwischen Vulva und Zervix, durch den das Menstruationsblut aus dem Uterus abgeleitet wird. Durch sexuelle Erregung weitet sich die Scheide, um beim Geschlechtsakt den Penis aufzunehmen. Bei der Entbindung dehnt sie sich zum Geburtskanal.

Muttermund (Ostium uteri): Die kleine Öffnung der Zervix, die sich beim Eisprung weitet und bei der Entbindung auf bis zu zehn Zentimeter dehnt, damit das Baby hindurchpasst.

DIE ÄUSSEREN FORTPFLANZUNGSORGANE DER FRAU

Verblüffend, wie wenige Frauen ihre äußeren Geschlechtsorgane kennen. Leider suggeriert man Mädchen immer noch, alles »da unten« sei »unanständig«, sodass sie sich nur ungern selbst untersuchen. Jungen dagegen lernen, sie dürften stolz auf ihre »Kronjuwelen« sein.

Die Illustration auf Seite 38 ist zwar klar, doch möchte ich etwas zu den äußeren Genitalien ergänzen. Hinsichtlich Größe und Form der Schamlippen gibt es so viele Varianten, wie es Frauen gibt. Die Beispiele auf Seite 13 im Farbbildteil geben nur einen winzigen Ausschnitt aus der Bandbreite wieder. Die unterschiedlichen Formen der weiblichen Scham machen jede Frau einmalig.

Abgesehen von den sichtbaren Unterschieden zwischen Mann und Frau, gibt es beim Sex, aber auch bei Gesundheitsstörungen weitere Besonderheiten. Dass zum Beispiel Frauen eher zu Harnwegsinfekten neigen, liegt daran, dass ihr Harnleiter kürzer ist und der Weg für Bakterien von außen bis zur Blase nicht weit; zudem gelangen sie durch die Nähe zum Anus leichter dorthin. Da der Ausgang direkt neben der Scheide liegt, kann es beim Geschlechtsverkehr zu Reizungen kommen. Ein Diaphragma schließlich kann den Harnleiter abdrücken, somit den Urinabfluss behindern und perfekte Bedingungen für ein Bakterienwachstum schaffen. Neben Harnwegsinfekten können sich Frauen auch Scheideninfektionen zuziehen, weil das Säure-Basen-Gleichgewicht in der Vagina empfindlich reagiert. Allerdings ist der Ausfluss aufgrund eines Infekts nicht zu verwechseln mit dem gesunden Zervixsekret, das sich um den Eisprung herum bildet. (Zu Scheideninfektionen siehe Kapitel 18.)

Aufgrund der anatomischen Unterschiede erleben Männer und Frauen Sexualität unterschiedlich. Das erscheint auf den ersten Blick logisch, aber es gibt so viele Nuancen, dass ich ihnen einen Großteil von Kapitel 20 widme. Ein Unterschied ist schon an dieser Stelle interessant: der Orgasmus. Frauen kommen nicht auf dieselbe Weise zum sexuellen Höhepunkt wie Männer. Ihre Anatomie ist eben anders beschaffen. Beim Mann liegen die empfindlichsten Nerven unmittelbar unter der Eichel, und die Stelle wird beim Sex am stärksten stimuliert. Aufgrund der physischen Abläufe bei der Kopulation überrascht es deshalb nicht, dass Männer leichter zum Höhepunkt gelangen.Warum Frauen in diesem Punkt anders reagieren, ist einfach zu beantworten: Die sexuell sensibelsten Nerven der Frau befinden sich in der Klitoris, aber die sitzt außerhalb der Scheide. Deshalb kann es beim traditionellen Sex in Missionarsstellung (Bauch an Bauch) durchaus vorkommen, dass der Mann sich prächtig amüsiert, die Frau aber im Geiste ihre Einkaufsliste zusammenstellt.

ÄUSSERE GESCHLECHTSORGANE DER FRAU

Vulva: Die äußeren weiblichen Geschlechtsteile (»Scham«).

Venushügel (Mons pubis): Weichgewebe unter dem Schamhaar, das die inneren Geschlechtsorgane schützt.

Klitorisvorhaut: Schützende Hautfalte über der Klitoris an der Verbindungsstelle der inneren Schamlippen.

Klitoris (Kitzler): Erbsengroßes Organ, das bei sexueller Erregung stark durchblutet wird und erigiert (sich versteift). Die meisten Frauen erleben vor allem durch Stimulation der Klitoris einen Orgasmus, da dort mehr Nervenenden sind als in allen anderen Körperteilen. Das weibliche Pendant zur männlichen Eichel.

Schamlippen, äußere: Gewebepolster mit Talgdrüsen und wenigen Schamhaaren.

Schamlippen, innere: Sehr weiche, dehnbare Hautfalten. Überdecken normalerweise den Eingang der Scheide, sind jedoch bei Erregung sehr gut durchblutet und spreizen sich, damit der Penis eindringen kann. Auch um den Eisprung herum sind sie oft prall und weit.

Harnröhre: Der Schlauch, durch den Urin aus der Blase ausgeschieden wird.

Scheideneingang (Introitus): Äußerer Zugang zur Vagina. Aus dieser Öffnung kommen Menstruationsblut und Zervixsekret – und hier erscheint der Kopf des Babys während der Geburt.

Scheide (Vagina): Bis zu 15 Zentimeter langer, elastischer Muskelschlauch zwischen Vulva und Zervix. Er leitet das Menstruationsblut ab, nimmt beim Geschlechtsakt den Penis auf und dehnt sich bei der Entbindung zum Geburtskanal.

Bartholin-Drüsen: Zwei winzige Drüsen beiderseits des Scheideneingangs, die bei sexueller Erregung einen dünnen Gleitfilm sezernieren.

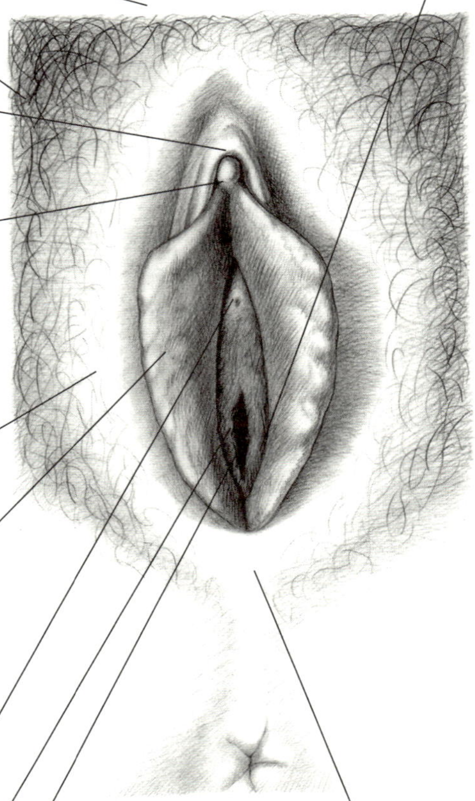

Damm (Perineum): Muskelschicht zwischen dem Scheideneingang und dem After. Kann sich während der Entbindung weit dehnen, damit der Kopf des Kindes durch die Öffnung passt.

Die meisten Frauen erleben die Penetration beim Sex trotzdem als lustvoll, und den rund 25 Prozent, die zum Höhepunkt gelangen, verschafft es großen Genuss. Das Problem ist dennoch, dass Frauen anders gebaut sind.

Warum das so ist, verdeutlichen schematische Darstellungen der Entwicklungsstadien menschlicher Föten im Mutterleib. Genau diegleiche Zellgruppe entwickelt sich nämlich bei Jungen zur Eichel, bei Mädchen zur Klitoris, und diegleichen Zellen, die beim Jungen zum Hodensack werden, bilden später beim Mädchen die Vulva. Dabei müsste man nur mal überlegen, wie viele Männer wohl einen Orgasmus allein davon bekämen, dass man ihre Hoden streichelt. Wer weiß? Vielleicht können es manche, vielleicht nicht, oder erst nach Stunden! Trotzdem sind aber viele Männer und Frauen gleichermaßen frustriert, weil sie erwarten, dass die Frau genauso leicht zum Höhepunkt kommt wie der Mann.

EMBRYONALE ENTWICKLUNG DER WEIBLICHEN UND MÄNNLICHEN GENITALIEN

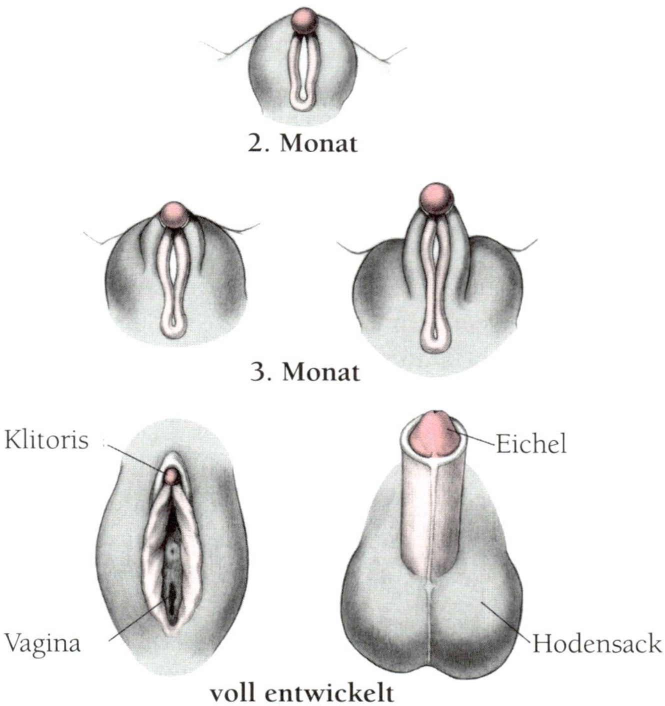

Wie die Embryonalentwicklung den Spaß am Sex bestimmt. Klitoris und Eichel entwickeln sich aus den gleichen empfindlichen Zellen, Vulva und Hodensack aus weniger empfindlichen Zellen. Die Scheidenzellen hingegen sind extrem unempfindlich; beim Mann gibt es kein vergleichbares Gewebe. Beim Geschlechtsverkehr wird die empfindlichste Stelle des Mannes (die Eichel) direkt stimuliert, die der Frau (der Kitzler) jedoch nicht.

Könnte man in Schlafzimmern der Welt Mäuschen spielen, würde man wohl feststellen, dass viele Frauen sich bei ihren Männern über deren »miserable Technik« beschweren, die sie am Orgasmus hindert, und dass viele Männer ihren Partnerinnen vorwerfen, sie reagierten nicht sensibel genug, um automatisch einen Orgasmus zu haben. Damit sind Konflikte vorprogrammiert.

Sex zwischen Mann und Frau kann höchst sinnlich und befriedigend sein, vorausgesetzt, beide lernen den Körper und die Bedürfnisse des anderen kennen. Damit beide etwas vom Sex haben, muss man sich die Zeit nehmen, Fragen zu stellen, und sich auch selbst dem anderen anvertrauen. In Kapitel 20 gehe ich darauf ein, wie Sie Ihr Liebesleben durch die FAM bereichern können.

DIE FORTPFLANZUNGSORGANE DES MANNES

Jamie lebt mit ihrem Mann und ihrem dreijährigen Sohn auf dem Land. Der Kleine tobt im Sommer gern splitternackt im Freien. Als meine Freundin Mikaela eines Tages beim Eistee auf Jamies Veranda saß, kam Klein-Theo angerannt, zeigte auf seine Männlichkeit und wollte wissen: »Mama, dieses Ding da am Ende meines Penis – ist das mein Gehirn?« Wie Mikaela mir erzählte, sprach Jamies Gesichtsausdruck Bände, als denke sie: »Nein, Schatz, aber wenn du groß bist, wird es sicher oft so wirken.«

Ist Ihnen schon mal aufgefallen, dass viele kahlköpfige Männer eine dicht behaarte Brust haben? Dass es hier einen Zusammenhang gibt, ahnte ich schon, bevor ich Fruchtbarkeitsberaterin wurde. Es hat mit Testosteron zu tun, also dem Hormon, das die Ausbildung der männlichen Genitalien bestimmt. Der exakte Mechanismus ist noch nicht restlos erklärt, aber es gibt eine paradoxe Korrelation zwischen höheren Testosteronspiegeln, Glatze und Brusthaar.

Testosteron wirkt sich auch auf die Fruchtbarkeit aus, denn es steuert die Produktion der Spermien. Bei Fruchtbarkeit denkt man wegen Menstruation, Schwangerschaft und Geburt unwillkürlich erst einmal nur an die Frau, aber ohne das Zutun der winzigen Samenzellen würde kein Kind zustande kommen. Fruchtbarkeitsprobleme können am Mann ebenso liegen wie an der Frau.

Hinsichtlich Fruchtbarkeit und Sexualität bestehen Unterschiede zwischen den beiden Geschlechtern, aber es gibt auch verblüffende anatomische Übereinstimmungen: Genauso wie in den Eierstöcken der Frau die Eizellen heranreifen, produzieren die Hoden beim Mann die Spermien – und wie Eizellen in die Eileiter ausgestoßen werden, wandern die Samenzellen durch die Samenleiter.

DIE GESCHLECHTSORGANE DES MANNES

Blase: Von Muskeln umgebener Hohlraum. Hier sammelt sich der Urin, bis er ausgeschieden wird.

Samenblasen: Beutelförmige Gebilde, die eine Nährlösung für die Spermien bilden. Sezerniert rund 65 Prozent der Samenflüssigkeit.

Prostata (Vorsteherdrüse): Etwa walnussgroße Drüse. Ihr dünnflüssiges, milchiges Sekret dient den Samenzellen als Nährmedium. Sekret und Spermien bilden zusammen das Sperma. Die Drüse sitzt an der Verbindungsstelle von Samenleiter und Harnröhre.

Bulbourethraldrüsen (Cowper-Drüsen): Zwei erbsengroße Drüsen, die eine klare Gleitflüssigkeit sezernieren. Diese soll Nährstoffen das Überleben der Spermien sichern und neutralisiert zudem eventuelle Urinreste im Harnleiter.

Samenleiter: Zwei etwa 37,5 Zentimeter lange Schläuche, durch die die Samenzellen zu den Samenblasen wandern. Ihr Innendurchmesser ist nicht dicker als ein Haar.

Penis: Das männliche Ausscheidungsorgan für Urin und Sperma, versteift sich bei sexueller Erregung. Die Erektion erleichtert den Geschlechtsverkehr.

Harnröhre: Der enge, etwa 20 Zentimeter lange Schlauch leitet Urin oder Sperma durch den Penis aus dem Körper.

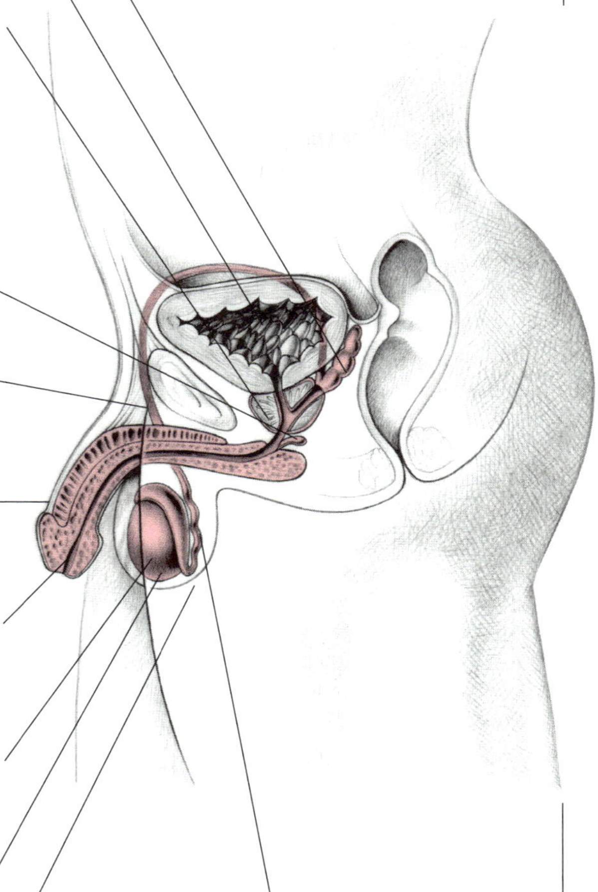

Hoden (Testes): Paarige eiförmige Geschlechtsdrüsen, die Testosteron und pro Tag im Schnitt rund 200 Millionen Samenzellen produzieren. Der linke Hoden hängt meist etwas tiefer als der rechte.

Hodenkanälchen: In den Hoden verlaufende mikroskopisch feine Schläuche, in denen Spermien gebildet werden.

Hodensack (Skrotum): Der lockere Hautbeutel, in dem die Hoden liegen. Bei Wärme entspannt er sich, bei Kälte zieht er sich zusammen.

Nebenhoden (Epididymis): Bis zu sechs Meter langer, extrem dünner, fest gewundener Gang, in dem die Samenzellen heranreifen und lagern. In zwei bis zwölf Tagen werden sie beim Durchlaufen der Nebenhoden schwimmfähig und befruchtungsreif. Nebenhoden und Samenleiter halten rund 700 Millionen Spermien vorrätig.

Auch Uterus und Prostata befinden sich im weiblichen und im männlichen Körper in etwa in der gleichen Position und sezernieren beide Nährstoffe für die Ei- beziehungsweise die Samenzellen.

Dass sich die Hoden außerhalb des Körpers befinden, ist kein Zufall, denn Spermien brauchen für ihre Entwicklung drei bis vier Grad Celsius unter der Körpertemperatur. Das funktioniert offenbar gut, denn die meisten Männer produzieren im Schnitt 100 bis 300 Millionen Samenzellen am Tag! Damit die Hoden kühl bleiben, wird der Hodensack je nach Außentemperatur weiter und enger. Beim Baden im kalten See zieht er sich zusammen, bildet eine dickere Isolierschicht und holt die Hoden dicht an den Körper. Unter der warmen Dusche wird er schlaffer, sodass die Hoden nach unten sacken. So bleibt die Hodentemperatur trotz unterschiedlicher Außenbedingungen konstant.

Zwar werden täglich neue Spermien produziert, doch dauert die Reifung der einzelnen Samenzelle bis zu etwa 72 Tage. Die Reise der Samenzellen beginnt in den feinen Hodenkanälchen und führt dann in eine Art »Kühllager« in den Nebenhoden, zwei vier bis sechs Meter lange, dicht gewundene Schläuche. Die Spermien durchlaufen sie in zwei bis zwölf Tagen und verbessern in dieser Zeit ihre Mobilität.

Vor dem Samenerguss (Ejakulation) sezernieren die Bulbourethraldrüsen eine klare Gleitflüssigkeit, die das Überleben der Spermien sichert und den pH-Wert im Harnleiter reguliert. Beim Anblick der Tröpfchen glauben viele an einen verfrühten Samenerguss, aber dieses »Präejakulat« ist völlig gesund und notwendig. Da es allerdings lebensfähige Spermien enthalten kann, ist der Coitus interruptus eine unsichere Verhütungsmethode (allerdings immer noch besser als ungeschützter Sex!). Beim Samenerguss liefern Prostata und Samenblasen eine nährstoffreiche Flüssigkeit, in der die Spermien schwimmen. Dass Männer immer erst nach einer Weile erneut ejakulieren können, liegt auch daran, dass Samenblase und Prostata erst neue Samenflüssigkeit bilden müssen.

Was ejakuliertes Sperma niemals enthalten kann, ist Urin. Mit erigiertem Penis können Männer nur unter Schwierigkeiten Wasser lassen, weil ein Muskelring (Sphinkter) den Blaseneingang verschließt, sodass kein Harn abfließt. Männer können also nicht gleichzeitig urinieren und ejakulieren. (Frauen können in diesem Punkt beruhigt sein.)

Beim Samenerguss wandern die Spermien von den Nebenhoden durch die Samenleiter in den Harnleiter und werden von dort »ausgeworfen«. Unterwegs geben die Samenblasen noch eine Flüssigkeit in die Samenleiter ab, die sich mit den Spermien vermischt. Die beiden beutelförmigen Samenblasen sezernieren einen Teil der Samenflüssigkeit, in der die Spermien schwimmen. Der Rest des Spermas wird in der Prostata gebildet.

Beim Samenerguss in der Scheide ist die Überlebensdauer der Spermien direkt abhängig davon, in welcher Zyklusphase sich die Frau gerade befindet. Ist sie von einem Eisprung weit entfernt, also nicht fruchtbar, dann sterben die Spermien innerhalb weniger Stunden ab. Nähert sie sich allerdings dem Eisprung und bildet eiklarartiges Zervixsekret, können Spermien darin bis zu fünf Tage überleben. Diese Tatsache werden wir noch im Detail beschreiben.

Die anfangs gelartige Konsistenz des Spermas verhindert, dass die Flüssigkeit zu früh aus der Scheide heraustropft. Der darin enthaltene Zucker liefert schnelle Energie für die Spermienmobilität. Hat das Gel aber seinen Zweck erfüllt, verflüssigt es sich und tropft noch stundenlang aus der Scheide – oft zum Leidwesen der betreffenden Frau.

Sperma besteht nur zu einem sehr kleinen Teil aus den Spermien selbst. Seine Bestandteile werden von mehreren Drüsen sezerniert:

zu 65 % in den Samenblasen
zu 30 % in der Prostata
zu 5 % in Hoden und Nebenhoden

Die folgende Auflistung zeigt anschaulich, warum Frauen, die verhüten wollen, allen Grund haben, beim Sex sehr vorsichtig zu sein:

Spermienproduktion pro Tag:	100–300 Mio.
Mittlere Spermienzahl pro Ejakulat (2–6 ml):	100–500 Mio.
Mittlere Spermienzahl pro Milliliter:	20–200 Mio.
Lebenszeit von Spermien in »fruchtbarem« Sekret:	bis zu 5 Tage

Mit einer Methode wie der FAM brauchen Frauen, die nicht schwanger werden möchten, sich keine Gedanken zu machen, ob der Mann zwei oder zehn Millionen Spermien pro Stunde produziert. Ist die Frau sich sicher, dass sie selbst an diesem Punkt ihres Zyklus nicht schwanger werden kann, spielt es gar keine Rolle, wie viele Spermien der Mann beisteuert. Es gilt: Steht keine reife Eizelle bereit, ist eine Empfängnis physiologisch ausgeschlossen.

KAPITEL 4

Den Menstruationszyklus endlich verstehen

Cyndy und Brent, Paradebeispiel für ein gebildetes Paar, hatten völlig falsche Vorstellungen von der normalen Länge des Zyklus. Beide waren keine Patienten von mir, aber als Brent hörte, dass ich ein Buch über Fruchtbarkeit schreibe, erklärte er mir, wie sich seiner Ansicht nach Stress auf den Zyklus auswirke: Brent vermutete, seine Frau habe unterschwellig solche Angst vor einer Schwangerschaft, dass ihre Tage vor lauter Stress oft verspätet einsetzten. Ständig kaufe sie Schwangerschaftstest, die negativ ausfielen, und bekomme dann am nächsten oder übernächsten Tag prompt ihre Regel. Aus diesem Muster schloss Brent, allein die Angst, schwanger zu sein, führe bei Cindy dazu, dass sich die Periode verzögere, und erst in der Gewissheit des negativen Tests entspanne sie sich wieder, sodass die Periode einsetzen könne.

Die Erklärung von Brent klingt zuerst einmal logisch, oder? Ist sie aber nicht. Wie Sie sehen werden, kann die Sorge über eine mögliche Schwangerschaft wenige Tage vor Zyklusende die Regelblutung nicht hinauszögern, denn die Lutealphase vom Eisprung bis zur Menstruation hat eine bestimmte Länge, die sich von äußeren Faktoren nicht beeinflussen lässt. Viel wahrscheinlicher ist es, dass im Fallbeispiel Cindys Zyklen überdurchschnittlich lang waren, etwa 32 Tage, schätze ich. Aber da Cindy wie viele andere Frauen dem Irrtum aufsaß, die Zyklen einer Frau seien normalerweise 28 Tage lang, geriet sie an Tag 30 und Tag 31 in Panik, sie könnte schwanger sein, machte daraufhin am 32. Tag einen Schwangerschaftstest – der natürlich negativ ausfiel –, und siehe da, ihre Menstruationsblutung setzte prompt am Tag darauf ein. Aber auch ohne das negative Testergebnis hätte die Blutung eingesetzt, ganz einfach aus dem Grund, weil ihr Zyklus wahrscheinlich eben 32 Tage und nicht 28 Tage dauerte!

UND WIEDER BEGINNT ALLES VON NEUEM ...

Irgendwann kommt der Tag, an dem Sie Ihren Kindern erklären, wie sie auf die Welt gekommen sind. Bis dahin sollten Sie es selbst wissen.
HAZEL SCOTT (1920–1981), JAZZMUSIKERIN UND SCHAUSPIELERIN

In diesem Kapitel geht es erneut um den Menstruationszyklus. Beschweren Sie sich nicht, denn dieses Thema ist alles andere als langweilig: Der Zyklus ist einer der faszinierendsten Vorgänge im Körper einer Frau – eine perfekt komponierte Sinfonie und ein fein austariertes Wechselspiel von Hormonen und physiologischen Reaktionen. Ich bin mir sicher, nach Sie mir nach der Lektüre dieses Kapitels zustimmen werden.

Unabhängig davon, ob Sie sich ein Baby wünschen oder nicht, bereitet Ihr Körper sich im Prinzip in jedem Zyklus auf eine potenzielle Schwangerschaft vor. Das heißt, Ihre Hormone machen, was sie für richtig halten, und kümmern sich nicht darum, was Sie möchten oder nicht möchten.*

Ausgelöst durch das Follikelstimulierende Hormon (FSH), reifen in jedem Zyklus in jedem Eierstock 15 bis 20 Eizellen heran. Jede Eizelle ist von einem eigenen Ovarialfollikel umgeben. Dieses »Eibläschen« sezerniert das Hormon Östrogen, das Voraussetzung für den Eisprung ist. In einer Art Wettlauf wachsen die Follikel immer weiter, bis sie sprungreif sind. Der dominante stößt schließlich in einem der beiden Eierstöcke die Eizelle aus (Ovulation, Follikel- oder Eisprung), während die übrigen noch reifenden Eier zugrunde gehen (Atresie). Welcher Eierstock letztlich das Ei ausstößt, folgt keinen festen Regeln. Früher dachte man, sie wechseln sich ab, aber das ist nicht unbedingt der Fall.

Die Reifung der Follikel dauert im Schnitt zwei Wochen, im Einzelfall aber auch zwischen acht und 21 Tagen oder noch länger. Die Zeit bis zum Follikelsprung hängt in erster Linie davon ab, wann der dafür nötige Östrogen-Spiegel erreicht ist, denn erst dann löst das Östrogen eine plötzliche Ausschüttung des Luteinisierenden Hormons (LH) aus.

Durch diesen LH-Anstieg platzt die Wand des Eierstocks an dieser Stelle und gibt die Eizelle meist innerhalb eines Tages frei. Danach »kullert« diese in die Beckenhöhle, wo sie sofort von den fingerartigen Fimbrien der Eileiter eingefangen wird. Klappt das nicht, was gelegentlich vorkommt, kann in diesem Zyklus keine Empfängnis erfolgen.

* Nach Meinung der Evolutionsbiologin Margie Profet (geb. 1958) haben Menstruationszyklen vor allem die Funktion, den Körper von Krankheitskeimen zu reinigen, die in den Spermien enthalten sind und beim Sex in die Genitalien der Frau gelangen. Ihre These war unter Wissenschaftlern heftig umstritten, doch sie verlor ihren Humor nicht: »Es stimmt, was wir im Kindergarten gelernt haben: ›Hüte dich vor Jungs, die sind alle verlaust!‹«

Wie viele Hormone sind da im Spiel und wie läuft das Geschehen ab? Als Eselsbrücke gibt es hierfür das Merkwort **FÖLOP**:

Follikelstimulierendes Hormon (FSH)
Östrogen
Luteinisierendes Hormon (LH)
Ovulation (Eisprung)
Progesteron

Sollten Sie also demnächst danach gefragt werden, haben Sie ruckzuck die Antwort parat: FÖLOP. Wenn dann Rückfragen zum genauen Verlauf des Menstruationszyklus kommen, stecken Sie allerdings in der Bredouille – oder Sie lesen die ausführliche Version zu diesem Thema in Anhang C.

Nach dem Ausstoßen der Eizelle aus dem Eierstock bildet sich der Follikel, der sie vorher enthielt, zum Gelbkörper *(Corpus luteum)* zurück. Dieser verbleibt innen in der Eierstockwand und beginnt Progesteron zu sezernieren. Der Gelbkörper überdauert zwölf bis 16 Tage, im Schnitt 13 bis 14 Tage. Bei derselben Frau variiert die Lebensspanne selten um mehr als zwei Tage, weil er in der sicheren Eierstockwand keinen Einflüssen von außen unterliegt.

Ist also beispielsweise bei einer Frau die Lutealphase (Phase nach dem Eisprung) normalerweise 13 Tage lang, können es gelegentlich auch mal zwölf oder auch 14 Tage sein. Bei manchen Frauen umfasst die Lutealphase nur elf oder sogar nur zehn Tage, was allerdings immer noch im Normbereich liegt. Phasen von unter zehn Tagen sind bei Kinderwunsch hingegen problematisch. (Verkürzte Lutealphasen besprechen wir ausführlich in Kapitel 6 und 9.)

Das vom Gelbkörper gebildete Hormon Progesteron ist für die Fruchtbarkeit der Frau enorm wichtig. Es hat gleich drei Funktionen:

1. Verhindert die Freisetzung weiterer Eizellen im restlichen Zyklus.
2. Löst den Aufbau der Gebärmutterschleimhaut *(Endometrium)* aus, bis der Gelbkörper rund zwei Wochen später zerfällt.
3. Bewirkt die Veränderung der drei primären Schwangerschaftszeichen Zervixsekret, Basaltemperatur (Morgentemperatur) und Zervixlage.

Bei einem kleinen Prozentsatz von Zyklen kommt es dazu, dass (jedoch immer innerhalb von 24 Stunden) zwei oder mehr Eizellen ausgestoßen werden. Durch diese »Mehrfachovulation« können zweieiige Zwillinge entstehen.

DIE VIER WICHTIGSTEN FORTPFLANZUNGSHORMONE

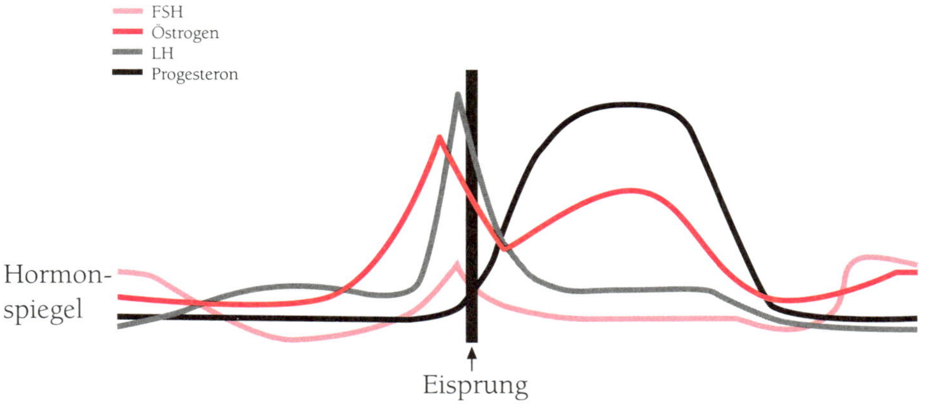

Damit später im Zyklus keine weiteren Eizellen mehr ausgestoßen werden, tritt nun die durchschlagende Wirkung des Hormons Progesteron in Aktion: *Progesteron unterbindet sofort die Ausstoßung von Eizellen bis zum nächsten Zyklus.* So kann eine Frau niemals einen Eisprung haben, schwanger werden und Wochen oder Monate später noch einmal eine Eizelle freisetzen. Der Körper der Frau schützt also die potenzielle Schwangerschaft dadurch, dass er die Ausstoßung weiterer Eizellen nach der Ovulation verhindert.*

* In den USA ist etwa eine von 35 Lebendgeburten ein Zwilling. (Seit der Einführung fertilitätsfördernder Mittel stieg diese Zahl gegenüber früheren Generationen erheblich an.) Ein Drittel davon sind eineiige Zwillinge, das heißt, das befruchtete Ei hat sich nochmals geteilt. Zwei Drittel sind zweieiig, das heißt, innerhalb von 24 Stunden wurden zwei separate Eizellen ausgestoßen und befruchtet. Eineiige Zwillinge kommen in der Natur eher selten vor, weil es hierfür keine spezielle erbliche Disposition gibt. Bei zweieiigen Zwillingen dagegen kann die Vererbung eine Rolle spielen. Vererbt wird dabei offenbar die Neigung zu überdurchschnittlichen FSH-Spiegeln, die ihrerseits die Ausstoßung mehrerer Eizellen bedingen können. Auch bei älteren Frauen kommt es tendenziell öfter zur Mehrfachovulation, weil die FSH-Spiegel mit dem Alter steigen. Studien haben gezeigt, dass Mehrfachovulationen in bis zu zehn Prozent aller Zyklen vorkommen können – also zu einem weitaus höheren Prozentsatz, als bislang angenommen. Selbst wenn es zutrifft, dass lediglich rund ein Prozent aller Geburten zweieiige Zwillinge sind, ist zu berücksichtigen, dass nur die wenigsten Eisprünge zu einer Empfängnis führen. Außerdem zeigen Studien, dass viel öfter zwei Eizellen befruchtet als Zwillinge geboren werden. Offenbar wird in den meisten Fällen eine der befruchteten Eizellen spontan abgestoßen oder absorbiert, sodass nur ein Baby zur Welt kommt. Experten nennen dies das »Syndrom des spurlos verschwundenen Zwillings«. Dass in so vielen Zyklen Mehrfachovulationen stattfinden können, unterstreicht die Bedeutung der FAM-Regeln für die Verhütung. Aber dazu kommen wir später noch.

EISPRUNG: DER WENDEPUNKT

Der erste Teil des Zyklus vom Tag 1 der Monatsblutung bis zum Eisprung wird die vom Östrogen dominierte Follikelphase genannt. Sie ist von Frau zu Frau, aber auch bei derselben Frau im Laufe ihres Lebens ganz unterschiedlich lang. Die zweite Zyklusphase vom Eisprung bis zum letzten Tag vor der nächsten Periode ist die meist auf zwölf bis 16 Tage begrenzte, vom Progestagen dominierte Lutealphase. Das bedeutet im Klartext: Der Tag des Eisprungs bestimmt die Länge des Zyklus.

Aufgrund von Stress oder anderen Faktoren kann der Eisprung extrem verzögert eintreten, beispielsweise erst am 30. Tag. Das würde die Zykluslänge auf 44 Tage erweitern (30 plus 14). Lässt die Periode deshalb bis zum 44. Tag auf sich warten, heißt das noch lange nicht, dass diese Frau schwanger ist.

Als mein Bruder Raymond das Manuskript für die erste Auflage dieses Buchs redigierte, erhielt er einen Anruf von seiner guten Bekannten Marcella in Los Angeles. Sie war in Sorge, vielleicht schwanger zu sein, und bat ihn um Rat. (Ray war solche Anfragen schon gewohnt, weil er für einen Mann erstaunlich viel über das Thema Fruchtbarkeit wusste.)

Marcella erzählte, sie mache sich große Sorgen, schwanger zu sein, weil schon der 42. Zyklustag war, ihr Zyklus zuvor aber nie länger als 32 Tage dauerte. Als Freund, Beschützer und »Menstruationsdetektiv« nahm Ray zuerst einmal alle wichtigen Fakten auf: Marcella hatte Sex mit ihrem Freund an Tag 5 des Zyklus. Okay. Dabei missglückter Interruptus. Okay. Bislang kein Zyklus mit weniger als 25 Tage. Okay.

Anhand dieses Befunds hielt Ray eine Schwangerschaft für extrem unwahrscheinlich. Er erklärte Marcella also, falls sie vor dem Eisprung krank, auf Reisen oder besonders im Stress war, konnte sich der Eisprung um Tage oder sogar Wochen verzögern und ihren Zyklus verlängern. Doch das überzeugte sie nicht besonders.

»Du warst bestimmt wegen irgend etwas gestresst« beharrte er, aber Marcella meinte, ihr Leben verlaufe im Wesentlichen ziemlich ereignislos, und die innere Unruhe spüre sie erst seit ein paar Tagen, genau genommen erst, seit ihre Periode etwa eine Woche überfällig gewesen sei.

Aber Ray gab sich damit noch nicht zufrieden. Er brillierte nämlich auch als Hobbyhistoriker mit einer Vorliebe für Daten. Er schaute in seinen Kalender und fragte ganz unschuldig: »Sag mal, Marcella, noch mal zur

Sicherheit: Deine letzte Periode war am 6. Januar? Also hätte der Eisprung plus minus ein paar Tage am 20. Januar stattfinden müssen.«

»Wahrscheinlich«, murmelte sie nervös.

»Nur mal so aus purer Neugierde: Hast du eigenglich am 17. Januar das Erdbeben in Los Angeles mitgekriegt?« Es trat eine längere Pause ein.

»Ach du meine Güte, das hatte ich ja total vergessen! Das war ziemlich das Schlimmste, was ich bisher erlebt habe, ein Beben von 6,7 auf der Richterskala! Ganz furchtbar!« Ray grinste und behauptete dann, sie sei mit an Sicherheit grenzender Wahrscheinlichkeit nicht schwanger.

Drei Tage später rief Marcella wieder an und berichtete erleichtert, sie habe gerade ihre Regel bekommen. Ray meinte, beim nächsten schweren Erdbeben sollte der Bürgermeister im Lokalfernsehen die Frauen in Los Angeles beruhigen, wenn sich ihre Periode verspäte, sei das wahrscheinlich kein Grund, sich gleich schwanger zu fühlen, sondern lediglich ein harmloser seismisch verzögerter Eisprung.

Gelegentlich kommt es vor, dass in einem Zyklus überhaupt keine Eizelle ausgestoßen wird. Solche sogenannten anovulatorischen Zyklen können äußerst kurz, aber auch extrem lang sein. Wir werden darauf noch einmal ausführlicher in Kapitel 7 zurückkommen.

DAS DRAMA DER EMPFÄNGNIS

Wenn der Follikel platzt und die Eizelle aus dem Eierstock ausgestoßen wird, fangen es die Fimbrien der Eileiter meist mit geschmeidigen Wischbewegungen ein. Das geschieht oft schon innerhalb einer Minute. Wird die Eizelle nicht befruchtet, lebt sie höchstens noch 24 Stunden. Danach zerfällt sie sang- und klanglos oder wird vom Körper reabsorbiert. Eine Eizelle ist etwa so groß wie der Punkt am Ende dieses Satzes, wäre also gerade eben sichtbar, sofern sie überhaupt mit dem Menstruationsblut ausgeschieden wird.*

Kommt es zu einer Befruchtung, findet diese innerhalb weniger Stunden nach dem Eisprung im oberen Drittel des Eileiters statt – und nicht, wie meist angenommen, in der Gebärmutter. Bis zum Rendezvous von Ei- und Samenzelle müssen die Spermien manchmal stundenlang im Eileiter aufsteigen. Die befruchtete Eizelle wird dann durch vibrierende Zilien (»Flimmerhärchen« an der Innenwand des Eileiters) in die Gebärmutter weiterbefördert. Nach etwa einer Woche erreicht das Ei dann seinen Bestimmungsort und nistet sich in der Gebärmutterschleimhaut ein (Seite 4, Farbbildteil).

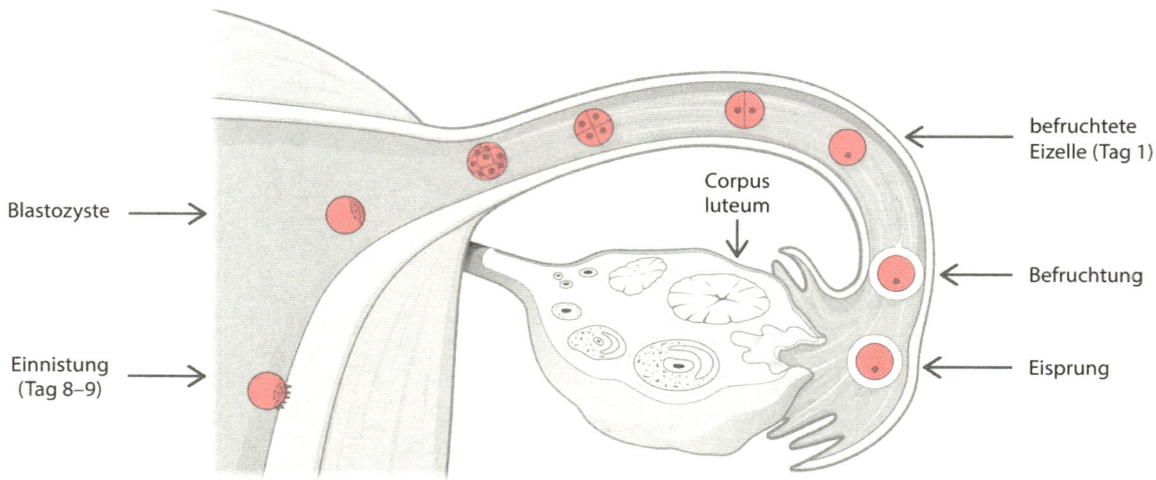

* Eine FAM-Dozentin erzählte mir, sie habe als Teenager bei ihren ersten Perioden in ihren Menstruationsbinden immer Ausschau nach einem blauen Ei gehalten, ähnlich dem eines Rotkehlchens, und sei sehr enttäuscht gewesen, dass sie nie etwas fand.

Damit es zu einer Befruchtung kommen kann, müssen drei Faktoren zusammentreffen: Eizelle, Samenzelle und ein Medium, in dem die Spermien bis in den Eileiter schwimmen können. Das Medium ist das »fruchtbare« Zervixsekret. Es leitet die Spermien wie ein lebender Kanal durch die Zervix. Das Zervixsekret wird unter dem Einfluss der in der ersten Zyklushälfte steigenden Östrogen-Spiegel gebildet. Da Spermien in der »fruchtbaren« Qualität bis zu fünf Tage überleben, kann es durchaus der Fall sein, dass Sie am Montag Geschlechtsverkehr haben, aber erst am Freitag davon schwanger werden. Ohne jemandem die Illusionen rauben zu wollen, kann es deshalb bei aller wunderbaren Romantik einer Liebesnacht vor dem prasselnden Kamin an einem verschneiten Winterabend sein, dass die eigentliche Empfängnis nicht in dieser besonderen Nacht, sondern erst fünf Tage später stattfindet, wenn Sie gerade joggen und Ihr Liebster im Auto zu einer Geschäftsbesprechung unterwegs ist.

Die Reaktion des Körpers auf die Befruchtung ist in jedem Fall sensationell. Der schwangere Körper hat Mittel und Wege, um zu verhindern, dass der Embryo bei der Menstruationsblutung nicht ausgeschieden wird, wie es sonst bei den nicht befruchteten Eizellen Zyklus für Zyklus passiert. Sobald sich die befruchtete Eizelle einnistet, beginnt die Gebärmutterschleimhaut mit der Sekretion des Schwangerschaftshormons HCG (Humanes Choriongonadotropin), das dem noch in der Eierstockwand sitzenden Gelbkörper signalisiert, sich nicht wie sonst nach maximal 16 Tagen zurückzubilden, sondern weiter Progesteron zu produzieren, um die nährende Gebärmutterschleimhaut zu erhalten. Nach ein paar Monaten übernimmt die Placenta diese Ernährerrolle und erhält nicht nur das Endometrium, sondern versorgt den Fötus auch mit Sauerstoff und den Nährstoffen, die er für seine Entwicklung braucht.

»Falsch negative« Schwangerschaftstests beruhen oftmals darauf, dass sie zu früh erfolgen, bevor die Eizelle sich überhaupt eingenistet hat und HCG sezerniert wird, oder bevor das HCG ausreichend hohe Spiegel gebildet hat, um im Urin oder Blut nachweisbar zu sein. Natürlich könnte man die Zahl »falsch negativer« Ergebnisse verringern, wenn Frauen durch die Fruchtbarkeitswahrnehmung wüssten, wann ihr Eisprung erfolgt ist.

Ich hoffe, dieses Kapitel – und insbesonder die letzten Seiten – haben Sie davon überzeugt, dass der Menstruationszyklus der Frau alles andere als langweilig ist. Dabei handelt es sich um einen perfekt orchestrierten biologischen Ablauf, bei dem es bei Weitem nicht nur um die Menstruation als solche geht. Der Menstruationszyklus ist ein kontinuierliches Zusammenspiel von verschiedenen Hormonen, die gemeinsam auf das eine Ziel hinsteuern: eine gesunde Eizelle zu erzeugen und am Leben zu erhalten.

KAPITEL 5

Die drei primären Fruchtbarkeitszeichen

Ich hatte ja überhaupt keine Ahnung von den körperlichen Veränderungen, die jeden Zyklus in meinem Körper ablaufen. Was hat mir meine Mutter da alles verschwiegen! Über Liebe und Kinderkriegen wusste ich lediglich, was ein Nachbarjunge behauptete, nämlich dass der Mann seinen Penis in die Frau steckt.

KELLEY HEIL, LESERIN DER 1. AUFLAGE DES BUCHS

Wahrscheinlich werden Sie komische Blicke ernten, wenn Sie eine Frau fragen, ob ihr denn klar ist, dass ihr Körper als Biocomputer aufschlussreiche Fakten über ihre Fruchtbarkeit speichert. Jede Frau im fortpflanzungsfähigen Alter kann lernen, die Fruchtbarkeitszeichen ihres Körpers zu beobachten. Diese sagen ihr eine Menge über ihren Zyklus, vor allem aber geben sie ihr Auskunft darüber, ob sie gerade schwanger werden kann oder nicht.

Wie Sie bereits gelesen haben, sind die drei primären Fruchtbarkeitszeichen bei so gut wie allen Frauen, bei denen ein Eisprung erfolgt:

1. Zervixsekret
2. Basaltemperatur (Morgentemperatur)
3. Zervixlage

Bevor wir jeden dieser Punkte im Detail besprechen, schauen wir uns zuerst einmal auf der rechten Seite die wichtigsten Begriffe dazu in der Tabelle an.

SCHLÜSSELBEGRIFFE FÜR IHRE FAM-TABELLE

Bitte schauen Sie sich die folgenden Definitionen gut an. Sie bieten sich als Spickzettel für alles an, was wir in diesem Buch noch besprechen werden:

Sekret	Zervixsekret, sofern nicht anders erklärt.
klebrig	Zervixsekret mit eher trockener teigiger oder gelatineartiger Konsistenz; trocken-klebriges Gefühl in der Scheide.
cremig	Jede Übergangsform und jedes »fruchtbare«, dünnflüssige Sekret auf der Skala zwischen klebrig und eiklarartig. Tritt individuell in unterschiedlicher Konsistenz auf, zum Beispiel ähnlich wie Handcreme.
eiklarartig	Glasiges Zervixsekret ist immer entweder dehnbar, klar oder »glitschig« und bewirkt ein nasses Gefühl in der Scheide. Es ist die »fruchtbarste« Art Sekret.
BIP (Basic Infertile Pattern)	Beim »Grundmuster der Unfruchtbarkeit« tritt unverändert trockenes/klebriges (zähflüssiges) Zervixsekret auf – sei es direkt nach der Menstruation oder über längere Zeiträume ohne Ovulation.
Umschlagspunkt	Der Punkt im Zyklus, an dem das BIP in einen fruchtbareren Zustand übergeht, entweder von trocken zu klebrig (zähflüssig) oder von klebrig zu cremig (flüssig).
Temperatur	Basal- oder Morgentemperatur, die unmittelbar nach dem Aufwachen gemessene Aufwachtemperatur.
Temperaturanstieg	Der Anstieg der Morgentemperatur, der in einer Temperaturkurve die niedrigen präovulatorischen von den höheren post-ovulatorischen Temperaturen trennt.
zweiphasige Temperaturkurve	Temperaturkurve, die den Eisprung belegt, weil sie zwei Temperaturniveaus anzeigt: eine Abfolge niedrigerer Temperaturen in der präovulatorischen Phase, gefolgt von höheren Temperaturen in der post-ovulatorischen Phase, etwa vom zwölften bis zum 16. Tag.

ZERVIXSEKRET

Einer der auffälligsten Aspekte von FAM-Tabellen ist, dass das Zervixsekret im Zyklusverlauf einem bestimmten Muster folgt. Die meisten Frauen erzählen, sie hätten vor dem Führen der Fruchtbarkeitstabellen oft seltsames Sekret bemerkt, das scheinbar willkürlich auftrat. Sie fanden es »unappetitlich« und verwirrend, ohne zu ahnen, dass es einem Zweck dient und einem Muster folgt.

Wenn Frauen anfangen, ihre Fruchtbarkeitszeichen zu beobachten, stellen sie oft frustriert oder sogar wütend fest, wie wenig sie bis dahin über ihren Körper wussten. Das Positive am Beobachten Ihres Zervixsekrets ist, dass Sie ein für alle Mal unterscheiden lernen, was normales Sekret und was krankhafter Ausfluss aufgrund einer Scheideninfektion ist. Sie werden feststellen, dass Sie nicht dauernd Scheideninfektionen durchgemacht haben und dass sie den vermeintlichen »Ausfluss« nicht mit Scheidenspülungen hätten beseitigen müssen. Deshalb schlage ich vor, Sie verwenden nie wieder das Wort »Ausfluss« für Ihr gesundes Zervixsekret – Sperma würden Sie schließlich auch nicht so nennen!

Das Zervixsekret ist das *weibliche Pendant zur Samenflüssigkeit des Mannes*. Da Männer immer fruchtbar sind, produzieren sie ständig Spermien und Sperma. Frauen dagegen sind ja nur um den Eisprung herum fruchtbar und bilden deshalb sinnvollerweise auch nur in dieser Phase das Nährmedium, das die Samenzellen brauchen, um zu überleben und beweglich zu bleiben, sobald sie vom Penis in die Vagina gelangen, denn ansonsten sterben sie schnell ab. Da das Überleben der Samenzellen jedoch nur dann von Bedeutung ist, wenn eine reife Eizelle zur Befruchtung bereitsteht, bilden Frauen das spermaähnliche Sekret nur an wenigen Tagen pro Zyklus.

Zervixsekret hat gleich mehrere Schlüsselfunktionen. Als alkalische Flüssigkeit schützt es die Spermien vor dem sauren Milieu in der Scheide, es ernährt sie und wirkt als eine Art Filter. Vor allem aber dient es als Medium, in dem die Spermien schwimmen können.

Das bedeutet aber: Die Bildung des Zervixsekrets und seine Übereinstimmungen mit der Samenflüssigkeit sind vorhersehbar. Steht der Eisprung kurz bevor, wird das Sekret systematisch feuchter. Das mag von Zyklus zu Zyklus unterschiedlich verlaufen, aber der wesentliche Punkt ist, dass es stets »fruchtbarer« wird, je näher der Eisprung rückt. Nach der Periode entwickelt das Zervixsekret unter dem Einfluss des ansteigenden Östrogens mehr und mehr fruchtbare Eigenschaften. Die Tabelle auf Seite 56 zeigt, wie sich das Zervixsekret einer Frau entwickeln kann. Denken Sie aber daran, dass dies nur als Muster dient, damit Sie Ihre eigenen Zyklusmuster leichter erkennen können.

Trockenes Zervixsekret

Direkt nach der Periode fühlt sich die Scheide meist trocken an. Am Scheidenausgang empfindet man lediglich eine leichte Feuchtigkeit, so ähnlich, als würde man die Innenseite der Wange mit dem Finger berühren und auf der Fingerspitze ein wenig Feuchtigkeit spüren, die an der Luft sofort verdunstet. So fühlt sich der Scheideneingang an, wenn kein Zervixsekret gebildet wird.

Nach einigen »trockenen« Tagen bemerken Sie bei steigendem Östrogen-Spiegel einen »Umschlagspunkt«, der anzeigt, dass Sie sich dem Eisprung nähern. Jetzt finden Sie erstmals seit dem Ende der letzten Periode Zervixsekret. Bei manchen Frauen kann es der sechste Tag sein, bei anderen vielleicht Tag 11. Gerade weil dieser Zeitpunkt individuell schwankt, ist es so wichtig, die eigene Reaktion auf den Östrogen-Anstieg zu kennen.

Klebriges Zervixsekret

Wie genau »klebrig« aussieht und sich anfühlt, ist individuell verschieden. Wichtig ist, dass Sie jetzt Zervixsekret bemerken. Es kann klebrig wie Kleister sein, aber auch flockig, gelegentlich sogar wie trocknender Montagekleber, also irgendwie gummiartig »elastisch«. Vor allem aber ist es noch nicht dünnflüssig. Diese spezielle Art Zervixsekret ist für das Überleben der Spermien zwar nicht besonders hilfreich, aber wer verhüten will, sollte es dennoch als potenziell »fruchtbar« einstufen, wenn es vor dem Eisprung auftritt.

Cremiges Zervixsekret

Bei der nächsten Konsistenzstufe ein paar Tage später ist das Zervixsekret flüssiger. Manche beschreiben es als cremig oder ölig. Am Scheideneingang fühlt es sich oft kühl an, so ähnlich wie eine Handlotion. Das Sekret ist oft bis zu mehrere Zentimeter dehnbar, reißt aber schnell. Das Wichtigste an dieser Art von Sekret ist, dass es zwar *dünnflüssig* ist, aber noch nicht die Qualität der nächsten, »fruchtbarsten« Stufe erreicht. Weil dieses Sekret zwischen »klebrig« und »eiklarartig« liegt, gilt es als Übergangsform.

Eiklarartiges/glasiges Zervixsekret

In seiner letzten und »fruchtbarsten« Form ist das Zervixsekret zugleich am leichtesten zu identifizieren, denn es ähnelt glasigem rohem Eiklar. Erkennungsmerkmale sind seine Spinnbarkeit (lässt sich bis zu mindestens 2,5 cm dehnen), Transparenz oder das nasse, glattes Gefühl, das es in der Scheide hervorruft.* Merken Sie sich einfach: spinnbar, klar, »glitschig«.

* Im Alter von Anfang zwanzig bilden manche Frauen bis zu vier Tage lang Zervixsekret dieser Qualität, aber schon mit Ende dreißig sind es bei den meisten nur noch – wenn überhaupt – ein oder zwei Tage.

ZERVIXSEKRET: ÜBERGÄNGE VON »KLEBRIG« ÜBER »CREMIG« BIS HIN ZU »EIKLARARTIGER« QUALITÄT

Typ	Scheidengefühl	Konsistenz oder Textur	Spinnbarkeit	Farbe	Bemerkungen
nichts	trocken	(—)	(—)	(—)	Gefühl beim Abwischen: trocken juckend stockend Fruchtbarkeit: extrem gering
klebrig	trocken klebrig	klebrig und/oder: zäh pappig teigig krümelig gummiartig/ trocken elastisch/trocken	kann bis 6 mm hohe Spitzen bilden falls gummiartig, etwas dehnbarer, reißt aber irgendwann, weil zu trocken	weiß und/oder gelblich milchig trüb	Gefühl beim Abwischen: trocken kratzig stockend Fruchtbarkeit: gering Bei Einsatz der FAM zur Verhütung gilt dennoch jede Art Zervixsekret vor dem Eisprung als potenziell fruchtbar.
cremig	nass feucht kühl	nass – und/oder: cremig ölig milchartig klumpig gummiartig/nass elastisch/nass kann nasse Klumpen bilden	dehnbar bis fast 2 cm, reißt aber leicht	weiß und/oder trüb	Gefühl beim Abwischen: weich Fruchtbarkeit: hoch. Gilt als *Übergangsform* im Kontinuum von unfruchtbar bis fruchtbar.
eiklarartig (glasig)	nass »glitschig«	»glitschig« flüssig oder nass dünn, fadenziehend oder dicklich	dehnbar bis mindestens 2,5 cm, ohne zu reißen	klar und/oder milchig streifig rötlich	Gefühl beim Abwischen: »glitschig« gleitend Fruchtbarkeit: extrem hoch; von allen Zervixsekreten das »fruchtbarste«: spinnbar, klar, »glitschig«

WAS HEISST EIGENTLICH »CREMIG«?

Beim Zervixsekret gibt es so viele individuelle Eindrücke, dass Ihre eigenen Empfindungen nicht unbedingt exakt mit den Beschreibungen in der Tabelle links übereinstimmen müssen. Merken Sie sich am besten, dass das Zervixsekret das gesamte Spektrum von »trocken« bis »eiklarartig« annehmen kann. Nach einer Menstruationsblutung entwickelt sich das Sekret von trocken oder klebrig über feucht hin zu »glitschig«, je näher der Eisprung rückt. Wichtig ist, dass praktisch jede Frau diesen *Übergang* von eher trockenem zu eher nassem Zervixsekret spürt.

Aus diesem Grund habe ich für die Empfindung »nass/feucht/kühl« zwischen den beiden Kategorien »klebrig« und »eiklarartig« den Begriff »cremig« gewählt, weil viele Frauen die Konsistenz des Zervixsekrets so beschreiben. Vielleicht fällt Ihnen ein anderer Begriff ein, der eher Ihr Gefühl wiedergibt, etwa »flüssiger« oder einfach »dazwischen«. Wählen Sie für Ihre FAM-Tabelle die Formulierung, die Ihnen plausibel erscheint.

ZERVIX MIT VERGRÖSSERTEN SPERMIEN BEI »UNFRUCHTBAREM« UND »FRUCHTBAREM« SEKRET

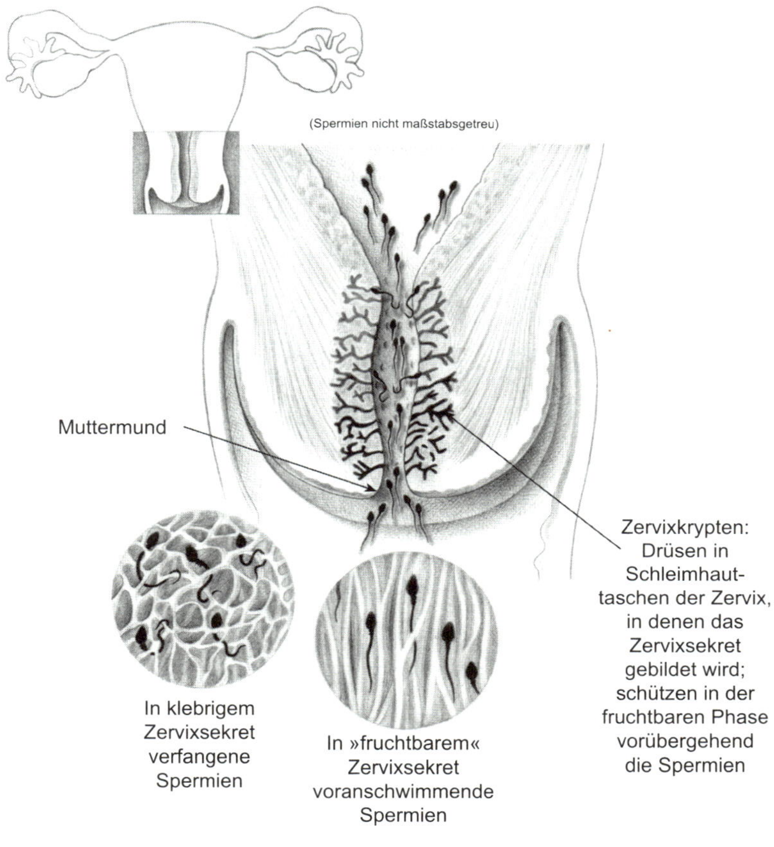

TEXTUR DES ZERVIXSEKRETS

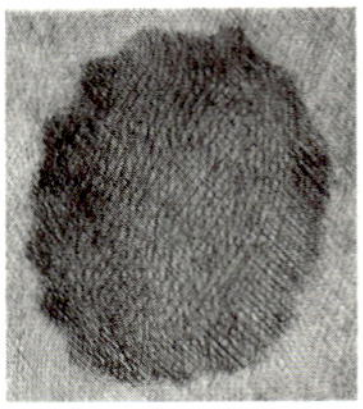

Sehr »fruchtbares« Sekret bildet wegen des hohen Wassergehalts oft symmetrisch runde Flecken in der Unterwäsche.

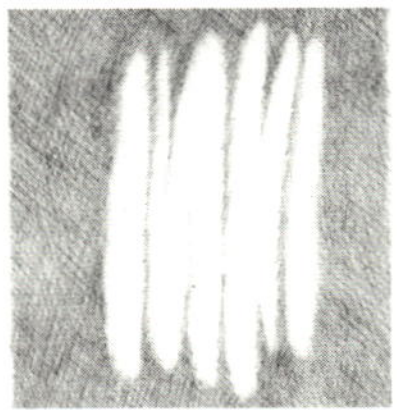

Trockeneres Zervixsekret bildet eher rechteckige oder strichförmige Flecken auf Textilien.

Ist das Sekret streifig, gelblich, rosa oder rötlich, was durchaus vorkommt, deutet das meist auf eine Mittelblutung hin. Zieht man das Sekret auseinander, dehnt es sich, ohne dabei zu reißen. Das Sekret kann so wässrig sein, dass man es kaum sieht, aber man hat ein »glitschiges« Gefühl in der Scheide. Außerdem haben viele von Ihnen bestimmt schon einmal bemerkt, dass es wegen des hohen Wassergehalts einen annähernd symmetrischen Fleck in der Unterwäsche hinterlässt. *Das Entscheidende bei dieser Schleimqualität ist aber nicht das Aussehen, sondern das nasse Gefühl in der Scheide.*

Wichtigste Eigenschaft des »fruchtbaren«, eiklarartigen Zervixsekrets ist seine Feuchtigkeit. Oft hält das damit verbundene »glitschige« Gefühl in der Scheide noch ein bis zwei Tage an, obwohl kein spinnbares, klares Sekret mehr

Zyklustag	1	2	3	4	5	6	7	8	9	10	11	12	13	14	15	16	17	18	19	20	21	22	23	24	25	26	27	28	29	30	31	32	33	34	35	36	37	38
eiklarartig																																						
cremig																																						
PERIODE, Schmierblutung, trocken oder klebrig	●	●	●	●	●	–	–	–	–	–								–	–	–	–	–	–	–	–	–	–	–	–	–	●							
Fruchtbare Phase und Peak Day																PK																						
Scheidengefühl											trocken	klebrig	nass	nass	nass	schlüpfrig	trocken	trocken	trocken																			
Zervixsekret						trocken	.	.	.	.	weiß, klebrig,	feucht klebrig,	morgens klebrig abends cremig	nasser, weiß cremig	2,5 cm streifig klar	5 cm klar glitschig	weißer, klebriger Film	trocken																				

Alyssas Tabelle. Typisches Zervixsekret-Muster. Meist entwickelt sich das Sekret von trocken über klebrig zu feucht, wie man in der Tabelle sieht: Je zwei Tage sind als »klebrig«, »cremig« und »eiklarartig« angegeben. Interessant ist, dass das Scheidengefühl meist zum Zervixsekret passt (nasses Sekret, »glitschige« Empfindung am Scheideneingang). Wichtig ist, dass Alyssa Tag 1 der neuen Periode im selben Zyklusblatt vermerkt und auf das neue Blatt überträgt. Der Zyklus schließt mit einem senkrechten Strich ab. Er war 30 Tage lang.

vorhanden ist. Diese Empfindung zeigt an, dass Sie immer noch extrem fruchtbar sind. Nicht zu verwechseln ist das Gefühl mit dem Gleitsekret, das bei sexueller Erregung gebildet wird. Letzten Endes geht jedoch bei der Deutung des »fruchtbaren« Zervixsekrets *Qualität vor Quantität*. Wie Sie die verschiedenen Sekrete in die FAM-Tabelle eintragen, zeigt das Beispiel links:

Nach dem Östrogen-Peak verändert sich das Zervixsekret abrupt, oft innerhalb weniger Stunden. Unmittelbar vor dem Eisprung fällt nämlich der Östrogen-Spiegel plötzlich ab, während zugleich der Progesteron-Spiegel rasant ansteigt. Nach dem Eisprung bildet das »unfruchtbare« Zervixsekret einen dicken, klebrigen Klumpen, der keine Spermien durchlässt. Die Samenzellen, die nicht im »Pfropf« gefangen sind, gehen im sauren Scheidemilieu zugrunde.

Anders gesagt: Es dauert etwa eine Woche bis zur Bildung von »fruchtbarem« Zervixsekret, doch danach trocknet es innerhalb weniger Stunden aus. Dieses Phänomen ist der sicherste Indikator dafür, dass der Östrogen-Spiegel schlagartig gefallen ist und nun Progesteron den Zyklus steuert. Diese Trockenheit hält üblicherweise bis zum Zyklusende an. Etwa am Tag vor dem Einsetzen der Blutung spüren manche Frauen in der Scheide eine Flüssigkeit, die sich für sie wie dünnflüssiges Eiklar-Sekret anfühlt. Vermutlich beruht dies auf dem plötzlichen Absinken des Progesteron-Spiegels, das die Abstoßung der Gebärmutterschleimhaut auslöst. Als Erstes wird dabei üblicherweise Wasser ausgeschieden, das dieses Nässegefühl bedingt. Diese Flüssigkeit unmittelbar vor Einsetzen der Blutung zeigt logischerweise keine fruchtbare Phase an, denn die Eizelle ist ja schon zwei Wochen zuvor abgestorben.

Verdeutlichen kann man die Veränderungen des Sekrets unter anderem durch eine Welle, die höher steigt und dann abrupt abfällt. Auch wenn unsere Hormone nicht so dramatisch wirken, passt die Analogie. Folgende Illustration veranschaulicht, dass Auf- und Abbau des Sekrets asymmetrisch ablaufen.

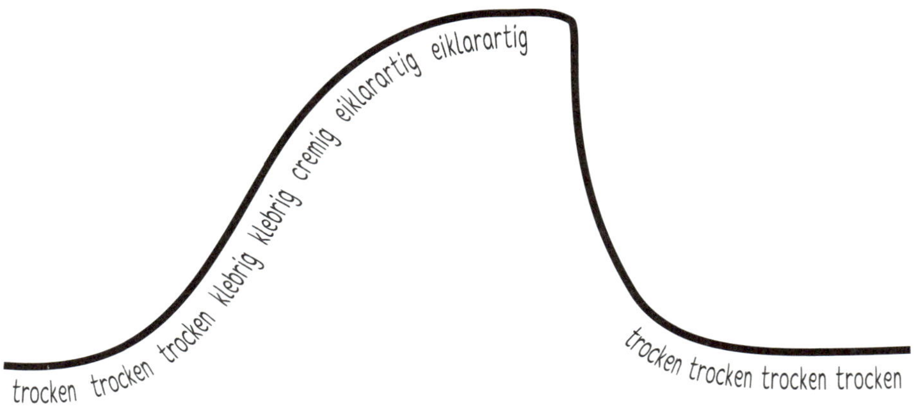

Für die Identifizierung der Qualität des Zervixsekrets und des Scheidengefühls gibt es einen Trick: Wenn Sie mit einem Papiertaschentuch über die Schamlippen streichen, fühlt sich das trocken an? Ist die Bewegung stockend? Eher gleitend? Wenn die Schleimhäute trocken oder klebrig sind, gleitet das Tuch nur stockend. Kurz vor dem Eisprung wird das Sekret »glitschiger«, sodass auch das Tuch leicht über die Haut gleitet (Tabelle Seite 56).

Über die Vorgänge im eigenen Körper Bescheid wissen

Viele Frauen kennen ihren eigenen Körper nur wenig. Eine meiner Patientinnen war vor Jahren ein trauriges Beispiel dafür, wie erschreckend unaufgeklärt manche Frauen in Bezug auf ihr ganz normales Zervixsekret sind.

Die junge Brandy besuchte meinen Kurs, nachdem sie sechs Jahre lang die Pille genommen hatte. Vor meinem Seminar hatte sie sich einer überflüssigen Untersuchung unterzogen, weil sie nicht gelernt hatte, die Zeichen zu deuten, die ihr Körper in jedem Zyklus zu erkennen gibt.

Nach dem Stuhlgang fiel Brandy hin und wieder »glitschiger« Schleim auf dem Toilettenpapier auf. Sie machte sich große Sorgen, es sei mit ihrem Darm etwas nicht in Ordnung. Der Arzt empfahl ihr eine Koloskopie, um eine entzündliche Darmkrankheit oder Polypen auszuschließen. Diese Untersuchung hätte Brandy eigentlich vermeiden können, denn was sie da bemerkte, war völlig normales, eiklarartiges Sekret, das aus ihrer Scheide austrat. Gerade weil das Sekret so reichlich fließt und »glitschig« ist, gelangt es schnell mit Toilettenpapier in den Analbereich. Kein Wunder, dass sich der »glitschige« Schleim nur hin und wieder bemerkbar machte, denn er wird ja, wie wir wissen, nur um den Zeitpunkt des Eisprungs herum sezerniert.

Auch wenn sich Brandy aus dem Fallbeispiel die Untersuchung vermutlich hätte sparen können: Koloskopien sind keineswegs überflüssig! Im Gegenteil: Wer auf seine Gesundheit achtet, sollte ab dem 50. Lebensjahr alle fünf bis zehn Jahre seinen Darm spiegeln lassen. Ich vermute, dass die Leserinnen dieses Buchs noch einiges jünger sind. Wenn Sie zudem über das periodische Auftreten von »glitschigem« Zervixsekret Bescheid wissen, würden Sie auch darauf achten – vor allem beim Toilettengang.

Geschichten wie die von Brandy motivieren mich, Frauen darüber aufzuklären, wie einfach die Signale ihres Körpers bezüglich ihrer Fortpflanzungsgesundheit zu deuten sind. Manche Frauen haben tatsächlich Infektionen, gesundheitliche Probleme oder Erkrankungen. Aber sie sollten Bescheid wissen, was normal für sie ist, damit sie echte Störungen leichter und schneller selbst erkennen können. Es gibt allerdings Faktoren, die das normale Zervixsekret potenziell verschleiern können. Dazu zählen:

- Scheidenspülungen
- Scheideninfektionen
- Sperma
- Gleitsekret bei sexueller Erregung
- Spermizide und Gleitmittel
- Antihistaminika (können das Sekret austrocknen)

Hat das Zervixsekret über Wochen oder länger unverändert eine feuchte, gummiartige oder an Montagekleber erinnernde Konsistenz, kann dies auf eine Zervizitis oder Zervixerosion hindeuten. Beide sind keine schwerwiegenden Störungen, sollten aber behandelt werden, allein schon, weil sie die präzise Beobachtung des Zervixsekrets erschweren.

Viele Frauen fragen sich, wie sich Zervixsekret von Samenflüssigkeit und Erregungssekret unterscheidet. Die beiden Letzteren sind weitaus dünnflüssiger und trocknen schneller am Finger, während das Zervixsekret daran meist haftet, bis man es abwäscht. Das besprechen wir aber noch etwas genauer im nächsten Kapitel. Auch hier gilt natürlich: Da Sie ja drei Fruchtbarkeitszeichen haben, können Sie im Zweifelsfall Ihre aktuelle Fruchtbarkeit immer durch Abgleich mit den anderen beiden anderen Zeichen überprüfen.

BASALTEMPERATUR (MORGEN- ODER AUFWACHTEMPERATUR)

Von allen Fruchtbarkeitszeichen am leichtesten zu deuten ist die Basal- oder Morgentemperatur, denn sie ist meist anschaulich und objektiv. Vielen Frauen macht es nach ein paar Monaten FAM sogar Spaß, den Tag vorherzusagen, an dem der Temperaturanstieg im Zyklus stattfinden wird.

Die prä-ovulatorischen Morgentemperaturen liegen meist zwischen 36,17 und 36,56 °C, die post-ovulatorischen Temperaturen steigen bis auf 36,61 °C und höher. Nach dem Eisprung bleiben sie meistens hoch, bis rund zwölf bis 16 Tage später die nächste Periode einsetzt. Wird die Eizelle befruchtet, bleiben die Temperaturen während fast der gesamten Schwangerschaft hoch und sinken erst wenige Monate vor der Niederkunft wieder ab. Dass die Temperaturen üblicherweise innerhalb eines Tages nach dem Eisprung ansteigen, liegt an dem wärmeauslösenden Hormon Progesteron. Gebildet wird es vom Gelbkörper (dem Follikel, der die Eizelle enthielt, bis sie ausgestoßen wurde, vgl. dazu Kapitel 4).

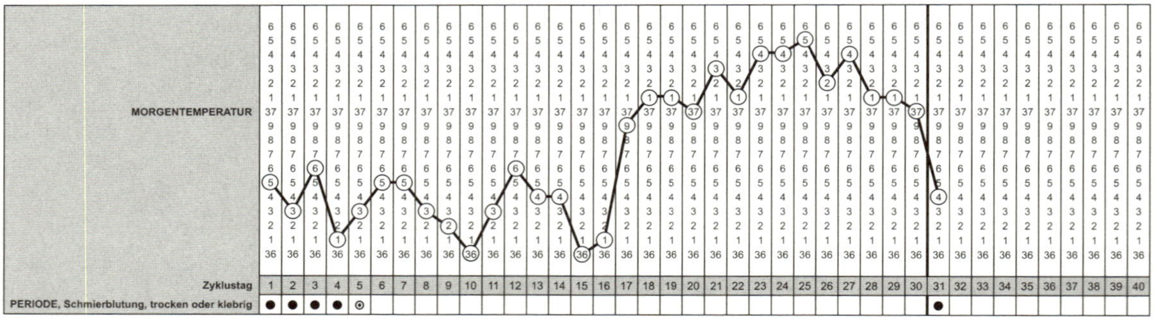

Rubys Tabelle. Typisches Temperaturmuster. Der Temperaturanstieg beginnt am 17. Tag. Das heißt, der Eisprung erfolgte wahrscheinlich am 16. Tag. Am 31. Tag setzte die Periode ein. Der Zyklus war 30 Tage lang.

Üblicherweise signalisiert der Temperaturanstieg, dass der Eisprung *bereits erfolgt* ist. Die typischen Temperaturen innerhalb eines Zyklus sehen so aus wie in Rubys Tabelle (siehe oben)*. Bei der Interpretation der Temperaturen kann es schnell passieren, dass Sie den Wald vor lauter Bäumen nicht sehen. Deshalb sollten Sie lernen, nach einem Muster hoher und niedriger Werte Ausschau zu halten. Sie werden feststellen, dass Ihre Temperaturen vor dem Eisprung in

* Alle in diesem Buch abgedruckten FAM-Tabellen entstammen der aktuellen englischen Ausgabe des Buchs. Für die deutsche Ausgabe wurden die in Fahrenheit angegebenen Temperaturwerte proportional in einer Grad-Celsius-Skala abgebildet.

einem bestimmten Rahmen ansteigen und fallen – und nach dem Eisprung auf einem höheren Niveau auf- und abwandern. Der Trick ist, das Ganze als Muster zu sehen und sich nicht auf Veränderungen von Tag zu Tag zu konzentrieren.

Wie nützlich dieser Trick ist, wurde mir klar, als ich vor Jahren an einer Frauenklinik Kurse gab. Nach wenigen Wochen erhielt ich Anrufe von Patientinnen, die überzeugt waren, gar keinen Eisprung zu haben. Wenn sie mir dann aber ihre Kurven am Telefon vorlasen (damals in den vorsintflutlichen Zeiten ohne E-Mail), erschien mir die Kurve völlig schlüssig, und ich konnte nicht begreifen, warum sie das nicht sahen. Irgendwann wurde mir klar, dass sie das Muster nicht erkannten, weil sie darauf fixiert waren, dass der Wert Montag hoch, Dienstag niedrig, dann wieder hoch war und so weiter. Schauen Sie sich immer das *ganze Bild* an. Wenn Sie dann immer noch kein Muster erkennen, führen Sie lieber über mehrere Zyklen Buch, bevor Sie mit der FAM verhüten.

Prä-ovulatorische Temperaturen sind unter dem Einfluss von Östrogen niedrig, post-ovulatorische Temperaturen dagegen höher, weil Progesteron die Wärmeproduktion anregt. Dass die zweite Zyklusphase von Progesteron gesteuert wird, können Sie sich gut merken, wenn Sie daran denken, dass in dieser Phase der Körper auf eine potenzielle Schwangerschaft vorbereitet wird, als würden Sie als menschlicher Inkubator für die befruchtete Eizelle vorgeheizt.

Wie schon gesagt, zeigt der Anstieg der Basaltemperatur (im Gegensatz zu den anderen beiden Fruchtbarkeitszeichen Zervixsekret und Zervixlage) fast immer an, dass der Eisprung bereits erfolgt ist, und nicht etwa, dass er bevorsteht. Denken Sie auch daran, dass der Eisprung nur bei den wenigsten Zyklen am niedrigsten Punkt der Temperaturkurve erfolgt. Da ein prä-ovulatorischer Temperaturabfall selten ist, sollten Sie sich nicht allein darauf verlassen, sondern anhand des Abgleichs mit Zervixsekret und Zervixlage feststellen, ob der Eisprung bevorsteht.

Folgende Faktoren beeinflussen Ihre Morgen- bzw. Basaltemperatur:

- Fieber
- Alkoholgenuss am Vorabend
- weniger als drei zusammenhängende Stunden Schlaf vor dem Messen
- Messung zu einer völlig anderen Zeit als sonst
- ausnahmsweise Verwendung von Heizdecke oder Heizkissen.

Wie Sie im nächsten Kapitel sehen, brauchen Sie sich über gelegentliche Ausreißer keine Sorgen zu machen, denn sie beeinträchtigen die Exaktheit der Methode nicht. Außerdem liefert die FAM Ihnen jeden Tag zwei weitere Zeichen, mit denen Sie die Temperaturwerte abgleichen sollten.*

* Bei einigen wenigen Frauen ist das Temperaturmuster trotz Ovulation nicht zweiphasig. Um zu verhüten, können sie in diesem Fall die Basaltemperatur *nicht* als Fruchtbarkeitszeichen verwenden, im Zweifel aber anhand von Zervixsekret und Zervixlage sehen, ob es gerade »gefährlich« ist. Anfangs sollten sie jedoch andere Möglichkeiten nutzen, einen Eisprung anzuzeigen, etwa die (weniger schlüssigen) Zervixsekretmuster, Ovulationstests, eine Blutuntersuchung oder eine Sonografie.

Temperatur, Stress und – oh Schreck! – verspätete Periode

Temperaturkurven geben wichtige Anhaltspunkte für die voraussichtliche Dauer des Zyklus, da man beispielsweise daraus ersehen kann, ob der Eisprung verzögert war und somit der ganze Zyklus länger als sonst sein wird. Wie Sie schon wissen, dauert es nach dem Temperaturanstieg meist zwölf bis 16 Tage bis zur Menstruation. Tabellen über mehrere Zyklen grenzen Ihre individuelle post-ovulatorische Zeitspanne sogar noch konkreter ein. (Bei den meisten Frauen variiert diese Phase wie gesagt um maximal zwei Tage.)

Ich selbst hatte einmal während eines Umzugs einen klassischen verzögerten Eisprung. Während dieses Zyklus passierten drei Dinge auf einmal, von denen jedes allein schon für eine verspätete Ovulation gereicht hätte.

Ich war 31 Jahre alt, und meine Zyklen lagen zwischen 26 und 32 Tagen. Im November deutete alles darauf hin, dass der Eisprung bevorstand. Mein Zervixsekret wurde flüssiger, mein Muttermund höher, offener und weicher. Am 16. Zyklustag zog ich um, das heißt, ich musste meine gesamte Habe in die neue Wohnung schaffen und meine bisherige Wohnung renovieren. Außerdem sollte ich an einer Hebammenschule am anderen Ende der Stadt einen Vortrag halten und dann durch den Feierabendverkehr zum Flughafen sausen, um am nächsten Morgen in einer anderen Stadt einen Vortrag zu halten. Ich war also mitten im Umzug, auf Reisen – und voll im Stress.

Mein Körper merkte das: »Ich sag dir was, ich glaube, ich warte noch ein bisschen mit dem Eisprung, bis du wieder Luft hast.« Wie die folgende Kurve zeigt, trat der Eisprung erst um den 24. Tag ein, sodass dieser Zyklus auf geschlagene 38 Tage kam! Hätte ich nicht die Tabelle geführt, wäre ich vermutlich in dem Glauben gewesen, schwanger zu sein, und endgültig in Panik geraten, denn einen so langen Zyklus hatte ich vorher noch nie gehabt.

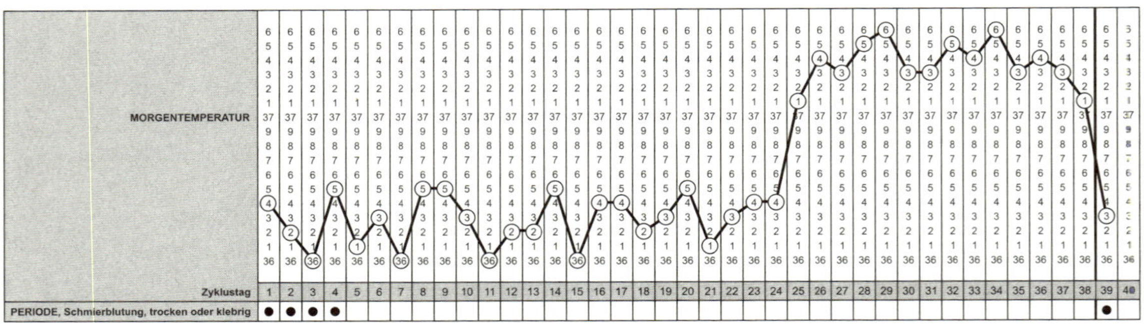

FAM-Tabelle der Autorin. Temperaturmuster bei verzögertem Eisprung. Bei mir fand der Anstieg der Temperatur in diesem Zyklus erst am 25. Tag statt. Das bestätigte mir, dass sich der Eisprung aufgrund von Stress verzögerte. Mein Zyklus war deshalb 38 Tage lang!

Dieses Beispiel illustriert einen wichtigen Punkt: Frauen, die keine FAM-Tabelle führen, leben in ständiger Sorge, wenn sich ihre Periode »verspätet«, ohne zu merken, dass die langen Zyklen meist auf ihrem späten Eisprung beruhen. Anhand der Temperaturkurven lässt sich der Eisprung aber leicht identifizieren. (Für alle, die Angst haben, schwanger zu sein, geht Kapitel 13 ausführlich auf Tests und Kurven ein, die auf eine Schwangerschaft hindeuten.)

Mein eigenes Beispiel macht deutlich, dass viele Einflüsse den Eisprung hinauszögern oder sogar komplett verhindern können. Dazu gehören Stress, Reisen, Umzüge, Krankheiten, Medikamente, sportliche Anstrengungen und schnelle Gewichtsveränderungen. Anhand Ihrer Temperaturkurven können Sie immer feststellen, ob ein verzögerter Eisprung vorliegt. Ganz gleich, ob Sie verhüten wollen oder sich ein Baby wünschen, ist Ihnen diese Information sehr nützlich und erspart Ihnen viele Ängste und Sorgen.

ZERVIXLAGE (OPTIONALES FRUCHTBARKEITSZEICHEN)*

Dass sich Geschlechtsverkehr in bestimmten Positionen manchmal auch unangenehm anfühlen kann, haben Sie sicher schon erlebt. Vielleicht erinnern Sie sich an einen gemütlichen Sonntagmorgen, als Sie schon beim Aufwachen Lust auf Sex hatten und sich einfach auf Ihren Partner setzten. Eine Woche später wollten Sie das herrliche Gefühl noch einmal haben, aber jetzt tat es in dieser Position plötzlich weh. Was war da auf einmal los?

Oder Sie haben bemerkt, dass sich Ihr Diaphragma oder Ihre Portiokappe an manchen Tagen einfach einsetzen lässt und dann wieder nur unter großen Mühen, weil der Muttermund kaum zu tasten ist oder, noch schlimmer, weil Sie das Gefühl haben, dass in der Scheide gar nicht ausreichend Platz dafür ist. Oder hat Ihr Frauenarzt Ihnen vielleicht schon einmal bei der Untersuchung auf den Kopf zugesagt, offensichtlich seien Sie gerade fruchtbar, obwohl er doch lediglich das Spekulum für die Untersuchung eingeführt hat?

All das hat damit zu tun, dass der Gebärmutterhals, also der Teil des Uterus, der in die Scheide hineinragt, in einem Zyklus faszinierende Veränderungen durchläuft. Und diese Veränderungen sind sehr gut spürbar. Ihre Zervix gibt Ihnen jede Menge Information über Ihre Fruchtbarkeit, die Sie mit den Fingerspitzen ertasten können.

Wie das Zervixsekret, so verändert sich auch die Zervix selbst während des Zyklus. In Erwartung einer potenziellen Schwangerschaft wird sie zum perfekten »Eingangsportal«, damit Spermien den Weg zur Eizelle finden. Zur Zeit des Eisprungs wird sie weich und offen, sodass die Samenzellen durch den Uterus in die Eileiter aufsteigen können. Außerdem hebt sich die Zervix an, weil das Östrogen die Bänder spannt, an denen der Uterus aufgehängt ist.

Der Gebärmutterhals beginnt sich gleich nach der Periode unter dem direkten Einfluss des Östrogens zu verändern. Wie der Muttermund sich kurz vor dem Eisprung anfühlt, können Sie sich leichter mithilfe der Illustration und der Abkürzung SHOW auf der rechten Seite merken.

Schauen wir uns zuerst einmal aber die einzelnen Phasen der Veränderungen der Zervix im Zyklus genauer an. Normalerweise ist der Muttermund fest wie Ihre Nasenspitze. Erst kurz vor dem Eisprung wird er weich und nachgiebig

* Der Begriff »Zervixlage« bezeichnet in diesem Buch nicht allein, wie weit der Muttermund in die Scheide hineinragt. Der Einfachheit halber verwende ich jedoch nur diesen einen Ausdruck für alle Veränderungen des Gebärmutterhalses, die im Laufe eines Zyklus auftreten, zumal man sie ja auch in Sekundenschnelle gleichzeitig prüfen kann.

VERÄNDERUNGEN DER ZERVIXLAGE IM ZYKLUSVERLAUF

Menstruation	**vor und nach dem Eisprung** ↓		**Menstruation**
fest	**S**oft	weich	fest
tief	**H**igh	hoch	tief
geschlossen	**O**pen	offen	geschlossen
nicht nass	**W**et	nass	nicht nass

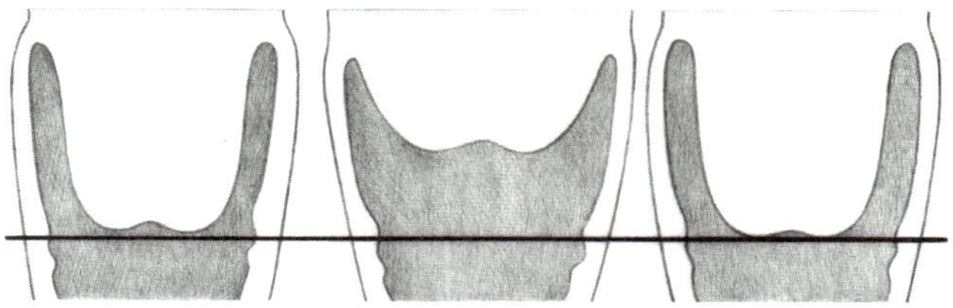

wie Ihre Lippen. Er ragt dann ziemlich weit in die Scheide hinein, ist geschlossen und fühlt sich an wie ein Grübchen. Unter dem Einfluss des ansteigenden Östrogens öffnet und hebt sich der Muttermund erst kurz vor dem Eisprung, wie im Schaubild oben sehr gut zu erkennen ist. Dann sondert er auch das feuchte, »fruchtbare« Sekret ab.

Lolas Fruchtbarkeitstabelle (siehe Tabelle unten) verdeutlicht, wie man die Veränderungen der Zervix im Verlauf des Zyklus dokumentieren kann.

Zyklustag	1	2	3	4	5	6	7	8	9	10	11	12	13	14	15	16	17	18	19	20
PERIODE, Schmierblutung, trocken oder klebrig	●	●	●	●	⊙															
Muttermund (• ○ ◯)						•	•	•	○	○	◯	◯	◯	•	•	•				
Muttermund (F M W)						F	F	F	M	M	W	W	W	F	F	F				

Zyklustag	21	22	23	24	25	26	27	28	29	30	31	32	33	34	35	36	37	38	39
PERIODE, Schmierblutung, trocken oder klebrig								●											
Muttermund (• ○ ◯)																			
Muttermund (F M W)																			

Lolas FAM-Tabelle. Typisches Muster der Zervixlage. Die Kringel stehen für die Öffnung des Muttermunds, die Position des Kringels in den Kästchen für die Höhe des Muttermunds. Die Buchstaben unter den Kringeln bezeichnen die Festigkeit des Muttermunds: fest, mittel oder weich. Dieser Zyklus umfasste 27 Tage.

SEKUNDÄRE FRUCHTBARKEITSZEICHEN

Viele Frauen können regelmäßig weitere Anzeichen beobachten, die das, was im Zyklus geschieht, noch besser nachvollziehbar machen. Man nennt sie »sekundäre« Fruchtbarkeitszeichen, weil sie nicht zwingend bei jeder Frau oder in jedem Zyklus auftreten. Eine große Hilfe sind diese sekundären Zeichen trotzdem, weil sie zusätzliche Anhaltspunkte für die Unterscheidung zwischen der fruchtbaren und der unfruchtbaren Phase liefern.

Kurz vor dem Eisprung können folgende sekundäre Zeichen auftreten:

- Zwischenblutung
- Schmerzen oder Ziehen an den Eierstöcken
- vollere Schamlippen oder angeschwollene Vulva
- geschwollene Lymphdrüsen
- vermehrte Lust auf Sex
- Blähbauch
- Wassereinlagerungen
- Energieschub
- Intensivierung von Sehvermögen, Geruchs- und Geschmackssinn
- Empfindlichkeit von Brüsten und Haut
- Druck- und Schmerzempfindlichkeit der Brüste

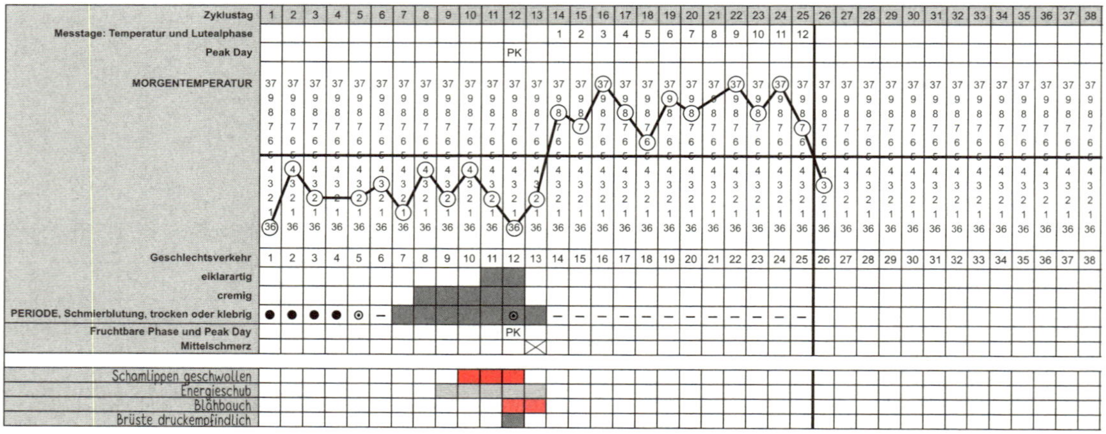

Das erste Zeichen in der Liste auf der linken Seite – Zwischenblutung – wird vermutlich durch den abrupten Abfall des Östrogen-Spiegels unmittelbar vor dem Eisprung ausgelöst. Bis sich der Progesteron-Spiegel genügend aufgebaut hat, kann eine geringe Menge Blut aus der Gebärmutterschleimhaut abgehen. Das Sekret hat dabei manchmal einen rötlichen Anflug, ist hellrot oder mit »glitschigem« fruchtbarem Sekret vermischt. In langen Zyklen tritt meist etwas mehr von dieser Art Sekret auf.

Courtney war eine der Frauen, die zwischen mehreren Blutungsursachen nicht unterscheiden können. Sie rief mich an und erzählte, sie würde gern die FAM als Verhütungsmethode lernen, sei aber wahrscheinlich wegen ihrer »sehr kurzen Zyklen« dafür ungeeignet. Auf Nachfrage erklärte sie mir, sie habe »praktisch alle zwei Wochen« ihre Tage, aber es komme »immer abwechselnd ganz wenig und ganz viel«. Augenscheinlich hatte sie einen regelmäßigen Zyklus mit typischen Zwischenblutungen um den Eisprung herum. Ich riet ihr, meinen Kurs trotzdem zu besuchen. Ich weiß nicht, ob sie immer noch mit der FAM verhütet, aber jetzt weiß sie auf jeden Fall besser über ihren Körper Bescheid.

Es gibt mehrere Theorien, worauf die Schmerzen beruhen, die viele Frauen mitten im Zyklus verspüren. Vor allem kann man nicht sicher sagen, ob die Schmerzen vor, während oder nach dem Eisprung auftreten.

Ein dumpfer Schmerz ... wird vermutlich durch das Anschwellen zahlreicher heranreifender Follikel in den Eierstöcken verursacht, bis einer dominiert und seine Eizelle ausstößt. Meist als unspezifische beidseitige Bauchschmerzen, da beide Eierstöcke anschwellen.

Ein stechender Schmerz ... tritt wahrscheinlich in den wenigen Minuten auf, in denen die Eizelle durch die Wand des Eierstocks platzt. Meist ist der Schmerz einseitig.

Krämpfe im Unterleib ... beruhen offenbar auf einer Reizung des Bauchfells, weil Blut oder Flüssigkeit aus dem geplatzten Follikel in die Bauchhöhle gelangt. Ursache können Kontraktionen des Eileiters beim Eisprung sein.

Weil während des Zyklus Schmerzen unterschiedlicher Ursache auftreten können, gelten sie allesamt nicht als verlässliches primäres Fruchtbarkeitszeichen. Der sogenannte Mittelschmerz gilt jedoch im Allgemeinen als ein brauchbares sekundäres Fruchtbarkeitszeichen, das die drei primären Zeichen untermauert. Viele Frauen empfinden den Mittelschmerz typischerweise nur wenige Minuten bis zu einigen Stunden um die Zeit des Eisprung herum und nur auf der Bauchseite, auf der er stattfindet.

Ein interessantes sekundäres Fruchtbarkeitszeichen ist das Anschwellen der Vulva unmittelbar vor dem Eisprung. Wenn das Zervixsekret nass und »glitschig« wird, verdicken sich bei manchen Frauen die Schamlippen auf einer Seite (nämlich auf der, auf der der Follikel platzt).

Welcher der beiden Eierstöcke gerade eine Eizelle ausstößt, lässt sich an einem weiteren sekundären Zeichen ablesen. Wenn Sie nämlich kurz vor dem Eisprung einmal sehr aufmerksam ihre Leisten abtasten, dann fühlen Sie vielleicht einseitig einen erbsengroß geschwollenen Lymphknoten. Dies ist das sogenannte Lymphknotenzeichen.

Im Liegen kann man mit den Fingern in der Leiste die pulsierende Beinarterie erspüren. Legt man darauf die Spitze des Mittelfingers, fühlt man mit dem Zeigefinger direkt daneben den druckempfindlichen, leicht vergrößerten Lymphknoten. Dieser ist zumeist ein Indiz dafür, auf welcher Seite gerade ein Follikel springt. Man muss dieses Fruchtbarkeitszeichen nicht unbedingt in die Tabelle einzutragen, aber es ist ein interessantes weiteres Signal.

Über die schon genannten Zeichen hinaus werden Sie wahrscheinlich durch das Führen Ihrer Fruchtbarkeitstabellen weitere individuelle sekundäre Zeichen bemerken. Im Laufe meiner langjährigen Beratertätigkeit habe ich da schon einige verblüffende Dinge gehört:

Jessica bekam kurz vor dem Eisprung oft Schluckauf. Bei Georgina bildeten sich schmerzhafte Hautrisse in der Daumenkuppe, doch durch die Tabellen weiß sie jetzt immerhin, was sie auslöst. Emma reagierte um den Eisprung herum extrem empfindlich auf alle möglichen Gerüche. Wenn ihr Ehemann (von Beruf Koch) daheim in der Küche etwas brutzelte, konnte er stundelang lüften. Emma roch es noch tagelang voller Ekel. Auch wenn sie in dieser Zeit Kartoffelchips oder etwas mit Senf gegessen hatte, konnte sie die Hände hinterher noch so gründlich schrubben, der Geruch blieb ihr hartnäckig in der Nase. Außerhalb ihrer fruchtbaren Phase verputzte sie dagegen problemlos Schmortopf mit Zwiebeln und Knoblauch.

Die meisten Frauen sind erst einmal entgeistert, wenn sie erfahren, dass all diese Abläufe in ihrem Körper nach einem ganz bestimmten Muster ablaufen. Und es erscheint Ihnen unfassbar, dass sie als Teenager über ihre Menstruationszyklen lediglich gelernt haben, worin der Unterschied zwischen Tampons und Damenbinden besteht!

KAPITEL 6

Fruchtbarkeitszeichen beobachten und dokumentieren

Die meisten Frauen winken erst einmal entsetzt ab, wenn sie erfahren, wie man Fruchtbarkeitszeichen beobachtet:

»Das ist jetzt nicht dein Ernst, oder – viel zu viel Tamtam!«
»Jeden Tag Temperatur messen? Kommt gar nicht infrage!«
»Was für ein Umstand! Nein, wer will denn so was?«

Als ich vor über dreißig Jahren lernte, was Zykluskurven sind, reagierte ich ähnlich, aber als ich erst einmal begriffen hatte, wie simpel das alles ist, sah ich die Dinge anders. Heute denke ich:

Fruchtbarkeitstabellen sind keine Last, sondern ein echter Segen!

Wie konnte ich einen so grundlegenden Aspekt meines Körpers bis dahin außer Acht lassen? Natürlich lässt sich über die Zeit streiten, die man dafür jeden Tag aufwendet. Die meisten Frauen werden mir aber zustimmen, dass es der Erotik förderlicher ist, wenn man morgens im Bett ein Thermometer in den Mund steckt, als mitten im Vorspiel ein Diaphragma oder eine Portiokappe einsetzen zu müssen oder sich mit den Nebenwirkungen anderer Methoden abzufinden. Für diejenigen, die vergeblich versuchen, schwanger zu werden, ist der Zeitaufwand minimal im Vergleich zu den Arztbesuchen, die ohne die FAM anstünden. Die Tabellen sind einfach zu führen. Wenn Sie jemandem schildern sollen, wie man Schuhe zubindet, kann das so aussehen:

Erst nimmt man den rechten Schnürsenkel und legt ihn über den linken. Dann legt man den linken Schnürsenkel über den rechten und zieht beide zu einem lockeren Knoten auseinander. Dann macht man mit dem rechten Senkel (der zuvor der linke war) eine Schlinge, nimmt das linke Schnürband und…

Ich spare mir den Rest. Wenn Sie etwas so Einfaches wie das Schuhezubinden anhand einer solch komplizierten Gebrauchsanleitung lernen müssten, wäre es wahrscheinlich hoffnungslos. Beim Beobachten und Aufschreiben Ihrer Fruchtbarkeitszeichen gilt das Gleiche. Haben Sie erst einmal die Grundlagen verinnerlicht, wird es zum Automatismus. Weitere Informationen zu diesem Kapitel finden Sie in den Mustertabellen für Verhütung oder für Kinderwunsch auf Seite 14 und 15 des Farbbildteils. Vertrauen Sie mir: Es ist alles halb so wild!

Auf den letzten Seiten dieses Buchs sind Vorlagen für Tabellen abgedruckt: eine Tabelle für alle Frauen, die verhüten wollen, und eine für diejenigen, die sich ein Baby wünschen. Sie können die Vorlagen kopieren und auf 125 Prozent vergrößern. Oder Sie laden sie einfach auf *www.tcoyf.com* herunter.

FAM-APPS

Im Internet findet man Dutzende von Apps für die Zyklusbeobachtung, aber seien Sie vorsichtig, denn die meisten dieser Apps sind einfach nur ein Hightech-Eisprungrechner nach der alten Rhythmus-Methode. Wenn die App Ihnen lediglich anhand Ihrer letzten Periode sagt, wann Ihr nächster Eisprung fällig ist, dann löschen Sie sie am besten sofort!

Um zuverlässig zu sein, sollte eine App dem Benutzer zumindest die Möglichkeit bieten, die Beschaffenheit des Zervixsekrets und die Basal- bzw. Morgentemperatur einzugeben – im Idealfall vielleicht sogar sekundäre Fruchtbarkeitszeichen wie den Mittelschmerz. Apps, die reine Temperaturkurven sind, können den Eisprung *nicht* vorhersagen, sondern bestenfalls bestätigen, dass er stattgefunden hat. Um Tag für Tag zu wissen, ob Sie gerade fruchtbar sind oder nicht, müssen Sie Ihr Zervixsekret beobachten und dokumentieren. Sowohl zum Verhüten als auch bei Kinderwunsch ist dies der entscheidende Faktor. Außerdem kann eine App keinen Kurs zum Thema Familienplanung oder symptothermale Methode (siehe dazu Seite 472) ersetzen und auch keine persönliche Beratung, ohne die viele Frauen gar nicht verstehen, wie sie ihre primären Fruchtbarkeitszeichen erkennen.

Betrachten Sie Apps lediglich als eine praktische Möglichkeit, Ihre Fruchtbarkeitsdaten stets bei sich zu haben oder sie zum Beispiel Ihrem Arzt zu zeigen. Mit oder ohne App sollten Sie *immer erst* einmal alles über Ihren Körper, Ihre Fruchtbarkeit und Ihre Zyklen lernen. Und bitte beachten Sie: *Verlassen Sie sich niemals ausschließlich auf eine App, wenn Sie verhüten wollen!*

Die FAM-App zum Buch finden Sie auf *www.tcoyf.com.*

Der erste Tag Ihrer ersten Tabelle

Es ist wahrscheinlich einfacher, bis zum ersten Tag Ihrer nächsten Periode zu warten, aber im Grunde können Sie jederzeit mit dem Führen einer Fruchtbarkeitstabelle beginnen, sofern aus der Tabelle eindeutig hervorgeht, wie lange der erste Tag Ihrer letzten Blutung her ist (vgl. Emilys FAM-Tabelle unten). Denken Sie an den senkrechten Strich zwischen dem letzten Tag des Teilzyklus und dem ersten Tag der neuen Periode, denn so beginnen Sie die neue Kurve genau am Tag 1 des ersten vollständigen Zyklus.

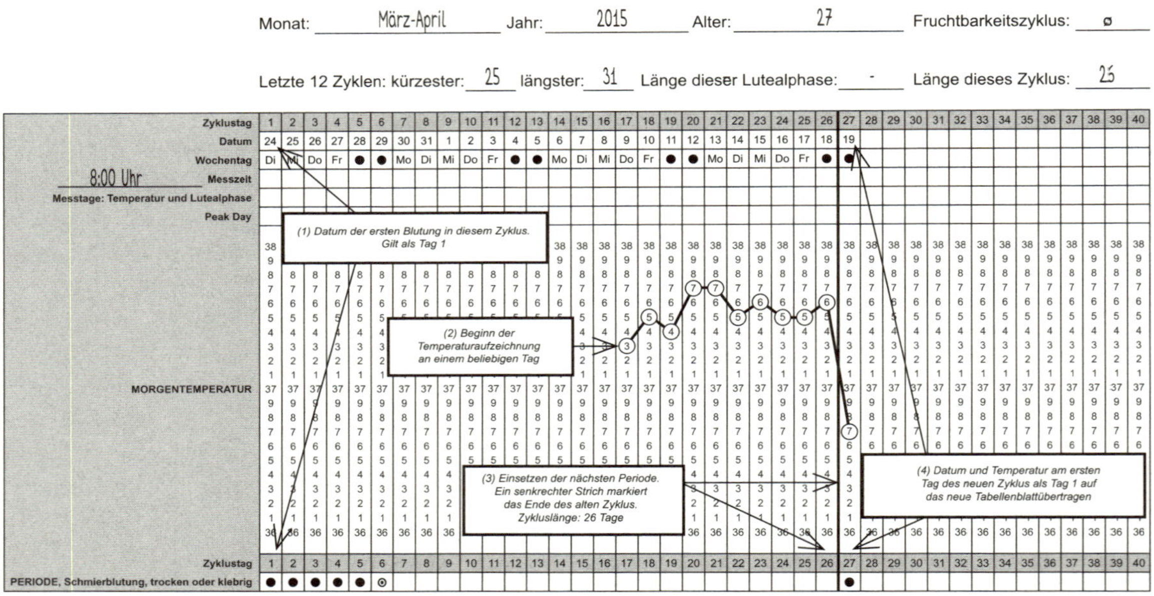

FAM-Tabelle von Emily. Beginn der Aufzeichnungen mitten im Zyklus. Emily begann mit der Beobachtung ihrer Fruchtbarkeitszeichen erst am 9. April, also mitten im Zyklus. In der Datumsspalte fing sie deshalb mit dem ersten Tag ihrer letzten Periode an. So konnte sie in der Zyklusmitte an Tag 17 mit den Einträgen beginnen, anstatt bis zum ersten Tag der nächsten Periode warten zu müssen. Sobald am 19. April ihre Regel einsetzte, nahm sie ein neues Tabellenblatt und übertrug den 19. April als Startpunkt. Ihr Zyklus dauerte 26 Tage.

Bitte beachten Sie, dass Sie in den Beispieltabellen auf Seite 76 und 77 zwar mehr Informationen eintragen können als in der Tabelle oben, dass aber die einzigen für die FAM unverzichtbaren Bestandteile diejenigen über der Zeile mit der rot unterlegten fruchtbaren Phase sind.

WIE SIE NACH BESONDEREN EREIGNISSEN MIT DEN FAM-AUFZEICHNUNGEN BEGINNEN

Absetzen der Pille oder anderer hormoneller Verhütungsmittel

Wann sich Ihr Zyklus nach dem Absetzen der Pille wieder im ursprünglichen Rhythmus eingependelt hat, lässt sich nicht genau vorhersagen. Bei manchen Frauen setzt der Eisprung schon nach zwei Wochen wieder ein, bei anderen erst nach Monaten. Am besten notieren Sie in der Tabelle den ersten Tag der Entzugsblutung, die durch das Aussetzen der Pille meist ausgelöst wird, als Tag 1 der Blutung. Wenn Sie schon eher mit den Aufzeichnungen beginnen möchten, gehen Sie so vor wie bei einem Anfang mitten im Zyklus (Seite links). Am Ende des Kapitels finden Sie mehr Informationen über das Absetzen der Pille und anderer Hormone.

Unregelmäßige Zyklen

Bei atypisch verlaufenden Zyklen mit den Aufzeichnungen zu beginnen, ist schwierig, wenn Sie nicht wenigstens Ihre Persiode dokumentiert haben. Falls Sie die Daten Ihrer letzten Periode wissen, gehen Sie wie auf der linken Seite beschrieben vor. Falls nicht, fangen Sie an Tag 1 der Tabelle an, wohl wissend, dass die Nummerierung nicht den Zyklustagen entspricht. Der Tag, an dem die nächste Menstruation einsetzt, wird zu Tag 1 Ihres ersten kompletten Zyklus.

Fehlgeburt

Wie lange es dauert, bis sich der Zyklus nach einer Fehlgeburt normalisiert, hängt unter anderem davon ab, wie weit die Schwangerschaft fortgeschritten war. Gab es keine größeren Komplikationen, setzt der Eisprung oft bald wieder ein, da der Körper die Fehlgeburt wie eine Periode behandelt. Daher können Sie wenige Wochen danach mit den Tabellen anfangen und den ersten Tag der Periode als Tag 1 eintragen – natürlich erst, wenn Sie sich emotional erholt haben.

Entbindung

Auch die Dauer bis zum normalen Eisprung nach einer Geburt hängt von mehreren Faktoren ab, vor allem davon, ob Sie stillen. Falls nicht, normalisieren sich Ihre Zyklen meist schnell wieder, oft schon rund einen Monat nach der Geburt. Bei stillenden Müttern kann es dagegen ein Jahr oder länger dauern, je nachdem, wie oft sie die Brust geben. Da die Aufzeichnungen beim Stillen auf jeden Fall nicht einfach sind, lesen Sie bitte die Anhänge I und J gut durch.

FAM-TABELLE FÜR VERHÜTUNG

Letzte 12 Zyklen: kürzester: 27 längster: 33 Länge dieser Lutealphase: 14 Länge dieses Zyklus: 32

Messzeit: 9:00 Uhr

Zyklustag	Datum	Wochentag	Messzeit	Messtage: Temperatur und Lutealphase	Peak Day	PERIODE, Schmierblutung, trocken oder klebrig	Fruchtbare Phase und Peak Day	Scheidengefühl	Zervix	Mittelschmerz	ZERVIXSEKRET/ KONSISTENZ	Kräuter, Vitamine, Nahrungsergänzungsmittel	Sport	Bemerkungen	Weinerlich	Kopfschmerzen	Blähbauch	Spannungsgefühl Brüste
1	9	Do				●					rot – dicke Klumpen		Yoga	Krämpfe				
2	10	Fr				●					rot – stark		"					
3	11	●				●					rot – mäßig		"			■		
(4)	12	●				●					rot – flüssig		"					
5	13	Mo				⊙					rosa Schmierblutung		Jog					
(6)	14	Di				–		trocken	• F									
7	15	Mi				–		"	• F					(BSU)				
(8)	16	Do	7			–		"	• F				Zumba					
9	17	Fr				–		"	• F					Bienenstich Fuß!				
(10)	18	●				–		"	• F				Zumba	"				
11	19	●				–		"	• F									
12	20	Mo				■	■	klebrig	• F		weißer, klebriger Film		Zumba	(Gynäkol. Unters.)				
13	21	Di				■	■	"	• F		"							
14	22	Mi				■	■	nass	○ M		weiß, klebrig > ölig		Rad					
15	23	Do				■	■	"	○ M		nasser ölig		Jog					
16	24	Fr				■	■	"	○ M		nass-öliger Klumpen							
17	25	●				■	■	schlüpfrig	◯ W		glitschig, klar, > 2,5 cm		Zumba			■		
18	26	●			PK	■	PK	schlüpfrig	◯ W	☒	5 cm, klar, > 7,5 cm			Zwicken re. Eierstock				
19	27	Mo		1	1	■	1	klebrig	• F		weiß, klebrig		Zumba					
20	28	Di		2	2	–	2	trocken	• F									
(21)	29	Mi		3	3	–	3	trocken	• F				Zumba					
22	30	Do		4														
(23)	1	Fr		5									Rad	Hawaii!				
(24)	2	●		6									Rad	→				
25	3	●		7									Jog					■
(26)	4	Mo		8														■
27	5	Di		9									Schwim.	Zurück				■
(28)	6	Mi		10									Schwim.				■	■
(29)	7	Do		11									Schwim.				■	■
30	8	Fr		12											■		■	■
(31)	9	●		13									Jog		■		■	■
(32)	10	●		14				nass			fließend wässrig		Rad		■			
33	11	Mo				●												
34																		
35																		
36																		
37																		
38																		
39																		
40																		

MORGENTEMPERATUR

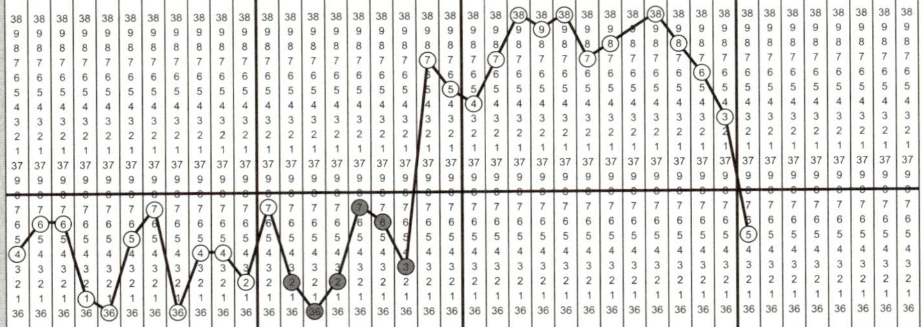

Scheidengefühl: trocken klebrig feucht nass schlüpfrig

Zervix: • F, ○ M, ◯ W

EIKLARARTIG
Dehnbar (>2,5 cm) oder klar oder schlüpfrig
Kann glitschig, fließend oder wässrig sein
Kann dünn- oder dickflüssig bis >2,5 cm dehnbar sein
Klar, milchig, streifig oder rötlich
Nasses oder schlüpfriges Scheidengefühl

CREMIG
Nass – und ggf. cremig, ölig, milchartig, klumpig
gummiartig/nass oder elastisch/nass. Reißt leicht.
Kann nasse Klumpen bilden oder sich bis 2 cm dehnen.
Meist trüb.
Nasses, feuchtes oder kühles Scheidengefühl.

KLEBRIG
Klebrig – und ggf. dicklich, pappig, teigig, krümelig,
gummiartig/ trocken oder elastisch/ trocken.
Kann bis 6 mm hohe Spitzen bilde
Weiß, gelblich oder milchig
Trockenes oder klebriges Scheidengefühl

Bemerkungen: Reisen, PMS, Krankheit, Stress, Schlechte Laune, Besonderes Ereignis, Gynäkol. Routineunters., Brust-Selbstuntersuchung (BSU)

Fruchtbare Phase

FAM-TABELLE FÜR KINDERWUNSCH

Letzte 12 Zyklen: kürzester: 31 längster: 35 Länge dieser Lutealphase: ø Länge dieses Zyklus: 9 Monate!

Zyklustag	1	2	3	4	5	6	7	8	9	10	11	12	13	14	15	16	17	18	19	20
Datum	12	13	14	15	16	17	18	19	20	21	22	23	24	25	26	27	28	29	30	1
Wochentag	Fr	●	●	Mo	Di	Mi	Do	Fr	●	●	Mo	Di	Mi	Do	Fr	●	●	Mo	Di	Mi
6:30 Uhr Messzeit																				
Messtage: Temperatur und Lutealphase																				
Peak Day																				PK

Zyklustag	21	22	23	24	25	26	27	28	29	30	31	32	33	34	35	36	37	38	39	40
Datum	2	3	4	5	6	7	8	9	10	11	12	13	14	15	16	17	18	19	20	21
Wochentag	Do	Fr	●	●	Mo	Di	Mi	Do	Fr	●	●	Mo	Di	Mi	Do	Fr	●	●	Mo	Di
6:30 Uhr Messzeit																				
Messtage: Temperatur und Lutealphase	1	2	3	4	5	6	7	8	9	10	11	12	13	14	15	16	17	18	19	20
Peak Day																				

MORGENTEMPERATUR

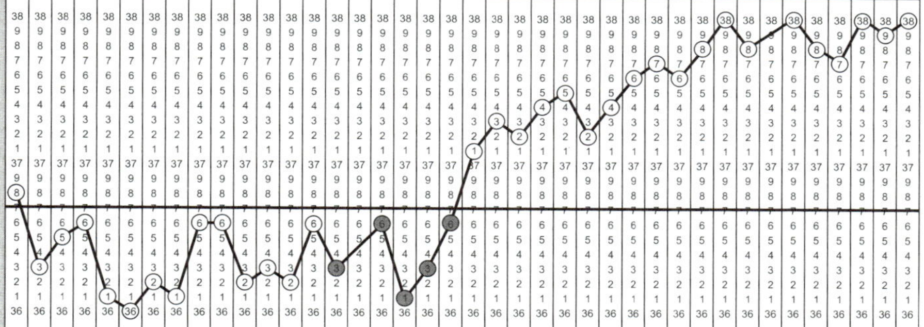

Zyklustag	1	2	3	4	5	6	7	8	9	10	11	12	13	14	15	16	17	18	19	20
X Schwangerschaftstest																				
Künstl. Befruchtung oder IVF																				
Geschlechtsverkehr (Kreis)	1	2	3	4	5	6	7	8	9	10	11	12	13	(14)	15	16	(17)	18	(19)	(20)
eiklarartig																			■	■
cremig																	■	■	■	■
PERIODE, Schmierblutung, trocken oder klebrig	●	●	●	●	⊙	–	–	–	–	–	–	–	–	■	■	■	■	■	■	■
Fruchtbare Phase und Peak Day																	■	■	■	PK
Scheidengefühl						trocken	.	.	.	.	.	.	.	klebrig	.	.	nass	.	schlüpfrig	.
Zervix														F	F	F	M	M	W	W
Mittelschmerz																				X
ZERVIXSEKRET/ KONSISTENZ	rot – dicke Klumpen	rot – mäßig	rot – sirupartig	rot – leicht	rosa Schmierblutung									klebriger weißer Film	etwas klebriger	dicke weiße Spitzen, 6 mm dehnb.	morgens klebrig > weiße Spitzen	nasse Klumpen, 1,5 cm dehnb.	streifig, 2,5 cm, glitschig	klar, 5 cm dehnb.
X Ovulationstest															-	-	-	-	+	
X Fertilitätsmonitor													L	L	L	L	H	H	P	P
Diagnostische Tests u. Verf.																				
Medikamente, Injektionen																				
Akupunktur u.a. Therapien																				
Kräuter, Vitamine, Nahrungsergänzungsmittel																				
Sport	Joggen		Schwim.	Joggen		Rad	Joggen		Schwim.	Joggen			Spaz.	Rad	Joggen			Spaz.	Schwim.	Rad
Bemerkungen							(BSU)		Grippeimpfung					Stress!		Messg. vergessen!				
Krämpfe	■	■	■																	
Blähbauch																				
Kopfschmerzen					■										■					■
Launisch																				

Zyklustag	21	22	23	24	25	26	27	28	29	30	31	32	33	34	35	36	37	38	39	40
X Schwangerschaftstest																	+	+		+
Künstl. Befruchtung oder IVF																				
Geschlechtsverkehr (Kreis)	(21)	22	23	24	25	26	27	28	29	30	31	32	33	34	35	36	37	38	39	40
eiklarartig																				
cremig																				
PERIODE, Schmierblutung, trocken oder klebrig	–	–																		
Fruchtbare Phase und Peak Day																				
Scheidengefühl	trocken	.																		
Zervix	F	F																		
Mittelschmerz																				
ZERVIXSEKRET/ KONSISTENZ	nichts																			
X Ovulationstest																				
X Fertilitätsmonitor																				
Diagnostische Tests u. Verf.																				
Medikamente, Injektionen																				
Akupunktur u.a. Therapien																				
Kräuter, Vitamine, Nahrungsergänzungsmittel																				
Sport		Jog		Jog		Fitn.		Jog	Fitn.		Tanz.		Jog		Schwim.		Jog		Rad	
Bemerkungen															Übelkeit		Schwanger!!!		erschöpft	
Krämpfe																				
Blähbauch			■	■	■															
Kopfschmerzen																				
Launisch			■		■	■			■											

Scheidengefühl: trocken klebrig feucht nass schlüpfrig

Zervix: F M W

EIKLARARTIG
Dehnbar (>2,5 cm) oder klar oder schlüpfrig
Kann glitschig, fließend oder wässrig sein
Kann dünn- oder dickflüssig bis >2,5 cm dehnbar sein
Klar, milchig, streifig oder rötlich
Nasses oder schlüpfriges Scheidengefühl

CREMIG
Nass – und ggf. cremig, ölig, milchartig, klumpig gummiartig/nass oder elastisch/nass. Reißt leicht.
Kann nasse Klumpen bilden oder sich bis 2 cm dehnen.
Meist trüb.
Nasses, feuchtes oder kühles Scheidengefühl.

KLEBRIG
Klebrig – und ggf. dicklich, pappig, teigig, krümelig, gummiartig/ trocken oder elastisch/ trocken.
Kann bis 6 mm hohe Spitzen bilde
Weiß, gelblich oder milchig
Trockenes oder klebriges Scheidengefühl

Bemerkungen: Reisen, PMS, Krankheit, Stress, Schlechte Laune, Besonderes Ereignis, Gynäkol. Routineunters., Brust-Selbstuntersuchung (BSU)

■ Fruchtbare Phase

DAS ZERVIXSEKRET BESTIMMEN

Bei praktisch jeder Frau, die einen Eisprung hat, folgen die Veränderungen des Zervixsekrets im Laufe ihrer Zyklen einem ganz bestimmten Muster. Können Sie erst einmal die feinen Unterschiede erkennen, dann merken Sie schnell, dass sie eigentlich leicht zu deuten und vorhersagbar sind. Im Grundmuster wird das Zervixsekret nach der Periode unter dem Einfluss des steigenden Östrogen-Spiegels allmählich feuchter, je näher der Eisprung rückt. Nach dem Eisprung trocknet es bis zum nächsten Zyklus wieder ein. An den extrem fruchtbaren Tagen vor dem Eisprung fühlt sich das Sekret manchmal so nass an, dass es eine regelrecht »dämpfige« Empfindung auslöst.

Wer die Untersuchung des Zervixsekrets als peinlich empfindet, kann gewiss sein, dass sie nach ein paar Tagen zur Routine geworden ist. Und wer ein Baby bekommen will, dem kann ich versichern, dass volle Windeln und spuckende Säuglinge viel, viel unappetitlicher sind als Zervixsekret.

DAS GRUNDMUSTER DER UNFRUCHTBARKEIT (BIP)

Bevor wir uns im Detail ansehen, wie man das Zervixsekret beobachtet und dokumentiert, sollten Sie das Grundprinzip verstehen. Jede Frau, bei der ein Eisprung stattfindet, durchläuft direkt nach der Menstruation nach einem individuellen Muster »trockene« Tage (ohne feuchtes Sekret), die durch niedrige Östrogen-Spiegel verursacht werden. Sobald diese Spiegel wieder ansteigen, wird auch das Zervixsekret feuchter.

Bei den meisten Frauen mit durchschnittlichen Zyklen ist das Sekret jeweils in den ersten Tagen »trocken« und wird dann allmählich feuchter, bei anderen ist es von Anfang an eher »klebrig« und geht dann in feucht über. Findet in schwierigen Lebensphasen aufgrund chronischer Erkrankungen oder Stress, aber auch beim Stillen oder in der Prämenopause kein Eisprung statt, verändert sich das Sekret oft wochen- oder monatelang überhaupt nicht.

In allen Fällen nennt man dieses »nicht nasse« Zervixsekret einer Frau »Grundmuster der Unfruchtbarkeit«, kurz BIP *(Basic Interfertile Pattern)*. Gemeint ist damit die Art Schleim, die der Körper einer Frau bei niedrigen Hormonspiegeln sezerniert, wenn der nächste Eisprung noch in weiter Ferne liegt. Sowohl bei der Verhütung als auch bei Kinderwunsch können diese Grundmuster Probleme bereiten. In diesem Buch lernen Sie, wie man in beiden Fällen damit umgeht.

Der Umschlagspunkt

Das wichtigste Ereignis, auf das Sie bei der Beobachtung des Zervixsekrets vor dem Eisprung achten müssen, ist der »Umschlagspunkt«, das heißt, unmittelbar nach der Periode sollten Sie die Beschaffenheit des Sekrets genau beobachten. Sobald Sie Ihr Grundmuster der Unfruchtbarkeit (BIP) kennen, können Sie sich auf Veränderungen von Menge, Konsistenz, Farbe und Scheidengefühl konzentrieren. Endet Ihre Periode beispielsweise an Tag 4, gibt es vielleicht gar nichts zu beobachten; die Scheide fühlt sich durchweg trocken an, bis Sie an Tag 10 merken, dass sich etwas verändert.

Nun ist die Konsistenz des Sekrets vielleicht »weißlichklebrig« geworden. In diesem Fall läge der Umschlagspunkt also an Tag 10. Der steigende Östrogen-Spiegel löst nun die Bildung von »fruchtbarem« Zervixsekret aus, und kurz darauf erfolgt der Eisprung.

So beurteilen Sie Ihr Zervixsekret

1. Beobachten Sie Ihr Sekret ab dem ersten Tag nach dem Ende der Menstruation. Sie können damit auch schon gegen Ende der Regel anfangen, aber nur dann, wenn Sie keine Tampons benutzen, denn die können die Beobachtungen verfälschen. Bei Schmierblutungen sind Tampons ohnehin nicht gesund, weil beim Herausziehen Wattereste in der Scheide zurückbleiben können – und das tut obendrein weh!

2. Konzentrieren Sie sich einfach darauf, wie sich Ihre Scheide im Tagesverlauf anfühlt: »klebrig«, »feucht«, »glitschig«? Das Scheidengefühl ist ein wichtiger Indikator für die Fruchtbarkeitswahrnehmung, dabei brauchen Sie die Schleimhäute erst einmal weder zu sehen noch zu berühren.

3. Untersuchen Sie das Sekret möglichst jedes Mal, wenn Sie zur Toilette gehen. Kneifen Sie auf dem Weg dorthin ein paarmal die Scheidenmuskeln zusammen (siehe Beckenbodenübungen, Seite 83). Dadurch fließt das Sekret nach unten zum Scheideneingang. Über den Tag bieten sich immer wieder kurze Zeiten für unauffällige Beckenbodenübungen an – sei es beim Abwasch oder an der endlos roten Ampel.

4. Schauen Sie sich das Sekret mindestens dreimal am Tag an, auf jeden Fall morgens und abends. Denken Sie daran, dass es bis zum Eisprung einen kontinuierlichen Wandel von trocken und »unfruchtbar« bis hin zu nass und »fruchtbar« durchläuft.

5. Beim Begutachten des Zervixsekrets sollten Sie nicht sexuell erregt sein, denn das in diesem Fall dünnflüssige Sekret kann den Zervixschleim kaschieren. Wenn Sie Ihrem Partner nach dem Vorspiel zuflüstern »Warte, Schatz, ich prüf mal eben mein Zervixsekret, ob ich fruchtbar bin«, wäre das also in jeder Beziehung kontraproduktiv...

6. Nehmen Sie vor und nach dem Wasserlassen ein Blatt Toilettenpapier, und falten Sie es zusammen. Ziehen Sie die Schamlippen auseinander, und wischen Sie von vorn nach hinten, vor allem im hinteren Bereich des Scheideneingangs nahe am Damm, denn dort sammelt sich meist etwas Sekret (siehe Anatomiezeichnung, Seite 38). Wischen Sie *immer* von vorn nach hinten, denn sonst könnten Sie leicht Bakterien aus dem Anus verteilen.

7. Achten Sie darauf, wie das Papier über Schamlippen und Damm gleitet. Fühlt es sich trocken, geschmeidig oder »glitschig« an?

8. Nehmen Sie das Sekret mit Daumen und Mittelfinger vom Papier, und betasten Sie es, zunächst ohne hinzusehen. Konzentrieren Sie sich darauf, wie es sich anfühlt, wenn Sie es zwischen den Fingerkuppen bewegen. Trocken? Klebrig? Cremig? Nass und »glitschig« wie rohes Eiklar?

9. Schauen Sie sich nun das Sekret an, während Sie es mit den Fingern auseinanderziehen. Dehnt es sich? Falls ja, wann reißt es? Ist es klar oder trüb? Mit Blutbeimischungen? Achten Sie darauf, wie sich die Beschaffenheit von Tag zu Tag bis zum Eisprung verändert.

10. Wie Sie schon wissen, bildet das sehr »fruchtbare« Zervixsekret aufgrund seines hohen Wassergehalts oft fast kreisrunde Flecken auf Textilien (Seite 58). Zwar können auch Schweiß und Urin solche Flecken hinterlassen, aber beide trocknen irgendwann, während Farbe, Konsistenz und Textur des Schleims bleiben. Trockeneres Sekret bildet in der Unterwäsche rechteckige, quadratische oder strichförmige Flecken. Wenn Sie Slipeinlagen tragen, sehen Sie auf deren Struktur die Unterschiede nicht deutlich. Um das Sekret beurteilen zu können, lassen Sie die Einlagen tagsüber ein paar Stunden weg.

11. Wenn Sie Mühe haben, Unterschiede zwischen Zervixsekret und anderen Scheidensekreten zu erkennen, können Sie sich am Anfang mit einem Trick behelfen: Das Zervixsekret ist nicht wasserlöslich. Tauchen Sie etwas Sekret mit den Fingern in Wasser. Zervixsekret bildet sofort einen Klumpen, der oft auf den Glasboden sinkt, auf jeden Fall aber erkennbar bleibt, während das Scheidensekret sich im Wasser auflöst.

12. Achten Sie auf die Beschaffenheit und Menge des Zervixsekrets (Farbe, Durchsichtigkeit, Konsistenz, Dicke, Dehnbarkeit – und vor allem die Feuchte und das »glitschige« Gefühl).

13. Am leichtesten fließt das Zervixsekret, während Sie auf der Toilette pressen. Um Infektionen vorzubeugen, sollten Sie jedoch erst mit einem frischen Blatt Toilettenpapier den Scheideneingang von vorn nach hinten abwischen.

14. Um die fruchtbarste Zeit in Ihrem Zyklus herum schauen Sie sich am besten auch das in der Toilette stehende Wasser genau an. Spinnbares Zervixsekret fließt manchmal so schnell aus der Scheide, dass man es leicht verpasst, wenn man nicht genau hinsieht. Im Wasser bildet es dann oft charakteristische Klumpen, die wie milchiger Marmor zu Boden sinken. Danach fühlt sich die Scheide interessanterweise oft den Rest des Tages trocken an. Um die Zeit des Eisprungs lohnt es sich deshalb, auf der Toilette genau hinzuschauen.

15. Eine gute Zeit zum Prüfen des Zervixsekrets ist direkt nach dem Sport oder nach dem Beckenbodentraining (siehe dazu die gegenüberliegende Seite).

16. Je näher der Eisprung rückt, desto dünnflüssiger wird das Zervixsekret, sodass der Fingertest nicht immer ganz einfach ist. Sehr »fruchtbares« Sekret aber fühlt sich in der Scheide meist über Tag und beim Abwischen mit Toilettenpapier feucht und »glitschig« an.

17. Prägen Sie sich auch den Unterschied zwischen Sperma und »fruchtbarem« Zervixsekret ein. Sperma bildet meist gummiartige weißliche Streifen oder »glitschigen« Schaum, ist aber im Vergleich zu dem »fruchtbaren« eiklarartigen Sekret in der Regel dünnflüssiger, reißt leichter und trocknet schneller am Finger. Scheidensekret ist klar, glänzend und spinnbar. Notieren Sie aber vorsichtshalber wegen der Ähnlichkeit in Ihrer Zyklustabelle in der Kategorie »Zervixsekret« ein Ausrufezeichen. Die Verwechslungsgefahr ist geringer, wenn Sie nach dem Sex mit Beckenbodenübungen, wie ich sie auf der gegenüberliegenden Seite vorstelle, das Sperma »auspressen«.

BECKENBODENTRAINING

Beckenbodenübungen, nach ihrem Erfinder, dem US-amerikanischen Urologen Arnold H. Kegel (1894–1981) auch »Kegelübungen« genannt, stärken vor allem den Schambein-Steißbein-Muskel *(Musculus pubo-coccygeus)* oder kurz PC. Diese Übungen können eingesetzt werden, um:

- mehr Spaß am Sex zu haben,
- Zervixsekret aus der Scheide »auszupressen«,
- Sperma aus der Scheide »auszupressen« (s. u.),
- die Scheidenmuskulatur nach einer Entbindung wieder zu stärken
- einer Harninkontinenz im Alter vorzubeugen

Wo befindet sich die Beckenbodenmuskulatur?

Wenn Sie auf der Toilette den Urinfluss unterbrechen, ohne die Beine zu bewegen, dann aktivieren Sie dabei Ihren Schambein-Steißbein-Muskel.

Die Übungen

Führen Sie die Beckenbodenübungen anfangs möglichst zu festen Zeiten durch, dann werden die Übungen irgendwann zur Routine, und Sie üben zwischendurch, ohne darüber nachzudenken:

Langsame Übungen: Spannen Sie die »Kegelmuskeln« (Beckenbodenmuskulatur) an, als wollten Sie den Urinstrahl stoppen. Bis drei zählen, dabei die Spannung halten. *Entspannen* und nochmals anspannen.

Schnelle Übungen: Die Beckenbodenmuskulatur so schnell wie möglich anspannen und wieder lösen. Mehrmals wiederholen.

Die beste Zeit für das Beckenbodentraining

Kegelübungen können Sie jederzeit in den Alltag einbauen. Mit etwas Kreativität finden sich immer Gelegenheiten – beim Autofahren, Fernsehen oder Herumtrödeln auf Facebook.

Das kann anfangs bei den Übungen passieren

Anfangs stellen Sie wahrscheinlich fest, dass Sie die Muskeln bei den langsamen Übungen nicht lange anspannen und bei den schnellen Übungen nicht sehr schnell und gleichmäßig an- und entspannen können. Außerdem ermüden die Muskeln rasch, was nicht verwundert, denn vorher wurden sie ja nicht viel beansprucht. Warten Sie einfach einige Sekunden, und machen Sie dann weiter. Nach ein, zwei Wochen können Sie die Muskeln bestimmt besser kontrollieren. Wie gut, testet man übrigens, indem man ein oder zwei Finger in die Scheide einführt und die Anspannung der Muskeln zu spüren versucht.

Kegelübungen zum »Auspressen« des Samens

Damit Sie Sperma (oder Spermizide!) nicht mit fruchtbarem Zervixsekret verwechseln, sollte es möglichst bald entfernt werden. Beim ersten Wasserlassen nach dem Sex pressen Sie so viel Sperma wie möglich aus der Scheide und wischen den Rest mit Toilettenpapier ab. Bei den nächsten beiden Toilettengängen unterbrechen Sie den Urinfluss mehrmals mit Beckenbodenübungen und wischen nach jeder Anspannung ab. Danach sind Sie das Sperma meist los. (Wer schwanger werden möchte, wartet damit mindestens eine halbe Stunde nach dem Geschlechtsverkehr, damit die Samenzellen Zeit haben, im Zervixsekret zum Eileiter zu schwimmen!)

Das Zervixsekret in der FAM-Tabelle beschreiben

1. Tag 1 des Zyklus ist der Tag, an dem die rote Menstruationsblutung einsetzt. Bräunliche oder rötliche Schmierblutungen ein oder zwei Tage vor der eigentlichen Regelblutung werden noch zum vorigen Zyklus gerechnet.

2. Die nachfolgenden Grafiken zeigen, wie die verschiedenen Sekretarten in die Tabelle eingetragen werden: Die Blutung mit ●, Schmierblutung mit einem kleineren ⊙, weil dabei weniger Blut kommt. Eingetragen werden die Zeichen in der Zeile »PERIODE, Schmierblutung, trocken oder klebrig«:

Blutung: roter Blutfluss.

Zyklustag	1	2	3	4	5	6	7	8	9
eiklarartig									
cremig									
PERIODE, Schmierblutung, trocken oder klebrig	●	●	●	●					

Schmierblutung: bräunlich, rosa oder verfärbt.

Zyklustag	1	2	3	4	5	6	7	8	9
eiklarartig									
cremig									
PERIODE, Schmierblutung, trocken oder klebrig	●	●	●	●	⊙				

Nichts: Trocken. Kein Zervixsekret vorhanden. Manchmal Feuchtigkeit an der Scheidenöffnung, verfliegt sofort.

Zyklustag	1	2	3	4	5	6	7	8	9
eiklarartig									
cremig									
PERIODE, Schmierblutung, trocken oder klebrig	●	●	●	●	⊙	–			

Klebrig: Trüb, weiß oder gelblich. Manchmal auch recht zäh. Wichtiges Kriterium ist die Klebrigkeit oder das Nicht-nass-Sein. Oftmals krümelig, flockig wie Paste oder gummiartig wie ein Montagekleber. Kann beim Auseinanderziehen mit den Fingern Spitzen bilden.

Zyklustag	1	2	3	4	5	6	7	8	9
eiklarartig									
cremig									
PERIODE, Schmierblutung, trocken oder klebrig	●	●	●	●	⊙	–	■		

Cremig: Milchartig, milchig-trüb, weiß oder gelblich. Cremig oder auch ölig. Nass, feucht oder dünnflüssig. Beim Auseinanderziehen bilden sich keine Spitzen; von der Konsistenz her so glatt wie etwa Handlotion.

Zyklustag	1	2	3	4	5	6	7	8	9
eiklarartig									
cremig								■	
PERIODE, Schmierblutung, trocken oder klebrig	●	●	●	●	⊙	–	■	■	

Eiklarartig: Meist klar, manchmal auch mit trüben Streifen. Nass und »glitschig«, wie rohes Eiweiß. Oft sehr »glitschiges« Gefühl am Scheideneingang. Das Sekret ist dehnbar und lang spinnbar. (Danach manchmal auch ein trockenes Scheidengefühl.)

Zyklustag	1	2	3	4	5	6	7	8	9
eiklarartig									■
cremig								■	■
PERIODE, Schmierblutung, trocken oder klebrig	●	●	●	●	⊙	–	■	■	■

3. Notieren Sie das an diesem Tag aufgetretene *»fruchtbarste«*, flüssigste Sekret – selbst wenn sich die Scheide bis auf diese eine Beobachtung den ganzen Tag trocken anfühlt. Jegliche Schmierblutung sollte ebenfalls eingetragen werden. Vielleicht sieht die Zervixsekret-Zeile bei Ihnen so aus wie in der Fam-Tabelle von Abigail auf der folgenden Seite. Falls eine Schmierblutung zusammen mit Zervixsekret auftritt, tragen Sie einen Punkt in das entsprechende Kästchen ein.

Zyklustag	1	2	3	4	5	6	7	8	9	10	11	12	13	14	15	16	17	18	19	20	21	22	23	24	25	26	27	28	29	30	31	32	33	34	35	36	37	38	39
Peak Day														PK																									
eiklarartig													■	■																									
cremig											■	■	■	■																									
PERIODE, Schmierblutung, trocken oder klebrig	●	●	●	●	⊙	–	–	–	■	■	■	■	■	■	■	–	–	–	–	–	–	–	–	–	–	–	–	●											
Fruchtbare Phase und Peak Day																																							
Scheidengefühl						trocken	·	·	klebrig	·	feucht	nass	schlüpfrig	schlüpfrig	trocken																								
Zervixsekret	rot, stark, klumpig	rot, sirupartig	rot, viel, schwächer	rot, dünn, wässrig	rosa Schmierblutung				weißer, klebriger Film	klebrige Paste, 6 mm	morg. klebrig > cremig	viel, weiß, ölig	streifig, 2,5 cm	glasklar, 5 cm	dünner weißer Film																								

Abigails FAM-Tabelle. Ein typisches Sekretmuster. Das Zervixsekret wird zunehmend nasser, je näher der Eisprung rückt, in diesem Zyklus um Tag 15. Abigails letzter Tag mit »nassem« Sekret fiel mit ihrem letzten Tag des »glitschigen« Scheidengefühls zusammen.

4. Vermerken Sie das an diesem Tag aufgetretene *nasseste* Scheidengefühl, denn es ist ein extrem wichtiger Indikator für Ihre Fruchtbarkeit. Tatsächlich ist oft schon etwa einen Tag vor dem Abklingen des »glitschiges« Scheidengefühls gar kein Zervixsekret mehr vorhanden.

5. Notieren Sie mögliches Sperma oder Spermizid als Fragezeichen in der Zervixsekret-Zeile, denn beides kann das Zervixsekret überdecken. Mit Beckenbodenübungen nach dem Sex (Seite 83) können Sie beides »auspressen«.

So identifizieren Sie Ihren »Peak Day«

Wenn Sie wissen, wie man das Zervixsekret in der Tabelle beschreibt, können Sie anhand dieser Angaben Ihren *fruchtbarsten* Tag oder »Peak Day« bestimmen. Er ist der *letzte* Tag im Zyklus, an dem sich entweder die Scheide nass und »glitschig« anfühlt oder ein »fruchtbares« Zervixsekret gebildet wird. Der »Peak Day« liegt üblicherweise ein, zwei Tage vor dem Eisprung oder fällt auf den Tag des Eisprungs selbst (der sich nur mit einer Ultraschalluntersuchung sicher feststellen lässt). In der Praxis bedeutet das: Ihr »Peak Day« liegt im Schnitt einen Tag oder zwei Tage vor dem Temperaturanstieg. Ihren »Peak Day« können Sie nur am folgenden Tag *rückblickend ermitteln*, denn Sie erkennen ihn erst, wenn Sekret und Scheidengefühl schon wieder trocken sind. Wichtig: Der »Peak Day« ist nicht zwangsläufig der Tag mit der *größten Menge* an Sekret. Der Tag mit dem meisten oder am längsten spinnbaren, eiklarartigen Sekret liegt oft ein, zwei Tage vor dem »Peak Day«, wie die Tabelle von Julia auf Seite 88 zeigt.

Noch einmal zusammengefasst:

1. Der sogenannte »Peak Day« ist der letzte Tag entweder

- mit eiklarartigem Sekret oder
- mit »glitschigem« Scheidengefühl

Fällt also Ihr letzter Tag mit eiklarartigem Sekret auf einen Montag, und fühlt sich Ihre Scheide am Dienstag auch noch »glitschig« an, ist Dienstag der »Peak Day«. Man erkennt ihn in der Rückschau *am Tag danach*.

2. Bildet sich kein eiklarartiges Sekret, zählt der *letzte* Tag mit dem nassesten Sekret, das statt glasig zum Beispiel auch cremig oder weich sein kann. (Auch hier gilt: Ist der letzte Tag mit cremigem Sekret der Montag, aber der letzte Tag mit nassem Scheidengefühl der Dienstag, ist Letzterer Ihr »Peak Day«.)

3. Bildet sich nach dem letzten Tag mit eiklarartigem Sekret ein, zwei Tage lang eine andere Art Zervixsekret, was ab und zu vorkommt, ist der »Peak Day« dennoch der letzte Tag mit Eiklar-Sekret oder »glitschigem« Scheidengefühl.

4. Eine Besonderheit, an der man den »Peak Day« relativ leicht erkennt, ist die abrupte Trockenheit, die sich daran anschließt. Auslöser hierfür ist der Anstieg des Progesteron-Spiegels.

5. Haben Sie Ihren »Peak Day« erkannt, dann markieren Sie ihn in der entsprechenden Zeile der FAM-Tabelle als »PK«. Die Kurven auf der nächsten Seite zeigen die gängigsten Muster und die entsprechenden »Peak Days«.

ZYKLEN OHNE EISPRUNG UND DER »PEAK DAY«

Weshalb ich empfehle, Zervixsekret und Temperaturen aufzuzeichnen, hat folgenden Grund: Allein anhand des Sekrets könnten Sie irrtümlich annehmen, es finde ein Eisprung statt, obwohl das gar nicht der Fall ist. Auch wenn Ihr Körper sich bemüht, immer nach dem gleichen Muster mit Östrogen eine Ovulation (Eisprung) auszulösen, kann es passieren, dass der Hormonspiegel nicht ausreicht, um die Eizelle auszustoßen. Wenn Sie beide Werte notieren, sehen Sie zwar die Zunahme von »fruchtbarem« Sekret, die auf einen bevorstehenden Eisprung hindeutet, bemerken aber am ausbleibenden Temperaturanstieg, dass definitiv noch kein Eisprung erfolgt ist. Um herauszufinden, ob dieser stattfindet, gibt es einen Trick: Achten Sie auf Ihren »Peak Day«.

Ist der Eisprung erfolgt, trocknet das Zervixsekret durch den schnellen Progesteronanstieg rasch ein. Versucht Ihr Körper aber erfolglos, ein Ei auszustoßen (etwa bei langen Zyklen, beim Stillen oder bei PCOS), wird das Sekret typischerweise kontinuierlich nasser, trocknet dann jedoch nicht unter dem Einfluss des Progesterons, sondern bleibt weiter sporadisch nass oder feucht. Mehr zum Thema Anovulation (fehlender Eisprung) im nächsten Kapitel.

Zyklustag	1	2	3	4	5	6	7	8	9	10	11	12	13	14	15	16	17	18	19	20	21	22	23	24	25	26	27	28	29	30	31	32	33	34	35	36	37	38	39	40
eiklarartig															■	■	■																							
cremig													■	■	■	■	■																							
PERIODE, Schmierblutung, trocken oder klebrig	●	●	●	●	●	–	–	–	–	–	■	■	■	■	■	■	■	–	–	–	–	–	–	–	–	–	–	–	–	–	–	●								
Fruchtbare Phase und PEAK DAY																	PK																							
Scheidengefühl						trocken	·	·	·	·	schlüpfrig	·	nass	·	·	·	·	trocken	·	·																				

Sheilas FAM-Tabelle. Das typische Sekretmuster mit nassem, »glitschigem«, eiklarartigen Sekret am letzten Tag als »Peak Day«, in diesem Fall Tag 17.

Zyklustag	1	2	3	4	5	6	7	8	9	10	11	12	13	14	15	16	17	18	19	20	21	22	23	24	25	26	27	28	29	30	31	32	33	34	35	36	37	38
eiklarartig															■	■	■																					
cremig													■	■	■	■	■																					
PERIODE, Schmierblutung, trocken oder klebrig	●	●	●	⊙	–	–	–	–	–	–	■	■	■	■	■	■	■		–	–	–	–	–	–	–	–	–	–	–	–	–	●						
PEAK DAY																		PK																				
Scheidengefühl					trocken	·	·	·	·	·	·	klebrig	nass	·	·	·	schlüpfrig	schlüpfrig	trocken	·	·																	

Julias FAM-Tabelle. Das gleiche Grundmuster für das Zervixsekret wie bei Sheila in der Tabelle ganz oben, mit dem Unterschied, dass Julia auch noch am Tag nach dem letzten Tag mit »fruchtbarem« Sekret ein »glitschiges« (hier »schlüpfrigem«) Scheidengefühl vermerkte. Ihr »Peak Day« war daher Tag 18.

Zyklustag	1	2	3	4	5	6	7	8	9	10	11	12	13	14	15	16	17	18	19	20	21	22	23	24	25	26	27	28	29	30	31	32	33	34	35	36	37	38	39
eiklarartig																																							
cremig											■	■	■																										
PERIODE, Schmierblutung, trocken oder klebrig	●	●	●	⊙	–	–	–	–	■	■	■	■	■	–	–	–	–	–	–	–	–	–	–	–	–	–	–	●											
PEAK DAY													PK																										
Scheidengefühl					trocken	·	·	·	·	·	nass	·	·	trocken	·	·																							

Miriams FAM-Tabelle. Ein Sekretmuster, bei dem gar kein »glitschiges«, eiklarartiges Sekret beobachtet wird. Miriams »Peak Day« fand an Tag 13 statt, dem letzten Tag mit einem nassen, cremigen Zervixsekret.

Zyklustag	1	2	3	4	5	6	7	8	9	10	11	12	13	14	15	16	17	18	19	20	21	22	23	24	25	26	27	28	29	30	31	32	33	34	35	36	37
eiklarartig									■	■	■																										
cremig							■	■	■	■	■	■																									
PERIODE, Schmierblutung, trocken oder klebrig	●	●	●	●	⊙	■	■	■	■	■	■	■	–	–	–	–	–	–	–	–	–	–	–	–	●												
PEAK DAY											PK																										
Scheidengefühl						trocken	nass	nass	nass	schlüpfrig	schlüpfrig	nass	trocken	·	·																						

Arianas FAM-Tabelle. Bei diesem Sekretmuster folgt ein Tag mit cremigem Sekret auf den letzten Tag mit »glitschigem« (hier »schlüpfrigem«), eiklarartigen Sekret. In dieser Tabelle ist Arianas »Peak Day« dennoch Tag 11; es ist der letzte Tag mit eiklarartigem Sekret. Weil der Eisprung früh erfolgte, ist auch der Zyklus kurz; das überrascht nicht, denn Ariana hatte keine »trockenen« Tage direkt nach der Periode.

Es ist wichtig, dass Sie Ihren »Peak Day« exakt bestimmen lernen – ob Sie nun verhüten oder schwanger werden möchten. Bis man erst einmal das Prinzip verstanden hat, mag die Bestimmung ein wenig kompliziert erscheinen. Sie ist es aber nicht! Schauen Sie sich die Richtlinien auf der vorigen Seite und die Beispieltabellen oben genau an.

DIE MORGENTEMPERATUR MESSEN

Als ich zum ersten Mal mitbekam, dass zur FAM tägliches Temperaturmessen gehört, hielt ich das für einen Scherz. Nach inzwischen Hunderten von Temperaturkurven weiß ich nicht, warum mich das damals schockiert hat. Es ist doch fein, sich guten Gewissens beim Temperaturmessen noch ein paar Minuten in das Kissen zu drücken, statt gleich mit dem Weckerklingeln aus dem Bett zu springen. Um ein brauchbares Ergebnis zu bekommen, sollten Sie natürlich vor dem Messen keine fünfzig Sit-ups machen, schnell noch Ihr Smartphone aus dem Nebenzimmer holen oder mal »eben« ins Bad stürmen, selbst wenn Sie sich am Vorabend einen Liter Limonade genehmigt haben.

Letzten Endes nimmt das Temperaturmessen ja nicht mehr als eine Minute täglich in Anspruch. Die Werte aber liefern eine Fülle von Informationen über Ihren Körper. Schauen Sie sich nur einmal die Vorteile der allmorgendlichen Temperaturmessungen an. Sie können an der FAM-Tabelle ablesen:

- ob ein Eisprung stattfindet
- wann Sie spontanen Sex genießen können, ohne eine ungeplante Schwangerschaft fürchten zu müssen
- wann Sie *nicht mehr fruchtbar* sind, wenn Sie verhüten wollen, und wann Sie *noch fruchtbar* sind, wenn Sie sich ein Baby wünschen
- wann Sie Ihre Regel bekommen
- ob Ihr Zyklus etwaige Probleme erkennen lässt.

Die Temperaturmessung

1. Messen Sie immer sofort nach dem Aufwachen, noch bevor Sie etwas trinken oder auf die Toilette gehen. Im Idealfall sollten Sie jeden Tag im ganzen Zyklus messen – auch während Sie menstruieren. Notfalls können Sie die Messungen auf ein Drittel des Zyklus beschränken, wie in Kapitel 12 bei den »Kurzformen« erklärt. Falls Sie die FAM allerdings zur Verhütung einsetzen, rate ich dringend davon ab, bevor Sie nicht mehrere Zyklen komplett gemessen haben und sich sicher fühlen!

2. Messen Sie morgens immer ungefähr zur gleichen Uhrzeit plus/minus etwa eine Stunde. Sie brauchen sich aber nicht zum Sklaven Ihres Thermometers zu machen. Wenn Sie am Wochenende länger schlafen oder aus irgendeinem Grund früher oder später messen als sonst, machen Sie einfach einen Vermerk in ihrer FAM-Tabelle, denn bei manchen Frauen steigt die Morgentemperatur (Basaltemperatur) im Laufe des Vormittags leicht an. Viele Frauen stellen jedoch fest, dass es die Werte nicht verändert, wenn sie als Erstes auf die Toilette gehen und dabei ihre Temperatur messen oder sich danach sofort wieder hinlegen und dann erst messen. (Wie man mit etwaigen Ausreißern umgeht, erklärt die Faustregel auf Seite 94.)

3 Wenn Sie ein digitales Thermometer verwenden, dann warten Sie, bis es piepst (meist nach etwa einer Minute). Benutzen Sie ein mechanisches Basalthermometer, lassen Sie es fünf Minuten im Mund, aber schlagen Sie es schon am Vortag herunter, damit Ihre Temperatur vor dem Messen nicht steigt.

TEMPERATUR-AUSREISSER: WIE EMPFINDLICH REAGIERT IHR KÖRPER AUF UNTERSCHIEDLICHE MESSZEITEN?

Manche Frauen reagieren bereits auf die geringsten Veränderungen mit abweichenden Temperaturwerten – und sei es auch nur, dass sie zwei Stunden vor dem Messen von der Alarmanlage eines Autos vor dem Haus geweckt wurden. Zum Glück für die meisten Frauen wirken sich diese Abweichungen nicht auf die Gesamtwerte aus.

Selbst die Temperaturempfindlichen gehen meist zur gleichen Zeit schlafen und wachen zur gleichen Zeit auf. Manchmal aber geht das Leben eigene Wege. Auch wenn Sie normalerweise bis zum Temperaturmessen mindestens drei Stunden »am Stück« Schlaf bekommen, kommt es eben auch mal vor, dass Sie mitten in der Nacht oder gegen Morgen aufstehen müssen. Wenn Sie wieder ins Bett gehen, schlafen Sie dann vielleicht bis zum Messen nur noch eine Stunde, was den Messwert beeinträchtigen kann. Oder Sie trinken abends ein, zwei Gläser Wein, was die Wert ebenfalls beeinflussen kann. Weisen Ihre Messwerte allerdings über eine gewisse Zeit gar keine erkennbare Struktur auf, dann machen Sie folgendes Experiment:

Notieren Sie die Werte, die Sie immer zur gleichen Zeit nach der gleichen Schlafdauer messen, in einer bestimmten Farbe, aber sobald etwas von der Norm abweicht, verwenden Sie eine andere Farbe und schreiben bei den »Ausreißern« dazu, was der Grund für die Abweichung gewesen sein könnte, entweder unter der Rubrik »Bemerkungen« (z. B. »Wein getrunken«; »Horrofilm gesehen«; »aus dem Schlaf geschreckt wegen eines Anrufs mitten in der Nacht«) oder in der Zeile »Messzeit« (»aufgewacht um 5.30 Uhr statt wie sonst um 7 Uhr«).

Sehen Sie auffällige Unterschiede, dann halten Sie sich möglichst eng an bestimmte Routinen. Vermeiden Sie mögliche Gründe für Abweichungen, und achten Sie auf drei zusammenhängende Stunden Schlaf vor dem Temperaturmessen. Natürlich dürfen Sie sich insbesondere beim Verhüten *nie* auf unklare Zyklen verlassen, bevor Sie keine normalen Temperaturkurven haben. In letzter Instanz können Sie die Kurven mithilfe der Faustregel von Seite 94 deuten.

4. Messen Sie immer oral (im Mund). Falls Sie damit keine klaren Temperaturkurven erhalten, messen Sie lieber vaginal (in der Scheide), aber bleiben Sie innerhalb eines Zyklus stets bei derselben Methode, denn vaginale Temperaturen liegen in der Regel ein wenig höher als orale.

5. Falls Ihr digitales Thermometer keinen klaren Temperaturanstieg anzeigt, lassen Sie es ein oder zwei Minuten länger im Mund, aber tun Sie das dann jeden Tag im Zyklus in ein- und derselben Weise.

Die Temperaturkurve

1. Wann Sie die Messwerte in Ihre FAM-Tabelle eintragen, spielt keine Rolle, aber am Morgen ist es interessanter, weil Sie dann sofort anhand der Messwerte sehen können, was in Ihrem Körper vor sich geht. Klappt das zeitlich nicht, können Sie die Werte auch erst am Abend eintragen, denn die meisten digitalen und mechanischen Thermometer behalten den Wert bei, bis sie wieder auf null gestellt oder heruntergeschlagen werden. (Sie sollten allerdings nur nicht den ganzen Tag in der Sonne schmoren.)

2. Liegt der Wert bei einem analogen Thermometer zwischen zwei Zahlen, dann nehmen Sie den unteren Wert.

3. Tragen Sie die Werte in Ihre FAM-Tabelle ein, und verbinden Sie die Punkte mit einem Farbstift zu einer Temperaturkurve.

4. Ungewöhnliche Ereignisse wie zum Beispiel Stress, Krankheit, Reisen oder Umzüge gehören in die Zeile »Bemerkungen« und müssen bei der Deutung des Temperaturmusters berücksichtigt werden. Vermerken Sie in der entsprechenden Zeile auch frühere oder spätere Messzeiten.

5. Wirken die Werte unsystematisch, dann messen Sie mindestens einen kompletten Zyklus bis zur Periode nicht oral, sondern vaginal. Vielleicht sind diese Messebedingungen bei Ihnen genauer.

6. Kommt Ihnen ein Temperaturwert seltsam vor, wenden Sie die Faustregel von Seite 94 an, und warten Sie mit dem Ziehen der Verbindungslinie bis zum nächsten Tag. Lassen Sie »Ausreißerwerte« aus, und ziehen Sie eine gestrichelte Linie zwischen den normalen Messwerten. Notieren Sie mögliche Gründe für die Abweichung (siehe Catherines Temperaturkurve, Seite 94).

VERSCHIEDENENE THERMOMETER

Digitale Thermometer

Für die meisten Frauen eignen sich digitale Thermometer am besten als Messinstrumente für die Morgen- oder Basaltemperatur. In der Regel dauert die Messung nicht mehr als 60 Sekunden – und wenn es piepst, ist man schon fertig. Der jeweils letzte Wert sollte gespeichert werden, bis man ihn in die Tabelle einträgt. Zudem sollte das Thermometer auf zwei Nachkommastellen exakt messen. Denken Sie auch daran, die Batterie rechtzeitig zu wechseln.

Verlässlich sind digitale Thermometer dann, wenn sie eindeutig den Temperaturanstieg in der Zyklusmitte zu erkennen geben, der den erfolgten Eisprung anzeigt. Wirken die Messwerte verwirrend, zeigen sie kein klares Muster niedriger prä- und höherer post-ovulatorischer Werte oder passen die Werte nicht zu den anderen Fruchtbarkeitszeichen, dann probieren Sie zu Beginn des nächsten Zyklus einfach ein anderes digitales Thermometer oder ein analoges Basalthermometer aus.

Inzwischen sind neuartige digitale Thermometer auf dem Markt, die mit mobilen Apps synchronisiert werden können, darunter auch eines, das zur App dieses Buchs passt (siehe *www.tcoyf.com*).

Analoge Basalthermometer

Mechanische Basalthermometer gelten noch immer als besonders zuverlässig für die Messung der Basal- oder Morgentemperatur. Man erhält sie heute jedoch nur noch selten im Handel und muss geschlagene fünf Minuten damit messen, um einen genauen Wert zu ermitteln.

Das Thermometer sollte zwei Nachkommastellen zeigen und speziell als »Basalthermometer« ausgewiesen sein, nicht etwa als »Fieberthermometer«, denn Erstere sind auf einen kleineren Temperaturbereich (36–38 °C) beschränkt und deshalb besser ablesbar (falls Sie einmal krank sind, sollten Sie ein normales Fieberthermometer benutzen).

Ohr- oder Stirnthermometer

Infrarotthermometer gelten leider immer noch nicht als zuverlässig genug für FAM-Tabellen.

Schwellenlinien einzeichnen

Der Sinn der Temperaturaufzeichnungen ist letztlich die Feststellung des Eisprungs, denn danach steigt die Körpertemperaturmesskurve rasch über die davor typische »Tieflage« hinaus an und ergibt eine zweiphasige Kurve. Dieser Temperaturanstieg ist oft so markant, dass man ihn auf den ersten Blick erkennt. Um ihn aber auszuwerten, müssen Sie eine sogenannte Schwellenlinie einzeichnen, die die Unterscheidung zwischen der niedrigeren *prä*-ovulatorischen und der höheren *post*-ovulatorischen Temperaturlage markiert. Sobald Ihr Zervixsekret feuchter wird, sollten Sie auf den Temperaturanstieg achtgeben, denn das Sekret zeigt an, dass Sie sich dem Eisprung nähern. Die Schwellenlinie zeichnet man wie folgt*:

1. Sobald Sie nach dem Ende Ihrer Periode nasses Zervixsekret bemerken, achten Sie darauf, ob die Temperatur höher liegt als die sechs vorherigen Werte.
2. Kennzeichnen Sie den ersten Tag, an dem die Temperatur um mindestens 0,2 °C über dem *höchsten* Wert der vorangegangenen sechs Messtage liegt.
3. Markieren Sie die letzten sechs Werte vor dem Anstieg.
4. Zeichnen Sie die Schwellenlinie 0,1 °C über dem *höchsten* Wert des markierten Sechser-Musters vor dem Anstieg ein, wie in Kates Kurve unten gezeigt. (Während der Periode sind die Temperaturen oft leicht erhöht, weil das Progesteron noch nachwirkt. Diese Werte kann man bei der Schwellenlinie ignorieren.)

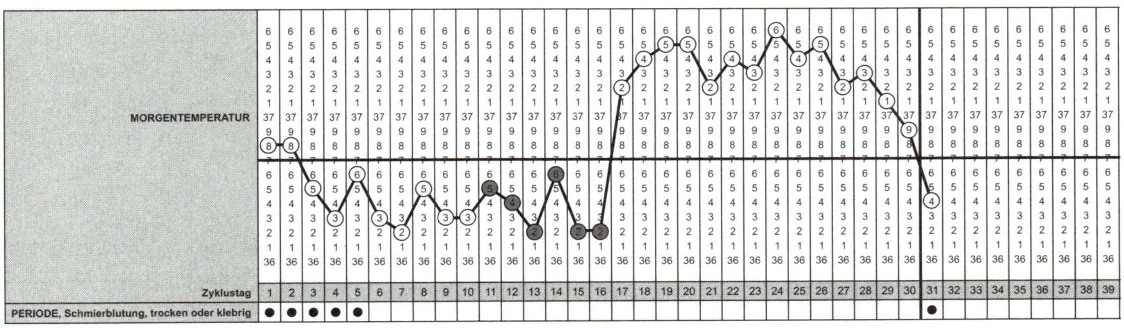

Kates FAM-Tabelle. Standard-Temperaturmuster mit Schwellenlinie. Der erste Tag, an dem Kate einen Temperaturanstieg bemerkte, war Tag 17. Also rechnete sie sechs Tage zurück und markierte dieses Muster. Dann zeichnete sie die Schwellenlinie bei 36,7 °C, also knapp über dem höchsten Wert 36,6 an Tag 14, ein. Der Zyklus war 30 Tage lang.

* Bei manchen Temperaturmustern ist es schwierig, die Schwellenlinie darüber zu ziehen. Vgl. in diesem Fall Anhang H zu problematischen Schwellenlinien.

Messwerte – Ausreißer und Faustregel

Gelegentlich misst man ungewöhnlich hohe Werte. Das kommt vor, wenn man Fieber hat, schlecht geschlafen oder am Vorabend Alkohol getrunken hat oder die Temperatur zu einem späteren Zeitpunkt als sonst gemessen wurde. Den Ausreißer für die Schwellenlinie können Sie »Pi mal Daumen« ermitteln. Kringeln Sie den ungewöhnlichen Wert auf Ihrer Tabelle so wie die anderen Werte ein, ziehen Sie aber zwischen den beiden Nachbarwerten eine gestrichelte Linie, sodass die Kurve weiter Sinn ergibt. Im Klartext heißt das, Sie ignorieren den Ausreißer, wenn Sie für die Schwellenlinie sechs Tage rückwärts zählen. Gibt es allerdings zwei Ausreißer, sollten Sie einen weiteren Tag dazunehmen.

Denken Sie daran, dass bei manchen Frauen die Temperatur steigt, wenn sie länger schlafen. Auch in diesem Fall wenden Sie einfach die Faustregel an. Auf Seite 96 erfahren Sie, wie Sie mit besonderen Umständen umgehen, auf Seite 440 f., was bei Fieber zu beachten ist.

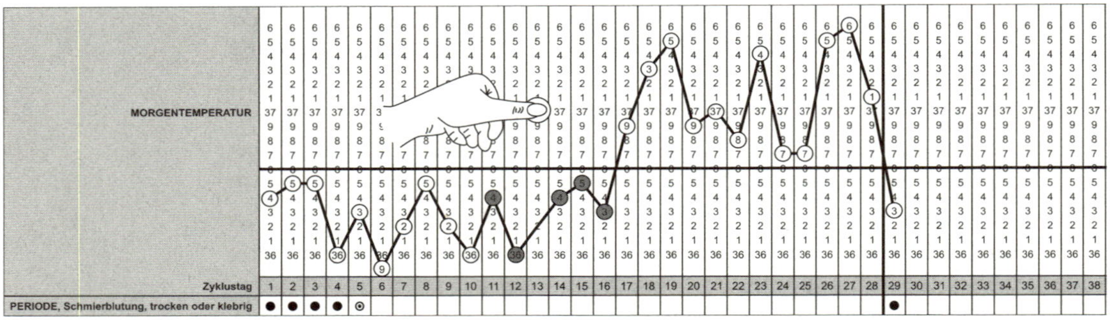

Catherines FAM-Tabelle. Faustregel für Temperatur-»Ausreißer«. Catherine schätzte »Pi mal Daumen« den Ausreißer an Tag 13 und zeichnete die Schwellenlinie zwischen den Tagen beiderseits davon gestrichelt ein. Tag 13 wird nicht als einer der sechs Tage für die Schwellenlinie gerechnet. Der Zyklus war 28 Tage lang.

Verschiedene Muster des Temperaturanstiegs

Catherines Kurve oben zeigt eine Schwellenlinie in einem Standard-Temperaturanstieg. Das Muster weist eine »Tieflage« mit einem anschließend deutlichem Temperaturanstieg um 0,2 °C auf, gefolgt von einer »Hochlage« bis zum Zyklusende. Standardmuster sind einfach auszuwerten. Hier lässt sich die Schwellenlinie recht einfach einzeichnen. Bei der Mehrzahl der Frauen zeigen die Temperaturkurven in den meisten Zyklen (mit kleineren Abweichungen) die gleichen Muster. Der Standardanstieg ist am gängigsten, aber es gibt drei weitere Typen, die Sie kennen sollten. Diese sind:

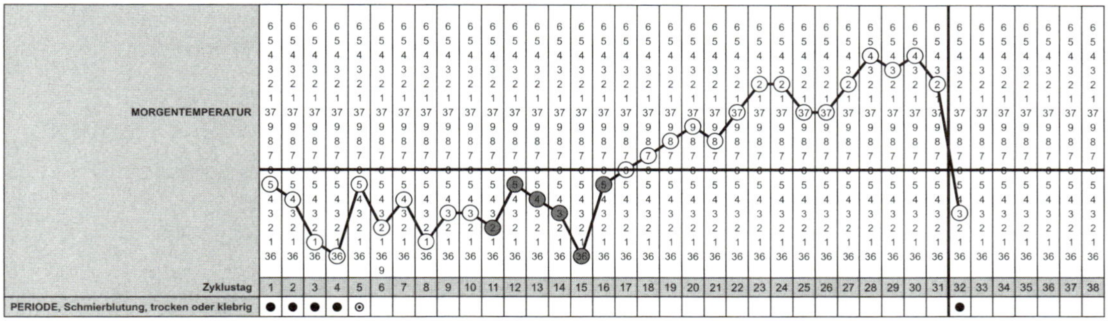

Talias FAM-Tabelle. Langsamer Anstieg. Hier stiegen die Werte nur langsam um jeweils eine Nachkommastelle an. An Tag 17 war die Temperatur erstmals höher als an den sechs Tagen davor. Bei diesem Muster lässt sich die Schwellenlinie nicht so einfach wie nach dem Standardverfahren einzeichnen.

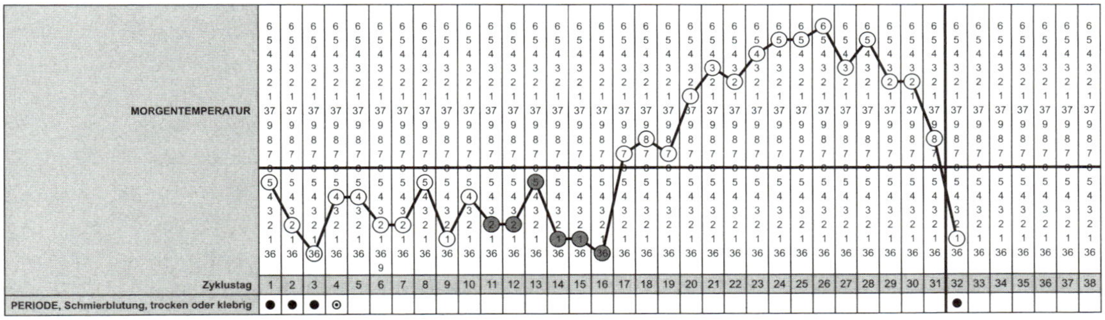

Brookes FAM-Tabelle. Stufenförmiger Anstieg. Die Temperatur steigt in dieser Kurve ab Tag 17 drei Tage lang an und dann nochmals steiler ab Tag 20.

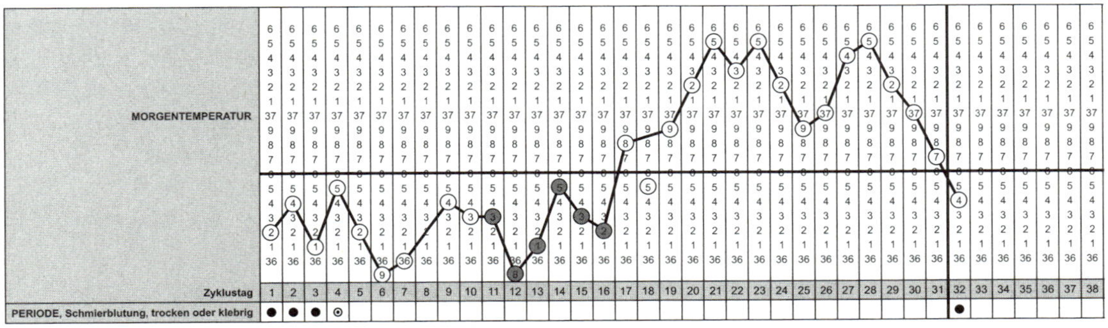

Kellys FAM-Tabelle. Anstieg mit Zwischentief. Hier stieg die Temperatur an Tag 17 zunächst über die Schwellenlinie hinaus, fiel dann aber am nächsten Tag wieder ab, um an Tag 19 erneut anzusteigen.

Die drei Beispieltabellen oben wirken vielleicht zunächst verwirrend. Sie sind aber leicht zu deuten, wenn man sich erst einmal damit vertraut gemacht hat. Falls Ihre Temperaturkurven ähnlich aussehen, finden Sie in Anhang H dazu Details.

TEMPERATURMESSUNGEN UNTER BESONDEREN UMSTÄNDEN

Zeitzonensprünge und Sommer-/Winterzeit

Ab und zu kommt es vor, dass man die Zeitzone wechseln muss, sei es auf einer Reise oder durch die Umstellung auf Sommer- oder Winterzeit. Wenn Sie zu den Leuten gehören, deren Körper auf die Messzeit sensibel reagiert, denken Sie einfach daran, dass der Wert an diesem Tag höher oder niedriger liegt, da die Temperatur meist im Laufe des Tages steigt. Gehen Sie bei Ausreißern nach der Faustregel auf Seite 94 vor. Falls allerdings Ihre Arbeit, beispielsweise als Flugbegleiterin, ständige Wechsel zwischen Zeitzonen bedingt, wären Temperaturkurven bei Ihnen möglicherweise nicht aussagefähig. Aber Sie haben ja noch die beiden anderen primären Fruchtbarkeitszeichen. (Auf Seite 425 lesen Sie, wie Sie unter solchen Bedingungen am sinnvollsten mit FAM verhüten.)

Nachtschichten

Nachtschichten bescheren Betroffenen viele Probleme, und die Frage des Messzeitpunkts ist nur eines davon. Lassen Sie sich nicht vom Begriff »Morgentemperatur« verunsichern, denn wie der alternative Name »Aufwachtemperatur« sagt, geht es nur darum, als erste Amtshandlung nach dem Aufwachen zu messen, auch wenn das nach einer Nachtschicht nicht frühmorgens ist. (Ist Ihr Job so langweilig, dass Sie dabei dauernd einnicken, haben Sie natürlich noch ganz andere Probleme als nur Ihre Temperaturkurven...)

Generell gilt bei Nachtschicht, dass Sie Ihre Temperatur als Erstes nach dem Aufwachen messen, nur sollte davor Ihre längste und erholsamste Schlafphase liegen. Viele messen deshalb am Spätnachmittag oder Abend.

Bei Wechselschichten dagegen ist es nicht einfach, ein eindeutiges Muster mit »Hoch«- und »Tieflagen« zu erkennen. Je nach Dienstplan sieht man aber meist pro Zyklus immerhin einen klaren Temperaturanstieg. Selbst wenn nicht, kann man notfalls auf die beiden anderen primären Fruchtbarkeitszeichen zurückgreifen. (Zur Verhütung in solchen Fällen siehe Seite 425.)

Allgemeines zu den besonderen Umständen

Bei den meisten Frauen ist trotz besonderer Bedingungen (Zeitzonenwechsel, Nachtschichten) ein Temperaturanstieg erkennbar. Zur Ermittlung der fruchtbaren Phase achten Sie unbedingt auf Ihr Zervixsekret und das optionale Fruchtbarkeitszeichen der Zervixlage. Unabhängig davon, sollten Sie Ihre Temperaturkurven niemals zur Verhütung einsetzen, sofern Sie nicht ein ganz klares Muster post-ovulatorischer Werte oberhalb der Schwellenlinie sehen. Verhüten Sie in solchen Lebensphasen im Zweifelsfall nicht mit der FAM.

Wie Temperaturkurven die Zykluslänge vorhersagen

Das Schöne an Temperaturkurven ist, dass sie Ihnen schon anhand des Temperaturanstiegs verraten, wie lange der jeweilige Zyklus dauern wird. Sie wissen ja, dass die Dauer bis zur nächsten Periode ab dem Temperaturanstieg von Zyklus zu Zyklus relativ gleich bleibt. Wenn Sie beispielsweise am Anfang eines Zyklus Fieber oder ungewöhnlich viel Stress haben und der Eisprung sich entsprechend verzögert, spiegelt sich das in einem späten Temperaturanstieg wider. Ab diesem Zeitpunkt können Sie dann aber die nächste Periode errechnen, auch wenn die Blutung später als sonst einsetzt.

Meine Patienten Kassandra und Everett waren verlobt, wohnten aber noch bei ihren Eltern, um Geld für die Hochzeit zu sparen. Als Kassandras Familie mal ein Wochenende wegfuhr, nutzten die beiden die »sturmfreie Bude« für ein ausgiebiges Schäferstündchen.

Zwei Monate später saßen sie nach Kursende in meiner Sprechstunde. Ich sah an Kassandras Tabellenaufzeichnung auf Anhieb, dass sie einen langen Zyklus mit verzögertem Eisprung durchlief. Als ich fragte, ob sie irgendwie unter Stress stehe, sahen die beiden sich verstohlen an und kicherten. Ich hakte nach und erfuhr, dass Kassandra einige Tage nach dem bewussten Wochenende von ihrer Mutter ins Schlafzimmer zitiert worden war und erklären sollte, was der Deckel einer Sprühsahnedose im Spalt zwischen der Matratze und dem Kopfteil ihres Bettes verloren hatte. Immerhin hatten die beiden dank ihrer Tabelle keinen Anlass zur Sorge, der Wochenendspaß könnte womöglich noch andere Folgen haben...

Claras Temperaturkurve auf der folgenden Seite illustriert, dass die prä-ovulatorische Phase sowohl von Frau zu Frau als auch bei ein und derselben Frau von Zyklus zu Zyklus erheblich variieren kann. Die post-ovulatorische Phase dagegen weist zwar individuelle Besonderheiten auf, bleibt aber meist bei jeder Frau relativ unverändert (plus/minus ein, zwei Tage).

25-Tage-Zyklus

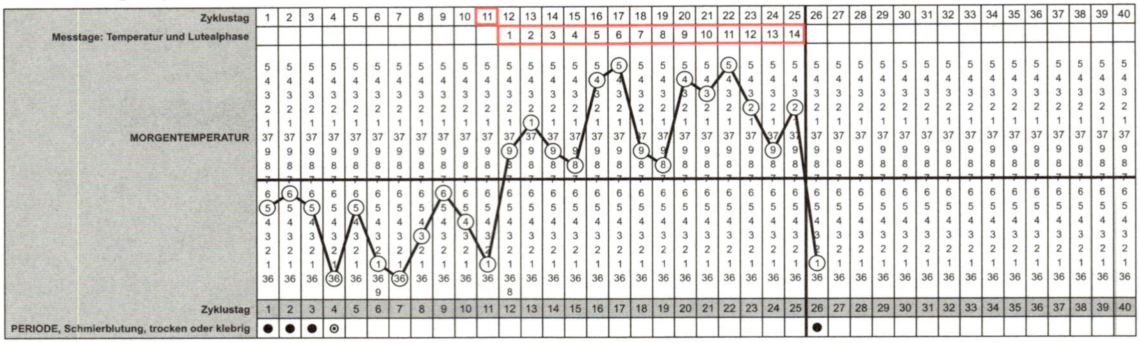

32-Tage-Zyklus

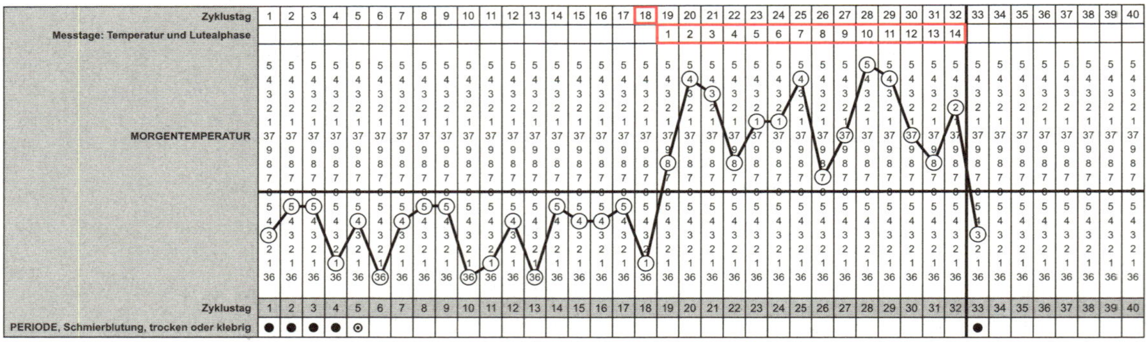

39-Tage-Zyklus

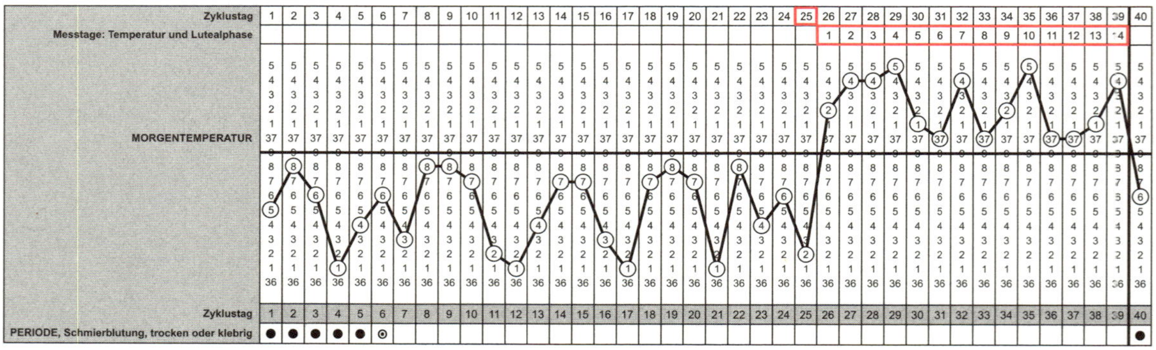

Claras FAM-Tabellen. Temperaturkurven derselben Frau mit 25, 32 und 39 Tagen. Claras prä-ovulatorische Phase ist unterschiedlich lang, aber ihre (post-ovulatorische) Lutealphase dauert durchweg rund 14 Tage.

DIE ZERVIXLAGE (OPTIONALES ZEICHEN)

Dass die meisten Frauen von allen Fruchtbarkeitszeichen gerade dieses heikel finden, ist nachvollziehbar, denn mit dem Finger zu ertasten, was da tief drinnen in einem los ist, kostet ein wenig Überwindung. Es dauert vielleicht ein paar Zyklen, bis Sie die Unterschiede in den Kategorien Festigkeit, Höhe und Öffnung des Muttermunds sicher erkennen können.

Je näher der Eisprung rückt, desto höher, weicher und offener wird der Muttermund. In der unfruchtbaren Phase ist er fest (ähnlich wie eine Nasenspitze). Erst kurz vor dem Eisprung wird er weich und nachgiebig wie Ihre Lippen. Bei sinkendem Östrogen- und rasch steigendem Progesteron-Spiegel sackt die Zervix danach abrupt nach unten. Mit dem sauberen Mittelfinger können Sie diesen feinen Unterschied gut ertasten.

Die Lage der Zervix ist ein optionales Fruchtbarkeitszeichen und äußerst hilfreich, wenn eines der primären Zeichen einmal unklar ist – aber verlassen sollten Sie sich nie allein auf dieses Zeichen. Deutliche Veränderungen sind vor allem um den Eisprung tastbar, wenn sich die Zervixlage jäh ändert.

Auch Frauen, die bereit sind, ihren Muttermund abzutasten, empfinden die Selbstuntersuchung anfangs als ungewohnt und unangenehm. Atmen Sie einfach ruhig weiter, und bleiben Sie locker. Mit etwas Übung kann es spannend sein, die Veränderungen des Muttermunds im Laufe des Zyklus mitzuverfolgen. Sobald Ihnen die Zustände vertraut sind, reicht es, wenn Sie pro Zyklus etwa eine Woche lang die Selbstuntersuchungen durchführen (siehe Kapitel 12).

Ich empfehle Selbstuntersuchungen der Zervix, falls...

1. Ihre Temperaturmuster keinen klaren Temperaturanstieg zeigen. In diesem Fall kann die Zervixlage Ihre Fruchtbarkeit bestätigen.
2. Ihr Zervixsekret oder Ihre Temperaturkurve schwer zu deuten sind.
3. Sie absolut keine ungeplante Schwangerschaft riskieren können und ein drittes Indiz zur Absicherung haben wollen.

Zervixbeobachtung

Wenn Sie mit den Selbstuntersuchungen anfangen, hilft Ihnen vielleicht ein Trick, um die Grundlagen zu lernen: Tasten Sie erstmals *nach* dem Eisprung, wenn Ihr Muttermund weit unten hängt, denn dann spüren Sie ihn am leichtesten. Während der Lutealphase ist er meistens fest, niedrig und geschlossen. Wenn Sie genau wissen, wie sich das anfühlt, gehen Sie wie folgt vor:

1. Untersuchen Sie Ihren Muttermund nach dem Ende der Menstruation mindestens einmal täglich.

2. Schneiden Sie Ihre Fingernägel kurz, und waschen Sie sich vor der Untersuchung immer die Hände mit Seife.

3. Halten Sie möglichst immer etwa die gleiche Tageszeit ein. Morgens oder abends gleich nach dem Duschen ist vermutlich der sinnvollste Zeitpunkt. Warten Sie nach dem Stuhlgang eine Weile, denn sonst könnten Bakterien in die Scheide gelangen und die Zervix öffnen. Untersuchen Sie auch nicht morgens früh als Erstes, weil es dann schwieriger ist.

4. Hocken Sie sich bei der Untersuchung am besten hin, weil die Portio sich dabei in Richtung Scheideneingang schiebt. Manche Frauen tun es lieber, während sie auf der Toilette sitzen, oder stützen einen Fuß auf den Badewannenrand. Entscheiden Sie sich für eine Haltung, und bleiben Sie dabei, denn sonst bekommen Sie unterschiedliche Ergebnisse.

5. Ihr Mittelfinger dient als Längenmaß. Stecken Sie den Finger in die Scheide. Beurteilen Sie folgende Aspekte entsprechend dem Merkwort **SHOW**:

Soft (Weichheit; wie ist die Beschaffenheit?)
Height (Höhe; niedrig/hoch?)
Opening (Öffnung; geschlossen/offen?)
Wetness (Feuchte; nichts/klebrig/cremig/eiklarartig?)

Die »Feuchte« ist eigentlich eine Qualität des Zervixsekrets und nicht des Muttermunds, aber wir schließen sie hier mit ein, weil Sie bei der Selbstuntersuchung automatisch die Beschaffenheit des Sekrets bemerken, wenn Sie den Finger aus der Scheide ziehen. Denken Sie daran, dass dort immer etwas Sekret ist, und mit etwas Übung erkennen Sie vermutlich die Unterschiede je nach Zyklusphase. (Verwenden Sie aber das, was Ihren Finger beim Herausziehen bedeckt, auf keinen Fall als Hauptfaktor bei der Beurteilung des Zervixsekrets!)

6. Bei Frauen, die vaginal entbunden haben, ist der Muttermund etwas offen und fühlt sich eher oval als rund an, meist wie ein lang gestrecktes Grübchen.

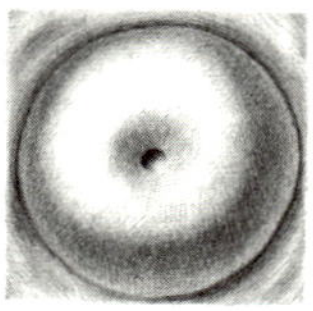

Muttermund einer Frau, die *nicht vaginal* entbunden hat

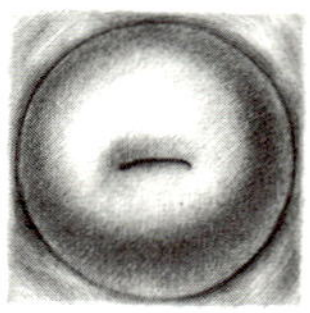

Muttermund einer Frau, die *vaginal* entbunden hat

7. Am besten beginnen Sie mit den Selbstuntersuchungen, wenn das »glitschige« Zervixsekret in den Tagen vor dem Eisprung zunimmt, und setzen die Untersuchung mindestens fort, bis Zervixsekret und Muttermund nach dem Eisprung unvermittelt zu ihrer »unfruchtbaren« Qualität zurückkehren. Mit der Zeit fällt es Ihnen leichter, diese Veränderungen zu erkennen.

8. Wundern Sie sich nicht, wenn Sie feste Knubbel ertasten, die sich wie Sandkörner unter der Haut anfühlen. Es handelt sich um harmlose Nabothsche Zysten, die meist von allein wieder weggehen (siehe Seite 282.)

9. Natürlich dürfen Sie Ihre Zervixlage nicht untersuchen, falls Sie wunde Stellen an den Genitalien oder Scheideninfektionen haben.

10. Wenn Sie wissen, wie sich der Muttermund in den verschiedenen Phasen anfühlt, können Sie die täglichen Untersuchungen guten Gewissens pro Zyklus auf etwa eine Woche vom ersten Tag des »fruchtbaren« Zervixsekrets bis zum Temperaturanstieg beschränken (siehe »Kurzformen«, Seite 180).

11. Falls es für Sie einfacher, aber genauso aussagekräftig ist, nur ein oder zwei der Zervixmerkmale zu notieren, bleiben Sie dabei. Wenn Sie zum Beispiel nur schwer die Höhe beurteilen können, aber gut ertasten, ob die Zervix weich und offen ist, dann nehmen Sie nur diese beiden Faktoren.

Zervixbeobachtungen (Zervixlage) dokumentieren

1. Den Muttermund mit einem Kringel darstellen.

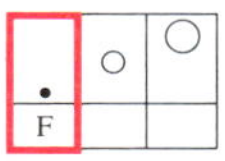

= niedrig, geschlossen und fest (F)

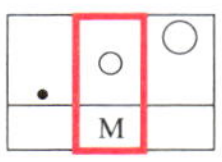

= halbwegs, teilweise offen und mittelfest (M)

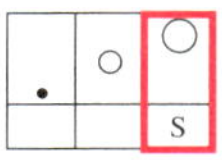

= hoch, offen und weich (S)

2. Das Grundmuster sieht aus wie in Isabellas Kurve auf der folgenden Seite.

Zyklustag	1	2	3	4	5	6	7	8	9	10	11	12	13	14	15	16	17	18	19	20	21	22	23	24	25	26	27	28	29	30	31	32	33	34	35	36	37	38
PERIODE, Schmierblutung, trocken oder klebrig	●	●	●	●	●	⊙																											●					
Muttermund (• F, ○ M, ◯ W)							•	•	•	•	•	•	•	•	○	○	○	◯	◯	◯	•	•	•	•	•	•	•	•	•	•	•	•						

Isabellas FAM-Tabelle. Typisches Zervixlagenmuster. Bei Isabella dauerte es einige Tage, bis die Zervix weicher wurde, sich hochzog und öffnete. Sie schloss und senkte sich abrupt zwischen dem 20. und 21. Tag. Auslöser ist der Progesteronanstieg nach dem Eisprung, der in diesem Zyklus um Tag 20 erfolgte.

SO BERECHNEN SIE DIE LÄNGE IHRER LUTEALPHASE

Genau genommen, ist die Lutealphase definiert als Zeit zwischen dem Eisprung und der nächsten Periode. Doch um das herauszubekommen, müssten Sie schon ein Ultraschallgerät im Schlafzimmer stehen haben und täglich nachsehen. Aber auch ohne Sonografie lässt sich die Dauer zwischen dem ersten Tag des Temperaturanstiegs bis zum Einsetzen der Periode errechnen. Der erste Tag der Regel wird dabei nicht mitgerechnet. Sie zählen also bis zum letzten Tag *vor* der Durchbruchblutung, auch wenn einen oder mehrere Tag(e) davor die Temperatur absinkt oder Schmierblutungen auftreten.

Lutealphasen dauern üblicherweise zwölf bis 16 Tage. Weniger als zehn Tage gelten meist als zu kurz. Theoretisch kann Ihre Lutealphase normal lang sein, aber Sie sezernieren zu wenig Progesteron. Bei Kinderwunsch sind beide Fälle problematisch, weil die Gebärmutterschleimhaut schon abgestoßen wird, bevor sich die befruchtete Eizelle überhaupt einnisten kann.

Es gibt eine Situation, in der Sie die Rechenmethode für die Lutealphase eventuell abändern sollten: Tritt der Temperaturanstieg durchweg mehr als zwei Tage nach Ihrem »Peak Day« ein, bedeutet das wahrscheinlich, dass Ihr Körper nur langsam auf das wärmeerzeugende Progesteron reagiert, das nach dem Eisprung gebildet wird. In diesem Fall ist es genauer, wenn man den Tag nach dem »Peak Day« als ersten Tag der Lutealphase zählt, anstatt bis nach dem Temperaturanstieg zu warten (siehe Seite 384).

TIPPS FÜR DIE TABELLENFÜHRUNG VON HAND

Im Buch auf den Seiten 534 und 535 finden Sie verschiedene FAM-Tabellenvorlagen zum Verhüten und bei Kinderwunsch. Sie können diese Mustertabellen kopieren und auf 125 Prozent vergrößern.

Verwenden Sie für alle Einträge Stifte mit einer möglichst feinen Spitze. Füllen Sie bei der Kategorie Zervixsekret oder bei farblich unterschiedenen Symbolen die Kästchen zur besseren Orientierung mit Textmarkern aus.

Wenn Sie einmal eine Messung/Beobachtung vergessen, dann schreiben Sie ein Fragezeichen in die entsprechende Spalte. Liegt Ihre Temperatur unter dem niedrigsten Tabellenwert, tragen Sie sie im passenden Abstand darunter ein und machen einen Kringel darum. Das Gleiche gilt, falls die Werte über dem höchsten Tabellenwert liegen.

Ist Ihr Zyklus üblicherweise länger als vierzig Tage, fügen Sie ein Stück einer zweiten Tabelle mit Klebestreifen an (ich weiß, was Sie jetzt denken: wie altmodisch!), damit Sie einen durchgehenden langen Zyklus haben.

Bewahren Sie Ihre FAM-Tabellen gesammelt und abgeheftet in einer Ringbuchmappe auf. Die aktuelle Tabelle liegt dabei immer oben.

Kopieren Sie die Vorlage für Ihre jährliche gynäkologische Untersuchung von Seite 533 auf die Rückseite der Zyklustabelle, in deren Zeitraum der Arzttermin fällt. Markieren Sie das Blatt mit einer Büroklammer, damit Sie die letzte Untersuchung immer parat haben.

Falls Sie Ihre Tabellen Ihrem Arzt als Scan oder per Fax zusenden, schreiben Sie Ihren Namen darauf, und stellen Sie eine hohe Auflösung ein.

Auf *www.tcoyf.com/downloadable-charts/* finden Sie digitale Vorlagen für Ihre FAM-Tabellen und eine App zum Herunterladen.

DER ZYKLUS NACH DEM ABSETZEN DER PILLE ODER ANDERER HORMONPRÄPARATE

(EINSCHLIESSLICH HORMONPFLASTER, VAGINALRING, ETONOGESTRELIMPLANTAT, DEPOTSPRITZE ODER PROGESTAGENSPIRALE)

Nach dem Absetzen von Hormonpräparaten sind viele Frauen überrascht, dass ihre Zyklen dem während der Hormonbehandlung gewohnten Rhythmus nicht mehr folgen, Das gilt vor allem für die Pille, bei der man »die Uhr nach der Periode stellen« kann, aber die Zyklen sind unter Hormoneinfluss ja nur künstlich perfekt. Auch der Eisprung kommt nicht immer sofort nach dem Absetzen wieder in Gang, meist wegen der massiven Unterdrückung der Rückkopplung im Hypothalamus und in der Hypophyse.

Frauen die Pille zu verschreiben, um ihre Zyklen zu »regulieren«, ist im Großen und Ganzen kontraproduktiv. Nehmen Sie die Pille wegen Störungen, die mit unregelmäßigen Zyklen einhergehen (PCOS, Endometriose, Eierstockzysten oder Primäre Ovarialinsuffizienz), maskieren Sie damit nur die Ursachen, statt sie zu behandeln. Sobald Sie die Pille absetzen, machen Ihre Zyklen wieder weiter wie zuvor. Außerdem kann die Antibabypille bis mehrere Monate nach dem Absetzen eine der folgenden Störungen auslösen:

Temperatur

- vermeintliche »Hochlage«
- große Abweichungen zwischen Temperaturen und Sekretkonsistenz

Zervixsekret

- Ausbleiben des typischen Eiklar-Sekrets beim Eisprung; unverändertes Grundmuster der Unfruchtbarkeit (BIP), selbst dann, wenn der Eisprung erfolgt
- ständig »fruchtbar« wirkendes wässriges oder milchiges Sekret
- unvorhersehbares Auftreten verschiedener Arten von Zervixsekret

Lutealphase

- verkürzte Lutealphase (Hinweis auf einen unphysiologischen Eisprung)

Blutung

- massivere Menstruationen als unter der Pille
- unregelmäßige präovulatorische Blutungen, Schmierblutungen in der Lutealphase
- nach dem Eisprung geringe Menstruation

Die Zyklen einer Frau kehren nach dem Absetzen der Pille oder anderer Hormonpräparate meist zum gleichen Schema wie vor der Behandlung zurück. Wie lange das allerdings dauert, ist individuell verschieden. Bei manchen normalisieren sich die Zyklen fast sofort, bei den meisten vergehen ein paar Monate, und bei anderen viele Monate bis Jahre (vor allem nach Depotspritzen sind bis zu ein, zwei Jahre keine Seltenheit). Die Dauer ist abhängig von der Art und Dosierung der Hormone, der physiologischen Konstitution der Frau und von eventuellen Störungen, die vor der Behandlung vorlagen.

Bei jungen oder sehr schlanken Frauen (vor allem, wenn sie unter den Hormonen abgenommen haben) dauert der Abbau der Hormone oft länger, und bei ihnen normalisieren sich die Zyklen erst nach Monaten wieder. Waren die Zyklen vor den Hormonen unregelmäßig, sind sie es in den meisten Fällen auch nach der Behandlung wieder.

Nach der Normalisierung können auch einige Monate lang verkürzte Lutealphasen auftreten, das heißt, nach dem Temperaturanstieg dauert die »Hochlage« weniger als zehn Tage.

Nach dem Absetzen der Hormone, aber vor dem Wiederauftreten des typischen »fruchtbaren« Zervixsekrets, ist das Sekret manchmal eher milchartig. Er kann auch klebrig und zugleich nass sein, oder auch gar nicht mehr die klassischen »fruchtbaren« Eigenschaften erreichen, denn die Pille schädigt die Zervixkrypten, die das Sekret bilden. Bei den meisten Frauen klingen solche Anomalien aber nach und nach wieder ab, bis die Zyklen in etwa zum selben Muster zurückkehren wie vor der Hormonbehandlung.

Kurz nach dem Absetzen der Pille sind die Beobachtungen Ihres Zervixsekrets wahrscheinlich sehr verwirrend. Ich weise noch einmal *dringend* darauf hin: Keine Frau, die gerade mit dem Führen von FAM-Tabellen anfängt oder nach einer längeren Pause unter Hormonen wieder damit beginnt, sollte sich zur Verhütung allein auf diese Methode verlassen, bevor sie nicht ganz sicher ist, dass sie ihre Fruchtbarkeitszeichen korrekt deuten kann.

Allen, die nach Absetzen der Pille schwanger werden möchten, rate ich, ein paar Monate zu warten, bis die Hormone aus dem Körper verschwunden sind. Fragen Sie Ihren Frauenarzt, was er in Ihrem persönlichen Fall anhand Art und Dosierung Ihrer Medikamente empfiehlt.

FAM-TABELLEN IM ÜBERBLICK

Der Zeitaufwand für die Tabellenführung ist im Verhältnis zu ihren Vorteilen minimal. Im Folgenden fassen wir die Aspekte für das Beobachten und Aufzeichnen der Fruchtbarkeitszeichen zusammen. Ein Lesezeichen an dieser Stelle des Buchs ist daher zu empfehlen.

Das Zervixsekret beobachten

1. Beobachten Sie Ihr Zervixsekret ab dem ersten Tag nach dem Ende der Menstruation.
2. Konzentrieren Sie sich darauf, wie sich Ihre Scheide im Tagesverlauf anfühlt – klebrig, feucht, nass und »glitschig«?
3. Untersuchen Sie das Sekret jedes Mal, wenn Sie zur Toilette gehen, und machen Sie auf dem Weg dorthin Beckenbodenübungen.
4. Schauen Sie sich das Sekret mindestens dreimal am Tag an.
5. Beim Begutachten des Sekrets sollten Sie nicht sexuell erregt sein.
6. Nehmen Sie vor und nach dem Wasserlassen ein Blatt Toilettenpapier, und wischen Sie von vorn nach hinten.
7. Achten Sie darauf, wie das Papier über Schamlippen und Damm gleitet. Fühlt es sich trocken, geschmeidig oder »glitschig« an?
8. Nehmen Sie das Sekret mit Daumen und Mittelfinger vom Papier, und betasten Sie es. Konzentrieren Sie sich darauf, wie es sich anfühlt: Trocken? Klebrig? Cremig? »Glitschig« wie Eiklar?
9. Dehnt sich das Sekret, während Sie es auseinanderziehen?
10. Prüfen Sie mehrmals täglich Ihre Unterwäsche. Achten Sie auf kreisrunde Flecken.
11. Den Unterschied zwischen Zervixschleim und anderen Scheidensekreten erkennen Sie mit einem einfachen Trick: Zervixschleim bildet in einem Glas Wasser einen Klumpen, der zu Boden sinkt.
12. Achten Sie auf Beschaffenheit und Menge des Sekrets (Farbe, Durchsichtigkeit, Konsistenz, Dehnbarkeit und vor allem »Glitschigkeit«).
13. Am leichtesten fließt Sekret, während Sie auf der Toilette pressen.
14. Um die fruchtbarste Zeit herum bildet das Zervixsekret im Wasser oft Klumpen, die wie milchiger Marmor absinken.
15. Eine gute Zeit zum Prüfen des Zervixsekrets ist auch nach dem Sport oder nach dem Beckenbodentraining.

16. Je näher der Eisprung rückt, desto dünnflüssiger wird das Sekret, sodass der Fingertest nicht einfach ist. »Fruchtbares« Sekret fühlt sich »glitschig« an.
17. Unterscheiden Sie zwischen Sperma und »fruchtbarem« Zervixsekret. Letzteres ist meist klar, glänzend und spinnbar, während Sperma gummiartige weißliche Streifen oder »glitschigen« Schaum bildet. Machen Sie im Zweifel in der Tabelle ein Ausrufezeichen.

Das Zervixsekret in der FAM-Tabelle beschreiben

1. Tag 1 ist der Tag, an dem die Menstruationsblutung einsetzt.
2. Vermerken Sie Ihr Zervixsekret wie in der folgenden Kurve.
3. Notieren Sie das fruchtbarste/nasseste Sekret des Tages, selbst wenn sich die Scheide bis auf diese eine Beobachtung trocken anfühlte.
4. Vermerken Sie das nasseste Scheidengefühl des Tages.
5. Vermerken Sie mögliches Sperma oder Spermizid als Fragezeichen in der Zervixsekret-Zeile.

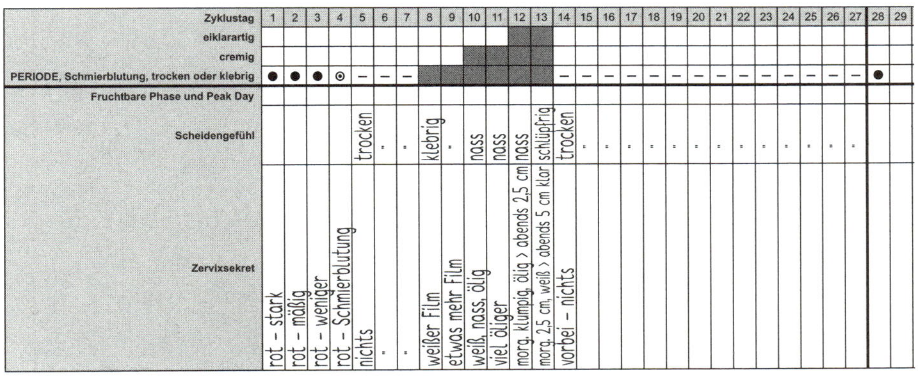

Typisches Zervixsekret-Muster

Den »Peak Day« identifizieren

1. Der »Peak Day« ist der *letzte* Tag entweder:

   mit Eiklar-Sekret oder mit »glitschigem« Scheidengefühl.
2. Bildet sich kein eiklarartiges Sekret, dann zählt der letzte Tag mit dem nassesten Sekret als »Peak Day«.

3. Tritt nach dem »Peak Day« ein, zwei Tage lang cremiges Zervixsekret auf, ist der »Peak Day« dennoch der letzte Tag mit Eiklar-Sekret oder »glitschiger« Scheide.
4. Der »Peak Day« ist leicht zu ermitteln, weil danach das Sekret trocken wird.
5. Haben Sie Ihren »Peak Day« erkannt, dann markieren Sie ihn in der entsprechenden Zeile der Kurve als »PK«.

Die Morgentemperatur messen

1. Messen Sie immer sofort nach dem Aufwachen.
2. Messen Sie immer zur gleichen Uhrzeit plus/minus eine Stunde.
3. Messen Sie mit einem digitalen Thermometer, bis es piepst (meist nach 60 Sek.), mit einem mechanischen Basalthermometer (5 Min.).
4. Messen Sie oral. Falls Sie damit keine klaren Kurven erhalten, messen Sie vaginal, aber bleiben Sie im Zyklusverlauf stets bei einer Methode.
5. Zeigt Ihr digitales Thermometer keinen klaren Temperaturanstieg an, lassen Sie es nach dem Piepsen noch ein, zwei Minuten im Mund.

Die Messwerte in die Temperaturkurve eintragen

1. Wann genau am Tag Sie Ihre Messwerte in die Tabelle eintragen, spielt keine Rolle.
2. Liegt der Wert bei einem analogen Thermometer zwischen zwei Zahlen, nehmen Sie den unteren Wert.
3. Tragen Sie die Werte ein, und verbinden Sie sie mit einer Linie.
4. Stress, Krankheit, Reisen oder auch Umzüge gehören in die Zeile »Bemerkungen«. Vermerken Sie auch frühere oder spätere Messzeiten.
5. Wirken die Werte unsystematisch, dann messen Sie mindestens einen Zyklus von Periode zu Periode vaginal.
6. Kommt Ihnen ein Wert seltsam vor, wenden Sie die Faustregel von Seite 94 an und warten mit der Verbindungslinie bis zum nächsten Tag. Lassen Sie Ausreißer aus, und ziehen Sie eine gestrichelte Linie zu den normalen Werten rechts und links.

Die Schwellenlinie einzeichnen

1. Sobald Sie nach Ende Ihrer Periode nasses Sekret bemerken, achten Sie darauf, ob die Temperatur höher liegt als die sechs vorigen Werte.
2. Markieren Sie den ersten Tag, an dem der Wert mindestens 0,2 °C über den *höchsten* Werten der vorangegangenen sechs Messtage liegt.
3. Kennzeichnen Sie die letzten sechs Werte vor dem Anstieg.
4. Zeichnen Sie die Schwellenlinie 0,1 °C über dem *höchsten* Wert des markierten Sechsermusters vor dem Anstieg ein.

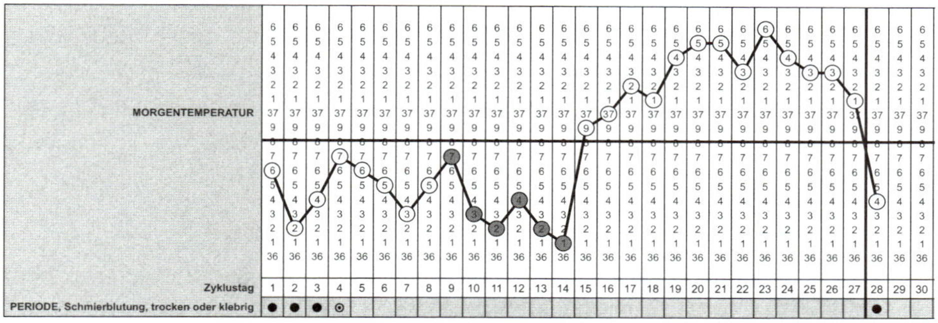

Barbaras FAM-Tabelle. Standardmuster mit Schwellenlinie. Barbara bemerkte den Temperaturanstieg erstmals an Tag 15. Von dort zählte sie sechs Tage zurück, markierte diese Gruppe von Messwerten und zeichnete die Schwellenlinie bei 36,8 (also knapp über dem höchsten Wert der Gruppe 36,7 an Tag 9). Dieser Zyklus war 27 Tage lang.

Die Zervix beobachten

1. Untersuchen Sie die Zervix mindestens einmal täglich nach dem Ende der Menstruation.
2. Schneiden Sie Ihre Fingernägel kurz, und waschen Sie sich vorher immer die Hände mit Seife.
3. Halten Sie möglichst immer etwa die gleiche Tageszeit ein.
4. Setzen Sie sich bei der Untersuchung am besten in die Hocke.
5. Testen Sie mit dem Mittelfinger, und beurteilen Sie SHOW:

   Soft (weich oder fest? Wie ist die Beschaffenheit?)
   Height (Höhe; niedrig oder hoch?)
   Opening (Öffnung; geschlossen oder offen?)
   Wetness (Feuchte; nichts/klebrig/cremig/eiklarartig?)

6. Bei Frauen, die vaginal entbunden haben, ist der Muttermund immer ein wenig offen.
7. Am besten beginnen Sie mit den Selbstuntersuchungen, wenn das nasse, »fruchtbare« Zervixsekret in den Tagen vor dem Eisprung zunimmt.
8. Wundern Sie sich nicht, wenn Sie Nabothsche Zysten am Muttermund ertasten.
9. Untersuchen Sie Ihre Zervixlage nicht, falls Sie wunde Stellen an den Genitalien oder eine Scheideninfektion haben.
10. Mit etwas Übung können Sie die täglichen Untersuchungen pro Zyklus auf etwa eine Woche vom ersten Tag des »fruchtbaren« Zervixsekrets bis zum Temperaturanstieg beschränken.
11. Konzentrieren Sie sich ggf. nur auf ein oder zwei Zervixmerkmale.

Die Zervixlage dokumentieren

1. Den Muttermund mit einem Kringel darstellen.
2. Die Zervix verändert sich von niedrig, geschlossen und fest vor dem Eisprung zu hoch, offen und weich um den Eisprung, wie in der folgenden Tabelle.

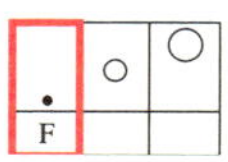

= niedrig, geschlossen und fest (F)

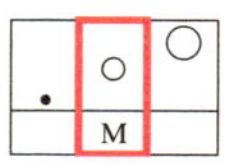

= halbwegs, teilweise offen und mittelfest (M)

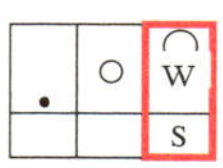

= hoch, offen und weich (W)

JETZT SIND SIE ÜBER DIE FAM IM BILDE

Herzlichen Glückwunsch! Wenn Sie dieses Kapitel verstanden haben, können Sie Ihr Wissen anwenden, um eine Schwangerschaft zu verhüten, um schwanger zu werden oder um einfach Ihre Gesundheit selbst in die Hand zu nehmen!

ANDERE METHODEN, ANDERE TABELLEN

Wenn Sie Mühe haben, sich die in diesem Buch vorgestellten Grundprinzipien zu merken, empfehle ich Ihnen dringend die Teilnahme an einem Kurs zum Thema Familienplanung oder ein Gespräch mit einer NFP-Beraterin. Auf Seite 473 finden Sie Links zu qualifizierten Experten.

TEIL 3

AKTIV AUF DIE EIGENE GESUNDHEIT ACHTEN

KAPITEL 7

Anovulation (fehlender Eisprung) und unregelmäßige Zyklen

Wir sind keine Barbie-Puppen. Die Modemacher mögen uns einreden, wir müssten allesamt Gardemaß haben und gertenschlank sein, aber in Wirklichkeit gibt es enorme Unterschiede zwischen Frauen. Das gilt auch für das Ammenmärchen, bei allen Frauen sei der Zyklus 28 Tage lang, und der Eisprung erfolge am 14. Tag.

Menstruationszyklen schwanken nicht nur in ihrer Länge, sondern auch je nach den Lebensumständen. Es gibt Phasen, in denen erfolgt der Eisprung mehrere Monate lang nur hin und wieder, so etwa in der Adoleszenz, nach dem Absetzen der Pille, während der Stillzeit oder kurz vor der Menopause. Außerdem können Zyklen auch aufgrund vorübergehender Umstände wie Krankheit, Reisen, Stress oder Leistungssport variieren. Das Führen von FAM-Tabellen bietet den Vorteil, dass Sie den Überblick behalten und über die Abläufe in Ihrem Körper Tag für Tag Bescheid wissen, ganz gleich, was ringsum gerade geschieht.

Was also ist ein unregelmäßiger Zyklus? Wie Sie schon wissen, gelten Zyklen mit 21 bis 35 Tagen als normal, es sei denn, Sie bemerken begleitende Störungen. Sie sollten Ihren Frauenarzt aufsuchen, falls Ihre Zyklen viel kürzer oder länger sind oder mit unverhältnismäßig starken Blutungen einhergehen. Generell ist die Art der Menstruation nach dem Eisprung relativ einheitlich. Sind Ihre Zyklen unregelmäßig und die Blutungen mal leicht, mal stark, mal rot, mal bräunlich, mit Gerinnseln und manchmal ohne, deutet das oft darauf hin, dass der Eisprung nicht normal erfolgt oder ausbleibt. Das spiegelt sich auch in den Fruchtbarkeitszeichen. Nachfolgend die wichtigsten Unterschiede:

Typischer Zyklus: Normalerweise bereitet sich Ihr Körper frühzeitig und relativ vorhersagbar auf den Eisprung vor. Nach der Periode haben Sie unter dem Einfluss steigender Östrogen-Spiegel meist mehrere Tage lang kein oder vielleicht klebriges Zervixsekret, gefolgt von einer mehrtägigen

Zunahme des nasseren und »fruchtbaren« Zervixsekrets. Nach dem Eisprung wird die Scheide rasch wieder trocken, bis sich das Muster im nächsten Menstruationszyklus wiederholt.

Anovulatorische Phase: Als anovulatorische Phase (wird durch Untergewicht, Stillen oder Prämenopause ausgelöst) bezeichnet man eine Zeitspanne mit verzögertem Eisprung. Dabei kann es theoretisch bis zu einem Jahr oder sogar länger dauern, bis der Östrogen-Spiegel endlich hoch genug ist, um den Follikelsprung auszulösen. Es geht dabei quasi immer zwei Schritte vor und wieder einen Schritt zurück, denn der Körper strengt sich fortwährend an, eine Eizelle freizusetzen, bis es dann irgendwann endlich klappt, wie das nachfolgende Diagramm zeigt.

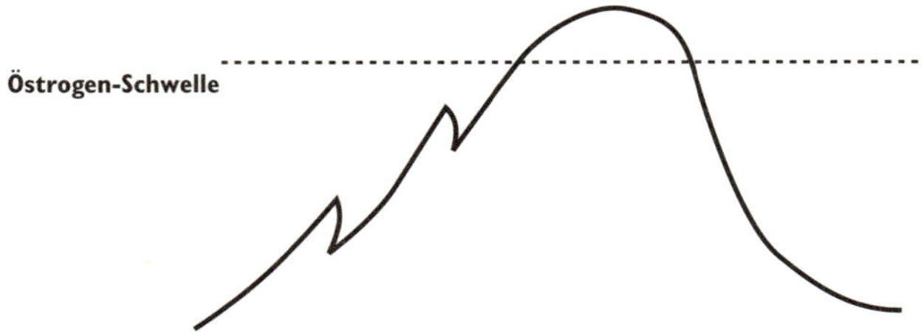

In dieser Phase bemerken Sie wahrscheinlich »intermittierendes« Zervixsekret, also anstelle des normalen Zyklusverlaufs eine Abfolge von nassem Zervixsekret mit trockeneren Tagen dazwischen.

Dieses Kapitel beschäftigt sich damit, was im Körper in diesen untypischen Phasen vor sich geht, wenn kein oder nur sporadisch ein Eisprung erfolgt. In Kapitel 9 erfahren Sie, wie Sie Ihren Hormonhaushalt ins Gleichgewicht bringen können, um den Follikelsprung zu unterstützen. In Anhang J wird diskutiert, wie Sie die FAM in der anovolutorischen Phase zur Verhütung einsetzen.

PHASEN DER ANOVULATION ODER UNREGELMÄSSIGER ZYKLEN IM LEBEN EINER FRAU

Adoleszenz

Heutzutage bekommt ein junges Mädchen seine erste Regel im Alter zwischen zehn und 16 Jahren. Das Durchschnittsalter liegt bei 12,5 Jahren. Doch das Einsetzen der Periode heißt noch nicht, dass in jedem Zyklus auch eine Eizelle freigesetzt wird. Die Menstruationszyklen von Teenagern sind typischerweise unregelmäßig, weil ihre Östrogen-Spiegel noch nicht eingespielt sind. Dieser allmähliche Prozess kann sich über mehrere Jahre hinziehen, während das Hormonsystem heranreift. In dieser Zeit unterliegen die Zyklen junger Mädchen oft erheblichen Schwankungen mit vielen anovulatorischen Phasen.

Absetzen der Pille

Viele Frauen möchten die FAM lernen, weil die vielen Nebenwirkungen der Antibabypille sie frustrieren. Das Spektrum reicht hier von Kopfschmerzen über Gewichtszunahme bis hin zu Zwischenblutungen.

Als Gesundheitsberaterin ist meine Sorge dabei vor allem die, dass man Frauen routinemäßig die Pille verschreibt, um ihre Zyklen zu »regulieren«, ohne aber die wahre Ursache für die Unregelmäßigkeiten abzuklären. Das kann zum Problem werden, denn nach dem Absetzen der Pille kehren die Zyklen meist zum vorherigen Schema zurück. Nimmt eine Frau die Pille also ab dem 23. Lebensjahr zur Regulierung des Zyklus und setzt sie mit 33 Jahren ab, um schwanger zu werden, stellt sie zu ihrem Schrecken fest, dass nicht nur ihre Zyklen wieder genauso unregelmäßig sind wie vor der Einnahme der Pille, sondern obendrein zehn Jahre ins Land gegangen sind und sie womöglich an einer Störung wie PCOS leidet, die man hätte längst behandeln können.

Die tückische Kaschierung potenzieller Fruchtbarkeitsstörungen durch die Pille ist so besorgniserregend, dass jede Frau vor der Einnahme über diesen möglichen Nachteil Bescheid wissen sollte. Für alle unter Ihnen, die gerade ein hormonelles Verhütungsmittel abgesetzt haben und jetzt die FAM praktizieren möchten, bespreche ich auf Seite 104 ausführlich, womit Sie rechnen müssen.

Schwangerschaft und Stillzeit

Schwangere oder stillende Mütter empfinden die Tatsache, dass ihre Periode in dieser Zeit ausbleibt, als angenehmen Nebeneffekt. Natürlich ist es von der Natur sinnvoll eingerichtet, dass nach der Empfängnis die Befruchtung einer weiteren Eizelle physiologisch ausgeschlossen ist. Sobald eine Schwangerschaft vorliegt, erfolgt der nächste Eisprung frühestens nach der Entbindung.

Auch wenn eine Mutter »auf Abruf« stillt, also jedes Mal die Brust gibt, wenn ihr Baby schreit, findet monatelang, oft bis zu etwa einem Jahr nach der Geburt kein Eisprung statt. Der Grund ist, dass das Baby beim Saugen die Bildung des Hormons Prolaktin anregt, das indirekt die für eine Ovulation unerlässlichen FSH- und LH-Spiegel unterdrückt. Damit dieser Effekt allerdings sicher eintritt, muss das Baby Tag und Nacht regelmäßig angelegt werden.

Bei vielen stillenden Muttern bleibt der Eisprung etwa ein Jahr oder länger aus. In dieser Zeit bleibt das jeweilige Grundmuster der Unfruchtbarkeit (BIP) mit trockenem oder klebrigem Sekret oder einer Kombination von beidem Tag für Tag bestehen. Dass zunächst meist kein nasses Zervixsekret auftritt, liegt daran, dass die indirekt vom Prolaktin niedrig gehaltenen Östrogen-Spiegel die Bildung des »fruchtbaren« Zervixsekrets verhindern. Stillende sollten daher gut auf den Umschlagspunkt in der Beschaffenheit des Sekrets achten. Er zeigt an, dass der Eisprung bald wieder einsetzt. Falls Sie die FAM in diesen Phasen zur Verhütung einsetzen möchten, lesen Sie Anhang I und J, denn während der Stillzeit sind die Muster der Zyklen oft nur schwer oder gar nicht zu erkennen.

Prämenopause

Als Wechseljahre (Menopause) bezeichnet man die Phase im Leben einer Frau, in der ihr Körper die Ovulation einstellt und damit auch die Regelblutung ausbleibt. Meist erfolgt das mit Anfang fünfzig, doch oft liegt davor eine Phase von bis zu zehn Jahren. Schon rund 13 Jahre vor der letzten Periode nimmt die Fruchtbarkeit drastisch ab. Während der Prämenopause vor den eigentlichen Wechseljahren weisen die Zyklen oft andere Rhythmen auf als vorher. Aufgrund der kürzeren Lutealphase sind sie anfangs meist kürzer, später werden sie immer länger, weil der Eisprung nur noch ab und zu stattfindet. Zum Schluss stellt der Körper die Zyklen ganz ein. Überstanden hat eine Frau ihre Wechseljahre meist, wenn sie ein Jahr lang keine Periode mehr hatte. Wie in der Stillzeit sind Zyklen in der Prämenopause oft kapriziös. Falls Sie die FAM in diesen Jahren zur Verhütung einsetzen möchten, lesen Sie bitte Kapitel 22 und Anhang J.

WAS IST DER UNTERSCHIED ZWISCHEN EINEM ANOVULATORISCHEN ZYKLUS UND ANOVULATION?

Ein »anovulatorischer Zyklus« ist eine vorübergehende Erscheinung, die bei den meisten Frauen hin und wieder auftritt. Wenn Sie beispielsweise unmittelbar vor dem Eisprung Fieber bekommen, verhindert dies die Ausstoßung der Eizelle. Vielleicht haben Sie auch eine strenge Diät gemacht, und ihr Eisprung blieb währenddessen in der Warteschleife, oder waren sieben Wochen als Rucksacktourist unterwegs, und der Eisprung setzte erst nach der Rückkehr von der stressigen Reise wieder ein. Unter »Anovulation« dagegen versteht man, dass der Eisprung monatelang ausbleibt und sich manchmal nicht wieder einstellt. Das kann alle möglichen Gründe haben, von Stillen und Untergewicht bis hin zu Gesundheitsstörungen wie PCOS oder Schilddrüsenunterfunktion.

EISPRUNGRÄTSEL FÜR FAM-FANS

Was ist der Unterschied zwischen einem Zyklus mit Eisprung, aber ohne Menstruation, und einem Zyklus mit Menstruation, aber ohne Eisprung? Denken Sie bitte einen Augenblick darüber nach.

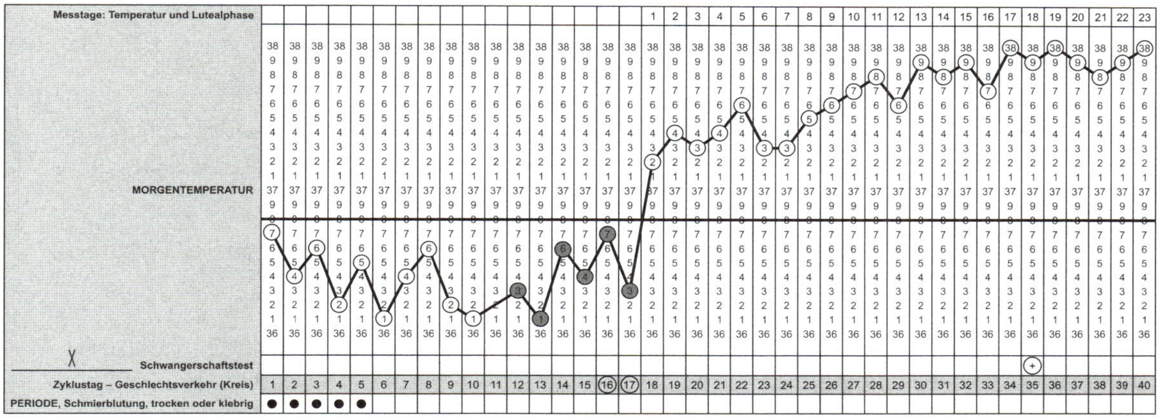

Sabrinas Tabelle. Typisches Temperaturmuster bei Schwangerschaft. Hier fand der Eisprung höchstwahrscheinlich an Tag 17 statt, denn am nächsten Morgen stieg die Temperatur an. Dass Sabrinas Kurve ab dem Anstieg an mehr als 18 Tagen eine »Hochlage« zeigt, bestätigt die Schwangerschaft. Siehe Kapitel 13.

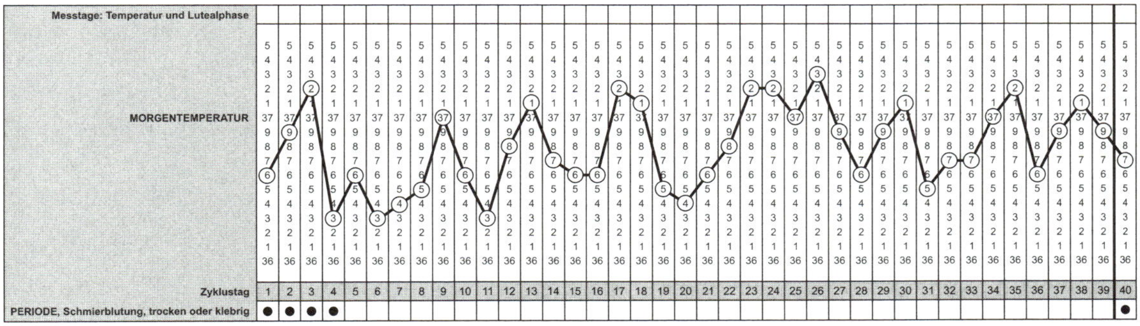

Skylars Tabelle. Typisches Temperaturmuster bei ausbleibendem Eisprung. Da bei Skylar kein Temperaturanstieg und deshalb kein Eisprung erfolgt, ist die an Tag 40 einsetzende Blutung streng genommen keine Menstruation, sondern eine anovulatorische Blutung.

Lösung: Im ersten Fall ist die Frau wahrscheinlich schwanger, im zweiten Fall durchläuft sie einen anovulatorischen Zyklus. Die beiden FAM-Tabellen oben zeigen, dass beide Szenarien in den Aufzeichnungen ganz verschieden aussehen.

EIN WEITERES ARGUMENT FÜR FAM-TABELLEN

Ohne FAM-Aufzeichnungen glauben Frauen in anovulatorischen Zyklen oft, sie würden ganz normal menstruieren. Warum kommt es zu einer Blutung, obwohl gar kein Eisprung erfolgt ist? Der Grund dafür ist, dass weiterhin Östrogen produziert und die Gebärmutterschleimhaut (*Endometrium*) aufgebaut wird, ohne aber die Schwelle zu erreichen, die den Eisprung auslöst. In diesem Fall können zwei Umstände vorliegen, die eine Regelblutung vortäuschen:

- Der Östrogen-Spiegel baut sich langsam bis zu einem Punkt unterhalb der Schwelle auf und fällt dann ab. Es kommt zu dabei einer »Entzugsblutung« aufgrund von Östrogen-Mangel.
- Häufiger noch baut sich die Gebärmutterschleimhaut über längere Zeit langsam immer weiter auf, bis es irgendwann so dick ist, dass es in sich zusammenfällt. Da auch kein Progesteron da ist, um es zu erhalten, wird es abgestoßen. Es kommt zu einer »Durchbruchblutung« aufgrund von Östrogen-Mangel.

In beiden Fällen könnten Sie ohne FAM-Tabellen glauben, es handle sich um eine normale Regelblutung, auch wenn Ihnen auffällt, dass die Blutung anders beschaffen ist als gewöhnlich. Der Blutfluss ist oft ungewöhnlich schwach oder aber sehr stark. Hinzu kommt das untypische Timing der Blutung. Sie bringt die Zykluslänge und damit auch die FAM-Tabelle völlig durcheinander.

HÄUFIGE AUSLÖSER ZEITWEISER ANOVULATION ODER UNREGELMÄSSIGER ZYKLEN

Nachfolgend schildere ich einige Umstände, die einen Eisprung vorübergehend oder auch für längere Zeit verhindern können:

Krankheit

Nicht jede Erkrankung wirkt sich gleich auf den Zyklus aus, aber falls doch, hängt das Ausmaß meist davon ab, in welcher Zyklusphase man sich gerade befindet. Wird man vor dem Eisprung krank, kann sich dieser verzögern oder sogar ausbleiben. Nach dem Eisprung hat eine Erkrankung kaum Auswirkungen auf den Zyklus, da die Lutealphase meist eine konstante Länge von zwölf bis 16 Tagen hat, die gerade nicht durch äußere Faktoren wie Krankheit, Reisen oder Sport beeinflusst wird. Bei jeder Frau weist die Lutealphase eine konsistente Länge auf, die maximal um ein, zwei Tage schwankt.

Dennoch liefert die Beobachtung der Zervix und der sekundären Fruchtbarkeitszeichen gerade in diesen Zeiten wichtige Anhaltspunkte, ob das Fieber sich auf Zyklus und Eisprung ausgewirkt hat oder nicht. Falls Sie die FAM-Kurven zur Empfängnisverhütung führen, müssen Sie in solchen unklaren Situationen natürlich beim Sex doppelt vorsichtig sein.

Ovarialzysten

Eierstockzysten sind eine der gängigsten Ursachen für eine vorübergehende Anovulation und Zyklusunregelmäßigkeit. Bleibt der Eisprung aus, hat sich die Zyste meist in der ersten Zyklushälfte entwickelt, bei unregelmäßigen Zyklen eher in der Lutealphase. So oder so sind Eierstockzysten meistens harmlos. Im nächsten Kapitel erfahren Sie mehr darüber.

Reisen

Reisen sind berüchtigt dafür, den Zyklen zu stören. Gibt es etwas Schöneres, als in blütenweißen Hosen über die Champs-Élysées in Paris zu flanieren und auf einmal...Bingo: Menstruation! Viele Frauen können glücklicherweise auch im Urlaub die Uhr nach ihren Zyklen stellen. Viele müssen auf alles gefasst sein.

So herrlich Ferien für uns sind, so stressig sind sie oftmals für unseren Körper. Bei vielen Frauen werden die Zyklen durch den verzögerten Eisprung extrem lang, bei anderen findet der Eisprung überhaupt nicht statt, und die Periode bleibt aus. Auch in diesen Fällen können Sie anhand Ihrer Zyklustabellen leichter nachverfolgen, was in Ihrem Körper vor sich geht.

Denken Sie aber daran, dass es besonders auf Reisen sinnvoll ist, alle drei Fruchtbarkeitszeichen genau zu beobachten, um Unklarheiten aufgrund der außergewöhnlichen Situation von Vornherein besser im Blick zu haben. Achten Sie vor allem auf Faktoren, die Ihre Temperatur beeinflussen können.

Meine Zimmergenossin am College stellte vor Jahren den mutmaßlichen Weltrekord in reiseabhängiger Anovulation auf. Cathy ging für ein knappes Jahr zum Studium nach England. Sie hatte ihre Periode, bevor sie in London eintraf, dann in den zehn Monaten dort nicht ein einziges Mal, aber dann wieder unmittelbar nach ihrer Heimkehr in die USA!

Sport

Auch sportliche Leistungen können den Eisprung verzögern oder sogar verhindern. Davon sind jedoch weniger die Frauen betroffen, die sich in ihrer Freizeit regelmäßig und im normalen Maß sportlich betätigen, sondern in erster Linie Leistungssportlerinnen mit einem sehr niedrigen Körperfettanteil wie zum Beispiel Läuferinnen, Schwimmerinnen, Turnerinnen oder Tänzerinnen, insbesondere Balletttänzerinnen. Die wissenschaftlichen Studien zu diesem Thema sind allerdings nicht besonders schlüssig, denn es gelingt offenbar nicht, die Auswirkungen des Körperfettanteils von anderen Faktoren wie körperlichem und emotionalem Stress, Ernährung und dem Schilddrüsenstoffwechsel zu trennen. Alle diese Faktoren können die Zyklen beeinflussen.

Gewichtszunahme oder -abnahme

Um regelmäßige Zyklen mit einem Eisprung zu haben, sollte eine durchschnittliche Frau einen BMI *(Body-Mass-Index)* zwischen 20 und 24 oder einen Körperfettanteil von mindestens 22 Prozent haben. Ihren BMI können Sie im Internet unkompliziert errechnen.

Extrem dünne, vor allem aber magersüchtige Frauen haben oft überhaupt keine Regelblutungen. Durch den Mangel an Körperfett produzieren sie nicht genug Hormone, die für den Eisprung benötigt werden. Das trifft wie schon gesagt ebenfalls auf Leistungssportlerinnen zu, die manchmal aufgrund der Kombination von geringem Körperfettanteil und Wettkampfstress nicht menstruieren. Auch bei Frauen, die zehn bis 15 Prozent ihres Körpergewichts abnehmen (bzw. rund ein Drittel ihres Körperfetts), kann die Periode ausbleiben.

Unter meinen Patienten war ein Ehepaar aus Frankreich, das seit fünf Jahren vergeblich versuchte, schwanger zu werden. Das Paar bat mich um eine individuelle Beratung. Der Mann war Arzt, und ihm erschien ein öffentliches Seminar zu allgemein zu sein. Als beide mein Büro betraten, spürte ich gleich, wo ihr imdividuelles Problem liegen könnte.

Die Frau war hochgewachsen und extrem mager. Ich fragte sie, ob sie bereit sei, etwas Gewicht zuzulegen, um ihre Zyklen zu beeinflussen, aber sie lehnte jeglichen Fettanteil in ihrer Nahrung strikt ab. Beide beteuerten, sie hätten nicht die geringste Ahnung, warum sie nicht schwanger wurde, denn sie achte doch so sehr auf ihre Gesundheit. Als sie mir aber ihre Zyklen beschreiben sollte, erklärte sie, da sei nicht viel zu berichten, denn sie habe seit fünf Jahren ihre Regel nicht mehr gehabt!

Ich war sprachlos. Beide waren gebildet, der Mann obendrein Mediziner, doch sie hatten nicht die geringste Ahnung, warum die Frau nicht schwanger wurde – obwohl sie ja gar nicht menstruierte. Auf die Frage, warum sie glaubten, sie könne fruchtbar sein, obwohl sie all die Jahre gar keine Regelblutungen gehabt hatte, gaben sie mir eine verblüffende Antwort: Als sie Jahre zuvor verhüteten, habe ihr Hausarzt sie nach der Methode gefragt, und als sie ihm sagte, sie verhüte gar nicht, da sie ja keine Regelblutungen habe, hatte er ihr damals dringend empfohlen, trotzdem zu verhüten, denn – was ja richtig ist – es könne jederzeit ein Eisprung erfolgen. Aufgrund dieser Bemerkung glaubte sie, fruchtbar zu sein.

Ich konnte den beiden klarmachen, dass die Wahrscheinlichkeit einer Schwangerschaft je nach Zielsetzung unterschiedlich zu sehen ist. Ist keine Schwangerschaft erwünscht, müssen Frauen verhüten, wie ihr Arzt richtig sagte, weil der Eisprung immer vor der Menstruation erfolgt. Wünscht man sich aber ein Baby, bedeutet die ausbleibende Menstruation jedoch, dass auch kein Eisprung stattfindet. Dieser Fall zeigte mir eindrücklich, wie leicht das Risiko einer ungeplanten Schwangerschaft mit der geringen Möglichkeit einer Empfängnis bei Kinderwunsch verwechselt wird. Leider weiß ich nicht, was aus dem Paar wurde, weil sie kurz darauf nach Frankreich zurückgingen. Ich hoffe, dass sie zumindest die Anovulation in den Griff bekamen.

Im Fallbeispiel ging es um eine untergewichtige Frau. Am anderen Ende des Spektrums stehen bei der Problematik der Anovulation die übergewichtigen Frauen. Auch bei ihnen kann der Eisprung aussetzen. Wenn Sie jetzt denken: »Moment mal, gerade eben hat sie gesagt, das passiert Frauen, die zu dünn sind, und jetzt heißt es, es betrifft Frauen, die zu dick sind…?«, dann haben Sie völlig recht. So sind Frauenkörper nun einmal beschaffen! Zu viel an Fettgewebe produziert zu viel Östrogen und stört damit die normale Rückkopplung, die dem Follikel das Signal zur Reifung gibt.

Stress

Ein häufiger Auslöser gelegentlicher langer Zyklen ist Stress, und zwar körperlicher wie seelischer Art. Stört Stress den Zyklus, dann findet der Eisprung meist nicht verfrüht, sondern verzögert statt, und wie Sie wissen, bestimmt der Zeitpunkt der Ovulation die Zykluslänge: Je später der Termin des Eisprungs liegt, desto länger ist der Zyklus. Massiver Stress kann den Eisprung sogar komplett unterbinden, wie wir auf Seite 223 f. noch sehen werden.

MEDIZINISCHE URSACHEN FÜR ANOVULATION ODER UNREGELMÄSSIGE ZYKLEN

Über die genannten vorübergehenden Faktoren hinaus können einige unter Umständen gravierende Erkrankungen die Ovulation auf unbestimmte Zeit aussetzen. Viele dieser Ursachen lassen sich gut behandeln, aber bei allen sollte zunächst einmal die Ursache für die Anovulation oder unregelmäßigen Zyklen ärztlich abgeklärt werden.

Ganz gleich, ob Sie sich ein Baby wünschen oder nicht, empfehle ich, sich möglichst bald untersuchen zu lassen, falls Ihre Zyklen unregelmäßig sind. Sehr unregelmäßige Zyklen können auf eine Erkrankung hindeuten, die behandelt werden muss, weil sie Ihren Gesundheitszustand beeinträchtigt und sich zudem nachteilig auf Ihre Fruchtbarkeit auswirkt. Einerseits macht die Erkrankung es schwieriger, mit der Fruchtbarkeitsmethode effizient zu verhüten – und andererseits kann sie eine erwünschte Schwangerschaft verhindern. Auf jeden Fall sollte Ihr Arzt von diversen potenziellen Erkrankungen vor allem die nachfolgenden in Betracht ziehen.

Hypothyreose (Schilddrüsenunterfunktion)

Da zwischen der schleifenförmigen Schilddrüse im unteren Halsbereich und dem weiblichen Zyklus eine enge Verknüpfung besteht, gehört eine Unterfunktion der Schilddrüse immer zu den ersten Dingen, die bei anovulatorischen Zyklen in Betracht kommt. Da diese Erkrankung das hormonelle Gleichgewicht unmittelbar stören kann, besprechen wir es ausführlich in Kapitel 9.

Polyzystisches Ovarialsyndrom (PCOS)

Auch wenn Sie bisher noch nie vom Polyzystischen Ovarialsyndrom (PCOS) gehört haben, kennen Sie vermutlich jemanden, der daran leidet, oder Sie sind sogar selbst betroffen. PCOS gehört zu den häufigsten Ursachen von Anovulation und Zyklusunregelmäßigkeiten – rund zehn Prozent aller Frauen sind daran erkrankt. Da diese gravierende hormonelle Störung praktisch jedes Organ in Mitleidenschaft zieht, gehe ich im nächsten Kapitel ausführlich darauf ein. Merken Sie sich hier nur: Falls Ihre Zyklen sehr unregelmäßig sind, länger als 35 Tage dauern oder offenbar kein Eisprung stattfindet, sollten Sie sich untersuchen lassen, am besten von einem Facharzt für Reproduktions-Endokrinologie, der möglichst umgehend eine Therapie einleiten kann.

Endometriose

Bei dieser Erkrankung bildet sich Gebärmutterschleimhaut außerhalb der Gebärmutterhöhle und kann dort ganz unterschiedliche Symptome hervorrufen. Wie beim Polyzystischen Ovarialsyndrom (PCOS) kann die Endometriose unregelmäßige Zyklen bedingen, wenn auch nicht im selben Maße wie das PCOS. Wegen der Häufigkeit der Endometriose bespreche ich diese Erkrankung ausführlich im nächsten Kapitel.

Hyperprolaktinämie (erhöhte Prolaktinspiegel)

Prolaktin wird auch »laktotropes Hormon« genannt, weil es den Milchfluss im Körper stillender Mütter anregt. Außerdem ist Prolaktin daran beteiligt, während der Stillzeit den Eisprung zu unterdrücken. Gelegentlich weisen aber auch Frauen, die weder stillen noch überhaupt entbunden haben, erhöhte Prolaktinspiegel auf, die bei ihnen ebenfalls den Eisprung unterbinden. Die Ursache dafür kann ein gutartiger Tumor der Hypophyse sein. Auf jeden Fall lässt sich die Hyperprolaktinämie relativ gut behandeln.

Primäre Ovarialinsuffizienz (POI)

Manchmal bezeichnet man diese Störung als »vorzeitige Menopause«. Tatsächlich stellen bei der Primären Ovarialinsuffizienz die Eierstöcke bereits vor dem 40. Lebensjahr – manchmal sogar schon im Teenageralter – ihre Tätigkeit ein. Dennoch ist der Begriff irreführend, denn manchmal tritt die Störung nur teilweise auf, sodass die betroffenen Frauen weiterhin und immer wieder menstruieren. Allerdings sind die Zyklen unregelmäßig und hören irgendwann ganz auf.

Manchmal werden POI-Symptome durch eine verringerte Östrogen-Produktion ausgelöst, die mit unregelmäßigen Zyklen, Hitzewallungen oder Scheidentrockenheit eine Perimenopause vortäuscht. Bei manchen Frauen wird dabei der Geschlechtsverkehr aufgrund der dünneren Scheidenwände schmerzhaft. Bei der Primären Ovarialinsuffizienz sind zwei Faktoren von Bedeutung:

1. Die POI ist eine endokrine Störung mit gravierenden Folgen und muss vom Arzt abgeklärt werden. Da POI-Patientinnen selbst nicht genug Östrogen produzieren, bietet sich zur Vorbeugung von Osteoporose und Herz-Kreislauf-Erkrankungen eine Therapie mit Östrogen und Progestin mindestens bis zum 51. Lebensjahr an.

DIE RICHTIGE PERSPEKTIVE

Wie Sie sehen, gibt es viele Gründe, warum der Eisprung nicht in jedem Zyklus erfolgen muss. Manchmal kann dies mit bestimmten Lebensphasen wie der Adoleszenz, der Schwangerschaft, Stillzeit oder der Prämenopause zusammenhängen. Andere Gründe für einen fehlenden Eisprung wiederum beruhen auf vorübergehenden Umständen wie dem Absetzen von Hormonpräparaten, können aber ebenso auf übermäßigen Stress, Krankheit, Leistungssport, Unter- oder Übergewicht zurückzuführen sein.

Manchmal sind die Auslöser für Anovulation jedoch gravierende gesundheitliche Störungen. Wichtig ist es daher, dass anovulatorische Zyklen immer im richtigen Kontext gesehen werden. In manchen Fällen sind sie völlig normal und sogar vorhersehbar, in anderen Fällen weisen sie auf eine schwere Erkrankung wie PCOS oder POI hin. Auch wenn Sie das Gefühl haben, es liege eine ernsthafte Störung vor, helfen die FAM-Tabellen Ihnen und Ihrem Arzt, eine korrekte Diagnose zu stellen.

Da Anovulation und unregelmäßige Zyklen in den meisten Fällen auf einer Beeinträchtigung des Hormonhaushalts beruhen, zählen sie zu den relativ leicht behebbaren Fruchtbarkeitsstörungen, die sogar auf Naturheilmittel gut ansprechen. In Kapitel 9 erfahren Sie, wie Sie sie sich selbst behandeln können. In jedem Fall sollten Sie jedoch von Ihrem Arzt vorab abklären lassen, dass keine gravierendere Störung vorliegt.

FAM UND ANOVULATION

Wenn Sie die FAM in anovulatorischen Phasen zur Verhütung einsetzen möchten, müssen Sie sich darüber im Klaren sein, dass die Regeln unter diesen besonderen Umständen ein wenig komplizierter sind als im Normalfall, den ich in Kapitel 11 vorstelle.

Klar, ohne einen Eisprung sind Sie natürlich nicht fruchtbar. Paradoxerweise müssen Sie allerdings bei Anwendung der FAM zur Verhütung jeden Tag in Ihrem Zyklus so angehen, als befänden Sie sich noch in der prä-ovulatorischen Phase. Je nach Ihrem persönlichen anovulatorischen Muster kann das manchmal schwierig sein, muss es aber nicht.

In jedem Fall bitte ich Sie, zuerst einmal die Regeln für den Normalfall ab Seite 125 gründlich zu lesen. Sind Sie sicher, dass Sie sich in einer anovulatorischen Phase befinden, dann lesen Sie zusätzlich den Anhang J.

KAPITEL 8

Ovarialzysten, Endometriose, PCOS: Darüber sollten Sie Bescheid wissen!

Weiterlesen, wie man mit der FAM auf natürliche Weise eine Empfängnis verhütet oder im Gegenteil fördert, können Sie in Kapitel 11 ab Seite 163. In diesem Kapitel möchte ich Sie zuerst aber einmal über drei verbreitete Störungen informieren, über die Sie Bescheid wissen sollten. Unter Umständen merken Sie ja beim Führen Ihrer FAM-Tabellen, dass Sie selbst zu den Betroffenen zählen. Ein paar »Aha-Effekte« sind in diesem Kapitel vorprogrammiert. Falls Sie anhand Ihrer Tabellen Symptome der folgenden Störungen bei sich feststellen, sollten Sie sofort etwas unternehmen:

Die erste und zugleich häufigste Störung – **Ovarialzysten** – ist im Grunde harmlos. Falls Sie aber eine oder mehrere Eierstockzysten haben, ist es gut zu wissen, was zu tun ist, bevor die Zysten Schmerzen oder Probleme verursachen.

Die zweite Störung – **Endometriose** – tritt bei rund zehn Prozent aller Frauen auf und geht oftmals mit Symptomen einher, die jede Frau etwas anders empfindet. Während sich manche Frauen überhaupt nicht beeinträchtigt fühlen oder erst auf die Endometriose aufmerksam werden, wenn sie vergeblich versuchen, schwanger zu werden, leiden andere unter massiven Schmerzen. Der Auslöser der Schmerzen kommt durch die FAM-Tabellen ans Licht.

Die dritte Störung ist das **Polyzystische Ovarialsyndrom (PCOS)**. Davon betroffen sind zehn Prozent aller Frauen. Im Gegensatz zu den beiden anderen Störungen ist in diesem Fall bei feststehender Diagnose dringend eine umgehende Behandlung erforderlich, sonst drohen langfristige Gesundheitsrisiken.

OVARIALZYSTEN

Irgendwann im Leben haben die meisten Frauen Eierstockzysten, und in aller Regel sind diese harmlos und bilden sich spontan zurück. Sofern Sie keine FAM-Tabellen führen, bemerken Sie unter Umständen gar nichts davon.

Es gibt verschiedene Arten von Ovarialzysten. Die gängigsten nennt man funktionelle Zysten, weil sie im Rahmen der normalen Funktionen des Menstruationszyklus entstehen. Anstatt sich von selbst zurückzubilden, wachsen sie immer weiter. Einige dieser funktionellen Zysten können anovulatorische, unregelmäßige oder einfach »chaotische« Zyklen bedingen. Leider sind sich die Ärzte nicht einig, wie man die Zysten definiert und behandelt.

Ovarialzysten sind flüssigkeitsgefüllte Ausstülpungen an den Eierstöcken. Man unterscheidet sie meist nach der Zyklusphase, in der sie auftreten. Sie können in manchen Fällen recht hartnäckig sein, sind aber in aller Regel gutartig und verschwinden irgendwann von selbst. Verursachen sie jedoch Schmerzen, weil sie anschwellen, sich verdrehen, platzen oder bluten, müssen sie umgehend behandel werden. Ovarialzysten können chirurgisch entfernt werden. Das sollte jedoch der ultimative Schritt sein, denn jede Operation gefährdet durch mögliche Verwachsungen die Fruchtbarkeit.

Wenn Sie eine Schwangerschaft ins Auge fassen, sprechen Sie mit Ihrem Arzt, ob Sie abwarten, bis sich die Zyste vielleicht selbst aufgelöst hat, oder ob es andere Optionen zur Operation gibt. Um diese drei Arten funktioneller Zysten besser zu verstehen, sollten Sie sich zunächst eimal die normalen Abläufe rund um den Eisprung in der folgenden Abbildung ansehen.

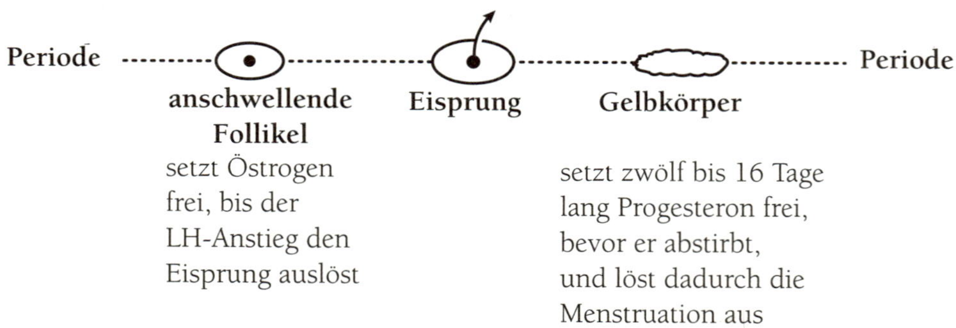

Funktionelle Ovarialzysten

Die Zysten dieser Kategorie beruhen wie gesagt auf Störungen der normalen Abläufe im Menstruationszyklus. Sie haben deshalb logischerweise eine hormonelle Ursache. Sie können einmal oder aber auch häufig auftreten.

Follikelzyste

Bei dieser Zystenart wächst der Follikel um die Eizelle vor dem Eisprung heran, aber statt wie sonst zu platzen und die Eizelle freizugeben, vergrößert er sich zur Zyste und umschließt weiterhin die Eizelle, sodass kein Eisprung erfolgen kann.

Auswirkung auf die FAM-Tabelle

Möglicherweise produzieren Sie noch wochenlang eiklarartiges, nasses Sekret, ohne dass es jedoch zum Temperaturanstieg kommt, der einen erfolgten Eisprung anzeigen würde. Irgendwann bekämen Sie am Schluss des anovulatorischen Zyklus eine Durchbruchblutung (statt einer echten Periode). Der Tag, an dem erstmals Blut auftritt, wäre Tag 1 des neuen Zyklus.

Behandlungsmöglichkeiten

Follikelzysten verschwinden meist von selbst wieder, oft bis Tag 5 der nächsten »Periode« (die genau genommen keine ist, weil kein Eisprung erfolgt ist). Verursachen sie aber ständige Schmerzen im Unterbauch, ist eine Progesteron-Spritze meist die sinnvollste Behandlung. Das Hormon beendet die Vorherrschaft des Östrogens und löst meist nach drei bis fünf Tagen eine menstruationsähnliche Blutung aus. Die oft verschriebenen Antibabypillen haben keinen Effekt auf die zugrunde liegende Störung. Bei Operationen an den Eierstöcken sind wie schon gesagt Spätfolgen wie Verwachsungen möglich.

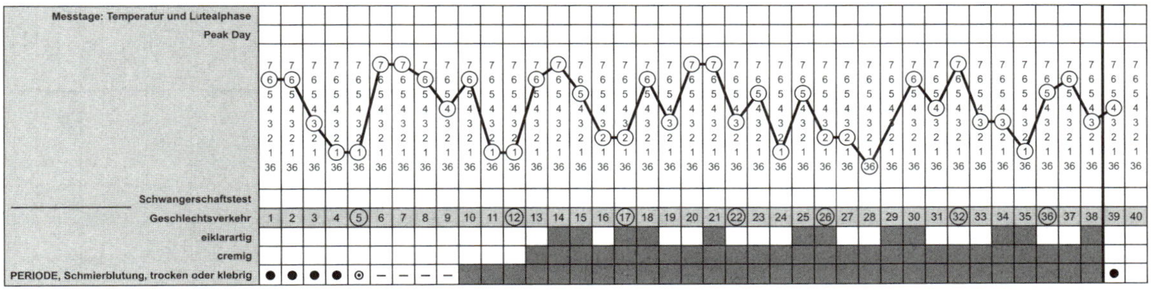

Chloes FAM-Tabelle. Follikelzyste. Chloes Zyklus wirkt bis zum mutmaßlichen »Peak Day« an Tag 15 normal. Danach kommt es jedoch weder ein bis zwei Tage später noch überhaupt zu einem Temperaturanstieg, der einen Eisprung bestätigen würde. Darüber hinaus beobachtet Chloe bis Tag 38 weiterhin Schleim, der wie »fruchtbares« Zervixsekret aussieht, und bekommt schließlich ihre »Periode«, die eigentlich eine anovulatorische Blutung ist. Zu einem Schwangerschaftstest bestand kein Anlass, weil der Eisprung im Zyklus ausblieb.

Luteinisierter unrupturierter Follikel (LUF)

Bei Ovarialzysten dieses Typs bereitet sich die reifende Eizelle auf den Eisprung vor, und auch der Follikel, in dem sie sich befindet, durchläuft die normalen Phasen, bildet sich zum Gelbkörper *(Corpus luteum)* zurück und sezerniert Progesteron. Doch auch hier bleibt die Eizelle im Follikel stecken, sodass im Endeffekt kein Eisprung erfolgt.

Auswirkung auf die FAM-Tabelle

Es wirkt so, als käme es zum Eisprung, vielleicht sogar zu einer Empfängnis, denn es liegt Zervixsekret in Eiklarqualität mit dem »Peak Day« vor, gefolgt von einem *irreführenden* Temperaturanstieg mit »Hochlage« für zwölf bis 16 Tage, und manchmal sogar noch länger, weil weiterhin Progesteron sezerniert wird.

Gerade diese Störung kann zur Fehleinschätzung verleiten, denn aufgrund der scheinbaren Indizien in der Tabelle und der verzögerten Periode könnten Sie annehmen, schwanger zu sein. Klarheit schafft ein HCG-Schwangerschaftstest um den 20. Tag der vermeintlichen post-ovulatorischen Lutealphase.

Behandlungsmöglichkeiten

Wie bei Follikelzysten erledigt sich ein luteinisierter unrupturierter Follikel (LUF) bis Tag 5 der nächsten »Periode« meist von selbst. Verursacht er aber Schmerzen, kann man ihn mit einer Progesteron-Injektion behandeln, die oft schon innerhalb einer Stunde Linderung verschafft. Auch in diesem Fall wird die Pille häufig zur Behandlung verschrieben, die aber die Ursache in diesem Fall ebenso wenig behebt wie bei den Follikelzysten. (Auf die Risiken einer Operation habe ich bereits hingewiesen.) Bei Kinderwunsch lesen Sie bitte auf Seite 271 über das Syndrom des luteinisierten unrupturierten Follikels nach.

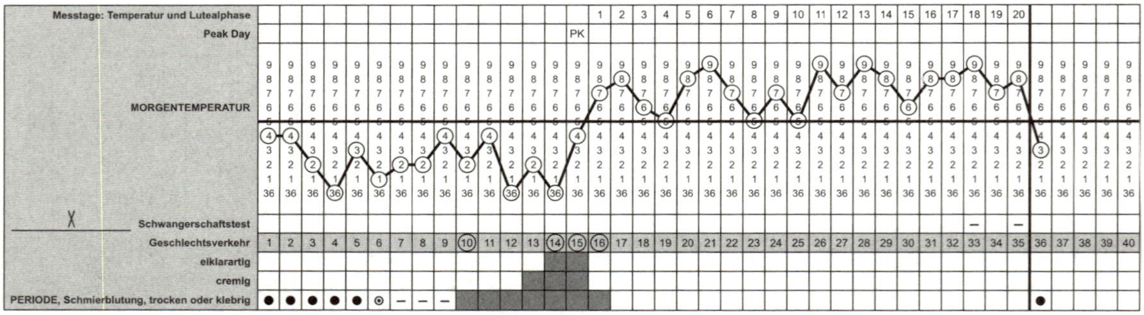

Hannas FAM-Tabelle. LUF. Hannas Tabelle sieht wie eine normale Schwangerschaftskurve aus: klassischer Aufbau des Sekrets mit »Peak Day«(Tag 15), dann Temperaturanstieg (Tag 16), ab Tag 20 »Hochlage«. Hanna machte an Tag 18 und 20 der Lutealphase Schwangerschaftstests – und bekam an Tag 36 ihre »Periode«.

Corpus-luteum-Zyste

Bei diesem Zystentyp wird die Eizelle bei einem ganz normalen Eisprung ausgestoßen, und der Follikel wird zum Gelbkörper. Anstatt sich aber innerhalb von zwölf bis 16 Tagen zurückzubilden, verschließt sich die Durchbruchstelle, und der Follikel füllt sich mit Flüssigkeit oder Blut: Er wird zur Zyste. Fruchtbarkeitsfördernde Mittel erhöhen das Risiko oft.

Auswirkung auf die FAM-Tabelle

Es kann so wirken, als wären Sie tatsächlich schwanger, denn auch in diesem Fall sieht man einen ganz normalen Aufbau des Zervixsekrets mit »Peak Day«, gefolgt von einem Temperaturanstieg mit post-ovulatorischer »Hochlage«, die wegen der fortgesetzten Progesteron-Ausschüttung manchmal 16 Tage lang ist. (Wie beim LUF schafft ein HCG-Test um den 20. Tag der Lutealphase Klarheit, ob eine Schwangerschaft vorliegt.) Letzten Endes kann sich die Periode verzögern, bis die Zyste verschwindet. Hat eine Befruchtung stattgefunden, löst sie sich innerhalb der ersten drei Schwangerschaftsmonate von selbst auf.

Behandlungsmöglichkeiten

Meist ist keine Behandlung erforderlich, da die harmlosen Zysten sich fast immer innerhalb weniger Wochen oder Monate von selbst zurückbilden.

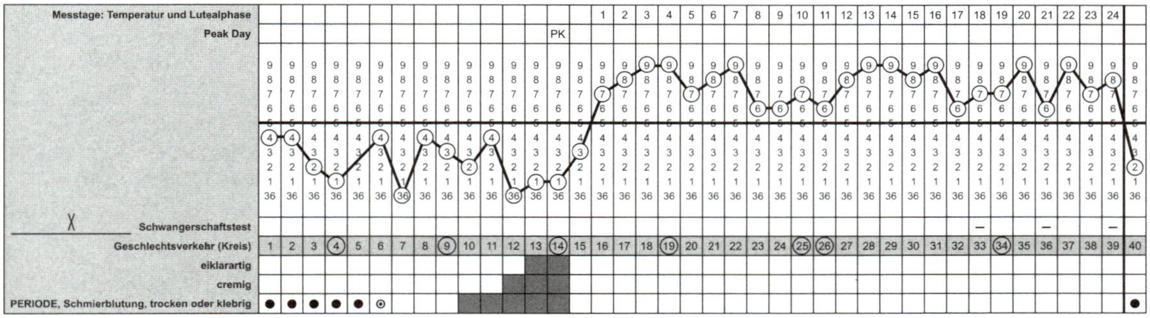

Michis FAM-Tabelle. Corpus-luteum-Zyste. Michis Tabelle sieht wie eine normale Schwangerschaftskurve aus, mit klassischem Aufbau des Sekrets und dem »Peak Day« an Tag 14, anschließendem Temperaturanstieg an Tag 16 und »Hochlage« der Temperatur an mindestens 18 Tagen. An Tag 18, 21 und 24 der Lutealphase machte Michi Schwangerschaftstests, die negativ ausfielen, und bekam an Tag 40 ihre »Periode«.

Der Zyklus wirkt bei diesem Zystentyp ganz normal, und die Eizelle wird tatsächlich auch freigesetzt, doch der dazugehörige Gelbkörper löst sich nicht nach zwölf bis 16 Tagen auf, sondern produziert weiterhin Progesteron, das die Temperatur erhöht und die Periode hinauszögert. Anders als beim LUF (siehe Seite links) wurde eine Eizelle freigesetzt, und Michi könnte durchaus schwanger sein. Dann würde sich die harmlose Corpus-luteum-Zyste im ersten Trimenon der Schwangerschaft auflösen.

Die Unterschiede zwischen funktionellen Zysten

Funktionelle Ovarialzysten beruhen auf einer hormonellen Funktionsstörung. Wird diese nicht behoben, können die Zystem immer wieder auftreten. Meist ist keine Operation erforderlich. In der Regel verschwinden die Zysten von selbst.

	Follikelzyste	**Luteinisierter unrupturierter Follikel (LUF-Syndrom)**	**Corpus-luteum-Zyste**
Eizelle freigesetzt	nein	nein	ja
Temperaturanstieg	nein	ja	ja
»Peak Day«	nein	ja	ja
Indizien für den Eisprung	nein	ja, obwohl kein Eisprung stattfindet	Ja, denn es findet tasächlich ein Eisprung statt.
Scheinbare Schwangerschaft wegen langer Lutealphase	nein	möglich, in den meisten Fällen jedoch nicht	Ja, denn es könnte tatsächlich eine Schwangerschaft vorliegen.
Mögliche Symptome	chronische Unterleibsschmerzen (meist einseitig) durch Flüssigkeits- oder Blutaustritt aus der Zyste abnorme Perioden Druckgefühl im Unterleib bei einer Ovarialtorsion starke Schmerzen und Übelkeit	akute Schmerzen, wenn die Zyste auf 5–6 cm anschwillt	verzögerte Periode Schmierblutung Unterleibsschmerzen (einseitig) bei Ruptur starke Schmerzen und/oder Blutung bei einer Ovarialtorsion starke Schmerzen
Behandlung	Verschwindet meistens bis Tag 5 der Blutung von selbst. Diagnose mittels Sonografie. Bei Schmerzen ggf. Progesteronspritze zur Senkung des Östrogen-Spiegels. OP außer bei Torsion meist nicht nötig.	Verschwindet meistens bis Tag 5 der Blutung von selbst. Bei anhaltenden Schmerzen ggf. Progesteronspritze; wirkt oft bereits innerhalb einer Stunde.	Verschwindet fast immer von selbst. Bei Ruptur kann eine OP notwenig sein.
Häufigkeit	häufigster Typ der Ovarialzyste	tritt schätzungsweise bei rund 15 Prozent aller Frauen mit Fruchtbarkeitsproblem auf	Weniger häufig als Follikelzysten. Tritt manchmal während der Frühschwangerschaft auf.
Bemerkungen	Es kann tagtäglich »fruchtbares« Zervixsekret auftreten, weil die Zyste die Östrogen-Ausschüttung weiter anregt, ohne dass Progesteron den Schleim trocken macht. verzögerter »Peak Day«	Ein Schwangerschaftstest (Bluttest) an Tag 20 der (scheinbaren) Lutealphase bestätigt, dass keine Schwangerschaft vorliegt. Niedrigere Progesteronspiegel nach dem »Peak Day«. Die Phase nach dem »Peak Day« kann länger als 16 Tage dauern.	Ein Schwangerschaftstest (Bluttest) an Tag 20 der Lutealphase bestätigt meist, ob eine Schwangerschaft vorliegt. Möglicherweise muss eine ektopische (Eileiter-)Schwangerschaft ausgeschlossen werden. Clomifen erhöht die Anfälligkeit für Corpus-luteum-Zysten.

Andere Arten von Ovarialzysten

Dermoidzysten

Sieht man fotografische Abbildungen von Dermoidzysten, könnte man glauben, die Natur hätte sich hier einen schlechten Scherz erlaubt. Bei Frauen im Alter zwischen zwanzig und vierzig Jahren kommt diese Art von Zysten relativ häufig vor. Sie sind meist gutartig und harmlos, aber eigentümliche sackförmige Hohlräume, die oft Gewebestrukturen wie Haare, Haut oder Zähne (!) enthalten, denn sie sind im Grunde Keimzellen. Dermoidzysten können überall im Körper entstehen, sitzen aber vorwiegend an den Eierstöcken, wo sie in der Regel bei gynäkologischen Untersuchungen entdeckt werden. In der Regel verursachen sie keine Beschwerden. Werden sie aber so groß, dass es zu einer Ovarialtorsion (Verdrehung des Eierstocks) kommt, können sie sehr schmerzhaft sein. Sie entarten selten und wirken sich auf Fruchtbarkeit oder Zyklus nicht negativ aus. Da die Zysten aber weiterwachsen können, sollten sie operativ entfernt werden.

Zystadenom oder Zystom

Zystadenome entstehen aus Eierstockgewebe und enthalten oft eine wässrige oder zähflüssige Masse. Es sind gutartige Geschwulste, die selten entarten, aber schmerzhaft sein können, weil sie 15 bis 30 Zentimeter im Durchmesser groß werden und eine Ovarialtorsion auslösen können. Diagnostiziert werden sie meist anhand von CT- oder Röntgenbildern.

Diese Art von Zysten kann eine Schwangerschaft vereiteln, denn sie verhindern unter Umständen den Eisprung, weil sie das Eierstockgewebe verkleben. Ist der Inhalt der Zyste wässrig, wird sie meist abgesaugt. Ist der Inhalt schleimig, wird operiert – mit möglichen Folgen für die Fruchtbarkeit.

Endometriom oder »Schokoladenzyste«

Diese Zysten entstehen unter anderem an den Eierstöcken infolge einer Endometriose. Meist enthalten sie geronnenes Blut, das in Farbe und Konsistenz an Schokoladensirup erinnert. Sie verkleben oft mit den angrenzenden Eierstöcken, Eileitern und Darmwänden und verursachen ähnliche Beschwerden wie die Endometriose, nämlich Unterleibsschmerzen, Menstruationsbeschwerden und Schmerzen beim Geschlechtsverkehr. Platzen die Zysten auf, kommt es zu akuten Schmerzen, einer Erhöhung der Leukozyten im Blut und leichtem Fieber. Die Zysten beeinträchtigen die Fruchtbarkeit, wenn sie durch Verkleben der Eierstöcke den Eisprung behindern. Sie lassen sich chirurgisch entfernen.

ENDOMETRIOSE

Diese Störung gehört zu den eigenartigsten gynäkologischen Erscheinungen und gilt als eine der Hauptursachen für weibliche Unfruchtbarkeit. Die Endometriose tritt erstaunlich oft auf. Bei etwa 40 bis 60 Prozent der Frauen, die ungewollt kinderlos bleiben, steckt diese Erkrankung dahinter. Unerkannt und unbehandelt, kann sie bis zum Beginn der Wechseljahre fortschreiten.

Bei der Endometriose haften sich einige Zellen der Gebärmutterwand, die normalerweise bei der Menstruation abgestoßen werden, an anderen Stellen, zumeist in der Bauchhöhle, an. Dort bilden sie kleine oberflächliche Beläge oder dickere Knötchen, die ins Gewebe hineinwachsen oder in Eierstockzysten eindringen. Den Namen dieser Erkrankung kann man sich gut merken: Die Gebärmutterschleimhaut, das **Endometrium**, siedelt sich außerhalb des Uterus an. Dies nennt man dann **Endometriose**.

Merkwürdigerweise stehen die Symptome der Endometriose oftmals in keinem Verhältnis zum Schweregrad der Störung. Manche Frauen haben nicht die geringsten Beschwerden, obwohl die Endometriose sich großflächig ausbreitet, andere Frauen wiederum leiden unter massiven Unterleibsschmerzen. Unvorhersagbar ist auch, ob sich und wie sich die Endometriose weiter ausdehnt.

Endometriose – Ursachen

Hierzu gibt es mehrere Theorien. Der häufigste Auslöser ist wohl eine »retrograde« Menstruation, bei der einige der Schleimhautzellen »rückwärts« durch die Eileiter in den Beckenraum wandern und sich dort ansiedeln. Doch diese Theorie allein erklärt nicht, wie Zellen der Gebärmutterschleimhaut an ganz entlegene Orte im Körper gelangen können. Viele Forscher mutmaßen deshalb, sie könnten sich auch über Blut oder Lymphflüssigkeit verbreiten oder sogar versehentlich bei Operationen in der Bauchhöhle verschleppt werden.

Sobald sich die Zellen – egal auf welchem Weg – an anderer Stelle im Körper ansiedeln, verhalten sie sich so, als befänden sie sich noch im Uterus: Im Zyklusverlauf verdicken sie sich, während der Menstruation schilfern sie ab. Da sie aber nicht ausgeschieden werden können, nimmt das Immunsystem die Blutung als Verletzung war und versucht, diese zu heilen – es bildet sich an den entsprechenden Stellen Narbengewebe, das letztlich zu Verwachsungen führt. Diese wiederum können starke Schmerzen verursachen und je nach Standort die Fruchtbarkeit stark beeinträchtigen.

Endometriose – Symptome

Die ersten drei der im Folgenden aufgeführten Symptome sind typische Anzeichen einer Endometriose, doch müssen sie nicht zwangsläufig auftreten.

- Massive Krämpfe bei der Menstruation
- Schmerzen beim Sex, vor allem bei tiefer Penetration
- Unfruchtbarkeit
- Chronische Unterleibsschmerzen; strahlen oft auch in den unteren Rücken aus
- Massive oder unregelmäßige Blutungen
- Prämenstruelle Schmierblutungen
- Bauchschmerzen
- Während der Periode Schmerzen beim Wasserlassen und/oder beim Stuhlgang
- Während der Periode Durchfall, Verstopfung, Blähbauch, Übelkeit, Schwindel oder Kopfschmerzen
- Chronische Erschöpfung
- Leichtes Fieber
- Anfälligkeit für Infekte

Endometriose – Diagnostik

Treten die folgenden Fruchtbarkeitszeichen in Verbindung mit einigen der oben genannten Symptome auf, sollten Sie sich dringend untersuchen lassen:

- kurze Menstruationszyklen (weniger als 27 Tage) und Perioden von mehr als acht Tagen
- kaum Tage mit nassem Zervixsekret, sogar trockene Tage im Zyklusverlauf
- Lutealphase in der normalen Länge von zwölf bis 16 Tagen, jedoch mit niedrigen Temperaturen um die Schwellenlinie (ggf. Hinweis auf einen zu niedrigen Progesteron-Spiegel).

Das bedeutet im Endeffekt, dass eine Endometriose oft nur schwer zu diagnostizieren ist. Selbst eine Ultraschalluntersuchung ist nur von geringem Nutzen, es sei denn, es handelt sich um »Schokoladenzysten« (Endometriome), wie oben schon erklärt. Doch selbst dann würde die Sonografie nur diese Endometriose erkennen, aber keine weitere innerhalb der Beckenhöhle.

TYPISCHE FAM-TABELLE BEI ENDOMETRIOSE

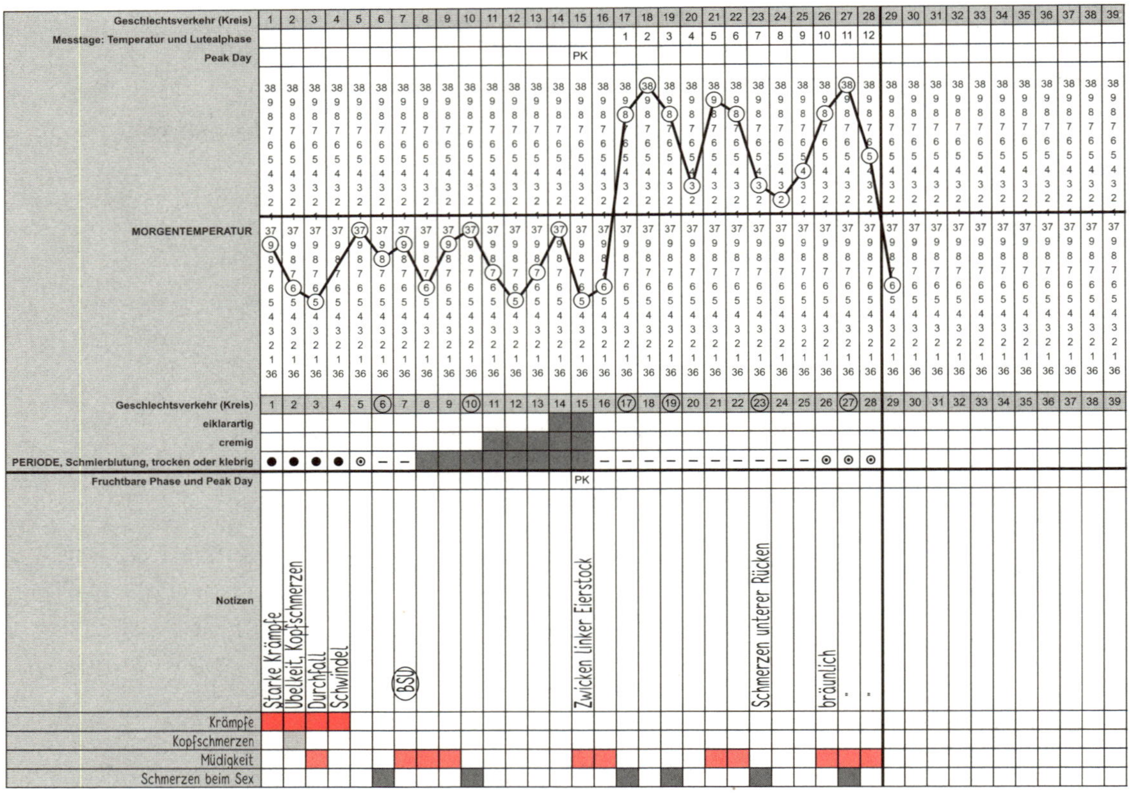

Scarlets FAM-Tabelle. Endometriose. Scarlet leidet seit etwa einem Jahr an äußerst schmerzhaften Perioden, und auch beim Sex spürt sie jedes Mal im Körperinneren Schmerzen (in der untersten Zeile der Tabelle notiert), die ihr den Spaß am Sex verderben. Hinzu kommt, dass sie sich oft so erschöpft fühlt, dass ihre Leistungsfähigkeit beeinträchtigt ist. Außerdem hat sie in jedem Zyklus mindestens drei bis vier Tage vor der Regel lästige Schmierblutungen. Einzeln betrachtet, würde keines dieser Symptome auf eine schwerwiegende Erkrankung hinweisen, aber zusammen gesehen, deutet alles auf eine Endometriose hin.

Aussagefähige Befunde sind allein mit einer Bauchspiegelung möglich und lassen sich anhand von Gewebeproben unter dem Mikroskop bestätigen. Dabei muss der Chirurg jedoch genau wissen, welche verschiedenen Formen die Endometriosen annehmen können. Oft lassen sich die mikroskopisch kleinen Zellgebilde erst mit speziellen Verfahren in starker Vergrößerung sicher nachweisen. Selbst dann sind die Gebilde manchmal so winzig, dass sie schwer aufzuspüren sind und schnell übersehen werden oder man ihren Schweregrad unterschätzt. Idealerweise sollte eine diagnostische Laparoskopie in der prä-ovulatorischen Zyklushälfte erfolgen, weil dann seltener Rezidive auftreten.

Endometriose – Behandlung

Das Unangenehme an dieser Erkrankung ist, dass sie meist nicht auf Dauer heilbar ist. Nach Therapieende, oft sogar innerhalb weniger Monate nach einer Operation, tritt sie erneut auf. Interessanterweise ist während einer Schwangerschaft Ruhe, wenn keine langen Zyklen die Endometriose fördern könnten.

Die bittere Wahrheit ist aber, dass eine Schwangerschaft zwar eines der wenigen Mittel ist, um diese Störung auf natürlichem Wege in Schach zu halten, doch kann die Endometriose ihrerseits unfruchtbar machen und damit eine Schwangerschaft verhindern.

Bei dieser Erkrankung – so meine starke Vermutung – kommt es mehr als bei jeder anderen Fruchtbarkeitsstörung auf die individuelle Behandlung an. Es sind viele Faktoren zu berücksichtigen, darunter das Lebensalter, auftretende Schmerzen – und ein vorhandener Kinderwunsch. Meist stehen folgende Möglichkeiten der Behandlung zur Wahl:

- **Nicht steroidale Antirheumatika (NSAR)**
  Die Präparate dämpfen die Schmerzen, indem sie unter anderem die Freisetzung von Prostaglandinen unterbinden, die primär für schmerzhafte Perioden verantwortlich sind. Leider wirken sie nur gegen Schmerzen, beseitigen oder verhindern aber nicht das Zellwachstum. Beispiele für NSARs sind Ibuprofen- und Naproxen-Präparate.

- **Hormonelle Verhütungsmittel**
  Sie können die Blutungen verringern und wirken so gegen Schmerzen. Für alle, die schwanger werden wollen, sind sie logischerweise nicht geeignet. Ohnehin bringen sie nur vorübergehend Linderung. Hormonelle Verhütungsmittel haben zudem Risiken und Nebenwirkungen.

- **Gonadotropin-Releasing-Hormon-(GnRH-)Agonisten**
  Kurz gesagt, bewirken diese Medikamente eine vorübergehende Menopause. Sie lindern zwar ausgezeichnet den Schmerz, sind aber für eine Behandlung nicht angezeigt, wenn ein Kinderwunsch besteht. Zudem haben sie zahlreiche unerwünschte Wirkungen wie Hitzewallungen, Scheidentrockenheit, eine verminderte Libido und Schlafstörungen, die ein sehr niedrig dosiertes Östrogen oder Progestin als »Zuschlagmittel« aber zum Teil abmildern kann.

  Die Hormontherapie ist zwar weniger invasiv als eine Operation, eignet sich jedoch nur für leichtere Fälle und hat viele Nebenwirkungen. Darüber hinaus muss sie mindestens ein halbes Jahr lang erfolgen, bevor man eine Besserung bemerkt. Außerdem beseitigt sie nur selten die eigentlichen Ursachen der Endometriose. Beispiele für GnRH-Agonisten sind: Synarela®, Leuprorelin (Enantone®), Goserelin (Zoladex®) oder Danazol (als Danatrol® nur in der Schweiz erhältlich) sowie Danokrin® (nur in Österreich verfügbar).

- **Chirurgische Eingriffe**
  Die Laparoskopie gilt als minimal-invasive Operationstechnik, mit der man Flüssigkeiten absaugt oder kleinere Gebilde mit Laser oder Elektrokauter entfernt. Geeignet ist sie aber nicht in jedem Fall. Laparoskopisch oder mit herkömmlichen chirurgischen Verfahren lassen sich Narbengewebe, Zellgebilde oder blutgefüllte Zysten überall im Körper beseitigen.

  Wenn Sie sich ein Baby wünschen, sollten Sie allerdings einen guten Chirurgen wählen, der in dieser Methode viel Erfahrung besitzt und schonend operiert, damit wenig Narbengewebe entsteht. Im Idealfall sollte die Operation in der prä-ovulatorischen Zyklusphase erfolgen.

  Größere chirurgische Eingriffe sind erforderlich, wenn bereits Vernarbungen vorliegen oder empfindliche Strukturen betroffen sind. Falls Sie nach einer solchen Operation weiterhin Schmerzen haben, wurden möglicherweise Ihre Lymphknoten nicht mitbehandelt, sodass die Schmerzen anhalten.

Mehr über Endometriose erfahren Sie im Farbbildteil auf Seite 8.

POLYZYSTISCHES OVARIALSYNDROM (PCOS)

Dieses Thema ist komplex und schwierig abzuhandeln. Um es klipp und klar auszudrücken: PCOS ist harte Kost und nichts für Zartbesaitete! Bei Frauen im fortpflanzungsfähigen Alter tritt das Polyzystische Ovarialsyndrom (PCOS) als häufigste Hormonstörung auf. Es hat weitreichende Folgen bis hin zu gravierenden Gesundheitsrisiken in den späteren Lebensjahren. Deshalb ist es wichtig, zu erkennen, ob Sie eventuell daran leiden – unabhängig davon, ob Sie sich jetzt oder erst später einmal Kinder wünschen oder nicht. Ist der Zeitpunkt für das Kinderkriegen nämlich gekommen, fangen Sie nicht bei null an, um herauszufinden, warum es mit dem Schwangerwerden nicht klappt.

Was ist das Polyzystische Ovarialsyndrom? Es beruht vor allem auf einem Überschuss männlicher Hormone, der einen regelmäßigen Eisprung verhindert. Leider herrscht über die Ursachen, Symptome und Therapien des PCOS selbst unter Medizinern nicht immer Einigkeit. Wenn Sie den Verdacht haben, bei Ihnen könnte das PCOS vorliegen, sollten Sie sich erst einmal selbst schlaumachen, um dann mit Ihrem Arzt Ihre konkrete Situation zu besprechen.

PCOS ist deshalb so schwer zu behandeln, da es sich nicht um eine Krankheit, sondern um ein Syndrom handelt, also um eine ganze Reihe möglicher Störungen. Gemeinsam ist allen Fällen: In den Eierstöcken sitzen zu viele unreife Follikel, von denen die wenigsten je eine Eizelle ausstoßen. Die Symptome hängen mit einer Störung des Hormonhaushalts zusammen, die nicht nur die Fruchtbarkeit, sondern auch die Gesundheit im Allgemeinen beeinträchtigt.

PCOS – Symptome

Viele PCOS-Patientinnen weisen äußere Merkmale auf (Phänotypen), die sie von durchschnittlichen Frauen unterscheiden – viele sind beispielsweise sehr schlank oder sehr füllig. Zugleich gehören sie oft bestimmten »Genotypen« an, die sie prädisponieren. Einige klassische Begleitsymptome treten mehr oder weniger ausgeprägt bei den meisten PCOS-Patientinnen auf:

- Lange (>35 Tage) oder unregelmäßige Zyklen mit seltenen Eisprüngen
- Längere Phasen mit wenig Zervixsekret
- Häufig »fruchtbares« Zervixsekret mit oder ohne Eisprung
- Übermäßige Körper- oder Gesichtsbehaarung (Hirsutismus)
- Haarausfall nach dem männlichen Schema
- Akne
- Adipositas (rund 50 % der PCOS-Patientinnen)
- Unfruchtbarkeit

Klinische Symptome

- Vergrößerte weiße Eierstöcke, deren Oberflächen wegen der vielen unreifen Follikel, die nie zum Eisprung gelangen, wie Perlenschnüre wirken (siehe Seite 9, Farbbildteil)
- Erhöhte Androgen- (Testosteron-) und LH-Spiegel
- Umgekehrtes Verhältnis zwischen LH und FSH (PCOS-Patientinnen produzieren mehr LH als FSH, normale Frauen mehr FSH als LH)
- Wenn überhaupt, dann oftmals abnorme Eisprünge (z. B. bei einer Fehlentwicklung von Eizelle und Gelbkörper)

Langfristige Gesundheitsrisiken

Das Besorgniserregende am PCOS ist, dass es je nach Genotyp langfristige Gesundheitsrisiken nach sich zieht. Tritt es zusammen mit der Veranlagung zur Fettleibigkeit auf, erhöht sich die Gefahr eines Metabolischen Syndroms mit Bluthochdruck, Diabetes und Fettstoffwechselstörungen sowie von Herzkrankheiten. Bei Frauen eines anderen Genotyps sind diese Risiken weniger stark ausgeprägt. Das PCOS macht langfristig anfälliger für folgende Erkrankungen:

- Insulinresistenz (mindestens bei 50 % aller Frauen mit PCOS)
- Metabolisches Syndrom
- Bluthochdruck
- Typ-2-Diabetes
- Herzkrankheiten
- Endometrium-Karzinom
- Brustkrebs
- Eierstockkrebs

PCOS – Ursachen

Was das Polyzystische Ovarialsyndrom auslöst, ist bisher nicht restlos geklärt. Vermutlich sind daran mehrere Faktoren beteiligt. Zunächst einmal scheint es vererbbar zu sein. Zudem sezernieren viele betroffene Frauen übermäßig Insulin, was die Ausscheidung von Androgenen (männlichen Hormonen) anregen kann. Das wiederum begünstigt die Entstehung polyzystischer Eierstöcke, bei denen die Follikel antral (ruhend) unreif bleiben und ihre Eizelle nicht ausstoßen. Die in der Wand des Eierstocks aufgereihten Follikel bilden die charakteristische »Perlenschnur«.

Diese Umstände gelten als einige der häufigsten Auslöser, aber sie sind gar nicht bei allen betroffenen Frauen vorhanden. Dafür können andere Faktoren wie etwa Fettleibigkeit und unterschwellige Entzündungen das Grundproblem verstärken. Erheblich zur Verwirrung trägt natürlich auch bei, dass das PCOS seinerseits all diese Störungen verschärfen kann.

PCOS – Diagnostik

Obwohl sich das Syndrom meist schon im Teenageralter entwickelt, wird die Diagnose oft erst Mitte zwanzig oder dreißig gestellt. Die meisten betroffenen Frauen weisen mindestens zwei der drei folgenden Symptome auf:

- Unregelmäßiger Zyklen von mehr als 35 Tagen
- Erhöhte Spiegel männlicher Hormone mit typischen Indizien wie Akne, Gesichts- und Körperbehaarung und Haarausfall nach männlichem Schema
- Eierstock mit »Perlenschnur«

Ein relativ neuer Test misst die Konzentration des Anti-Müller-Hormons (AMH). Da dieses Hormon im Zusammenhang mit überzähligen antralen (unreifen) Follikeln steht, gilt ein hoher AMH-Spiegel für die Diagnose des PCOS als exakter Marker. Bevor die Diagnose PCOS feststeht, müssen jedoch andere Störungen mit ähnlicher Symptomatik ausgeschlossen werden wie etwa erhöhte Prolaktinspiegel, Schilddrüsenüber- oder -unterfunktion und androgensezernierende Tumoren.

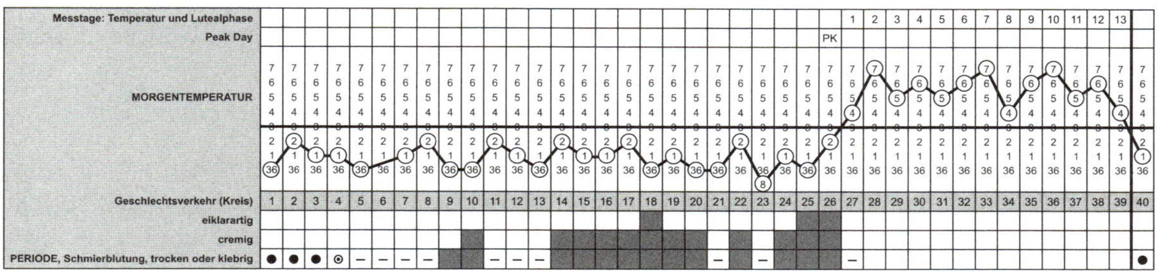

Petras FAM-Tabelle. PCOS. Petras Aufzeichnungen zeigen die klassischen Anzeichen eines PCOS-Zyklus: viele Tage mit »fruchtbarem« Zervixsekret bei stark verzögertem Eisprung und langem Zyklus (in diesem Fall von 39 Tagen)! Zyklen von Frauen, die an PCOS leiden, sind in der Tat oft ausgesprochen lang und unregelmäßig, manchmal dauern die Zyklen bis zu rund hundert Tage. Im Zyklus von Petra fand der Eisprung erst um Tag 26 statt, der Temperaturanstieg erfolgte am nächsten Tag.

UNWAHRHEITEN ÜBER DAS PCOS

Die Symptome des PCOS sind bei allen Frauen gleich
Nicht jede PCOS-Patientin ist klein, fettleibig und weist Symptome für einen Androgenüberschuss auf (fettige Haut, Akne, übermäßige Behaarung). Viele Frauen sind hochgewachsen, gertenschlank und ohne Anzeichen hoher Androgenspiegel. Einige davon haben nicht einmal polyzystische Eierstöcke!

PCOS-Patientinnen können keine Kinder bekommen
Stimmt nicht! Es ist zwar nicht ganz einfach, aber auch Frauen mit dem PCOS können mit ihren eigenen Eizellen schwanger werden.

Die Entfernung von Eierstöcken oder Gebärmutter heilt das PCOS
Nein, da das Syndrom weitaus umfassender ist und nicht nur die Gebärmutter und die Eierstöcke betrifft, bringt selbst eine Totaloperation keine Heilung.

Die Antibabypille heilt das PCOS
Die Pille sorgt zwar für regelmäßige Blutungen, wirkt aber in keiner Weise auf die Ursachen für das PCOS ein.

Wer keine Kinder haben will, braucht sich um ein PCOS nicht zu sorgen
Leider falsch! Da das Syndrom so viele andere gesundheitliche Aspekte beeinflusst, ist Unfruchtbarkeit nur ein Grund zur Sorge.

Das PCOS verändert sich im Laufe der Zeit nicht
Nein, stimmt nicht! Hier kommt endlich eine gute Nachricht: Symptome und Schweregrad des PCOS nehmen mit zunehmendem Alter ab!

Verschiedene Therapieansätze

Wichtig ist, dass die Störung ganz und gar individuell Ihrem Phäno- und Genotyp gemäß behandelt wird und berücksichtigt, ob ein Kinderwunsch besteht oder nicht. Über PCOS und Kinderwunsch spreche ich in Kapitel 15.

Es gibt mehrere Therapieansätze, und leider bestehen die meisten Ärzte jeweils auf der Methode, die sie bevorzugen. Da jeder Ansatz Vor- und Nachteile hat, sollten Sie sich nach einer Diagnose an einen Spezialisten wenden, der viel Erfahrung in der Behandlung des PCOS hat. Das könnte zum Beispiel ein Facharzt für Reproduktionsendokrinologie sein. Hausärzte und sogar Gynäkologen sind mit dieser komplexen Störung häufig überfordert.

Ernährungstherapie bei PCOS

Bevor Sie in invasive Therapien einwilligen, sollten Sie versuchen, das PCOS mit natürlichen Methoden in den Griff zu bekommen. Im nächsten Kapitel stelle ich Ihnen einige dieser Methoden vor. Abgesehen davon, dass Sie mit deren Hilfe insgesamt gesünder leben, haben sie keinerlei Nebenwirkungen.

Bis vor Kurzem war so ziemlich das Einzige, worüber sich die Fachwelt beim Thema PCOS einig war, dass die betroffenen Frauen Sport treiben und auf Normalgewicht abnehmen sollten. Dabei standen meist einzelne Symptome wie unregelmäßige Zyklen, Akne oder Hirsutismus im Vordergrund. Seit man weiß, welche Rolle die Insulinresistenz bei den meisten PCOS-Patientinnen spielt, wird klarer, dass die üblicherweise empfohlene Diät mit wenig Fett und vielen Kohlenhydraten gerade für diese Frauen weder sinnvoll noch gesund ist.

Um das PCOS zu bewältigen, eignen sich viel eher Nahrungsmittel mit geringem Kohlenhydratanteil und niedrigem glykämischem Index (also Nahrungsmittel, die den Blutzuckerspiegel nur wenig beeinflussen). Darüber hinaus sollte eine gesunde Ernährung vor allem Nahrungsmittel(-kombinationen) enthalten, die keine Blutzuckerspitzen auslösen (siehe Kasten unten).

ERNÄHRUNG BEI PCOS

- Kombinieren Sie Kohlenhydrate immer mit Eiweiß oder Fett.
- Bevorzugen Sie Nahrungsmittel mit niedrigem glykämischem Index (mit vielen Ballaststoffen, die den Blutzucker langsam ansteigen lassen).
- Vermeiden Sie Blutzuckerspitzen!
- Schränken Sie Kohlenhydrate ein, die Heißhungerattacken auslösen.
- Nehmen Sie täglich 1000 Milligramm Kalzium zu sich – am besten über Lebensmittel (enthalten z. B. in 250 ml Milch oder 2 Scheiben Emmentaler sowie u. a. in Broccoli, Rucola, Haselnüssen).
- Bei Kinderwunsch nehmen Sie täglich ein Multivitamin- und Mineralstoffpräparat sowie 400 Mikrogramm Folsäure ein.
- Trinken Sie täglich etwa zwei Liter Flüssigkeit.
- Meiden Sie Nahrungsmittel mit viel gesättigten Fettsäuren und Transfetten.
- Bevorzugen Sie einfach ungesättigte und Omega-3-Fettsäuren.

Medizinische PCOS-Therapien

Einig sind sich Mediziner, dass PCOS-Patientinnen Sport treiben, abnehmen und ihre Ernährung umstellen sollten. Darüber hinaus verfolgen sie aber ganz unterschiedliche Ansätze. Im Folgenden einige der Optionen, die Ihr Arzt Ihnen möglicherweise als Therapie vorschlägt:

- **Kontrazeptiva**
  Vielen Frauen wird die Antibabypille zur Regulation ihrer unregelmäßigen Zyklen verschrieben, aber wie Sie bereits wissen, behandelt man damit nicht das PCOS selbst, denn es bewirkt ja viel, viel mehr als nur unregelmäßige Zyklen. Behoben wird hier lediglich ein Symptom und keine Ursache. Wird die Pille wieder abgesetzt, kommt es unweigerlich zu einem Rückfall.

- **D-chiro-Inositol**
  Dieses natürlich vorkommende Inositderivat verstärkt bei PCOS-Patientinnen die Wirkung von Insulin. Es verbessert nachweislich auch die Ovulation, senkt die Konzentration von Androgen im Serum und wirkt überdies positiv auf den oft hohen Blutdruck.

- **Zyklische Progesteron-Gabe**
  Einer Theorie zufolge führt bei nicht ovulierenden Frauen der Progesteron-Mangel im Eierstock zu einem Ungleichgewicht, das die männlichen Hormone überschießen lässt und die Perioden unregelmäßig macht. Der permanente Einfluss von Östrogen ohne Progesteron als natürlichem Gegenspieler erhöht außerdem das Risiko eines Endometrium-Karzinoms. Die zyklische Behandlung mit Progesteron wirkt deshalb dem sonst allein regierenden Östrogen bei PCOS ausgleichend entgegen.

- **Metformin (z. B. Glucophage)**
  Dieses Medikament wird normalerweise Diabetikern verschrieben, weil es hohe Blutzuckerspiegel senkt. Aber auch Patientinnen mit dem PCOS, die oft ebenfalls eine Insulinresistenz aufweisen, wird es verordnet. Studien haben gezeigt, dass Metformin die Zahl der Eisprünge erhöhen kann. Das Medikament ist in Deutschland zur Behandlung des PCOS nicht zugelassen. Ärzte können es dennoch verordnen, haben dann aber eine besondere Aufklärungspflicht.

- **Ovarielle Stichelung (»Laserdrilling«)**
  Bei diesem Verfahren wird der Eierstock mit einem Laserstrahl oder einer elektrochirurgischen Nadel bis zu zehnmal punktiert. Meist sinkt dadurch der Androgenspiegel innerhalb von Tagen drastisch. Das ist vor allem dann sinnvoll, wenn trotz Clomifen oder Metformin kein Eisprung erfolgt. Zu den seltenen Nebenwirkungen gehören Verwachsungen oder Ovarialinsuffizienz, falls es beim Eingriff zu Komplikationen kommt.

- **Eierstock-Keilexzision**
  PCOS-Patientinnen mit Kinderwunsch behandelte man lange mit einer scheinbar eigentümlichen Operationsmethode. Wie der Name »Keilexzision« sagt, schneidet man dabei ein keilförmiges Stück aus dem durch Zysten vergrößerten Eierstock, um die überschießende Androgenproduktion einzudämmen. Um eine Schwangerschaft herbeizuführen, bietet die Methode eine hohe Erfolgsquote. Da sie jedoch oft Verwachsungen zur Folge hat, wurde sie mit zunehmender Verbreitung fruchtbarkeitsfördernder Medikamente und der In-vitro-Fertilisation als Routinetherapie zunächst aufgegeben. Inzwischen hat man die Methode verbessert, sodass sie kaum noch Narben hinterlässt. Dadurch ist sie eine Alternative, die Sie bei PCOS prüfen sollten. Sauber durchgeführt, kann sie nicht nur zu einer Schwangerschaft verhelfen, sondern lindert gleichzeitig viele der Symptome und Risiken des PCOS.

- **Besonderheiten bei Kinderwunsch**
  Wenn Sie schwanger werden möchten, suchen Sie sich dringend einen Arzt, der erfahren in der Behandlung des PCOS ist, denn in Ihrem Fall sieht die Therapie voraussichtlich anders aus. Beachten Sie dazu bitte den grauen Kasten auf Seite 252.

Mehr über das PCOS erfahren Sie im Farbbildteil auf Seite 9.

KAPITEL 9

Hormone natürlich im Gleichgewicht halten

BESONDERS WICHTIG IST DIESES KAPITEL FÜR SIE, WENN SIE...

- ... keinen Einsprung haben
- ... unregelmäßige Zyklen haben
- ... kurze Lutealphasen haben
- ... wenig oder kein Zervixsekret produzieren
- ... an Hormonstörungen wie PMS, PCOS oder Endometriose leiden
- ... seit mindestens sechs Monaten versuchen, schwanger zu werden
- ... bereits mindestens eine Fehlgeburt hatten
- ... deutlich unter- oder übergewichtig sind
- ... gerade die Pille oder andere Hormonpräparate absetzen
- ... Schokoladentorte lieben (nur ein kleiner Aufmerksamkeitstest!)
- ... Mitte dreißig oder älter sind und versuchen, mithilfe assistierter Reproduktionstechniken schwanger zu werden, darüber hinaus aber möglichst gute Voraussetzungen für eine erfolgreiche Schwangerschaft schaffen wollen.

Stellen Sie sich vor, Sie würden in einem blühenden Garten Eden leben, wo an jeder Ecke saftiges Obst und Gemüse lockt, wo wir frei von finanziellen Sorgen und familiären Problemen Nacht für Nacht acht Stunden erholsamen Schlaf bekämen und unbegrenzt Zeit und Energie für Yogakurse und Radtouren rings um kristallklare Seen unter blauem Himmel hätten, wo kein Chemieprodukt je unsere Haut und unsere Lippen benetzen würde und wir spielend unser Idealgewicht halten könnten –

dann, ja, dann wäre dieses Kapitel überflüssig. In der realen Welt jedoch ist unser Fruchtbarkeitszyklus ein kompliziertes Rückkopplungssystem, das auf unzählige externe Faktoren reagiert und uns aus dem Takt bringen kann. Deshalb sind die Zyklen nicht nur Spiegel unserer Fruchtbarkeit, sondern geben ganz allgemein unser Wohlbefinden und unseren Gesundheitszustand wieder.

Wenn Punkte in der Liste auf der linken Seite auf Sie zutreffen oder weitere Symptome wie Antriebslosigkeit, Schlaflosigkeit oder typische Wechseljahrbeschwerden (Hitzewallungen, Nachtschweiß, Scheidentrockenheit) hinzukommen, bieten sich zwei Methoden an. Bei der einen sind allein Sie am Zug, bei der anderen holen Sie sich Unterstützung bei einem/mehreren Naturheilkundler(n).

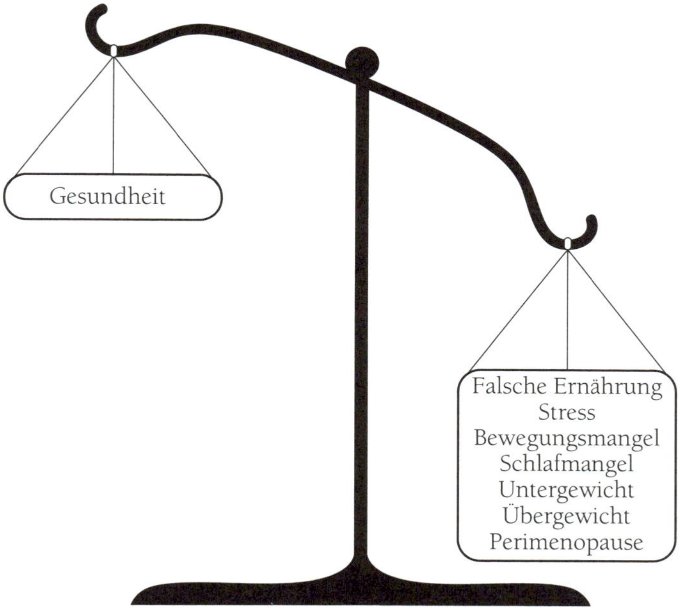

Grundsätzlich: Am besten stellen Sie sich vor, dass Sie Ihrem Körper ganz bewusst und aktiv all die guten Sachen *gönnen*, anstatt ihm etwas *vorzuenthalten*.

Das klingt wie Wortklauberei, aber unser Sprachhirn hat eine enorme Suggestivkraft. Anstatt zu grübeln, wie viel Sie Ihrem Körper vorenthalten, wenn Sie auf die kalorienreiche Schokoladentorte verzichten, vergegenwärtigen Sie sich einmal, wie Sie Ihrem Körper liebevoll zubereitetes, gesundes und köstliches Obst und Gemüse gönnen. Okay, das funktioniert nicht ganz so einfach, ich weiß. Aber die Belohnung macht alles wieder wett, vor allem, wenn Sie sich ein Baby wünschen.

Was Sie selbst für Ihre Gesundheit tun können

Viele der Vorschläge, die ich Ihnen im Folgenden mache, betreffen Maßnahmen, die Sie selbst ergreifen können, ohne dazu eine Klinik zu betreten.

Pflanzliche Ergänzungsmittel

Von den pflanzlichen Naturheilmitteln, die man heute oft gegen hormonelle Störungen bei Frauen einsetzt, wird vor allem der Mönchspfeffer hoch gelobt.* Die komplexe Heilpflanze gilt als effiziente natürliche Hilfe bei verschiedenen Störungen des Hormongleichgewichts von PMS bis Perimenopause. Die Wirkung des Mönchspfeffers beruht offenbar darauf, dass er im weiblichen Körper speziell die Wechselwirkungen des hormonellen Dreigespanns Hypothalamus, Hirnanhangdrüse und Eierstöcke positiv beeinflusst. Inzwischen verordnen die meisten Naturheilkundler routinemäßig Mönchspfefferpräparate.

Mehrere klinische Studien bestätigen ihre Wirksamkeit und Unbedenklichkeit bei der Behandlung hormoneller Störungen, doch gibt es für Mönchspfeffer oder generell für Heilkräuter weitaus weniger Studien als für chemische Arzneimittel. Ein Grund dafür ist, dass klinische Prüfungen teuer sind und die Pharmafirmen an pflanzlichen Ergänzungsmitteln wenig verdienen, zumal die Produkte meist keinen Patentschutz genießen. Seien Sie sich aber darüber klar, dass nicht für alle pflanzlichen Arzneimittel (Phytopharmaka) dieselben strengen Zulassungskriterien gelten wie für chemische Arzneimittel.

Lassen Sie sich daher am besten von einem erfahrenen Naturheilkundler beraten, auch weil es so viele verschiedene, oft aggressiv vermarktete Heilkräuter gibt, die nur dann wirklich unbedenklich und wirksam sind, wenn Sie die richtige Arznei in der für Sie und Ihre spezielle Situation richtigen Dosierung anwenden. Im Internet finden Sie ebenfalls zahlreiche Websites mit detaillierten Informationen zu diesem Thema. Achten Sie aber darauf, dass sie von Ärzten, Ernährungsberatern oder sonstigen medizinischen Fachkräften erstellt wurden.

Gesunde Ernährung

Wie ernähre ich mich gesund? Darüber wird seit Jahrzehnten viel geforscht und debattiert. Eine nach wie vor zentrale Studie zum Thema Ernährung und Fruchtbarkeit ist die *Harvard Nurses' Health Study*, die bereits in den 1990er-Jahren die Ernährungsgewohnheiten von 18 000 Frauen acht Jahre lang auswertete, um herauszufinden, welche Nahrungsmittel ihre Fruchtbarkeit fördern. Selbst wenn Sie derzeit nicht versuchen, schwanger zu werden, oder Ihre Zyklen reibungslos ablaufen, gelten möglicherweise die folgenden Empfehlungen auch für Sie. Eine Ausnahme bilden PCOS-Patientinnen; sie fahren nachweislich mit

* Mönchspfeffer *(Vitex agnus-castus)* oder »Keuschlamm« (»keusches Lamm«) wird als Einzelpräparat oder Teil von Kombipräparaten angeboten.

den auf Seite 141 aufgelisteten Ernährungstipps meist am besten. Anhand der Ergebnisse aus der Harvard-Langzeitstudie stellten Forscher eine Liste von Ernährungsregeln zusammen, die in dem Buch *The Fertility Diet* (2007) veröffentlicht wurden. Nachfolgend ein Überblick über die wichtigsten Erkenntnisse zur gesunden Ernährung, die Ihnen sicher zum Großteil schon bekannt sind:

Meiden Sie Transfettsäuren! Lesen Sie die Zutatenlisten von Fertigprodukten genau! Auf Etiketten tauchen die Transfettsäuren auch als »teilgehärtete Fette« auf. Diese Art Fette kann Ihre Fruchtbarkeit generell beeinträchtigen, aber auch Herz und Gefäße schädigen.

Essen Sie mehr ungesättigte Pflanzenfette! Einfach und mehrfach ungesättigte Fettsäuren wirken sich günstig auf die Insulinempfindlichkeit aus und sind entzündungshemmend – beides ist für Ihre Fruchtbarkeit förderlich. Genießen Sie Nüsse, Samen und Fische wie Lachs und Sardinen. Reduzieren Sie im Gegenzug die gesättigten Fettsäuren.

Essen Sie mehr pflanzliches Eiweiß! Ersetzen Sie die Portion Fleisch öfter durch pflanzliche Proteinlieferanten wie Bohnen, Erbsen, Soja, Tofu oder Nüsse.

Bevorzugen Sie langsam verdauliche Kohlenhydrate! Frisches Obst und Gemüse, Vollkornprodukte und Bohnen enthalten reichlich Ballaststoffe. Sie fördern Ihre Fruchtbarkeit, weil sie sich positiv auf Blutzucker- und Insulinspiegel auswirken.

Essen Sie viel pflanzliches Eisen! Enthalten ist es beispielsweise in Vollkornprodukten, in Tomaten, Roter Bete, Bohnen oder Kürbis.

Trinken Sie täglich ausreichend Wasser! Achten Sie auf ausreichende Flüssigkeitszufuhr. Erlaubt ist nicht nur Wasser, sondern in Maßen auch Kaffee und Tee. Lassen Sie aber gezuckerte Limonaden weg, wenn Sie schwanger werden möchten.

Nehmen Sie Folsäure ein! Wenn Sie sich ein Baby wünschen, beugen Sie mit täglich mindestens 400 Mikrogramm Folsäure Rückenmarksdefekten des Fötus vor.

Der ideale Körperfettanteil

Für den Eisprung am günstigsten gilt ein BMI *(Body-Mass-Index)* zwischen 20 und 24. Übergewicht kann eine überschießende Östrogen-Ausschüttung bedingen und das komplexe hormonelle Rückkopplungssystem durcheinanderbringen, aber auch Untergewicht kann den Eisprung verhindern.

Bewegung

Tägliche Höchstleistungen müssen wirklich nicht sein. Tun Sie, worauf Sie Lust haben – ganz gleich, ob Schwimmen, Tanzen, Radfahren oder etwas anderes –, Hauptsache, es macht Ihnen Spaß und Sie bewegen sich. Wichtig ist, dass Sie sich darauf freuen und Sport nicht als Mühsal empfinden.

Stressabbau

Vorhin sprachen wir darüber, sich lieber etwas zu gönnen, statt dem Körper etwas vorzuenthalten. Um Ihren Hormonhaushalt im Gleichgewicht zu halten, sollten Sie sich Gutes tun und dabei neue Wege gehen – zum Beispiel, indem Sie Stress abbauen, und zwar mit Dingen, die Ihnen Spaß machen. Folgen Sie Ihrem Instinkt – wenn der Rest der Welt sich bei Yoga oder Meditation entspannt, Sie es aber sterbenslangweilig finden, dann gehen Sie vielleicht wandern, lesen ein spannendes Buch oder aalen sich in einem duftenden Schaumbad!

Schlaf

Gönnen Sie sich mindestens acht Stunden Schlaf pro Nacht. Wenn das bedeutet, dass Sie Ihre Lieblings-Talkshow um Mitternacht aufnehmen und sich am nächsten Morgen auf dem Trimmrad ansehen – noch besser!

Nächtliche Beleuchtung

Was ist der Unterschied zwischen Frauen, die nachts auf dem Weg vom Bett zur Toilette im Dunkeln über abgestellte Schuhe stolpern, und Frauen, deren Schlafzimmer so hell sind, dass sie die Etiketten auf Medikamentenschachteln entziffern können? Die Qualität ihrer Zyklen! Schon geringe Mengen Lux von scheinbar harmlosen Lichtquellen wie dem Mond, Nachtlichtern oder einer Digitaluhr dringen im Schlaf durch die Augenlider und werden von der Zirbeldrüse wahrgenommen. Das Problem ist, dass diese Drüse bei Licht weniger Melatonin sezerniert, das über den Hypothalamus (den Mittelpunkt des weiblichen Universums) den Tag-Nacht-Rhythmus beeinflusst. Wenn Sie unregelmäßige Zyklen oder kurze Lutealphasen haben, probieren Sie doch einmal, was passiert, wenn Sie sämtliche Lichtquellen aus Ihrem Schlafzimmer verbannen (notfalls mit Verdunkelungsvorhängen gegen Licht von außen).

Umwelthormone meiden

In unserer Lebenswelt hat kaum jemand von uns eine Chance, jeden Kontakt mit sogenannten endokrinen Disruptoren zu vermeiden. Diese Umwelt- oder Xenohormone sind synthetische Chemikalien, die den Hormonhaushalt stören können. Eine der allgegenwärtigsten und vermutlich schädlichsten Gruppe bilden Parabene, die als Konservierungsstoffe in Produkten wie Make-up, Cremes und Shampoo ebenso verwendet werden wie in Nahrungsmitteln und Getränken. Als endokriner Disruptor wirken auch Phthalate, die als Weichmacher in Kunststoffen enthalten sind. Versuchen Sie, diese Substanzen so gut es geht zu meiden. Natürlich können wir sie nicht komplett umgehen, aber wir können es versuchen. Wählen Sie möglichst Pflegeprodukte und Nahrungsmittel, die davon frei sind. Umfassende Listen von Xenohormonen findet man im Internet (sie sind ziemlich deprimierend!).

Schilddrüsenüber- und -unterfunktion

Die Schilddrüse steuert wichtige Körperfunktionen. Ist sie nicht optimal eingestellt, zieht das nicht nur Zyklusstörungen, sondern generell gesundheitliche Probleme nach sich. Frauen, die FAM-Tabellen führen, haben zum Glück den Vorteil, dass sie potenzielle Schilddrüsenprobleme schon anhand ihrer Morgentemperaturen erkennen können. Extrem niedrige Temperaturen (in der prä-ovulatorischen Phase unter oder knapp über 36 °C) sind oft ein erstes Indiz für eine Schilddrüsenunterfunktion (Hypothyreose), reichen jedoch allein für eine Diagnose nicht aus. Treten weitere Symptome aus der folgenden Liste auf, sollten Sie bei Ihrem Arzt einen Schilddrüsentest vornehmen lassen. Gemessen werden sollten im Blut nicht nur Hyreoidea-stimulierendes Hormon (TSH) und Tetrajodthyronin (T4), sondern auch »freies« Trijodthyronin (T3), »freies« Tetrajodthyronin (T4) und Thyreoperoxidase (TPO). Haken Sie wegen der letzten drei Hormone nach, denn diese sind in Routine-Laboruntersuchungen oft nicht enthalten. Symptome für eine Schilddrüsenfunktionsstörung sind:

- Anovulation (fehlender Eisprung)
- lange oder unregelmäßige Zyklen
- verlängerte Phase mit weniger »fruchtbarem« Zervixsekret
- kurze Lutealphasen oder andere Hinweise auf Probleme mit der Lutealphase
- starke, andauernde oder schmerzhafte Regelblutungen
- verminderte Libido
- PMS
- Unfruchtbarkeit

Viele Empfehlungen zu Lebensweise und Ernährung in diesem Kapitel können die Schilddrüsenfunktion deutlich verbessern. Datis Kharrazian, Autor von *Schilddrüsenunterfunktion und Hashimoto anders behandeln: Wenn Sie sich trotz normaler Blutwerte schlecht fühlen* (2016), meint dazu treffend: »Was wäre wohl klüger, wenn das Kontrolllicht für den Motor in Ihrem Auto aufleuchtet: den Motor durchsehen lassen oder das Lämpchen entfernen?« Ich empfehle Ihnen ebenfalls ganz klar »den Motor durchzuchecken«.

Lutealphasen-Probleme

Wie Sie wissen, wird in der Lutealphase nach dem Eisprung Progesteron freigesetzt. Ganz gleich, ob Sie eine Schwangerschaft anstreben oder vermeiden wollen (oder keines von beiden), sollte sie im Idealfall rund zwölf bis 16 Tage lang sein. Wenn Sie verhüten, haben Sie so mehr Zeit, Ihre unfruchtbare Phase zu genießen, und bei einer Schwangerschaft braucht die befruchtete Eizelle diese Zeit, um sich im Uterus einzunisten.

Wenn Sie anhand Ihrer Temperaturkurven feststellen, dass die Lutealphase bei Ihnen verkürzt ist, könnten Sie ein paar natürliche Ansätze ausprobieren. Marilyn Shannon, Autorin von *Fertility, Cycles, and Nutrition*, ist eine Koryphäe auf diesem Gebiet. Sie ist überzeugt davon, dass ein Zusammenhang zwischen kurzer Lutealphase und dem Prämenstruellen Syndrom (PMS) besteht, und empfiehlt deshalb Multivitamin-Mineralpräparate wie Optivite PMT oder ProCycle PMS (über das Internet auch in Deutschland zu beziehen) sowie die reichliche Aufnahme von Leinöl und/oder Fischöl. Eine andere Möglichkeit sind Phytopharmaka. Helfen Ihnen diese simplen Tipps nicht, die Probleme mit Ihrer Lutealphase in den Griff zu bekommen, lesen Sie in Kapitel 14 weiter.

Komplementärmedizin

Die westliche Schulmedizin hält nicht für alle Gesundheitsstörungen die allein seligmachende Methode parat. Doch galt im Gesundheitswesen noch vor wenigen Jahren jeder, der keine schulmedizinische Ausbildung besaß, automatisch als »Alternativmediziner« und damit fast schon als Quacksalber. Heute werden komplementäre Heilmethoden positiver bewertet und eher als Ergänzung zur klassischen Medizin akzeptiert. Komplementärmediziner arbeiten entweder als selbstständige Therapeuten oder in Kliniken mit anderen Fachleuten für Naturheilverfahren oder oft auch mit Schulmedizinern zusammen, die ergänzende oder ganzheitliche Ansätze verfolgen.

Um Ihren Hormonhaushalt wieder ins Gleichgewicht zu bringen, wenden Sie sich zunächst am besten an einen Ernährungsberater (das gilt heute als Standard) und an Fachärzte für Naturheilkunde, Akupunktur, Traditionelle Chinesische Medizin (TCM) sowie an Allgemeinärzte, die sich für alternative Methoden interessieren. Das Gute an diesen Methoden ist, dass sie Frauenleiden behutsam, aber wirkungsvoll angehen, ohne gleich invasive Verfahren und starke Medikamente einzusetzen, die zahlreiche Nebenwirkungen bedingen.

Die meisten dieser Therapeuten arbeiten mit mehreren Behandlungsformen von bioidentischen Hormonen über Phytopharmaka bis hin zur Akupunktur. Welche Methoden infrage kommen, hängt ganz vom Einzelfall ab (eine PCOS-Patientin wird andere Regeln zu Ernährung und Lebensweise befolgen müssen als eine Frau, die unter dem PMS leidet). Je nach Ihrer konkreten Situation empfehle ich Ihnen, sich eingehend mit diesem Thema zu beschäftigen, denn ein hormonelles Ungleichgewicht kann enorm negative Auswirkungen auf Ihre Fruchtbarkeit und Ihre Gesundheit haben.

Bioidentische Hormone

Viele Schulmediziner glauben, eine hormonelle Balance könne man nur durch natürliche (= bioidentische) Hormone erzielen, im Gegensatz zu synthetischen Hormonen, die Pharmaunternehmen im Labor herstellen. Bioidentische Hormone werden aus Pflanzen wie Soja und wilden Yamswurzeln gewonnen, weisen aber exakt dieselbe Molekularstruktur auf wie das Progesteron und Östrogen, das der weibliche Körper sezerniert.

Bioidentische Hormone sind in unterschiedlichen Darreichungsformen von Tabletten über Pflaster bis zu Vaginalcremes im Handel, außerdem mischen Apotheken nach ärztlichem Rezept individuelle Östrogen-Progesteron-Präparate an. Meist denkt man bei bioidentischen ebenso wie bei synthetischen Hormonpräparaten gleich an Wechseljahrbeschwerden wie Scheidentrockenheit oder Hitzewallungen, doch profitieren auch jüngere Frauen mit unregelmäßigen Zyklen, ausbleibenden Perioden oder anderen Zeichen einer hormonellen Dysbalance von derartigen Hormonpräparaten.

Im Klaren sollten Sie sich sein, dass eine Hormontherapie komplex ist. Viele Ärzte halten bioidentische Hormone für unbedenklicher als synthetische Präparate und behaupten, sie hätten weniger Nebenwirkungen. Fest steht jedenfalls: Sind Sie an einer Therapie mit bioidentischen Hormonen zur Verbesserung Ihrer hormonellen Balance interessiert, dann sollten Sie sich bewusst sein, dass es bei dieser Art von Therapie wichtig ist, dass der Arzt eng mit Ihnen als Patientin zusammenarbeiten muss, um die Behandlung genau auf Ihre individuellen Bedürfnisse abstimmen zu können.

Behutsamer Einstieg: So kommen Sie wieder ins Gleichgewicht

Falls Sie dieses Kapitel nicht betrifft, können Sie sich glücklich schätzen! Alle Betroffenen sollten eines wissen: Bevor Sie sich irgendwelchen invasiven Verfahren unterziehen, um Ihre Hormone wieder ins Gleichgewicht zu bringen, probieren Sie zunächst einfache, preiswerte und schonende Methoden aus. Schlüssel zu einer gesunden Lebensweise sind immer eine nährstoffreiche vollwertige Ernährung, regelmäßige Bewegung, Normalgewicht und gutes Stressmanagement. Die eigentliche Botschaft dieses Kapitels lautet: Ein gesunder, ausgeglichener Hormonhaushalt spiegelt nicht nur Ihre Fruchtbarkeit, sondern Ihren ganzheitlichen Gesundheitszustand. Versuchen Sie daher mit allem, was Sie selbst für sich tun können, auf Dauer einen gesunden Lebensstil zu pflegen.

KAPITEL 10

Investition in die Zukunft: Ihre *künftige* Fruchtbarkeit

Bitter, aber wahr: Die Fruchtbarkeit der Frau nimmt mit zunehmendem Alter ab. Dank jüngster Fortschritte bei der Kryokonservierung (Tiefgefrieren) von Eizellen haben junge Frauen heutzutage die Chance, der Natur nachzuhelfen. Das Thema »Social Freezing« ist ethisch äußerst umstritten, aber da es in diesem Buch um Wissen und Selbstverantwortung geht, möchte ich es ansprechen. Entscheiden Sie wie immer selbst, was Sie an Fakten interessiert, und überblättern Sie den Rest.

Die *American Society for Reproductive Medicine* sorgte im Jahr 2006 mit einer Anzeigenkampagne für Furore. Überall in den USA erschien auf Bussen und Plakatwänden das Bild einer Sanduhr mit der verstörenden Botschaft: »Mit zunehmendem Alter sinkt Ihre Fähigkeit, Kinder zu bekommen! Frauen und ihre Partner müssen entscheiden, wann (und ob) sie Kinder bekommen möchten. Zwischen 20 und Anfang 30 Jahren ist eine Empfängnis am wahrscheinlichsten. 6,1 Millionen Menschen in den USA leiden unter Kinderlosigkeit. Informieren Sie sich!« Nachvollziehbar, dass diese Kampagne vielen Frauen vor den Kopf stieß. Sie wehrten sich gegen diese Art von Bevormundung und waren ungehalten darüber, dass man ihnen unterstellte, sie machten alles falsch, nur weil sie noch nicht den richtigen Partner und Vater für ein Kind gefunden hatten oder sich vor einer Schwangerschaft erst um ihre Ausbildung und Karriere kümmern wollten. Ich teile ihre Empörung! Doch als Profi in diesem Bereich weiß ich auch, dass die Aussage »In zunehmendem Alter sinkt Ihre Fähigkeit, Kinder zu bekommen!« den Tatsachen entspricht.

Die weibliche Fruchtbarkeit lässt im Alter ab Ende zwanzig bis ungefähr zum 37. Lebensjahr *allmählich nach* und geht danach *rapide* zurück. Zugleich steigt das Risiko von Fehlgeburten ab dem 40. Lebensjahr ganz erheblich.

Ich rate jungen Frauen aus Überzeugung dazu, sich zunächst selbst zu verwirklichen, bevor sie eine Familie gründen. Doch das Zeitfenster für ihre fruchtbaren Jahre und damit ihre Optionen ist biologisch vorgegeben.

Lassen Sie sich von reißerischen Schlagzeilen, die uns von den Klatschzeitungen an jeder Supermarktkasse anspringen, nicht in die Irre führen:

»48-jährige Schauspielerin zum ersten Mal schwanger!«

»Gianna Nannini ist mit 54 Jahren Mutter geworden!«

Solche Sensationsmeldungen verschweigen, dass diese Frauen strapaziöse Hightech-Verfahren auf sich nehmen mussten und in den meisten Fällen auf Spender-Eizellen angewiesen waren, um sich ihren Kinderwunsch zu erfüllen.

Zeichnen Sie aber Ihre Fruchtbarkeitszeichen in FAM-Tabellen konsequent auf, können Sie effizient bis zu dem Tag verhüten, an dem Sie sich ein Baby wünschen, und dann Ihre Chancen auf eine Empfängnis vergrößern.

Auch wenn die FAM Ihnen ein erhebliches Maß an Selbstbestimmung ermöglicht, müssen Sie sich über eines jedoch immer im Klaren sein: Wenn Sie Ihren Kinderwunsch bis Ende dreißig oder darüber hinaus verschieben, kann es schwierig werden, schwanger zu werden und das Baby auszutragen – ganz gleich, wie viel Sport Sie treiben, wie gesund Sie sich ernähren oder wie sorgfältig Sie Ihre Fruchtbarkeitstabellen führen. Der Hauptgrund hierfür ist, dass Frauen schon bei ihrer Geburt alle Eizellen in sich tragen, die sie je haben werden. Deshalb ist es nicht verwunderlich, dass ältere Frauen mit Kinderwunsch aufgrund ihrer viel älteren Eizellen auch viel häufiger mit Fruchtbarkeitsproblemen konfrontiert sind, die auch die FAM allein nicht immer lösen kann.

Deshalb möchte ich in diesem Kapitel darauf eingehen, was Sie selbst im Alter zwischen zwanzig und Mitte dreißig tun können, um Ihre *künftige* Fruchtbarkeit zu erhalten, und welche Verfahren und technischen Möglichkeiten es gibt. Ganz gleich, wie jung Sie sind und wofür Sie die FAM einsetzen wollen, müssen Sie daran denken, welche Probleme die Alterung Ihrer Eizellen aufwerfen kann, wenn Sie sich irgendwann in der Zukunft ein Baby wünschen.

Späte Mütter – Strategien und Probleme

Lange, bevor Sie überhaupt an eigene Kinder denken, können Sie aktiv etwas für den Erhalt Ihrer Fruchtbarkeit tun – und zwar so, dass Sie später bessere Chancen auf eine Schwangerschaft haben. Es gibt zahlreiche Möglichkeiten, die Sie schon mit Mitte zwanzig ins Auge fassen können.

Fragen Sie einmal Ihre Mutter, wann bei ihr das Klimakterium eingesetzt hat, denn dieses Alter ist oft genetisch vorprogrammiert. Wenn Ihre Mutter im Alter von 45 Jahren oder bereits mit vierzig Jahren in die Wechseljahre kam, wird das bei Ihnen möglicherweise auch schon in diesem Alter der Fall sein.

Fakt ist – und damit sollten Sie unbedingt rechnen –, dass Ihre Fruchtbarkeit rund 13 Jahre vor der letzten Periode drastisch abzunehmen beginnt.

Falls Sie Symptome der nachfolgend aufgeführten Krankheiten an sich entdecken, lassen Sie sich untersuchen, denn wenn Sie an einer davon leiden, sollten Sie sie in den Griff bekommen, bevor Sie eine Schwangerschaft anstreben.

Endometriose

Wie Sie aus Kapitel 8 wissen, gibt die Endometriose auch heute noch viele Rätsel auf. Mit zunehmendem Alter verschlimmert sie sich meist, wird jedoch (wenn auch nur vorübergehend) durch Schwangerschaften verhindert. Sofern Sie eine gesicherte Diagnose haben, verheiratet sind oder in einer stabilen Partnerschaft leben und irgendwann einmal Kinder haben möchten, sollten Sie lieber heute als morgen versuchen, schwanger zu werden.

Polyzystisches Ovarialsyndrom (PCOS)

Auch diese häufige, gravierende Störung kann, wie schon in Kapitel 8 erklärt, Ihre Fruchtbarkeit stark einschränken. Im Gegensatz zur Endometriose können Sie beim PCOS jedoch selbst aktiv dazu beitragen, die Folgen für Fruchtbarkeit und Gesundheit zu mindern. Es kostet zugegebenermaßen viel Mühe, Ihren Körper bei PCOS zum Eisprung zu bewegen, aber wenn es Ihnen gelingt, dann sollten Sie auch daran denken, die neuen Techniken der Kryokonservierung (Tiefgefrieren von Eizellen) zu nutzen, um Ihre Fruchtbarkeit für die Zukunft zu sichern.

Schilddrüsenstörungen

Lassen Sie regelmäßig Ihre Schilddrüse untersuchen, denn auch sie bereitet Frauen im gebärfähigen Alter häufig Probleme (Seite 378). Glücklicherweise kann man Hyper- und Hypothyreose, also eine Über- und Unterfunktion der Schilddrüse, leichter behandeln als Endometriose oder PCOS.

Fragile X (FMR1)

Seit einigen Jahren weiß man, dass dieses Gen eine Rolle für die Eierstockfunktion spielt. Frauen, bei denen es defekt ist, neigen zu einer vorzeitigen Primären Ovarialinsuffizienz (POI), bei der die Menopause bereits im Alter von unter vierzig Jahren eintritt. Bei Kinderwunsch ist eine genetische Beratung angezeigt, da sowohl ein erhöhtes Risiko für Kinder mit einem Fragilen-X-Syndrom als auch ein Risiko für das Eintreten der Menopause vor Realisierung des Kinderwunsches besteht. Siehe hierzu Seite 123.

Fruchtbarkeitstests dann durchführen, wenn sie sinnvoll sind

Jede Frau, die irgendwann einmal Kinder bekommen möchte, sollte zumindest in Erwägung ziehen, ihre ovarielle Funktionsreserve analysieren zu lassen (siehe Seite 238). Dabei wird im Prinzip geprüft, wie viele lebensfähige Eizellen bis zur Menopause in den Eierstöcken zur Verfügung stehen. Die meisten Frauen lassen diesen Test allerdings erst mit Ende dreißig oder Anfang vierzig durchführen, wenn er keinen praktischen Wert mehr hat. Zum Glück kommen derzeit zwei Tests auch für jüngere Frauen infrage. Es sind dies:

Der Anti-Müller-Hormon-Test (AMH-Test)

Das Anti-Müller-Hormon wird von präantralen (unreifen) Follikeln sezerniert. Seine Konzentration im Blut spiegelt die Menge der restlichen Eizellen in den Eierstöcken wider und nimmt mit zunehmendem Alter ab. Je höher der Wert, desto größer ist die Eizellreserve.

Die Anzahl der Antralfollikel

Bei diesem Test zählt man mittels eines vaginalen Ultraschalls die vorhandenen antralen, aber noch nicht sprungreifen Follikel. Davon lässt sich ableiten, wie viele lebensfähige Eizellen Sie in ein paar Jahren noch haben werden. Deutet das Ergebnis auf einen begrenzten Bestand hin (vor allem bei vorzeitiger Eierstockalterung), können Sie sich anhand dieses Wissens bewusst entscheiden, wie Sie bei der Familienplanung weiter vorgehen wollen – sei es, dass Sie sich vermehrt darauf konzentrieren, eine Familie zu gründen und Ihre berufliche Karriere bis nach dem ersten Kind verschieben oder jetzt Eizellen einfrieren und später implantieren lassen. Wichtig ist, dass Sie diese Entscheidung aufgrund der Untersuchung treffen können. Ohne diese Schätzung hätten Sie ansonsten keinen Verdacht gehegt, dass Ihre ovarielle Reserve eingeschränkt ist.

Hier ein Beispiel dafür, was Sie erfahren, wenn Sie die Anzahl Ihrer antralen Follikel ermitteln lassen. Bedenken muss man dabei aber, dass jedes Labor die Zahlen etwas anders auslegt:

Verfügbare antrale Follikel pro Zyklus	**Restliche fruchtbare Jahre**
20 bis 40	10 bis 15 Jahre
10	sehr wenige
5	wahrscheinlich keine Empfängnis mehr möglich

Über diese Tests und Verfahren hinaus gibt es zwei weitere Möglichkeiten, um Ihre Chancen auf eine spätere Schwangerschaft zu vergrößern:

- Vermeiden Sie möglichst jede Operation an den Eierstöcken, denn die reifen Eizellen sitzen an der Oberfläche, und chirurgische Eingriffe hinterlassen meistens Narbengewebe oder Verwachsungen, die Ihre Fruchtbarkeit direkt beeinträchtigen.

- Praktizieren Sie am besten Safer Sex! Selbst wenn eine Geschlechtskrankheit symptomlos verläuft, kann sie trotzdem die Fruchtbarkeit einschränken, insbesondere durch das Verkleben der Eileiter.

Social Freezing

Jede junge Frau, die frühestens mit Mitte dreißig das erste Kind bekommen möchte, sollte zumindest wissen, dass es die Möglichkeit einer Kryokonservierung, also das Tiefgefrieren von Eizellen, gibt. Bis vor relativ kurzer Zeit konnten nur Männer ihre Spermien einfrieren lassen (was paradox ist, denn anders als bei Frauen bleiben die meisten Männer bis zum letzten Atemzug fruchtbar, sofern sie keine Bestrahlung oder andere Krebstherapien erhalten).

Dank vielversprechender neuer Forschungsergebnisse können nun auch Frauen, die bereits weit über vierzig Jahre alt sind, immer noch eigene leibliche Kinder bekommen – sofern sie mit Ende zwanzig oder Anfang dreißig ihre Eizellen vorsorglich haben einfrieren lassen. Auch wenn die Kryokonservierung heute nicht mehr als Experimentalverfahren eingestuft wird, sind die Erfolgsquoten einer In-vitro-Fertilisation mit gefrorenen Eizellen noch recht niedrig.

Angesichts der kontinuierlichen Fortschritte ist jedoch in einigen Jahren mit besseren Ergebnissen zu rechnen. Schon viele Frauen haben mit dieser Methode Babys geboren, aber noch ist nicht mit umfangreichen Langzeitstudien nachgewiesen, ob das Einfrieren von Eizellen für die damit gezeugten Kinder tatsächlich unbedenklich ist.

Halten Sie sich deshalb über die Entwicklungen auf dem Laufenden – und wenn Sie sich heute für die Kryokonservierung entscheiden sollten, schauen Sie sich auf jeden Fall die dann aktuellen Studien an, bevor Sie die Eizellen später implantieren lassen.

Wenn Sie in einer stabilen Ehe oder Partnerschaft leben, aber aus irgendwelchen Gründen eine Schwangerschaft noch hinauszögern wollen, wäre es eventuell sinnvoller, mit Spermien Ihres Partners gezeugte Embryos einzufrieren. Diese Technik erzielt bei der In-vitro-Fertilisation eine höhere Schwangerschaftsquote und hat sich in jahrzehntelanger Praxis als unbedenklich erwiesen.

Derzeit erforscht man intensiv die Konservierung sprungreifer und primordialer Follikel in verschiedenen Teilen der Eierstöcke oder des ganzen Eierstocks. Vielleicht wird man eines Tages den Eierstock einer Frau mit zukünftigem Kinderwunsch komplett entfernen, einfrieren und dann wieder in den Körper einpflanzen, wenn der Zeitpunkt gekommen ist, dass die Frau schwanger werden möchte.

Das vorsorgliche Einfrieren reifer Eizellen gilt momentan in diesem Bereich als einziger Forschungsansatz, der nicht mehr als experimentell eingestuft wird. Wenn Sie jung sind und mit einer Schwangerschaft noch einige Jahre warten möchten, dann sollten Sie, wie oben erwähnt, die erstaunlich rasante Weiterentwicklung dieser faszinierenden Reproduktionstechnologien in den nächsten Jahren aufmerksam verfolgen. Das sind Sie sich selbst schuldig!

Optionen offenhalten

Die Entscheidung für oder gegen eine Kryokonservierung von Eizellen oder Embryos ist fraglos immer sehr persönlich und darf nie auf die leichte Schulter genommen werden. Für einige von Ihnen sprechen vielleicht religiöse oder ethische Gründe dagegen. Ohnehin halten manche Kliniken dieses Verfahren nur bei Vorliegen einer medizinischen Indikation für gerechtfertigt.

Ebenso wie die In-vitro-Fertilisation ist die Kryokonservierung invasiv und zudem kostspielig. Manch eine Frau würde das Geld vielleicht lieber eines Tages in die Adoption eines Kindes investieren, falls sie keine Babys bekommen kann.

Wenn Sie keine Vorbehalte gegen dieses Verfahren hegen und es vorziehen, eines Tages eigene leibliche Kinder zur Welt zu bringen, dann könnte das Einfrieren der Eizellen für Sie eine der besten Entscheidungen des Lebens sein.

TEIL 4

NATÜRLICHE VERHÜTUNG

KAPITEL 11

Verhüten ohne Chemie und mechanische Hilfsmittel

Bevor Sie die FAM zur Empfängnisverhütung einsetzen, sollten Sie Maßnahmen ergreifen, um das Risiko einer Ansteckung mit HIV oder anderen sexuell übertragbaren Krankheiten auszuschließen. Ich weise in aller Deutlichkeit darauf hin, dass die FAM zur Empfängnisverhütung nur für Frauen geeignet ist, die in einer festen Beziehung leben, sofern weder sie noch ihr Partner an einer sexuell übertragbaren Krankheit leidet.

Für Empfängnisverhütung sollte man immer empfänglich sein.

SPIKE MILLIGAN (1918–2002), BRITISCHER KOMIKER

Manche Patienten werde ich mein ganzes Leben lang nicht vergessen. Ein Pärchen hatte meinen Kurs über natürliche Verhütung zur Hochzeit von den Brauteltern geschenkt bekommen. Beide schienen das, was ich ihnen im Kurs erklärte, sehr interessiert aufzunehmen, aber ich merkte leider bald, dass sie das Wichtigste nicht begriffen hatten. Etwa einen Monat nach Kursende kamen sie zur üblichen Anschlussberatung. Alles schien wunderbar zu laufen, ihre Tabellen waren tipptopp und ihre Aufzeichnungen mustergültig. Ich sah allerdings, dass sie während des gesamten Zyklus miteinander geschlafen hatten, jedoch die Verhütungsmethode während ihrer fruchtbaren Phase – zum Beispiel Kondom oder Diaphragma – in der dafür vorgesehenen Zeile gar nicht aufgezeichnet hatten.

Als die beiden sich von mir verabschiedeten, erinnerte ich sie kurz daran, auch das beim Sex an den fruchtbaren Tagen eingesetzte Verhütungsmittel in die Tabelle einzutragen. Sie sah mich perplex an, warf ihrem Mann einen fragenden Blick zu. Dann starrten mich beide ratlos an. Und schwiegen.

Ich hakte nach: »Sie sollten ja jedes Mal, wenn Sie Sex haben, aufschreiben, ob Sie nicht verhütet haben, weil Sie gerade unfruchtbar waren, oder welche Verhütungsmethode Sie während der fruchtbaren Zeit eingesetzt haben.« Auch damit erntete ich nur hilflose Blicke. Schließlich platzte sie heraus: »Was meinen Sie mit ›welche Methode‹? Ich dachte das hier ist die Verhütungsmethode.« Mir lief es eiskalt über den Rücken, als ich endlich dahinterkam, dass das Pärchen allen Ernstes geglaubt hatte, allein die Aufzeichnung ihrer Fruchtbarkeitszeichen sei eine zuverlässige Verhütungsmethode!

Im Klartext heißt das: Die hier vorgestellt Fruchtbarkeitsmethode ist nur dann als Verhütungsmethode wirksam, wenn Sie an den fruchtbaren Tagen enthaltsam sind. Wenn Sie dann nicht auf Sex verzichten möchten, müssen Sie eine Barrieremethode einsetzen. Bitte beachten Sie dabei Folgendes:

1. Versagt eine Barrieremethode, tut sie das lediglich in der fruchtbaren Phase. Alle Verhütungsmittel haben eine Versagerquote.

2. Wählen Sie eine Barrieremethode, lässt sich deren Wirksamkeit drastisch erhöhen, indem Sie zwei Methoden koppeln, beispielsweise Kondom mit Diaphragma, Schwämmchen oder Spermizid.

3. Spermizide können während der fruchtbaren Phase das Zervixsekret verändern. Möchten Sie trotzdem Sex haben, beachten Sie bitte die Regeln auf Seite 167.

Die Methode ist zudem am effektivsten als Verhütungsmethode, wenn Sie nur außerhalb der fruchtbaren Phase Sex haben. Anfangs mag das vielleicht schwerfallen, aber viele Paare, die mit natürlichen Methoden verhüten, erleben es als eine Art »Honeymoon-Effekt«, wenn sie in jedem Zyklus eine Zeit lang kreative Wege finden müssen, um sich sexuell zu betätigen, wohl wissend, dass der Geschlechtsverkehr in etwa einer Woche wieder erlaubt ist. Viele haben das Gefühl, mit ihrer Fruchtbarkeit mehr im Einklang zu leben, wenn sie an den fruchtbaren Tagen keine Barrieremethoden einsetzen, sondern ganz auf den Geschlechtsverkehr verzichten.

Voraussetzung für eine erfolgreiche Anwendung der Methode ist, dass Sie die Abläufe in Ihrem Körper kennen. Die Länge der fruchtbaren Phasen einer Frau hängt völlig von der Fruchtbarkeit des Mannes ab. Im luftleeren Raum wäre eine Frau maximal 24 Stunden empfängnisbereit (48 Stunden, falls beim Eisprung zwei oder mehr Eizellen ausgestoßen werden). Ihre fruchtbare Phase verlängert sich jedoch durch die Überlebensdauer von Samen- und Eizelle. Frauen sind allein deshalb länger als 24 Stunden (bzw. 48 Stunden) fruchtbar, weil Spermien bis zu fünf Tage überleben können.

Die fruchtbare Phase der Frau hängt zum einen vom Überleben der Spermien ab, zum anderen von der Lebensfähigkeit der Eizelle. Wird die FAM zur Verhütung eingesetzt, ergeben sich bis zu zehn Tage (mit Pufferzonen), an denen Enthaltsamkeit oder eine Barrieremethode erforderlich ist. So haben Sie einen erheblichen Sicherheitsspielraum vor und nach der fruchtbaren Phase.*

Bei der Fruchtbarkeitsmethode geht es weniger um den Tag des Eisprungs als um die Antwort auf eine simple Frage: Bin ich heute fruchtbar? Die glücklichen Frauen, deren Zyklen einigermaßen regelmäßig 21 bis 35 Tage lang sind, können sich fragen: Wann beginnt und endet meine fruchtbare Phase? Auch Sie brauchen nicht genau zu wissen, an welchem Tag der Eisprung erfolgt, um mit der Fruchtbarkeitsmethode zu verhüten.

Bei den meisten Frauen hat der Zyklus drei Phasen. Die vier FAM-Regeln (siehe Tabelle) ermitteln Anfang und Ende der fruchtbaren Phase, also der Zeit, in der ungeschützter Geschlechtsverkehr zu einer Schwangerschaft führen kann.

DIE VIER FAM-REGELN IM ÜBERBLICK

Prä-ovulatorische unfruchtbare Phase	Fruchtbare Phase	Post-ovulatorische unfruchtbare Phase
1) Fünf-Tage-Regel	*Enthaltsamkeit oder Barrieremethode!*	3) »Peak Day«-Regel
2) Regel zu den trockenen Tagen		4) Temperaturanstiegsregel

* Die Überlebensdauer einer Eizelle von maximal zwei Tagen beruht auf der Annahme, dass jede Eizelle etwa 24 Stunden lebensfähig ist und die zweite Eizelle 24 Stunden nach der ersten »springt«. Das ist aber sehr unwahrscheinlich, denn Eizellen leben eher nur zwölf Stunden, und multiple Eisprünge erfolgen meist in kürzeren Abständen. Auch bei Spermien ist die Überlebenszeit von fünf Tagen hochgegriffen; meist sind es nur zwei bis drei. Dass Spermien länger als fünf Tage überleben können, ist erwiesen, kommt aber extrem selten vor und stellt die Verhütungsregeln der FAM nicht infrage, da Spermien mangels Zervixsekret nur wenige Stunden überleben.

Im Folgenden stelle ich Ihnen die Verhütungsregeln vor, die eine optimale Wirksamkeit der FAM sicherstellen. Sie mögen auf den ersten Blick kompliziert wirken, aber wenn Sie die biologischen Grundlagen verstanden haben, die ich in diesem Buch erkläre, leuchten sie Ihnen schnell ein. Bitte lesen Sie dieses Kapitel in Ruhe mehrmals durch und schauen sich noch einmal Kapitel 6 an. Es ist eigentlich einfach und erfordert nur wie alles Neue ein wenig Geduld.

Um sicherzugehen, empfehle ich dringend, *mindestens zwei oder drei komplette Zyklen zu dokumentieren, bevor Sie sich zur Verhütung auf die FAM-Regeln verlassen*. Sie sollten sich erst dann sicher fühlen, wenn Sie nach dem Eisprung wissen, dass die Eizelle abgestorben ist (Regel 3 und 4 in diesem Kapitel). Das gilt vor allem für Frauen, die gerade die Pille oder ein anderes Hormonpräparat abgesetzt haben, denn es dauert ein paar Monate, bis sich die Zyklen mit Eisprung und eindeutigen Fruchtbarkeitszeichen wieder eingependelt haben. Die Gewissheit macht aber jede Mühe wieder wett. Falls Sie noch unsicher im Umgang mit der FAM sind, besuchen Sie einen Kurs zur Fruchtbarkeitswahrnehmung, oder lassen Sie sich persönlich, telefonisch oder online von einer qualifizierten Fachkraft beraten. Machen Sie keine Experimente! Sicher dürfen Sie sich nur dann fühlen, wenn alle Regeln definitiv bestätigen, dass Sie gerade nicht fruchtbar sind. Grundsätzlich gilt: *Im Zweifel lieber kein Sex!*

Um bei der Verhütung auf Nummer sicher zu gehen, rate ich dringend dazu, sowohl das Zervixsekret als auch die Morgentemperatur zu erfassen, und möglichst auch noch die Zervixlage als optionales Fruchtbarkeitszeichen. Die Erfassung aller drei Zeichen bezeichnet man als *symptothermale Methode*. Falls Sie nur ein Zeichen beobachten, gelten die etwas abgewandelten Regeln gemäß Anhang F.

DIE VIER REGELN FÜR ZERVIXSEKRET- UND TEMPERATURKURVEN

Regeln für die prä-ovulatorische unfruchtbare Phase

1. FÜNF-TAGE-REGEL

Die ersten fünf Tage des Zyklus sind unbedenklich, sofern Sie zwölf bis 16 Tage zuvor einen eindeutigen Temperaturanstieg hatten.

Verhütungsmittel	–	–	–	–	–																																	
Geschlechtsverkehr	(1)	2	(3)	4	5	6	7	8	9	10	11	12	13	14	15	16	17	18	19	20	21	22	23	24	25	26	27	28	29	30	31	32	33	34	35	36	37	38
PERIODE, Schmierblutung, trocken oder klebrig	●	●	●	●	–	–	–																										●					

Verhütungsmittel	–	–	–	–	–																																	
Geschlechtsverkehr	1	2	(3)	4	(5)	6	7	8	9	10	11	12	13	14	15	16	17	18	19	20	21	22	23	24	25	26	27	28	29	30	31	32	33	34	35	36	37	38
PERIODE, Schmierblutung, trocken oder klebrig	●	●	●	●	⊙	⊙	–																															

Verhütungsmittel	–	–	–	–	–																																	
Geschlechtsverkehr	1	(2)	3	(4)	5	6	7	8	9	10	11	12	13	14	15	16	17	18	19	20	21	22	23	24	25	26	27	28	29	30	31	32	33	34	35	36	37	38
PERIODE, Schmierblutung, trocken oder klebrig	●	●	●	●	●	●	–																										●					

Floras FAM-Tabelle. Die Fünf-Tage-Regel. Flora fühlt sich an den ersten fünf Tagen des Zyklus sicher, unabhängig davon, an wie vielen Tagen sie ihre Periode hat (in drei Varianten ihrer Zyklen erkennbar). Aufgrund des Temperaturanstiegs zwei Wochen zuvor weiß Flora genau, dass es sich nicht um eine Zwischenblutung handelt, sondern den Beginn eines neuen Zyklus.

Die Fünf-Tage-Regel gilt für die ersten fünf Tage des Zyklus, unabhängig davon, an wie vielen davon Sie tatsächlich Ihre Periode haben. Jede Blutung *nach* dem fünften Zyklustag hingegen gilt als potenziell fruchtbar, da sie das Zervixsekret überdecken kann.

Ein deutlicher Temperaturanstieg zwölf bis 16 Tage vor der Blutung ist ein klares Indiz dafür, dass der Eisprung im vorigen Zyklus stattgefunden hat, und bestätigt, dass die Blutung an den ersten fünf Tagen des neuen Zyklus eine echte Menstruation ist und keine Zwischenblutung oder eine Blutung aus anderen Gründen. Zuverlässig ist diese Regel, weil es statistisch extrem selten vorkommt, dass ein Eisprung an Tag 10 oder eher eintritt und gleichzeitig Spermien lange genug überleben, um die Eizelle zu befruchten. Zur Erinnerung: Spermien überleben in der Regel maximal fünf Tage, und auch nur in »fruchtbarem« Zervixsekret. Allerdings sind unter folgenden Umständen Änderungen nötig:

1. War einer Ihrer letzten zwölf Zyklen nur 25 Tage lang oder kürzer, können Sie nur die ersten drei Tage als sicher ansehen. Aufgrund der Möglichkeit eines sehr frühen Eisprungs sollten Sie eine Pufferzone einplanen (wird während der Menstruation Zervixsekret gebildet, merken Sie es nämlich wegen des Blutes nicht!). Spermien könnten theoretisch lange genug überleben, um die Eizelle zu befruchten. Experten sind sich nicht einig, ob diese Vorsichtsmaßnahme nötig ist. Ich empfehle sie Ihnen.*

2. Hatten Sie keinen Temperaturanstieg oder »Peak Day« rund zwölf bis 16 Tage vor der Periode, müssen Sie davon ausgehen, dass es sich wohl um eine anovulatorische Blutung oder eine Blutung aus anderen Gründen handelt. Deshalb können Sie keineswegs sicher sein!

3. Falls Sie mit Symptomen wie Hitzewallungen und Scheidentrockenheit auf die Wechseljahre zusteuern, dürfen Sie auf diese Regel *nicht* vertrauen, denn in der Menopause laufen massive hormonelle Veränderungen ab. Dabei kann es zu verfrühten Eisprüngen und unregelmäßigen Blutungen kommen, die eine Menstruation sein können – oder auch nicht (in Anhang J erfahren Sie, wie Sie diese Methode in der Perimenopause anwenden).

SEX WÄHREND DER PERIODE

Damit Sie während Ihrer Periode Sex genießen können, ohne sich um Ihre schöne Bettwäsche zu sorgen, gibt es Vorrichtungen wie Menstruationstassen zum Auffangen von Menstruationsblut. Die meisten sind eine gute Alternative zu Binden und Tampons, ganz unabhängig davon, ob Sie sie auch beim Sex einsetzen:

Menstruationstasse: Im Drogeriemarkt und im Internet finden Sie zahlreiche Varianten dieser Erfindung. Sie dienen dazu, Blut aufzufangen, sind aber leider nicht für den Gebrauch beim Sex gedacht und können dabei stören oder verrutschen und auslaufen.

Diaphragma: Scheidenpessare müssen vom Arzt angepasst werden, haben aber beim Geschlechtsverkehr eine Doppelfunktion als Verhütungsmittel und als Sammelgefäß.

Portiokappen: Auch diese Kappen muss der Arzt anpassen. Sie werden aber anders eingelegt als Diaphragmen. Manche sind beim Geschlechtsverkehr bequemer als andere.

* Im Gegensatz zu den drei anderen Regeln ermittelt die »Fünf-Tage-Regel« ein ggf. höheres Fruchtbarkeitsrisiko auch anhand vergangener Zyklen, doch gibt es einen eklatanten Unterschied zur Rhythmus-Methode: Die Wahrscheinlichkeit, dass Geschlechtsverkehr an Tag 5 oder früher eine Schwangerschaft nach sich zieht, ist sehr gering, während die Chancen, dass ein Eisprung irgendwann nach Tag 10 stattfindet, gut stehen. Bei der »Fünf-Tage-Regel« geht man bewusst konservativ vor, indem man bei Frauen mit überdurchschnittlich erhöhtem Risiko eine größere Pufferzone vorsieht. Übrigens ist es sehr wahrscheinlich, dass diejenigen Frauen, die tatsächlich während der Periode schwanger wurden, Geschlechtsverkehr am Ende einer langen Menstruation hatten, also an Tag 6 oder später. Zudem besteht die Möglichkeit, dass der Sex gar nicht während der Menstruation, sondern während einer Mittelblutung stattfand – was allerdings beim Führen von FAM-Tabellen auffallen würde!

2. REGEL ZU DEN TROCKENEN TAGEN

Vor dem Eisprung ist der Abend jedes trockenen Tages unbedenklich, doch der folgende Tag gilt bereits als potenziell fruchtbar, sofern noch restliches Sperma das Zervixsekret überdeckt.

Verhütungsmittel					–	–			–	–		–																									
Geschlechtsverkehr	1	2	3	4	⑤	⑥	7	8	⑨	⑩	11	⑫	13	14	15	16	17	18	19	20	21	22	23	24	25	26	27	28	29	30	31	32	33	34	35	36	37
eiklarartig																																					
cremig																																					
PERIODE, Schmierblutung, trocken oder klebrig	●	●	●	●	–	–	–	–	–	–	–	–								–	–	–											●				
Fruchtbare Phase und PEAK DAY																			PK																		
Scheidengefühl					trocken	·	·	·	·	·	·	·	klebrig	·	·	nass	·	schlüpfrig	schlüpfrig	trocken	·	·															

Erikas FAM-Tabelle. Regel zu den »trockenen« Tagen. Hier ist der Abend eines jeden »trockenen«, prä-ovulatorischen Tages unbedenklich, in dieser Tabelle an den Tagen 5 bis 12.

1. Vor dem Eisprung ist ungeschützter Sex unbedenklich am Abend jedes »trockenen« Tages (nach 18 Uhr).* Die Trockenheit wird über Tag mehrmals kontrolliert und ist so definiert, dass zu keinem Zeitpunkt Blut, Zervixsekret oder ein feuchtes Scheidengefühl vorhanden sein darf. Sobald Sie den Umschlagspunkt ermitteln, müssen Sie sich als potenziell fruchtbar einstufen, selbst wenn das Zervixsekret *klebrig oder nicht nass* ist.

Vielleicht überrascht es Sie, dass diese Art Zervixsekret vor dem Eisprung als potenziell fruchtbar gilt. Es stimmt, dass Spermien darin nur schwer überleben. Doch die Regeln beinhalten größtmögliche Vorsicht und berücksichtigen, dass eine Frau vielleicht den Unterschied zwischen klebrigem Sekret und einer beginnenden nasseren Sekretqualität nicht erkennt. Darüber hinaus schützt diese Verhütungsregel davor, dass nasseres Zervixsekret die letzten überlebenden Spermien gerade noch rechtzeitig aufnimmt. Wenn Sie aber nur an ein oder zwei Tagen hintereinander klebriges Zervixsekret haben und dann wieder ein »trockener« Tag folgt, können Sie am Abend jedes trockenen Tages unbesorgt Sex haben.

Noch einmal zur Wiederholung: Vor dem Eisprung gelten ausschließlich *die Abende der »trockenen« Tage als unbedenklich*, an denen beim Abwischen auf der Toilette keinerlei Zervixsekret auf dem Toilettenpapier zu sehen ist. (An der Scheidenöffnung befindet sich immer ein wenig Feuchtigkeit, die aber am Finger schnell verdunstet. Diese Tage gelten als trocken, solange kein Zervixsekret vorhanden ist.)

* Für den Fall, dass Sie vor 18 Uhr in Stimmung sein sollten, lesen Sie Seite 418.

2. Der Tag nach dem ungeschützten Sex trägt ein dickes Fragezeichen, denn falls noch Sperma oder Spermizid vorhanden ist, kann es etwaiges Zervixsekret kaschieren. Der Abend eines solchen »Spermatags« gilt als fruchtbar, da Sie nicht sicher sein können, ob der Tag wirklich trocken war. Wie man Sperma dokumentiert, zeigt Michelles FAM-Tabelle. Wie man Sperma »auspresst«, lesen Sie auf Seite 83.

Verhütungsmittel					–		–		–		–								
Geschlechtsverkehr	1	2	3	4	(5)	6	(7)	8	(9)	10	(11)	12	13	14	15	16	17	18	19
eiklarartig																			
cremig																			
PERIODE, Schmierblutung, trocken oder klebrig	●	●	●	●	–	?	–	?	–	?	–	?							
Fruchtbare Phase und PEAK DAY																			PK
Scheidengefühl					trocken		trocken		trocken		trocken		klebrig	·	·	nass	·	schlüpfrig	schlüpfrig

Verhütungsmittel																			
Geschlechtsverkehr	20	21	22	23	24	25	26	27	28	29	30	31	32	33	34	35	36	37	38
eiklarartig																			
cremig																			
PERIODE, Schmierblutung, trocken oder klebrig	–	–	–											●					
Fruchtbare Phase und PEAK DAY																			
Scheidengefühl	trocken	·	·																

Michelles FAM-Tabelle. Sperma überdeckt das Zervixsekret. Michelle ist an den Abenden der prä-ovulatorischen trockenen Tage zwar sicher, aber alle Tage mit Spermaresten müssen mit einem Fragezeichen versehen werden – bei ihr die Tage 6, 8, 10 und 12. Sie gelten als potenziell fruchtbar.

Stellen Sie am Ende des Tages, nach dem Sie Sex hatten, fest, dass dieser Tag »trocken« war, dürfen Sie an diesem Abend ungeschützt Sex haben. Dass Sie die FAM-Regel zu den »trockenen« Tagen vor dem Eisprung ruhigen Gewissens anwenden können, hat zwei Gründe:

a. Spermien überleben ohne Zervixsekret höchstens einige Stunden. Da das vor den nasseren Sekretqualitäten zunächst gebildete klebrige Zervixsekret für Spermien genauso unwirtlich ist wie ein völlig trockenes Scheidenmilieu, ist das Risiko einer Empfängnis gering.

b. Fehlendes Zervixsekret ist ein Indiz dafür, dass die Eierstöcke inaktiv und die Östrogen-Spiegel für einen Eisprung zu niedrig sind. Vor jedem Eisprung wird nasses Zervixsekret gebildet.

Wenn Sie befürchten, Spermien könnten an »trockenen« Tagen bis zum Eisprung überleben, dürfen Sie beruhigt sein. Selbst wenn Spermien zehn Tage überleben könnten und der Eisprung am Tag nach dem Sex einträte, wäre eine Empfängnis extrem unwahrscheinlich, falls der Sex an einem »trockenen« Tag stattfindet. Das Szenario ist sehr unwahrscheinlich. Noch einmal: Spermien brauchen »fruchtbares« Zervixsekret, um lebens- und schwimmfähig zu sein. Weil Spermien aber in »fruchtbarem« Sekret bis zu fünf Tage überleben, sind Ovulations-Prognosesets und -tests nicht verlässlich, denn sie zeigen den bevorstehenden Eisprung mit nur einem Tag Vorlauf an. Der Vollständigkeit halber: In Erregungssekret und Gleitmittel überleben Spermien nur ein paar Stunden.

3. Bemerken Sie nach dem Führen von FAM-Tabellen über mehrere Zyklen hinweg, dass Sie unmittelbar nach dem Ende der Periode überhaupt keine »trockenen« Tage haben, sondern dass sich sofort nach der Menstruation klebriges oder sogar gummiartiges Zervixsekret bildet, bis es schließlich nach mehreren Tagen feuchter wird, dann kann dies auf eine Zervixentzündung hindeuten. Lassen Sie sich in diesem Fall zunächst untersuchen. Angenommen, Sie sind gesund, dann ist Ihr Grundmuster der Unfruchtbarkeit (BIP) während Ihrer unfruchtbaren Phase eben eher »klebrig« als »trocken«, wie wir es auf Seite 79 schon angesprochen haben.

In diesem Fall können Sie die Regel zu den trockenen Tagen trotzdem anwenden, indem Sie das klebrige Zervixsekret an diesen Tagen genauso werten wie trockenes. Das erste Anzeichen von nassem Zervixsekret wird dann natürlich als Umschlagspunkt gewertet. Ab dann gelten Sie als fruchtbar. *Diese Ausnahme gilt allerdings ausschließlich für Frauen, die vor dem Eisprung nie »trockene« Tage haben.* Und selbst dann beachten Sie bitte, dass das Risiko einer Schwanerschaft bei dieser abgewandelten Regel leicht erhöht ist. Ich empfehle Ihnen, sie erst dann anzuwenden, wenn Ihre Zyklen in den letzten zwölf Monaten maximal 25 Tage lang waren und Sie auch dann vor dem Sex jedes Mal sicherstellen, dass am Muttermund kein nasses Zervixsekret vorhanden ist. (Siehe Anhang G und Ashleys Tabelle unten.)

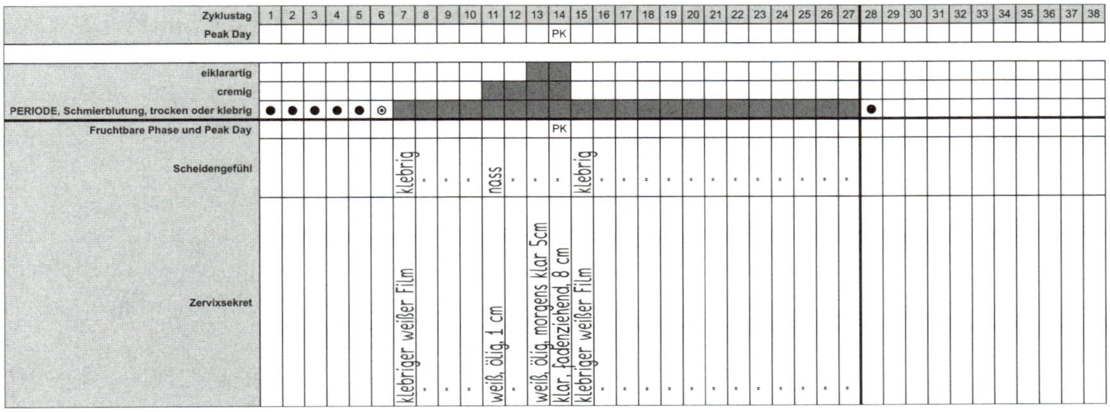

Ashleys FAM-Tabelle. Grundmuster der Unfruchtbarkeit (klebriges Zervixsekret). Nach mehreren FAM-Tabellen weiß Ashley, dass ihr Grundmuster der Unfruchtbarkeit (BIP) unmittelbar nach der Periode eher klebrig als trocken ist. Da dies Ashleys prä-ovulatorisches Muster darstellt, kann sie die Tage 7 bis 10 als trocken einstufen und die Regel zu den »trockenen« Tagen befolgen. Um das Schwangerschaftsrisiko zu minimieren, überprüft sie vor dem Sex am Muttermund, dass wirklich kein nasses Zervixsekret vorhanden ist.

Regeln zur post-ovulatorischen unfruchtbaren Phase

3. »PEAK DAY«-REGEL

Unbedenklich ist der Abend des dritten Tages nach dem »Peak Day« (dem letzten Tag mit Eiklar-Sekret oder »glitschigem« Scheidengefühl).

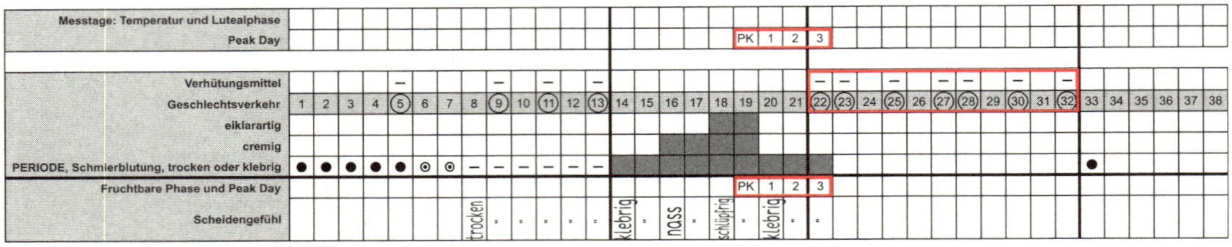

Jessicas FAM-Tabelle. Die »Peak Day«-Regel. Jessicas letzter Tag mit einem »glitschigen« Scheidengefühl oder nassem Zervixsekret war Tag 19. Jessica trug »PK« (»Peak«) darunter ein und vermerkte in derselben Zeile an den folgenden Tagen 1, 2, 3. Sicher fühlte sie sich am Abend des dritten Tages nach dem »Peak Day«, also an Tag 22. Obwohl Jessica am driten Tag klebriges Zervixsekret hatte, gilt sie dennoch als sicher, solange die Nässe während der folgenden drei Tage nicht wiederkehrt.

1. Ermitteln Sie Ihren »Peak Day« (den letzten Tag mit Eiklar-Sekret oder »glitschigem« Scheidengefühl; siehe Seite 87/88). Markieren Sie ihn in der Zeile »Peak Day« als »PK« und die folgenden Tage in derselben Zeile als 1, 2, 3, aber immer erst am Abend, wenn Sie an dem Tag Zervixsekret beobachtet haben. Welcher Tag der »Peak Day« war, wissen Sie erst am Tag danach, wenn Zervixsekret und Scheidengefühl wieder trockener sind.

Fällt der letzte Tag mit »glitschigem« Eiklar-Sekret auf einen Montag, Sie haben aber am Dienstag auch noch ein »glitschiges« Scheidengefühl (oder Schmierblutungen), ist Ihr »Peak Day« der Dienstag!

2. Sicher fühlen dürfen Sie sich erst nach 18 Uhr am dritten Tag nach dem »Peak Day«. Ziehen Sie einen senkrechten Strich zwischen Tag 2 und Tag 3 als Zeichen, dass Sex ab dem Abend des dritten Tages unbedenklich ist. (Das gilt auch, wenn auf den Strich noch Tage mit klebrigem Sekret folgen.) Einigen von Ihnen fällt vielleicht auf, dass es in älteren Auflagen dieses Buchs hieß, Sie seien erst am Abend des vierten Tages nach Ihrem »Peak Day« sicher. Ich habe die Regel abgeändert, weil man sich mittlerweile einig ist, dass die Regel »Peak Day« plus 3 die Verhütungssicherheit in keiner Weise beeinträchtigt – sofern sie durch die Temperaturanstiegsregel (Seite 179) untermauert wird.

3. Weist Ihr Sekretmuster nach dem letzten Tag mit Eiklar-Sekret oder »glitschigem« Scheidengefühl einen Tag mit cremigem Sekret auf (meist kein Sekret oder klebriges), gilt trotzdem dieser letzte Tag als »Peak Day«. Fehlt aber am zweiten Morgen nach dem letzten Tag mit Eiklar-Sekret der eindeutige Temperaturanstieg oder bleibt das Sekret die folgenden Tagen cremig, zählen Sie vorsichtshalber den letzten »cremigen« Tag als »Peak Day«.

4. Bis zum nächsten Zyklus bleibt die Scheide normalerweise trocken. Treten aber innerhalb der drei Tage oder später erneut Sekret oder ein nasses Scheidengefühl auf (siehe Heathers und Susans Tabellen unten), warten Sie, bis alles Feuchte verschwunden ist, und zählen Sie für den »Peak Day« von vorn. Dieses Muster nennt man »geteilten Peak« oder »Doppel-Peak«. Auslöser sind Stress, Krankheiten oder PCOS (Seite 137). Geteilte und doppelte »Peaks« sind verwirrend, doch schafft ein Temperaturanstieg Klarheit, ob ein Eisprung erfolgt ist. Mehr dazu auf der nächsten Seite.

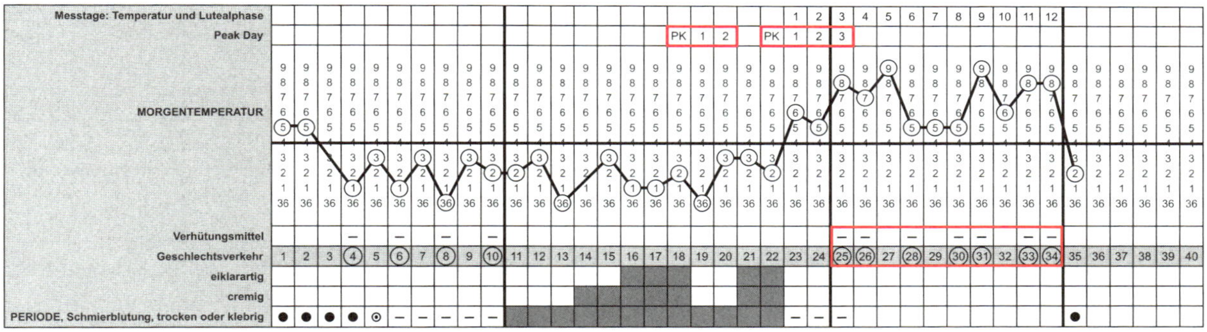

Heathers FAM-Tabelle. »Geteilter Peak«. Hier bildete sich »fruchtbares« Sekret ab Tag 14, aber dann zog Heather sich eine Erkältung zu. Ihr »Peak Day« war eigentlich Tag 18, aber nach nur zwei Tagen begann sie erneut, nasses Sekret zu bilden, und musste wieder von vorn zählen. Ihr wirklicher »Peak Day« war demnach Tag 22. Danach zählte sie wieder 1, 2, 3 und wusste, dass sie ab dem Abend von Tag 25 sicher war.

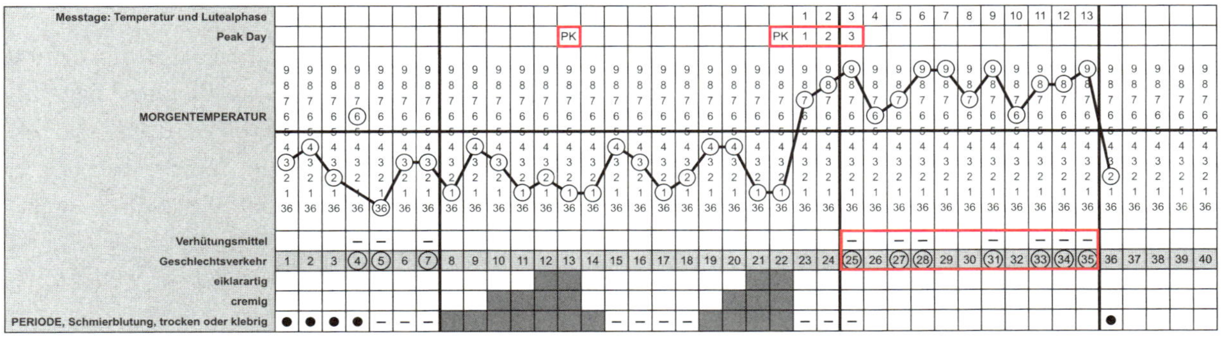

Susans FAM-Tabelle. »Doppel-Peak«. Bei Susan bildete sich »fruchtbares« Sekret ab Tag 10, doch der Abgabestress bei einem Buchprojekt verzögerte den Eisprung. Der »Peak Day« schien Tag 13 zu sein, aber danach trat an Tag 20 wieder nasses Sekret auf. Ihr Peak war deshalb Tag 22, und Sex war erst wieder unbedenklich und ungeschützt möglich, als der Temperaturanstieg an Tag 25 den erfolgten Eisprung anzeigte.

4. TEMPERATURANSTIEGSREGEL

Unbedenklich ist der Abend des dritten Tags, an dem Ihre Temperatur über der Schwellenlinie liegt, sofern der dritte Wert diese um mindestens 0,3 °C übersteigt.

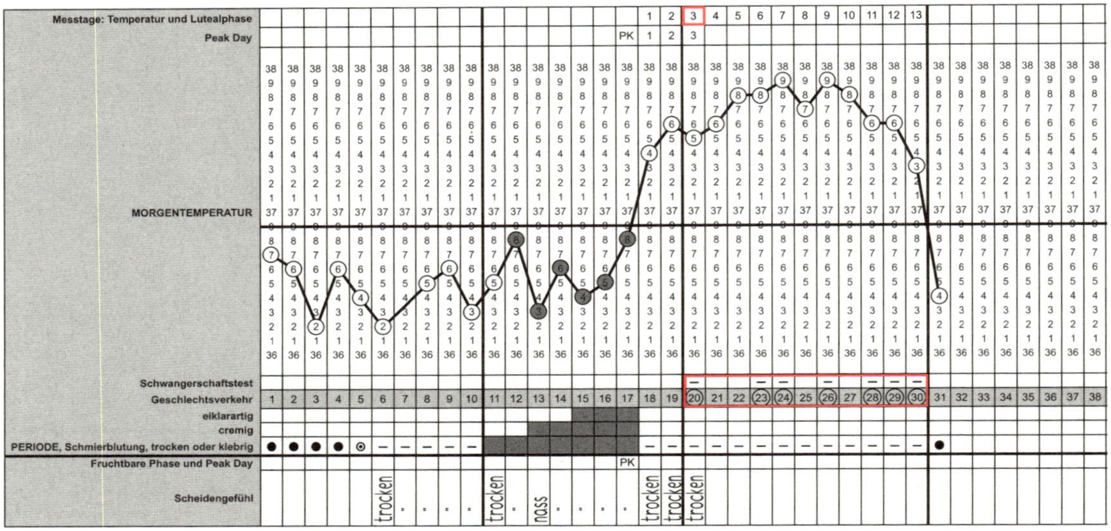

Ninas Tabelle. Temperaturanstiegsregel. Die Temperatur stieg an Tag 18 an. Nina zog die Schwellenlinie ein Zehntelgrad über dem höchsten der letzten sechs Werte unter »Messtage« als 1, 2, 3 ein. Die unfruchtbare Phase begann am Abend von Tag 20 nach drei Werten in Folge oberhalb der Schwellenlinie.

Schwellenlinie und Temperaturanstieg

Lesen Sie auf Seite 93 noch einmal nach, wie man die Schwellenlinie zieht. Im Folgenden setze ich voraus, dass Sie mit dem Verfahren vertraut sind.

1. Sobald Ihr »Peak Day« feststeht, gelten Sie ab 18 Uhr des dritten folgenden Tages, an dem die Temperatur über der Schwellenlinie liegt, als unfruchtbar, sofern dieser dritten Messwert sie um mindestens 0,3 °C übersteigt. Tragen Sie in der Tabelle in der Zeile »Messtage: Temperatur« »1, 2, 3« ein, und ziehen Sie einen Strich zwischen Tag 2 und 3 der »Hochlage«; ab dem Abend des dritten Tages ist Sex unbedenklich (siehe Ninas Kurve). Liegt der dritte Messwert nicht mindestens 0,3 °C über der Schwellenlinie, warten Sie lieber noch einen Tag ab.

2. Fällt die Temperatur in den drei Tagen *auf oder unter* die Schwellenlinie, fangen Sie mit dem Zählen von vorn an, sobald sie die Linie wieder übersteigt. Die Schwellenlinie können Sie so lassen.

3. Falls Sie krank werden, sind Sie erst wieder sicher, nicht schwanger werden zu können, wenn Sie an drei Tagen in Folge normale (nicht fieberhafte) Temperaturen oberhalb der Schwellenlinie gemessen haben. (Auf Seite 118 lesen Sie, wie sich Krankheiten auf die Fruchtbarkeit auswirken.)

Schauen Sie sich auf Seite 94 noch einmal die Faustregel zu Ausreißern bei den prä-ovulatorischen Temperaturwerten aufgrund von Faktoren wie Alkoholgenuss, Schlafmangel und Fieber an. Solche Temperaturwerte können Sie wie gesagt außer Acht lassen, müssen aber für die Schwellenlinie sechs niedrige Temperaturwerte zurückgehen, ohne die Ausreißer mitzurechnen. Denken Sie daran, dass die Messwerte aufgrund einer Umstellung von Sommer- auf Winterzeit oder einem Zeitzonenwechsel erhöht sein können (siehe Seite 432).

Steigt Ihre Temperatur höher als sonst oder früher als erwartet an, passen Sie gut auf. Gehen Sie nicht davon aus, dass es sich um den erwarteten Temperaturanstieg handelt. So gut wie immer vor dem Eisprung baut sich nasses Zervixsekret auf, und der Muttermund verändert sich. Bleiben diese Zeichen aus, ist anzunehmen, dass der Eisprung noch nicht erfolgt ist.

Zum Thema Scheideninfektionen

Fast jede Frau zieht sich irgendwann einmal eine Scheideninfektionen zu. Da die üblichen Symptome des Infekts das Zervixsekret überdecken können, sollten Sie während dieser Zeit enthaltsam sein, denn die Fruchtbarkeitszeichen sind nicht zuverlässig. Abgesehen von den damit verbundenen Schmerzen, sollten Sie ohnehin auf Sex verzichten, um die Heilung nicht zu verzögern und den Infekt nicht an Ihren Partner weiterzugeben, der Sie erneut anstecken würde. (Genaueres über Scheideninfektionen finden Sie auf Seite 281.)

Zum Thema Zervixlage

Auch die in Kapitel 6 besprochenen Veränderungen des Muttermunds zeigen an, ob Sie fruchtbar sind. Da sie nur als optionales Zeichen gelten, mit denen man die Veränderungen von Zervixsekret und Temperaturen untermauert, gebe ich hierfür keine konkreten Regeln vor. Wenn Sie den Muttermund beobachten, muss er in unfruchtbaren Phasen fest, geschlossen und niedrig sein.

Vorsicht bei Ovulations-Prognosesets und Ovulationstests sowie anderen Geräten zur Fruchtbarkeitsmessung

Ovulations-Prognosesets zur Deutung Ihrer Fruchtbarkeitszeichen könnten Sie verleiten, sich zur Verhütung allein darauf zu verlassen. Tun Sie das bloß nicht! Die Sets sind für Frauen gedacht, die schwanger werden wollen, und zeigen an, wann der Eisprung bevorsteht – allerdings mit nur ein bis zwei Tagen Vorlauf. Da Spermien aber bis zu fünf Tage überleben können, sind derartige Sets zur Schwangerschaftsverhütung ungeeignet.

Die meisten anderen Tests wie etwa der Farnstrukturtest des Speichels können das in diesem Kapitel erworbene Wissen zwar untermauern, sind aber schlicht und einfach zu unzuverlässig, als dass Sie sich beim Verhüten nur darauf verlassen dürften. Auf Seite 192 gehe ich ausführlich auf diese Produkte ein.

BARRIEREMETHODEN WÄHREND DER FRUCHTBAREN PHASE

Die fruchtbare Phase ist die einzige Zeitspanne im Zyklus einer Frau, in der sie überhaupt schwanger werden kann. Um eine Empfängnis hundertprozentig zu verhüten, sollten Sie an diesen Tagen enthaltsam sein. Gerade weil Sie in dieser Phase nasses, »fruchtbares« Zervixsekret produzieren, kann ein über die Zervix gestülptes Hilfsmittel leichter verrutschen – und wenn ein Kondom versagt, dann spielt das nur in dieser Phase wirklich eine Rolle!

Denken Sie bei der Verwendung von Barrieremethoden daran, dass diese Ihr Zervixsekret maskieren können. Tragen Sie deshalb am folgenden Tag in die Spalte »Zervixsekret« ein Fragezeichen ein.

Wenn Sie trotz allem während der fruchtbaren Tage Geschlechtsverkehr haben, aber das Risiko senken wollen, empfehle ich dringend den kombinierten Einsatz von *zwei* der folgenden Verhütungsmittel, vor allem an allen Tagen mit eiklarartigem Sekret:

Kondom
Diaphragma
Portiokappe
Verhütungsschwamm
vaginales Spermizid

DAS GESAMTBILD

Der »Peak Day« liegt meistens einen Tag oder auch zwei Tage vor dem Temperaturanstieg. Sind es üblicherweise zwei Tage, dann hat die betreffende Frau den angenehmen Nebeneffekt, dass das Zervixsekret oftmals am Tag nach dem »Peak Day« rasch eintrocknet und sie in der Regel von einem Temperaturanstieg am folgenden Tag ausgehen kann.

Bitte beachten Sie, dass das Zervixsekret vor dem Eisprung das entscheidende Fruchtbarkeitszeichen ist, weil es als einziges Indiz den hohen Östrogen-Spiegel markiert, der den *bevorstehenden* Eisprung ankündigt. Nach dem Eisprung hingegen ist die Morgen- bzw. Basaltemperatur das wichtigste Fruchtbarkeitszeichen, weil sie bestätigt, dass der Eisprung stattgefunden hat.

Die post-ovulatorischen Regeln ergänzen sich häufig, sodass der Abend des dritten Tages der »Temperaturhochlage« zugleich der dritte Tag *nach* dem »Peak Day« ist (Eselsbrücke: »Dreierregel«).

ABER VORSICHT:

1. Weichen die beiden post-ovulatorischen Regeln voneinander ab, dann *warten Sie immer, bis beide Zeichen eine Unfruchtbarkeit* anzeigen, und lassen Sie im Zweifel immer Vorsicht walten (warten Sie bis zum Abend nach der äußerst rechten senkrechten Linie). Dadurch stellen Sie sicher, dass alle Fruchtbarkeitszeichen zusammenfallen, bevor Sie davon ausgehen, nicht fruchtbar zu sein.

2. *Gehen Sie im Zweifelsfall keine Risiken ein!* Sind Ihre Fruchtbarkeitszeichen in irgendeinem Zyklus nicht schlüssig und eindeutig, warten Sie lieber mit dem Sex, und riskieren Sie keine ungeplante Schwangerschaft!

Auf den beiden folgenden Seiten fassen wir die FAM-Regeln aus diesem Kapitel noch einmal zusammen. Ich zeige Ihnen, wie sie typischerweise in den Zyklustabellen aussehen.

NATÜRLICHE VERHÜTUNG MIT FAM IM ÜBERBLICK...

Fruchtbare und unfruchtbare Phasen gemäß den vier Standardregeln der FAM

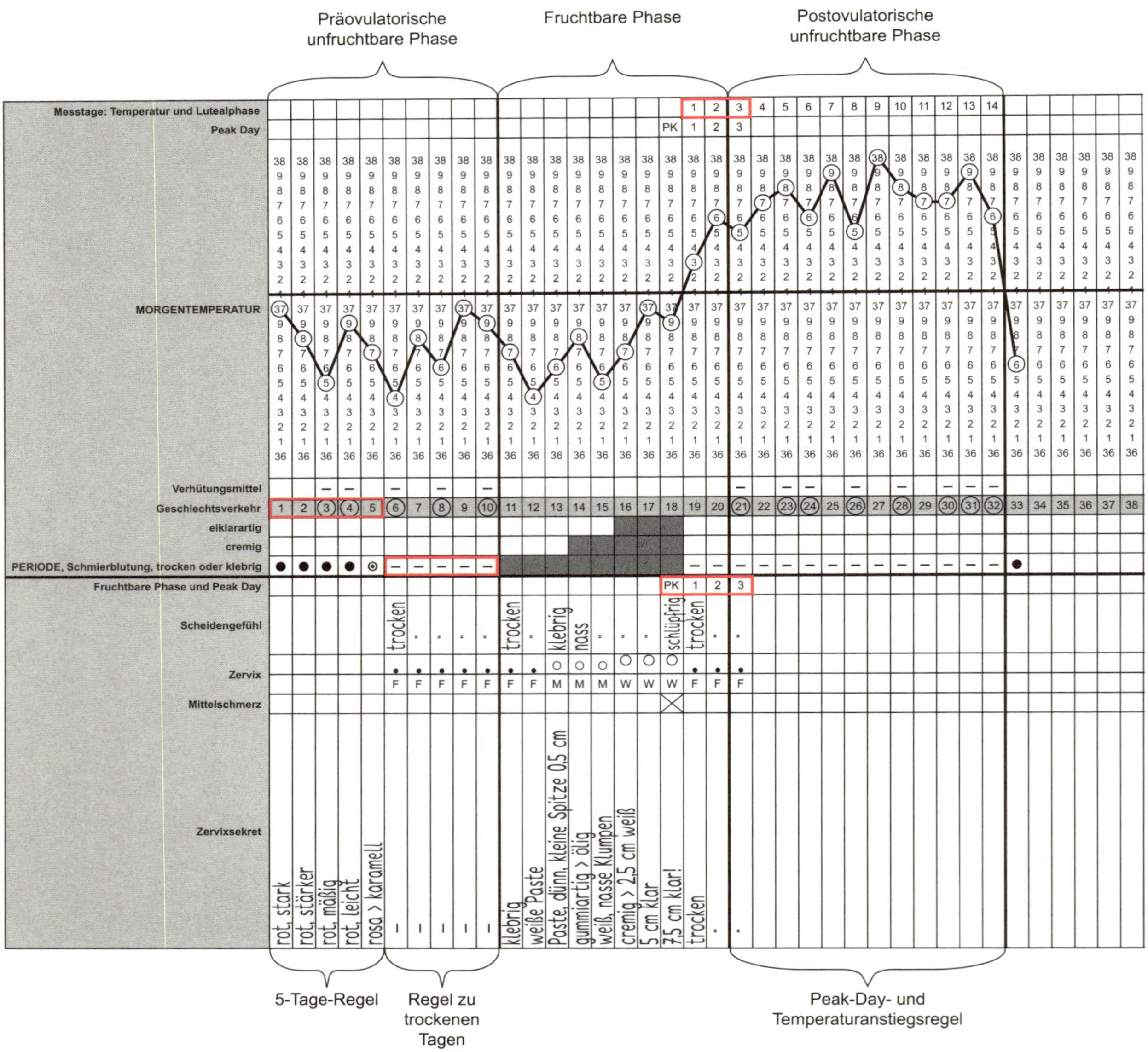

DIE VIER FAM-REGELN AUF EINEN BLICK

Die biologischen Grundlagen finden Sie *kursiv* gedruckt unter der jeweiligen Regel.

1. FÜNF-TAGE-REGEL

Die ersten fünf Tage des Menstruationszyklus sind unbedenklich, sofern Sie rund zwölf bis 16 Tage zuvor einen eindeutigen Temperaturanstieg hatten.

Das Risiko, dass der Eisprung an Tag 10 oder früher erfolgt und die Spermien zugleich lange genug leben, um die Eizelle zu befruchten, ist bei den meisten Frauen verschwindend gering.

2. REGEL ZU DEN TROCKENEN TAGEN

Vor dem Eisprung ist der Abend jedes trockenen Tages unbedenklich, doch der folgende Tag gilt als potenziell fruchtbar, sofern noch restliches Sperma das Zervixsekret überdeckt.

Spermien können in einer trockenen Scheide nicht überleben. Das fehlende Zervixsekret zeigt an, dass der Östrogen-Spiegel für einen Eisprung noch zu niedrig ist.

3. »PEAK DAY«-REGEL

Unbedenklich ist der Abend des dritten Tages nach dem »Peak Day« (dem letzten Tag mit eiklarartigem Zervixsekret oder »glitschigem« Scheidengefühl).

Der letzte Tag mit Eiklar-Sekret oder »glitschigem« Scheidengefühl deutet an, dass der Eisprung unmittelbar bevorsteht. Wartet man drei Tage ab, bis die Scheide wieder trocken ist, dann kann man sicher sein, dass gesprungene Eizellen schon abgestorben sind und dass die trockene Scheide für Spermien ein unwirtliches Milieu ist, in dem sie rasch absterben.

4. TEMPERATURANSTIEGSREGEL

Unbedenklich ist der Abend des dritten Tages, an dem Ihre Temperatur über der Schwellenlinie liegt, sofern der dritte Wert diese um mindestens 0,3 °C übersteigt.

Der Temperaturanstieg aufgrund der Progesteronausschüttung zeigt an, dass der Eisprung erfolgt ist. Die dreitägige Wartezeit berücksichtigt die geringe Möglichkeit, dass zwei oder mehr Eizellen innerhalb von 24 Stunden springen und jeweils einen ganzen Tag überleben.

WARNHINWEIS

Diese vier FAM-Regeln bilden eine effektive Verhütungsmethode, sofern man sie konsequent und korrekt befolgt. Sie sollten jedoch die relativen Risiken jeder natürlichen Verhütungsmethode kennen (siehe Anhang D), bevor Sie sich auf das verlassen, was Sie auf diesen Seiten gelernt haben. Bevor Sie die FAM zur Verhütung einsetzen, sollten Sie die physiologischen Hintergründe und Richtlinien jeder Regel in diesem Kapitel genau verstanden haben. Entscheidend ist auch, dass Sie sich mit dieser Methode nur dann sicher fühlen dürfen, nicht schwanger werden zu können, wenn *alle* Regeln anzeigen, dass Sie gerade unfruchtbar sind. Gehen Sie im Zweifelsfall kein Risiko ein! Wenn Sie noch vorsichtiger sind und den Methodenfehler von zwei Prozent auf unter ein Prozent senken möchten, beachten Sie die Anmerkung auf Seite 421.

KAPITEL 12

Kurzform: minimale Aufzeichnungen, maximale Zuverlässigkeit

Eine Warnung an alle, die das vorige Kapitel überschlagen haben: Wenden Sie diese Kurzform AUF KEINEN FALL an, bevor Sie nicht sämtliche Regeln in Kapitel 11 verinnerlicht UND sie zumindest mehrere Zyklen lang praktiziert haben!

Haben Sie die FAM begriffen, ist sie einfach zu handhaben. Doch selbst routinierte Anwenderinnen der Fruchtbarkeitsmethode möchten oft nicht täglich Tabellen führen, um eine maximale Zuverlässigkeit zu erzielen. Mit einiger Erfahrung können Sie die Aufzeichnungen auf rund ein Drittel des Zyklus beschränken und erhalten trotzdem alle Informationen, um die Methode ohne Einbußen bei der Verhütungssicherheit einsetzen zu können. Dass Sie sich auch mit den Kurzformen in diesem Kapitel sicher fühlen können, liegt daran, dass Ihr Körper nach erfolgtem Eisprung bis zum nächsten Zyklus keine weitere Eizelle freisetzt. Sobald Sie genau wissen, dass die Eizelle dieses Zyklus abgestorben ist, brauchen Sie bis zur nächsten Periode nicht mehr Buch zu führen.

Ich empfehle dennoch die »Langversion«. Zum einen ist es einfacher, Tag für Tag Tabellen zu führen, als grübeln zu müssen, in welcher Zyklusphase Sie gerade sind. Zudem geht es bei den Tabellen ja nicht nur um die Frage, ob Sie gerade schwanger werden könnten. Wenn Sie den kompletten Zyklus erfassen, genießen Sie den praktischen Vorteil, dass Sie anhand des Temperaturabfalls, der bei den meisten Frauen der Blutung vorangeht, Stunden im Voraus wissen, wann Ihre Periode einsetzt. Sollten Sie sich nach mindestens mehrmonatiger Erfahrung mit dem Standardverfahren für die Kurzform entscheiden, dürfen Sie die nachfolgenden modifizierten Richtlinien gern anwenden. Der Verhütungseffekt wird dadurch nicht beeinträchtigt, *sofern beide* Fruchtbarkeitszeichen bestätigen, dass der Eisprung im betreffenden Zyklus bereits stattgefunden hat.

ZERVIXSEKRET

Logischerweise beobachten Sie Zervixsekret nie während der Periode, denn da das Blut das Sekret überdeckt, wäre es sinnlos. Sobald Sie Ihren ersten unbedenklichen Tag nach der »Peak Day«-Regel ermittelt haben, brauchen Sie Ihr Zervixsekret erst wieder im nächsten Zyklus zu beobachten.

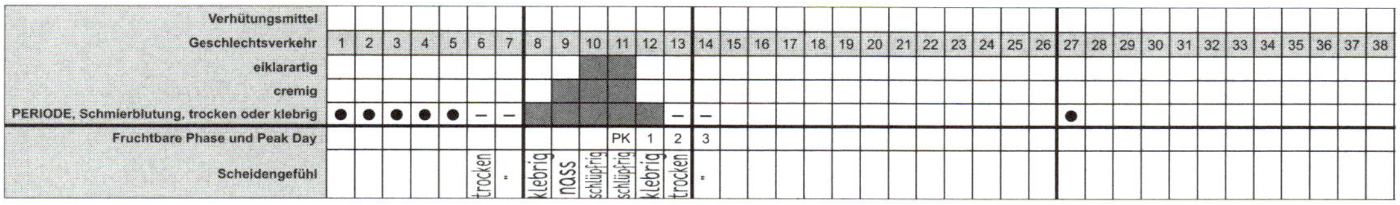

Katis FAM-Tabelle. »Peak Day«-Regel mit minimalen Aufzeichnungen. Sobald Kati wusste, dass der »Peak Day« vorüber war (in diesem Zyklus an Tag 11), konnte sie davon ausgehen, dass der Eisprung erfolgt war. Sie brauchte ihre Tabelle bis zum nächsten Zyklus nicht weiterzuführen und stufte sich ab Tag 14 als »sicher« ein.

Unbedingt beachten – Warnhinweis für die Kurzform! *Bei der verkürzten Form der »Peak Day«-Regel müssen Sie sicherstellen, dass der Eisprung bereits erfolgt ist, indem Sie drei erhöhte Temperaturwerte über der Schwellenlinie dokumentieren.* Die Warnung ist von entscheidender Bedeutung für die Sicherheit der Methode, denn bei einem verzögerten Eisprung könnte das Zervixsekret Sie zu dem Irrtum verleiten, der Eisprung hätte bereits stattgefunden. Würden Sie in diesem Fall die Fruchtbarkeitszeichen im Zyklus nicht weiter aufzeichnen, könnte Ihnen entgehen, dass erneut »fruchtbares« Zervixsekret auftritt.

Beobachten Sie jedoch einen echten Temperaturanstieg, ist ein solcher Irrtum praktisch ausgeschlossen. Vorsicht ist auch geboten, wenn Ihre Messwerte durch Krankheit oder andere Faktoren beeinträchtigt sein könnten. Gehen Sie unter diesen Umständen lieber immer auf Nummer sicher, und beobachten Sie Ihr Zervixsekret im gesamten Zyklus weiter.

MORGENTEMPERATUR (BASALTEMPERATUR)

Während Ihrer Periode ist es nicht nötig, die Morgentemperatur zu messen, da sie dann ohnehin erhöht oder unregelmäßig sein kann. Sobald Sie den Temperaturanstieg anhand von mindestens drei hohen Messwerten über der Schwellenlinie festgestellt haben (und der dritten Wert mindestens 0,3 °C über der Schwellenlinie liegt), brauchen Sie, wie in Colleens Tabelle zu sehen, bis nach der Periode des nächsten Zyklus nicht mehr zu messen.

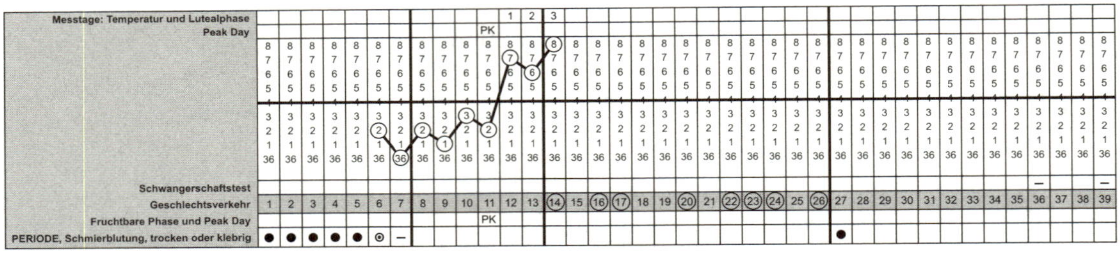

Colleens FAM-Tabelle. Temperaturanstiegsregel mit minimalen Aufzeichnungen. Nachdem Colleen den dritten hohen Temperaturwert über der Schwellenlinie an Tag 14 vermerkt hatte, brauchte sie bis zum nächsten Zyklus ihre Morgentemperatur nicht mehr zu messen, weil der Eisprung bereits eindeutig erfolgt war.

ZERVIXLAGE

Wie Sie an anderer Stelle in diesem Buch erfahren haben, gelten Festigkeit und Lage des Muttermunds als optionales Fruchtbarkeitszeichen. Damit die FAM effektiv ist, brauchen Sie ihn also nicht unbedingt zu beobachten. Allerdings lassen sich damit Zweifelsfälle klären, sofern Diskrepanzen zwischen den anderen Fruchtbarkeitszeichen auftreten. Da die Beobachtung der Zervixlage optional ist, stehen Ihnen zwei Kurzformen zur Wahl: Sie können auf die Beobachtung der Zervix komplett verzichten oder sie nur rund eine Woche pro Zyklus nachhalten – und zwar vom ersten Tag, an dem Sie nasses, »fruchtbares« Sekret feststellen, kontinuierlich bis zum dritten Tag der »Temperaturhochlage«. Um die Kurzform anwenden zu können, sollten Sie die Zervixlage allerdings über mehrere Zyklen durchgängig beobachtet haben, damit Sie die feinen Unterschiede überhaupt wahrnehmen (siehe Sarahs Tabelle).

Verhütungsmittel																																							
Zyklustag	1	2	3	4	5	6	7	8	9	10	11	12	13	14	15	16	17	18	19	20	21	22	23	24	25	26	27	28	29	30	31	32	33	34	35	36	37	38	39
PERIODE, Schmierblutung, trocken oder klebrig	●	●	●	●	●																						●												
Muttermund (• F, ○ M, ◯ W)						• F	• F	○ M	○ M	◯ W	◯ W	• F	• F	• F																									

Sarahs FAM-Tabelle. Zervixbeobachtung mit minimalen Aufzeichnungen. Da Sarah nur die absolut notwendige Anzahl Tage dokumentiert, aber zugleich auf Nummer sicher gehen wollte, zeichnete sie ihre Zervixlage auf, um sicherzustellen, dass der Eisprung erfolgt war. Schon an Tag 12 war ihr Muttermund wieder niedrig, geschlossen und fest und sie damit »unfruchtbar«.

HINWEIS ZU DEN PRÄ-OVULATORISCHEN REGELN

Die prä-ovulatorischen Regeln gelten selbstverständlich auch bei den Kurzformen. Dass Sie in den ersten fünf Tagen jedes Zyklus unfruchtbar sind, dürfen Sie daher nur dann annehmen, wenn Sie die Kriterien der Fünf-Tage-Regel erfüllen, das heißt: zwölf bis 16 Tage vorher muss ein eindeutiger Temperaturanstieg erfolgt sein, und es dürfen keine Anzeichen für eine Perimenopause vorliegen. Beachten Sie immer auch die Regel zu trockenen Tagen, und beginnen Sie spätestens an Tag 6 mit den Aufzeichnungen.

Tabellen-Kurzform mit den drei primären Fruchtbarkeitszeichen

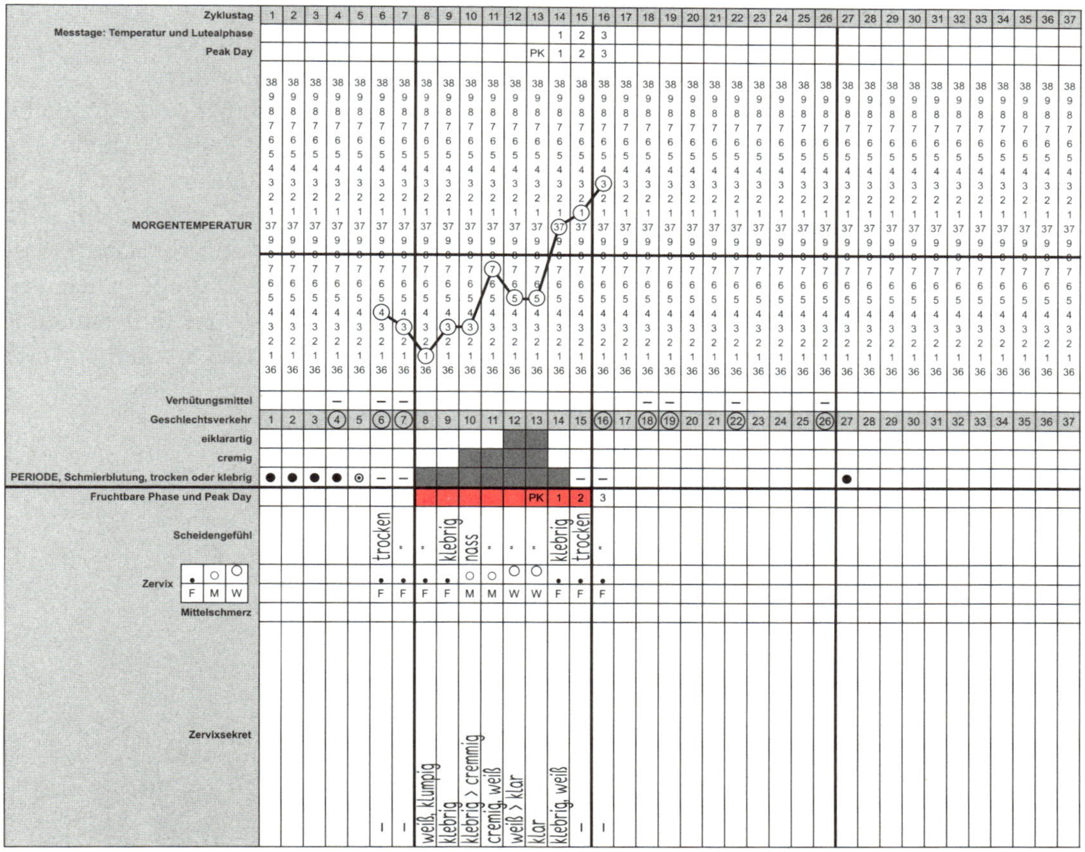

Fruchtbare Phase

»ICH WEISS SELBST AM BESTEN, WANN ICH FRUCHTBAR BIN«

Noch eine Warnung im Zusammenhang mit den Kurzformen möchte ich aussprechen: Sobald Sie beschließen, die Tabellen nicht jeden Tag zu führen, ist die Versuchung groß, nachlässig zu werden, weniger als empfohlen zu dokumentieren oder damit ganz aufzuhören, in dem Irrglauben, Sie *wüssten einfach schon selbst*, wann Sie fruchtbar sind. Wenn Frauen das so kühn behaupten, bin ich immer sprachlos. Paradoxerweise sind dies oft gerade die Frauen, die jahrelang brav ihre Fruchtbarkeitstabellen geführt haben. Doch selbst wenn Sie stets die Uhr nach Ihren Zyklen stellen konnten und Ihre Tabellen leicht zu deuten waren, kann es jederzeit passieren, dass im nächsten Zyklus alles anders kommt.

Genau wie bei anderen Verhütungsmethoden, die aufgrund unsachgemäßer Anwendung »versagen« (etwa weil das Diaphragma im Nachttisch liegen bleibt), funktioniert auch die FAM nur bei korrekter Anwendung.

Aus dem Bauch heraus zu »spüren«, ob Sie nun fruchtbar sind oder nicht, ist *keine zuverlässige* Verhütungsmethode. Es ist überhaupt keine Methode! Um das Messen und Aufzeichnen von Morgentemperatur und Zervixsekret kommen Sie nicht herum – und sei es nur in einem Drittel jedes Zyklus, denn sonst vergessen Sie schnell, was an welchem Tag wie war. Ich kann versichern, dass Ihnen letzten Endes die Aufzeichnungen so in Fleisch und Blut übergehen werden, dass nicht einmal die hier beschriebenen Kurzformen Sie in Versuchung führen könnten, mit dem Beobachten und Dokumentieren aufzuhören und sich in Sachen Verhütung allein auf Ihr Bauchgefühl zu verlassen.

TEIL 5

KINDERWUNSCH

KAPITEL 13

Wie steigern Sie Ihre Chancen, schwanger zu werden?

In der Literatur geht es größtenteils um Sex, nicht ums Kinderhaben. Im Leben ist es aber doch genau umgekehrt.

DAVID LODGE, BRITISCHER AUTOR

Wie die meisten Frauen, die schwanger werden wollen, erinnern Sie sich jetzt vielleicht an die Jahre der Verhütung und deren »Nebenwirkungen«: das Diaphragma, das durchs Zimmer sprang, als Sie es einsetzen wollten, Kondome, die platzten, oder die Pille, die Sie dick machte – und auch an die schlafosen Nächte mit nagenden Zweifeln, ob man trotz Verhütung schwanger geworden ist.

Möglich, dass Sie jetzt die Zeit und Energie beklagen, die Sie jahrelang für Verhütung aufgebracht haben, denn viele Frauen machen irgendwann die leidvolle Erfahrung, dass Empfängnis gar nicht so selbstverständlich ist. Es gibt Paare, für die der Weg zur Schwangerschaft beschwerlich ist, und viele Paare müssen erst lernen, wie sie ihre Chancen auf eine Schwangerschaft optimieren, indem sie herausfinden, wann sie beide gemeinsam die höchste Fruchtbarkeit erreichen. Überraschend ist, dass bei einem nachweislich fruchtbaren Paar die Chance, in einem bestimmten Monatszyklus schwanger zu werden, in der Regel nicht über 25 Prozent liegt – und bei Paaren ab Mitte dreißig verringern sich die Chancen auf eine Schwangerschaft zunehmend. Sie lassen sich aber dadurch steigern, dass man als Paar die optimale Zeit für eine Empfängnis kennt.

Die modernen Verfahren in der Reproduktionsmedizin bieten Paaren heute entscheidende Vorteile. Allerdings gibt es auch Nachteile. Einer besteht darin, dass man versucht ist zu glauben, invasive Verfahren seien der wirksamste und der einzige Weg, der bei Fruchtbarkeitsproblemen zu einer Schwangerschaft verhilft. Das ist in vielen Fällen nicht nur falsch, sondern auch kontraproduktiv.

So können moderne Methoden, die eine Schwangerschaft bewirken sollen, auf paradoxe Weise eine solche verhindern oder verzögern (wie erwähnt kann die Einnahme von Clomifen das Zervixsekret austrocknen, oder der Zeitpunkt für eine künstliche Befruchtung wird falsch gewählt). Vielfältig sind auch die Möglichkeiten, sogenannte Unfruchtbarkeit zu diagnostizieren und zu behandeln.

Liegt der Verdacht auf ein Fruchtbarkeitsproblem vor, sollte die Fruchtbarkeitswahrnehmung Ihr erster Schritt zur erfolgreichen Empfängnis sein, nicht Ihr letzter. Wer dieses Buch bis hierher gelesen hat, weiß, dass es Fakten zum Thema Fruchtbarkeit gibt, die den gängigen Fruchtbarkeitsmythen widersprechen, die noch fest in unseren Köpfen stecken. Folgendes Beispiel veranschaulicht, wie wichtig es für ein Paar ist, zu wissen, dass die fruchtbare Zeit noch anhält, obwohl der Tag des Eisprungs schon vorbei zu sein scheint.

Als Carrie und Jake zu mir kamen, waren sie deprimiert. Nach dem Tod ihres Kindes hatten sie zwei Jahre vergeblich versucht, ein Baby zu zeugen. Da es beim ersten Kind keine Empfängnisprobleme gegeben hatte, konnten sie sich nicht erklären, warum es jetzt so schwierig war. In ihrem Fall kam es schließlich zur Empfängnis, weil das Paar folgende Tatsache berücksichtigte: Carries fruchtbare Phase hielt so lange an, solange ihre Temperaturkurve noch nicht angestiegen war. Als Carries Temperatur an Tag 22 »noch unten war«, hieß das, dass es noch möglich war, in diesem Zyklus schwanger zu werden. Also hatten Carrie und Jake weiter Sex an den Tagen, an dem das Zervixsekret von Carrie nass und ihre Temperatur noch nicht angestiegen war. So kam es am 22. Tag zur Empfängnis – und am nächsten Tag fand ein Temperaturanstieg statt, was bestätigte, dass das Timing genau richtig war.

FAKTEN ZUM THEMA FRUCHTBARKEIT

1. Der normale Zyklus einer Frau umfasst nicht genau 28 Tage; er kann zwischen 21 und 35 Tagen lang sein. Er ist außerdem von Frau zu Frau verschieden und schwankt auch bei jeder Frau.
2. Der Eisprung kann schon an Tag 8, an Tag 20 oder noch später stattfinden. Wichtig: Meist tritt der Eisprung *nicht* an Tag 14 ein.
3. Die fruchtbarsten Tage einer Frau lassen sich nicht unbedingt an ihrer Temperaturkurve erkennen. Bei den meisten Frauen kommt es gar nicht zum vielbesprochenen »Temperaturabfall«.

4. Frauen sind nicht am Tag des Temperaturanstiegs am fruchtbarsten. Tatsächlich ist es für eine Empfängnis zur Zeit des Anstiegs meist zu spät – das Ei ist oft schon abgestorben.
5. Das Zervixsekret ist der Schlüssel zur Ermittlung der fruchtbarsten Phase, nicht die Basaltemperatur (Morgentemperatur).
6. Sie müssen nach dem Sex nicht auf dem Kopf stehen, um schwanger zu werden! Wenn Sie in Ihrer fruchtbarsten Phase Geschlechtsverkehr haben, schwimmen die Spermien problemlos durch das Zervixsekret – egal, in welcher Position Sie sich befinden.
7. Wie oft Sie in der fruchtbaren Phase Geschlechtsverkehr haben sollten (z. B. jeden Tag oder jeden zweiten Tag), hängt davon ab, wie optimal die Spermienzahl Ihres Partners und Ihr Zervixsekret beschaffen sind. Es gibt keine starre Regel, die für alle Paare passt.
8. Fruchtbarkeitsprobleme treten bei Männern und Frauen auf.

SIND MANCHE FRAUEN FRUCHTBARER ALS ANDERE?

Selbst wenn man mit dem nötigen Wissen über Fruchtbarkeit ausgestattet ist, garantiert das noch lange nicht, dass es sofort mit einer Empfängnis klappt. Dauert es mit dem Schwangerwerden länger, als Sie erwartet haben, dann versuchen Sie, nicht auf die Sprüche zu hören, die junge Mütter über sich selbst parat haben. Denn das ist das Letzte, was Sie in Ihrer Situation hören wollen:

»Man nennt mich auch Fruchtbarkeitsgöttin.«

»Er braucht mich nur anzuschauen, dann bin ich schon schwanger.«

»Ich wurde schon mit jeder Verhütungsmethode schwanger [seufz].«

Es gibt Gründe, warum manche Frauen fruchtbarer sind als andere. Neben gesunden Fortpflanzungsorganen ist das Zervixsekret bei ihnen möglicherweise lange von optimaler Qualität für eine Empfängnis, sodass sie mehr Chancen haben, schwanger zu werden. Außerdem kommt es bei Frauen mit kurzem Zyklus eher häufiger zu einem Eisprung; sie haben also innerhalb eines Jahres mehr fruchtbare Tage. Auch wenn diese Frauen einen biologischen Vorsprung haben, können Sie gleichziehen, indem Sie einen Zykluskalender führen.

Vanessa und Max nahmen zunächst an meinem Kurs teil, um zu verhüten. Nachdem sie die FAM zwei Jahre angewandt hatten, wollten sie ein Kind. Eine Reise nach Mexiko verzögerte zunächst ihre Pläne, denn sie wollten, dass die Malariamittel, die sie eingenommen hatten, erst völlig abgebaut sein sollten. So war März ihr Monat für einen ersten Versuch. Dann hatte Max eine größere Schulteroperation. Er musste danach noch einige Tage im Krankenhaus bleiben. An seinem ersten Abend zu Hause hatte er Schmerzen und war mit Medikamenten vollgepumpt. Vanessa kam zu ihm und verkündete stolz: »Heute ist die Nacht der Nächte.« Max erzählte mir: »Sex war das Letzte, an was ich in diesem Moment dachte. Ich lag flach auf dem Rücken, Schulter und Arm an meinen Rumpf geklebt, damit sie nicht bewegt wurden, zugedröhnt mit Schmerzmitteln – und meine Frau fordert mich auf, mit ihr zu schlafen. Natürlich erklärte ich ihr, dass ich nicht dazu in der Lage sei. Aber sie versicherte mir, für alles zu sorgen, was für eine Empfängnis nötig sei. Das klappte: Unser Sohn Don war das Ergebnis.«

Natürlich kann es länger dauern, bis es zu einer Empfängnis kommt. Aber Sie beschleunigen den Prozess, wenn Sie Ihren fruchtbarsten Zeitpunkt kennen. Wird eine Frau nach vier bis sechs Zyklen, in denen sie Geschlechtsverkehr an den fruchtbarsten Tagen hatte, nicht schwanger, sind diagnostische Tests oder eine Fruchtbarkeitsbehandlung für das Paar angeraten. (Manche Paare sollten sich schon früher zu einem Spermiogramm – einem einfachen Verfahren – entscheiden.) Generell heißt das: Haben Sie den Sex auf Ihre fruchtbare Phase abgestimmt und das Spermiogramm Ihres Partners war in Ordnung, dann ist es sinnvoll, nach vier bis sechs Zyklen nach den Gründen zu suchen, warum es nicht klappt.

EIN WORT ZU OVULATIONSTESTS

Sicher verwenden viele von Ihnen schon Ovulationstests oder haben sie ausprobiert. Auch wenn sie recht nützlich sein können, müssen Sie bedenken, dass Ihr Körper Ihnen genauso viel Informationen liefert wie ein Set – nur direkter und auf jeden Fall preiswerter. Wenn Sie sich jedoch hierfür entscheiden (ausschließlich oder kombiniert mit der FAM), müssen Sie sich im Klaren darüber sein, dass die Testergebnisse aus folgenden Gründen irreführend sein können:

1. Die Sets testen, ob es zur LH-Spitze (Luteinisierendes Hormon) kommt, die dem Eisprung vorausgeht. Daraus geht aber nicht hervor, ob danach auch tatsächlich ein Eisprung stattfindet. Manchmal kommt es zu einem sogenannten LUF-Syndrom, bei dem sich eine LH-Spitze einstellt, aber das Ei nicht aus dem Eierstock freigegeben wird (siehe Seite 271).

2. Frauen könnten die LH-Spitze verpassen, wenn sie zu denjenigen zählen, bei denen der Anstieg weniger als zehn Stunden anhält, und sie den Anstieg nur einmal am Tag prüfen. Zudem gibt es Frauen, deren LH-Spitze unter dem Schwellenwert liegt, ab dem Sets einen Anstieg erfassen.

3. Auch falsche LH-Spitzen sind möglich. In diesem Fall treten vor der »richtigen« LH-Spitze Mini-Anstiege auf. Frauen berechnen dann eventuell einen zu frühen Zeitpunkt für den Geschlechtsverkehr, sodass die Spermien gar nicht bis zur Freigabe des Eis überleben. Überdies kann es bei Frauen mit PCOS fortgesetzt zu LH-Spitzen kommen, die irreführend sind, da sie keinen bevorstehenden Eisprung anzeigen.

4. Die Sets zeigen nicht an, wie das Zervixsekret einer Frau beschaffen ist und ob es den Spermien ein leichtes Vordringen bis zum Ei ermöglicht. Darüberhinaus hat möglicherweise bereits das Austrocknen des Zervixsekrets eingesetzt, bis das Set einen Anstieg anzeigt.

5. Die Genauigkeit der Sets kann durch Transport oder Aufbewahrung bei zu hohen Temperaturen beeinträchtigt werden.

6. Sets sind nur dann genau, wenn die Fruchtbarkeit um die Zeit des Eisprungs herum getestet wird. Das ist wichtig, denn es liegt in der Natur der Sache, dass Frauen, die Sets kaufen, oft unregelmäßige Zyklen haben. In diesem Fall reicht ein Set, das Tests für fünf bis neun Tage bietet, nicht für die komplette Spanne aus, in der diese Frauen den Eisprung ermitteln müssten. **Beispiel:** Bei Zyklen zwischen 24 und vierzig Tagen wird der Eisprung um Tag 10 bis 26 stattfinden. Es kommen also 16 Tage in Betracht. Da die Sets in der Regel höchstens neun Tage umfassen, ist es für Frauen mit unregelmäßigem Zyklus schwer, zu ermitteln, an welchem Tag sie mit dem Testen beginnen. Um sicherzugehen, dass sie sich in der optimalen Zeitspanne für den Eisprung testen, sollten Frauen mit unregelmäßigem oder langem Zyklus erst die Tests durchführen, wenn ihr Sekret sich verflüssigt.

7. Frauen mit kurzer Lutealphase überlesen in den Testanweisungen möglicherweise, dass die Sets für eine durchschnittlich lange Lutealphase ausgelegt sind. Dadurch testet sich eine Frau eventuell früher, als es zu ihrem Eisprung kommt. Ergebnisse deuten dann zum Beispiel auf einen ausgebliebenen Eisprung hin, obwohl dieser noch nicht stattgefunden hat. **Beispiel:** Dauert ein Zyklus durchschnittlich 23 Tage und die Lutealphase nur acht Tage, fände der Eisprung etwa an Tag 15 statt. Laut den Set-Anweisungen sollte die Frau aber schon an Tag 8 mit den Tests beginnen.

8. Es gibt eine ganze Reihe von Wirkstoffen, die die Testergebnisse verfälschen. Dazu zählen zum Beispiel:

a) die meisten fruchtbarkeitsstimulierenden Medikamente, speziell die, die FSH, LH oder HCG enthalten

b) bestimmte tetrazyklinhaltige Antibiotika

c) Hormontherapien (HT)

9. Bei Frauen über vierzig Jahren, die auf die Menopause zugehen, können die LH-Spiegel erhöht sein, ohne einen bevorstehenden Eisprung anzuzeigen. Ein Ovulationstest-Set sollte eine LH-Spitze von nur einem Tag anzeigen. Hält die LH-Spitze länger an, geht man eher von einem ungültigen Ergebnis aus.

10. Und zu guter Letzt: Sollten Sie bereits schwanger sein, ließe sich aus den Set-Tests lediglich ablesen, dass kein Eisprung stattgefunden hat. Das stimmt natürlich, aber diese Information sagt Ihnen – ganz im Gegensatz zu Ihren Kalenderaufzeichnungen, wie Sie im Folgenden noch sehen werden – nichts über Ihren tatsächlichen Zustand. Zudem können Set-Ergebnisse nach einer Geburt oder in der Stillzeit ungültig sein.

ANDERE METHODEN, DEN EISPRUNG ZU ERMITTELN

Abgesehen von diesen Standard-Ovulationstests, gibt es andere Möglichkeiten, den Eisprung zu ermitteln. Im Folgenden werden einige Geräte beschrieben, die häufig angewendet werden.

Fruchtbarkeitsmonitor Clearblue

Dieses handtellergroße elektronische Gerät arbeitet mit einem Standard-Urintest. Durch Analyse von Östrogen und LH (Luteinisierendes Hormon) berechnet der Computer, ob Sie sich in der niedrigen, hohen oder Spitzenphase Ihrer Fruchtbarkeit befinden; er kann den Eisprung erfolgreich ein bis zwei Tage vor Eintritt voraussagen und weist Sie mehrere Tage vorher darauf hin. Bestimmte medizinische Befunde und Arzneimittel können die Zuverlässigkeit jedoch beeinträchtigen. Der Monitor kostet um die 100 Euro und eine Schachtel mit 30 Teststäbchen knapp 40 Euro (siehe *de.clearblue.com*).

OvaCue Fruchtbarkeitsmonitor

Das Gerät misst die Elektrolyte im Speichel. Sie platzieren den Sensor jeden Morgen für einige Sekunden auf der Zunge. Die Speichelwerte werden auf einem digitalen Display angezeigt. Die Sonde wird täglich ab dem ersten Zyklustag angewendet, bis der Computer anzeigt, dass der Eisprung in etwa einer Woche bevorsteht. Wenn Sie schwanger werden wollen, würden Sie dann jeden Tag oder jeden zweiten Tag Sex haben und in der Zeit den kleinen Scheidensensor des Systems anwenden, der bestätigt, dass ein Eisprung stattgefunden hat (siehe *ovacue.com*). Im Internethandel wird auch das Gerät Geratherm ovu-control GT-OVU04 vertrieben.

Farnstruktur-Tests des Speichels

Genau wie »fruchtbares« Sekret unter dem Mikroskop ein deutliches Farnblattmuster zeigt (Seite 3, Farbbildteil), tut dies oft auch das Natrium im Speichel. Es gibt verschiedene Produkte, die aber in der Regel alle Acryl-Trägerplättchen und ein spezielles Mini-Mikroskop umfassen, durch das die Ergebnisse betrachtet werden. Jeden Morgen geben Sie – bevor Sie irgendetwas anderes tun – durch Ablecken oder mit dem Finger etwas Speichel auf einen Träger. Inzwischen ist der enge Zusammenhang zwischen Speichel-Farnstruktur und bevorstehendem Eisprung eine weitgehend akzeptierte Erkenntnis. Leider kann es schwierig sein, die Mikroskopträger zu interpretieren. Die Preise sind je nach Hersteller unterschiedlich. In Deutschland und Österreich wird das Gerät Expect mom® für etwa 77 Euro angeboten.

Kurzer Kommentar zu den »Ovulationsdetektoren«

Wie die oben genannten Ovulationstest-Sets können auch diese Systeme helfen, die fruchtbarsten Tage jedes Zyklus zu ermitteln. Seien Sie sich jedoch klar darüber, dass jedes Gerät in der Regel einige der zehn Schwächen aufweisen kann, die wir bei den Ovulationstests aufgelistet haben (Seite 190 ff). Die Fruchtbarkeitsmonitoren und Speicheltests können Ihre Zyklusaufzeichnungen bestens bestätigen, jedoch liefern Ihnen die meisten Geräte nicht die umfassende Information, die Sie tagtäglich auf direktem Wege durch Ihre Temperaturmessung und Prüfen des Zervixsekrets erhalten.

Wenn Sie dennoch einen digitalen Weg zur Eisprung-Ermittlung bevorzugen, empfehle ich Ihnen die App, die speziell als Ergänzung zu diesem Buch konzipiert wurde. Hier werden alle Informationen zur Bewussten Fruchtbarkeitswahrnehmung nach Toni Weschler digital dargestellt. Mithilfe der App können Sie Informationen zu Ihrem Zyklus einfach per E-Mail mit Ihrem Arzt austauschen (siehe *www.tcoyf.com*).

WELCHE ROLLE SPIELT DIE FRUCHTBARKEITS-WAHRNEHMUNG FÜR DAS SCHWANGERWERDEN?

Wenn das Schwangerwerden doch so einfach wäre wie das Miteinander-Schlafen. Aber für viele Menschen ist dazu mehr Wissen über den eigenen Körper nötig, als uns normalerweise vermittelt wird. Leider greifen heutzutage immer mehr Paare auf Hightech-Verfahren zurück, um schwanger zu werden. Dabei sollte die Empfängnis doch etwas Natürliches sein. Vielen Menschen mit möglichen Fruchtbarkeitsproblemen kann die Bewusste Fruchtbarkeitsmethode in vielerlei Hinsicht helfen, ihren Kinderwunsch zu erfüllen.

Die Gründe für Unfruchtbarkeit sind vielfältig. Die FAM ermöglicht Paaren, sich mit dem Thema intensiv auseinanderzusetzen. Dies wiederum hilft Ärzten festzustellen, ob eine medizinische Maßnahme nötig ist. Der gängige Rat der Mediziner lautet, dass ein Paar mit Kinderwunsch ein Jahr lang Geschlechtsverkehr haben sollte, bevor es Hilfe sucht. Für die meisten Paare bedeutet dies einen unnötigen Aufwand an Zeit und Nerven.

Mit der FAM entdecken Paare oft, dass schwanger werden für sie lediglich bedeutet, ihre Chancen durch das Zusammenspiel ihrer Fruchtbarkeit zu optimieren, anstatt es mit dem Schwangerwerden einfach aufs Geratewohl zu probieren. Bei zeitlich geplantem Sex müsste man innerhalb weniger Monate wissen, ob ein Problem besteht. Das heißt: Hat ein Paar den Sex mit der FAM auf die fruchtbare Phase abgestimmt, geht man in der Regel von vier bis sechs Zyklen aus, bis sich Erfolg einstellt.

Eva ist 36 Jahre alt; ab dem Alter von 28 Jahren blieb ihre Regel fast immer aus. Sie ging davon aus, dass das Schwangerwerden für sie problematisch werden würde. Ein Facharzt verschrieb ihr für sechs Monate Clomifen zur Ovulationsstimulation. Nun kam es zwar zum Eisprung, aber sie erlebte in dieser Zeit eine Reihe unangenehmer Nebenwirkungen (u. a. litt sie an Sehstörungen). Überdies ging unter Clomifen ihre zu geringe Sekretproduktion noch weiter zurück. Nach frustrierenden Monaten setzte Eva das Medikament ab. Eines Morgens, etwa vier Monate nach Absetzen von Clomifen, »schwamm Eva beim Aufwachen förmlich in Sekret«, wie sie sich ausdrückte. Da sie fast nie einen Eisprung hatte, kannte sie derart »fruchtbares« Zervixsekret kaum. Eva und ihr mann Tobi wussten, dass sie diesen Moment nutzen mussten, wenn sie je ein Kind bekommen wollten. Und tatsächlich wurde Eva schwanger – ohne alle Hilfsmaßnahmen, allein durch ihr Wissen zur Fruchtbarkeitswahrnehmung.

Fruchtbarkeitsfaktoren und Temperaturmessung

Im letzten Beispiel wird klar, dass das Zervixsekret ein ganz entscheidender Fruchtbarkeitshinweis ist. Die Morgentemperatur kann dabei ebenfalls wichtig sein – aber aus völlig anderen Gründen. Einer der häufigsten Fehler ist der Versuch, die fruchtbare Phase im Zyklus durch die Temperatur zu bestimmen.

Nicht vergessen: Anhand der Temperatur können Sie ermitteln, ob Sie einen Eisprung haben und wie lang die Lutealphase ist. Sie können daran aber *nicht erkennen, ob und wann der Eisprung stattfindet*; gerade diese prä-ovulatorische Phase ist jedoch die fruchtbarste Phase des Zyklus. Auf das Absinken oder Ansteigen der Temperatur zu warten macht also wenig Sinn für die Planung bei Kinderwunsch. Nur bei einem geringen Prozentsatz von Zyklen kommt es zum Absinken der Temperatur – und wenn die Temperatur erst angestiegen ist, ist es meist schon zu spät, weil die Eizelle schon abgestorben ist. Noch einmal: Die Temperaturmessung ist aus anderen Gründen sehr nützlich. Sie liefert eine Reihe von Informationen für Ihre Fruchtbarkeit, denn sie zeigt, ob:

- Sie einen Eisprung haben (Sylvias und Inas Tabellen, Seite 196).
- Ihre Lutealphase lang genug für das Einnisten des Eis ist; so können schmerzhafte und unnötige diagnostische Tests wie eine Endometrium-Biopsie vermieden werden (Jennies Tabelle, Seite 196).
- Ihr Progesteron-Spiegel während der Lutealphase hoch genug ist (Mariannas Tabelle, Seite 197).
- Ihre Fruchtbarkeitsphase eines Zyklus noch anhält, was niedrige Temperaturen anzeigen (Renas Tabelle, Seite 197).
- Sie schwanger geworden sind, wie mehr als 18 Tage mit erhöhter Temperatur anzeigen (Annas Tabelle, Seite 197).
- Sie schwanger sein könnten, wie mehr als 18 Tage mit erhöhter Temperatur anzeigen, auch wenn Sie zur erwarteten Zeit Ihrer Periode eine Blutung zu haben scheinen (Lynns Tabelle, Seite 198).
- ein Spontanabort droht, worauf ein plötzlicher Temperaturabfall hindeutet (Ambers Tabelle, Seite 198).
- Sie schon schwanger waren, bevor Sie eine Blutung hatten, die aussah wie eine »späte Periode« (Charlottes Tabelle, Seite 199).

WIE ERMITTELT MAN DIE DAUER DER LUTEALPHASE?

Die Dauer Ihrer Lutealphase können Sie berechnen, indem Sie ab dem ersten Tag der Temperaturverschiebung bis zum Tag vor Ihrer Periode zählen (siehe Seite 102).

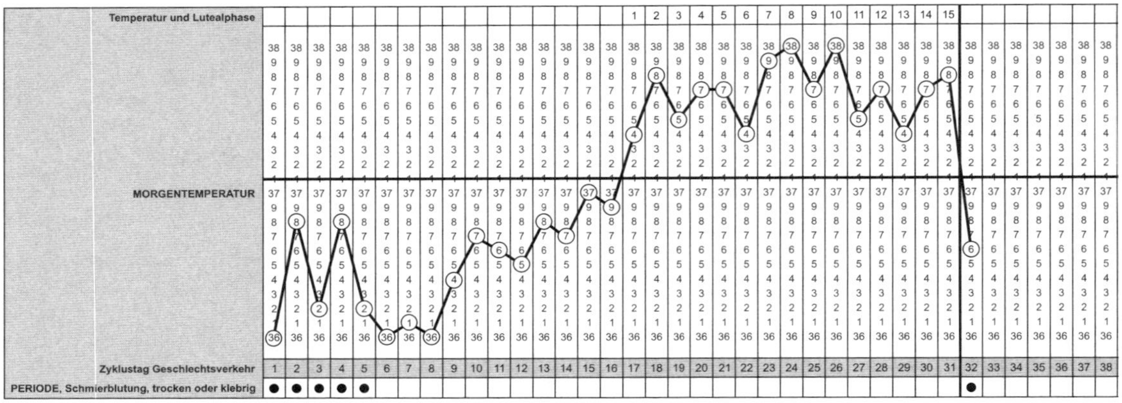

Sylvias FAM-Tabelle. Typische Kurve bei Eisprung. Sylvia hatte ziemlich sicher bis zum Temperaturanstieg an Tag 17 einen Eisprung. Wie die Anzahl der höheren Temperaturen ab Tag 17 bis zum letzten Tag vor ihrer Periode an Tag 32 zeigt, war ihre Lutealphase 15 Tage lang.

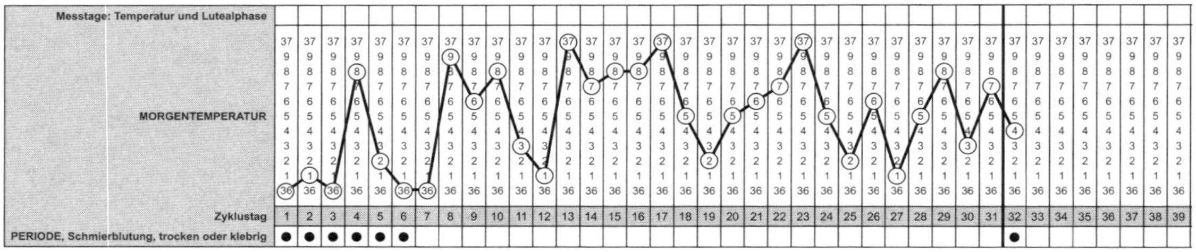

Inas FAM-Tabelle. Typische Kurve ohne Eisprung. Hier kam es nicht zum Eisprung; es fehlt der Anstieg von der »Niedrigtemperaturphase« zur »Hochtemperaturphase«. Die Blutung ab Tag 32 ist keine echte Menstruation, sondern eine anovulatorische Blutung. Für Ina gilt dies dennoch als Tag1 eines neuen Zyklus.

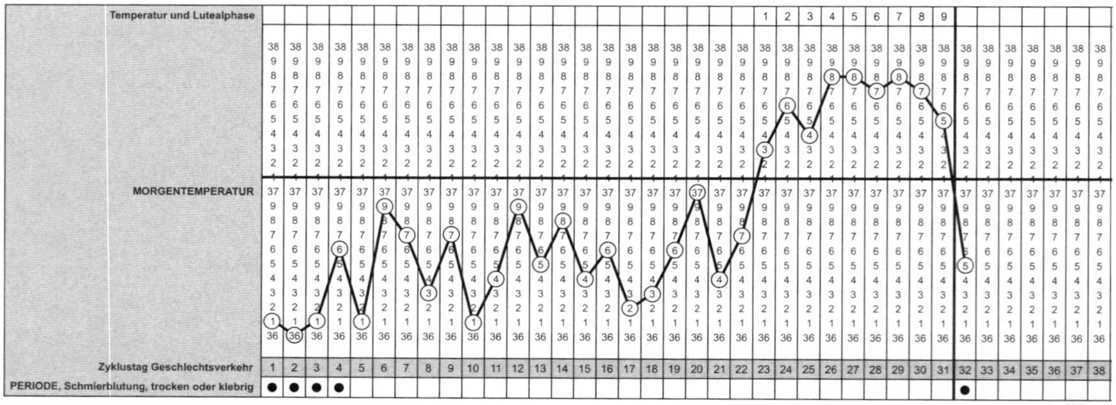

Jennies FAM-Tabelle. Kurze Lutealphase. Jennies Zykluslänge ist zwar mit 31 Tagen normal, jedoch zeigen die neun hohen Temperaturen nach Eisprung, dass ihre Lutealphase kurz ist (Tag 23 bis Tag 31). Damit sich das Ei sicher einnisten kann, sind nach dem Eisprung mindestens zehn Tage nötig.

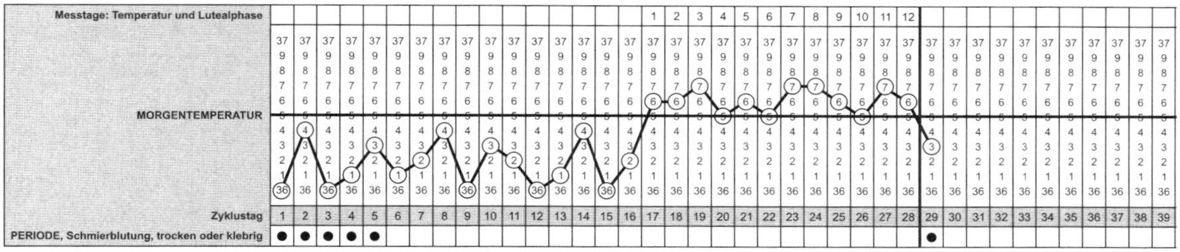

Mariannas FAM-Tabelle. Progesteron niedrig nach Eisprung. Nach dem Eisprung an Tag 16 bleiben höhere Temperaturen nahe an der Schwellenlinie. Das kann auf niedrige Progesteron-Spiegel hindeuten.

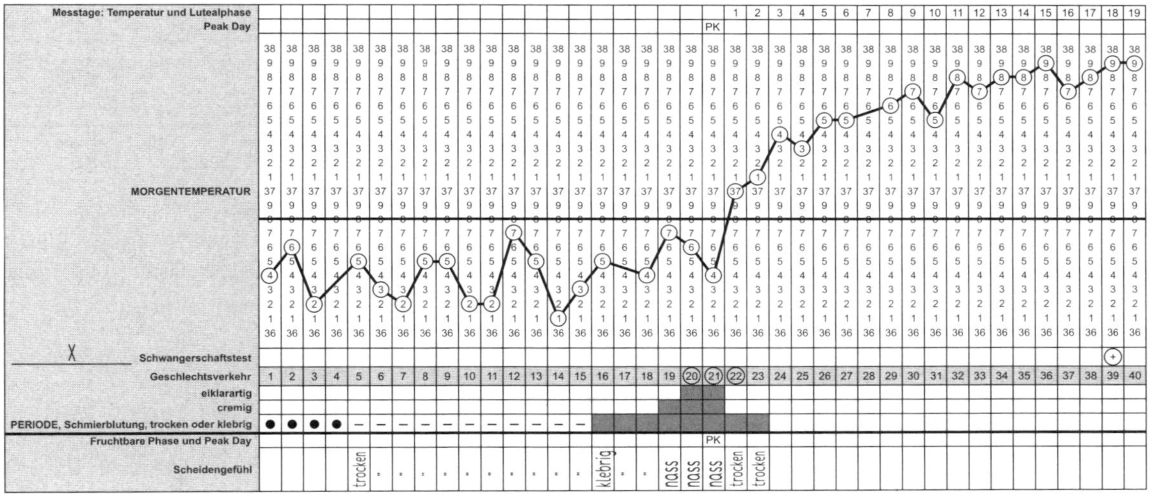

Renas FAM-Tabelle. Verzögerter Eisprung. Rena stellte fest, dass sie an Tag 21 noch immer fruchtbar war, denn ihre Temperatur war noch nicht gestiegen und das Zervixsekret nass. Sie richtete den Sex mit ihrem Freund zeitlich danach aus – und wurde prompt schwanger.

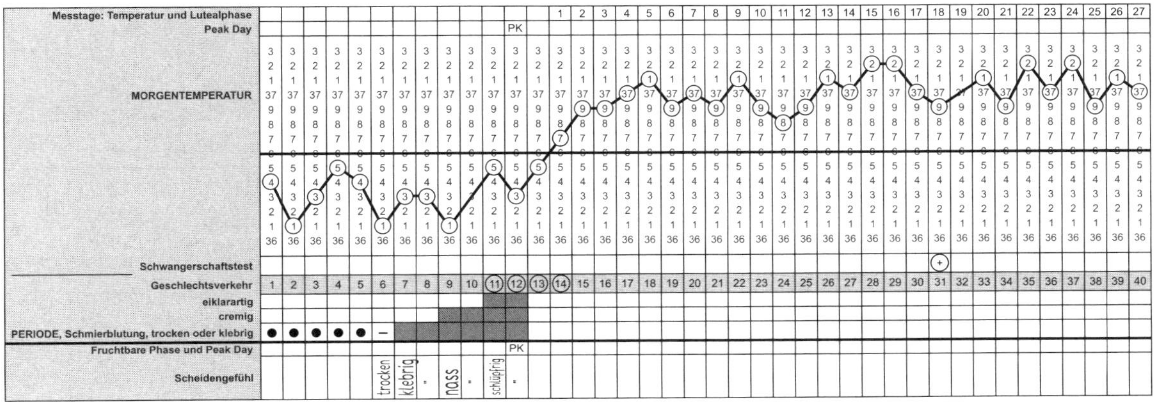

Annas FAM-Tabelle. Eine Schwangerschaftskurve. Anna wusste an Tag 31, dass sie schwanger war, denn die Temperatur blieb 18 Tage nach dem Eisprung erhöht. (Bei nicht schwangeren Frauen ist die post-ovulatorische Phase selten länger als 16 Tage.)

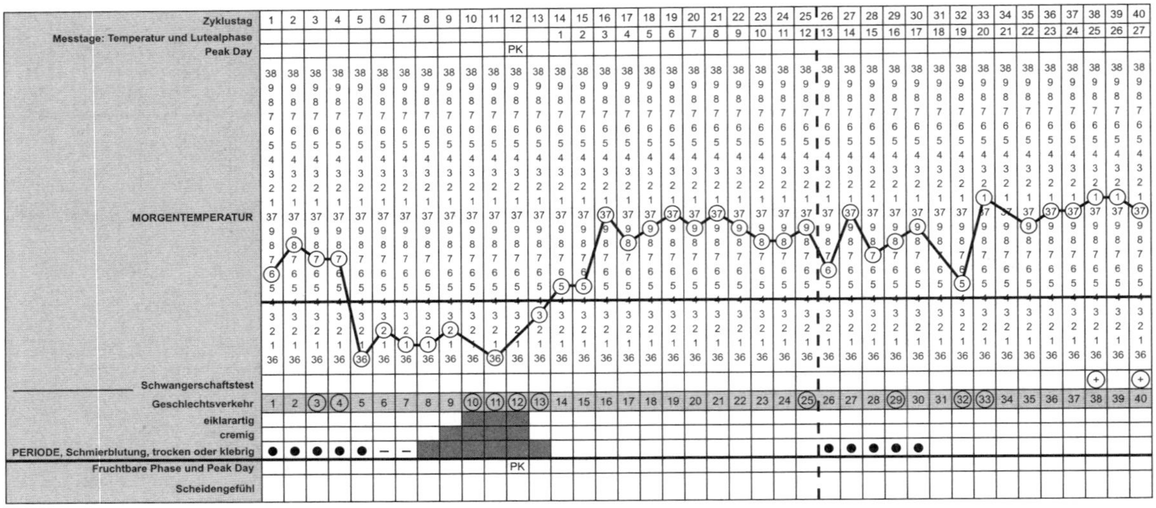

Lynns FAM-Tabelle. Eine seltene und verwirrende Schwangerschaftskurve. An Tag 26 ging Lynn vom Beginn ihrer Periode aus. Sie war perplex, dass ihre Temperaturen bis deutlich in den nächsten Zyklus hinein hoch blieben. Nach weiteren 13 Tagen machte sie einen Schwangerschaftstest. Er war positiv! Ohne ihre Aufzeichnungen hätte Lynn wahrscheinlich keinen Test gemacht (siehe Lynns Geschichte auf Seite 200).

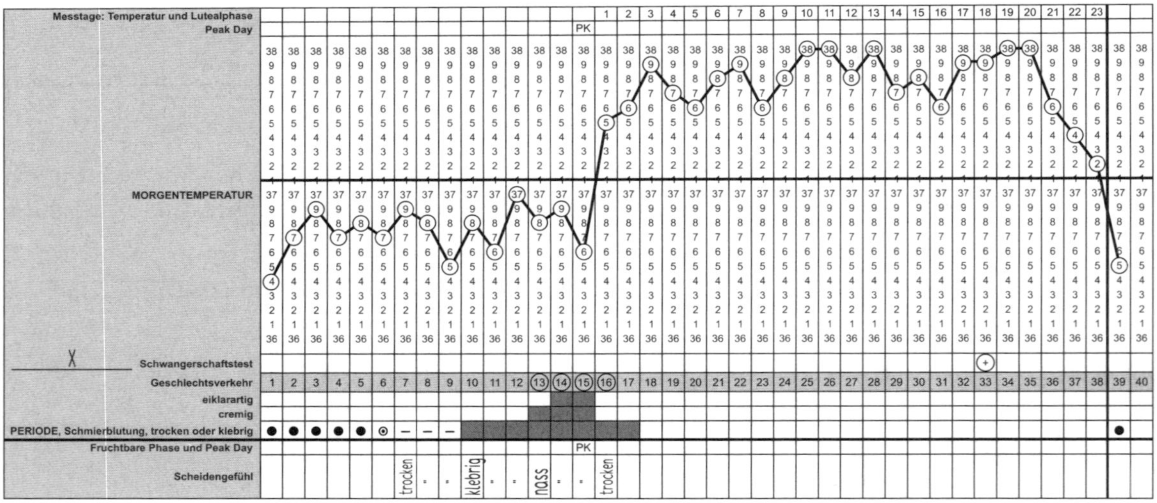

Ambers FAM-Tabelle. Schwangerschaft mit Spontanabort. Amber war ganz sicher schwanger; das zeigen die 18 hohen Temperaturen bis Tag 33. Sie holte sich Bestätigung durch einen Schwangerschaftstest. Aber dann warnten sie fallende Temperaturen ab etwa Tag 36, dass ihr eine Fehlgeburt bevorstand.

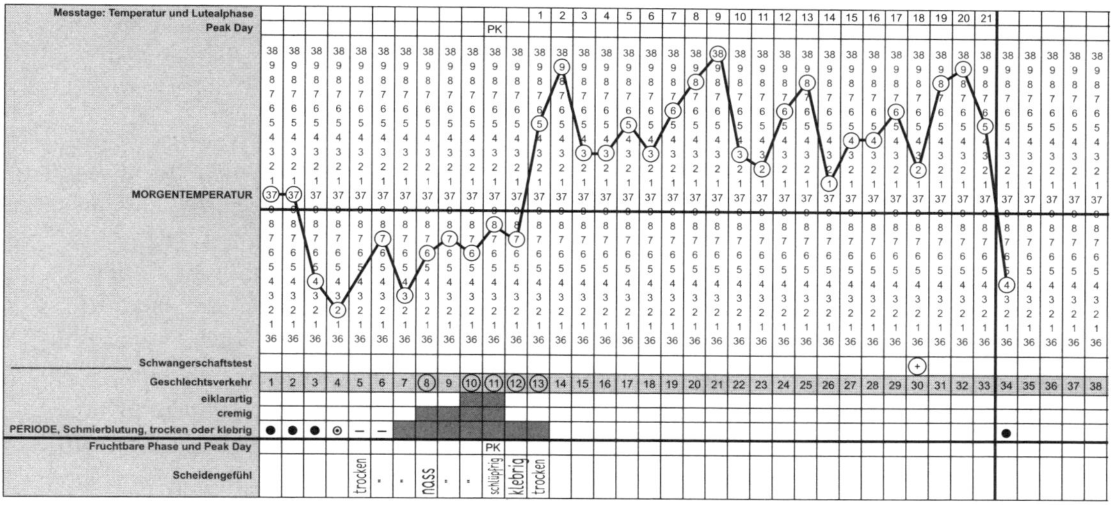

Charlottes FAM-Tabelle. Spontanabort, der wie eine späte Periode aussah. Ohne ihre Aufzeichnungen hätte Charlotte gar nichts von den 18 Tagen mit höherer Temperatur gewusst. Sie wäre vermutlich davon ausgegangen, dass ihre Blutung an Tag 34 nur eine verspätete Menstruation und nicht eine Fehlgeburt war.

Aus den Temperaturwerten den Empfängnistermin ablesen

Ein großer Vorteil der Temperaturkurve liegt darin, dass Sie feststellen können, ob und wann Sie schwanger geworden sind. Natürlich ist das Datum der Empfängnis deshalb am wichtigsten, weil sich daraus der Geburtstermin genauer ermitteln lässt als mit einer Schwangerschaftsscheibe (Gravidarium), bei der ein Eisprung an Tag 14 zugrunde gelegt wird. Den Empfängnistermin zu wissen kann Ihnen Untersuchungen wie eine Amniozentese zum falschen Zeitpunkt ersparen. Auch eine unnötige Weheneinleitung aufgrund einer Fehlberechnung des Geburtstermins lässt sich umgehen (dies spielt besonders bei Frauen mit langem Zyklus eine Rolle). Ein Ultraschall beseitigt hier Unklarheiten.

WIE ERMITTELN SIE DEN VORAUSSICHTLICHEN GEBURTSTERMIN?

Die Formel zur Berechnung des Geburtstermins bezieht sich auf den tatsächlichen Zyklustag des Eisprungs. Addieren Sie neun Monate zu dem Tag, an dem sich Ihre Temperatur erhöht hat, und ziehen Sie vom Datum sieben Tage ab. **Beispiel:** War Ihre Temperaturerhöhung am 20. Januar, erhalten Sie den 20. Oktober. Nun gehen Sie eine Woche zurück und erhalten den 13. Oktober als Geburtstermin. Kam es am Tag 14 Ihres Zyklus zum Eisprung, wäre der errechnete Termin, den Sie anhand der Formel oder der Schwangerschaftsscheibe (Gravidarium) erhalten, in etwa gleich. Findet der Eisprung aber später als an Tag 14 statt, ist das Ergebnis der Formel genauer.*

* Berechnen Kliniker den Termin aufgrund der Dauer der Schwangerschaft, gehen sie vom Eisprung am Tag 14 ab dem ersten Tag der letzten Menstruation aus. Das fetale Alter wird ab dem Tag der Empfängnis anhand der Temperaturerhöhung, des »Peak Day« oder per Ultraschall errechnet.

Temperatur und Schwangerschaft

Wie Temperaturkurven eine Frau auf eine mögliche Schwangerschaft aufmerksam machen, zeigt das Beispiel von Lynn. Sie wollte schwanger werden, nachdem sie während acht Zyklen FAM-Tabellen zur Verhütung geführt hatte. Bis dahin hatte sie normale Ovulationszyklen von 24 bis 27 Tagen. Doch dieses Mal setzte ihre Periode an Tag 26 ein, und Lynn war enttäuscht, tröstete sich aber damit, dass sie im nächsten Zyklus wieder versuchen würde, schwanger zu werden. Ihre Periode dauerte länger als sonst, was aber nicht das Einzige war, was ihr zu Denken gab. Ihre Temperatur sank einfach nicht, wie es am Ende der Menstruation normal ist. Als die Temperatur an Tag 13 des folgenden Zyklus immer noch über der Schwellenlinie lag, machte Lynn einen Schwangerschaftstest und stellte zu ihrer Überraschung fest, dass sie schwanger war (siehe Lynns Tabelle, Seite 198). Sie erfuhr nie, was die Blutung verursacht hatte, da ihr die Bedeutung der hohen Temperaturen erst eine Woche nach Ende der Blutung klar wurde. Da war es zu spät, um festzustellen, woran es lag. Zwei Ärzte, die sie aufsuchte, meinten, ihr HCG-Spiegel sei so hoch, dass es theoretisch das »Syndrom des spurlos verschwundenen Zwillings« (Vanishing Twin) gewesen sein könnte. Heute ist sie glückliche Mutter eines Mädchens.

Temperaturen, die an 18 Tagen über der Schwellenlinie liegen, bedeuten in der Regel, dass Sie schwanger sind (siehe Vickys Tabelle, Seite 205). Das können Sie selbst ohne Schwangerschaftstest feststellen (natürlich sollten Sie das Ergebnis ärztlich bestätigen lassen!). Zudem müssen Sie meist nicht 18 Tage abwarten, um zu wissen, ob Sie schwanger sind, denn:

1. Sie können ziemlich sicher von einer Schwangerschaft ausgehen, wenn Ihre Temperaturen drei Tage länger hoch bleiben, als Ihre längste Lutealphase bisher gedauert hat. **Beispiel:** Dauert Ihre Lutealphase normalerweise zwölf Tage und war die längste bisher 13 Tage lang, hält sie nun aber 16 Tage an, sind Sie wahrscheinlich schwanger (siehe die Tabellen von Rosi auf der folgenden Seite).

2. Erkennen Sie außer den typischen zwei Phasen im Zyklus eine dritte Phase, sind Sie mit Sicherheit schwanger. Die dritte Ebene hoher Temperaturen wird auf zusätzliches Progesteron zurückgeführt, das Schwangere produzieren. Leider kommt es bei vielen Frauen nicht zu diesem dreiphasigen Muster. Selbst wenn: Im dritten Abschnitt fällt der Temperaturanstieg oft weniger deutlich aus als im zweiten (siehe Majas Tabelle, Seite 202).

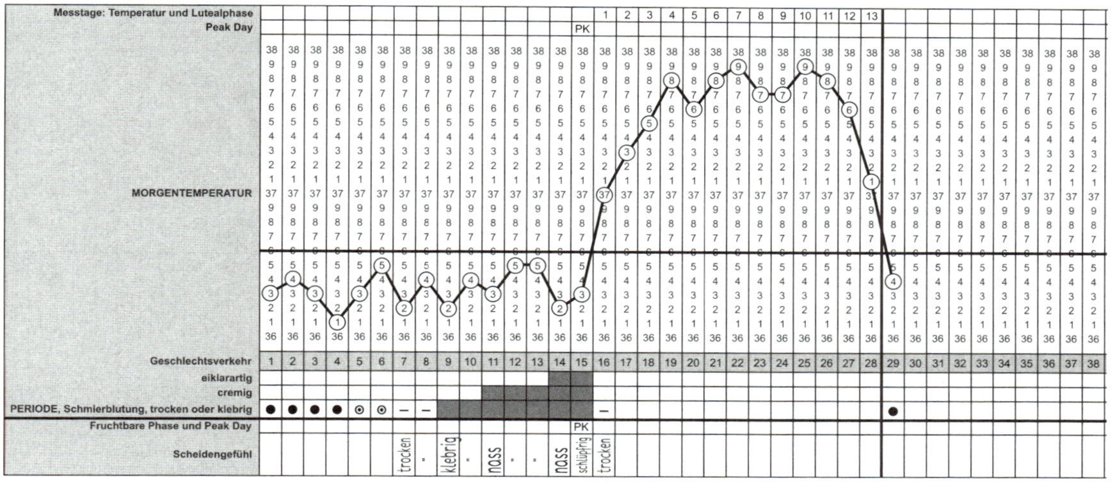

Rosis normale FAM-Tabelle. Eine 13-tägige Lutealphase. Rosi führt seit etwa einem Jahr einen Zykluskalender zur Verhütung. Ihre Lutealphase war nie länger als zwölf oder 13 Tage.

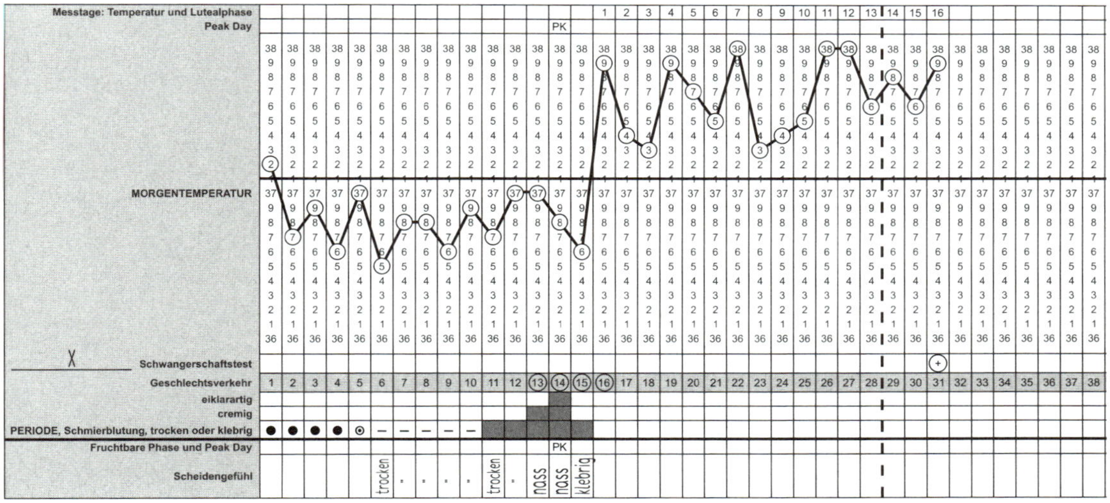

Rosis Schwangerschaftskurve. Rosi hatte schon im ersten Zyklus, in dem sie versuchte, schwanger zu werden, Erfolg. Sie wusste, dass sie schwanger ist, als ihre Temperatur auch am 16. Tag nach dem Eisprung (Tag 31) hoch blieb, denn ihre normale Lutealphase hatte noch nie länger als 13 Tage gedauert.

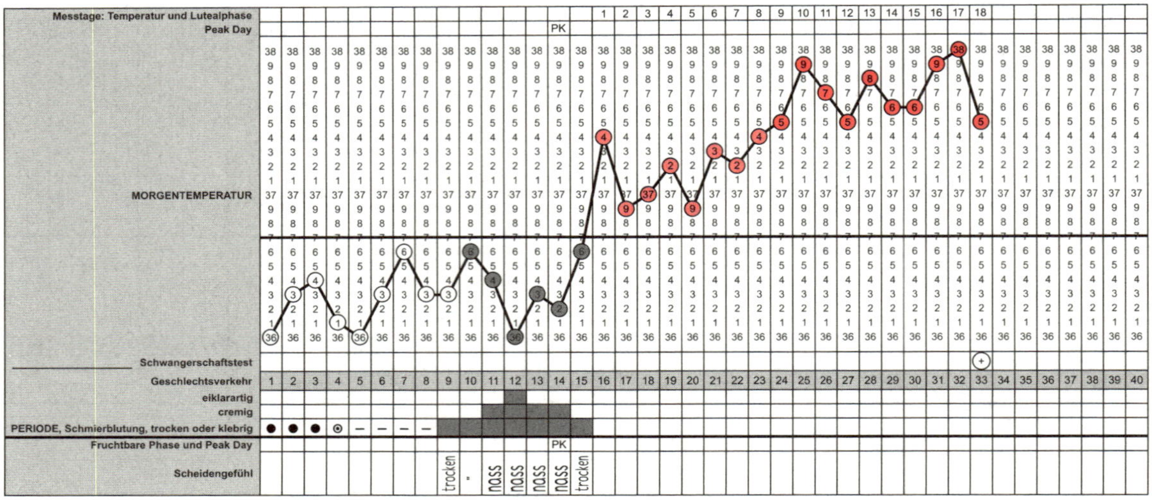

Majas FAM-Tabelle. Klassische dreiphasige Schwangerschaftskurve. Maja ahnte schon an Tag 24, dass sie schwanger ist, als sich eine dritte Ebene höherer Temperaturen auf der Tabelle abzeichnete. Dies deutete auf zusätzliches Progesteron bei der Einnistung eines befruchteten Eis in die Gebärmutterschleimhaut hin. Dazu kam es etwa eine Woche nach dem Eisprung. Ein Test bestätigte die Schwangerschaft an Tag 33.

WOZU DIE SCHWELLENLINIE?

Um Ihre Kurve richtig deuten zu können, muss eine Schwellenlinie gezogen werden, damit Sie zwischen niedrigen und hohen Temperaturen unterscheiden können. Schauen Sie noch einmal auf Seite 93 nach, wenn Sie noch nicht sicher sind, wie sie gezogen wird. Auch wenn die Schwellenlinie bei Kinderwunsch nicht so entscheidend ist wie bei der Verhütung, bleibt sie doch sinnvoll, denn dadurch lässt sich leichter erkennen, wann Ihr Eisprung im Zyklus stattfand.

DIE MÄNNLICHE FRUCHTBARKEIT

Als Niko vier Jahre alt war, konfrontierte er seine Mama mit der gefürchteten Frage, wo denn die Kinder herkommen. Da sie eine auf- und abgeklärte Mutter sein wollte, erklärte sie völlig sachlich: »Der Mann nimmt seinen Penis und steckt ihn in die Scheide der Frau ...« Da wurden die Augen des Kleinen tellergroß. Er konnte nicht glauben, was er da hörte, und rief: »Heißt das, ich kann ihn abnehmen?!«

Sie wissen nun, warum die Morgentemperaturwerte so aufschlussreich für die Frage »Schwanger oder nicht?« sind. Und Sie wissen, wie entscheidend die Beschaffenheit des Zervixsekrets für eine Empfängnis ist. Bevor Sie aber diese Informationen zu einer wirksamen Methode zusammenführen, braucht es etwas Grundwissen zur männlichen Fruchtbarkeit und der Standard-Samenanalyse.

Wichtig ist, dass es bei der Spermiogramm/Samenanalyse Ihres Partners um mehr geht als nur um die Anzahl der Spermien pro Ejakulat. Es muss festgestellt werden, wie viel Prozent der Spermien die richtige Form und Größe haben (Morphologie) und wie viel Prozent der Spermien sich schnell vorwärtsbewegt (Motilität). Erst die Analyse dieser drei Faktoren besagt, ob der Samen normal, grenzwertig oder unfruchtbar ist, sodass Sie entsprechend vorgehen können. Das leuchtet ein, denn was letztlich die männliche Fruchtbarkeit bestimmt, ist die Zahl der Spermien, die in der Lage sind, ein Ei zu befruchten.

Derzeit würde man gemäß der Definition der Weltgesundheitsorganisation (WHO) eine Spermienzahl als normal ansehen, wenn das Ejakulat mindestens 15 Millionen Spermien pro Milliliter enthält und die Gesamtzahl im Ejakulat mindestens 40 Millionen beträgt. Darüber hinaus ist der Prozentsatz der Spermien mit normaler Morphologie und Motilität entscheidend. Da die Aussagen, was ein angemessener Prozentsatz ist, aber weit auseinandergehen, besprechen Sie das am besten mit Ihrem Arzt. Simple Tatsache ist, dass die Standards für ein Spermiogramm von Labor zu Labor unterschiedlich sind und sich überdies weiterentwickeln. Daher sollten dem Arzt Ihres Mannes zwei Fragen zum Spermiogramm gestellt werden, die er so klar wie möglich beantworten sollte:

1) Ist die Spermienzahl normal, grenzwertig oder unfruchtbar?
2) Wie ist das Labor zu dieser Einstufung gekommen?

Fällt die Spermienzahl zu gering aus, sollte die Analyse mindestens einmal innerhalb weniger Wochen wiederholt werden. Die Spermienzahl wird von verschiedenen Faktoren beeinflusst, und gelegentlich niedrige Werte können ein falsches Bild der Fruchtbarkeit wiedergeben.

DIE CHANCE ERHÖHEN, SCHWANGER ZU WERDEN

Bei den ersten Versuchen, schwanger zu werden, gibt es meist noch keinen Grund für ein Spermiogramm des Partners. Solange keine gegenteiligen Hinweise existieren, sollten Sie erst einmal davon ausgehen, dass die Spermienzahl normal ist, und nachstehende Empfehlungen bei normalen Spermienzahlen beachten. Versuchen Sie jedoch schon vergeblich, seit einem Jahr, schwanger zu werden, oder haben Sie den Geschlechtsverkehr während vier Zyklen auf Ihre fruchtbare Phase abgestimmt, dann würde ich Ihnen zu einem baldigen Termin für ein Spermiogramm raten. Zögern Sie diese Untersuchung nicht unnötig hinaus: Das Verfahren ist einfach, und die Ergebnisse helfen Ihnen, den optimalen Zeitpunkt für eine Schwangerschaft zu bestimmen. Vergessen Sie nicht: Fruchtbarkeitsprobleme kommen bei Frauen wie Männern gleichermaßen vor.

Warum sind Millionen von Spermien nötig,
um ein einziges Ei zu befruchten?
Weil sie nicht nach dem Weg fragen.

Und nun sind Sie bereit, die Theorie zur Optimierung Ihrer Chancen in die Praxis umzusetzen? Letztlich hängt bei der Planung des besten Zeitpunkts für eine Schwangerschaft die Häufigkeit, mit der Sie Sex haben sollten, von Ihrer gemeinsamen Fruchtbarkeit ab. Das heißt: Die Fruchtbarkeit eines Paares wird von der Spermienzahl Ihres Partners und der optimalen Beschaffenheit Ihres Zervixsekrets bestimmt.

Wenn die Spermienzahl normal ist

In diesem Fall sollten Sie möglichst an jedem Tag miteinander schlafen, an dem Ihr Sekret nass ist bzw. die Scheide sich »glitschig« anfühlt – und zwar bis einschließlich dem Tag, an dem Ihre Temperatur ansteigt. Je näher Sie an Ihrem Eisprung Sex haben, desto wahrscheinlicher werden Sie schwanger. Falls das Zervixsekret keine Eiklar-Qualität hat, schlafen Sie dann miteinander, wenn das Sekret eben so nass wie möglich ist.

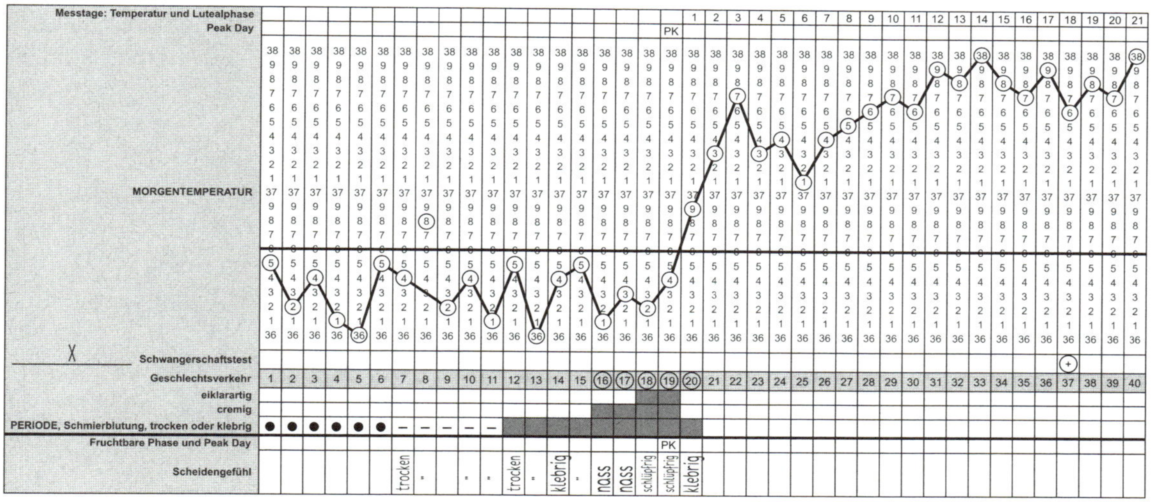

Vickys FAM-Tabelle. Der richtige Zeitpunkt bei normaler Spermienzahl. Vicky hatte ganz gezielt Sex vom ersten Tag (Tag 16), an dem das Zervixsekret dünnflüssig (»cremig«) war, bis zum Morgen des Temperaturanstiegs an Tag 20. Sie war nachweislich nach 18 Tagen erhöhter Temperatur (Tag 37) schwanger.

Wenn die Zahl der Spermien niedrig ist

Ein paar Monate lang versuchen Sie am besten, an jedem Tag schwanger zu werden, an dem Ihr Zervixsekret eine nasse Konsistenz hat. Auf jeden Fall sollten Sie bis einschließlich an dem Tag Sex haben, an dem Ihre Temperatur ansteigt. Wieder gilt auch hier: Ist Ihr Zervixsekret nicht optimal flüssig, nutzen Sie die Tage, an denen das Sekret so nass wie möglich ist. Wenn das nicht hilft, versuchen Sie es stattdessen nur an jedem *zweiten* Tag. Der Grund, weshalb es unter Umständen sogar erfolgreicher ist, es weniger häufig zu probieren, ist folgender: Ein Mann mit einer niedrigen Spermienzahl benötigt eventuell einen

Tag mehr, um eine höhere und fruchtbarere Konzentration der Spermien zu erreichen. Er könnte aber auch versuchen, eine Ejakulation für ein paar Tage zu vermeiden, bis das Zervixsekret seiner Partnerin von »fruchtbarer« Qualität ist, damit seine Spermienzahl kurz vor dem Eisprung auch eine optimale Konzentration erreicht hat.

Es gibt unterschiedliche Vorgehensweisen, die für Sie geeignet sein können, um die Chancen auf eine Schwangerschaft zu erhöhen. Möglicherweise probieren Sie ein paar Zyklen lang eine Methode aus – und wechseln, falls diese nicht funktioniert, im nächsten Zyklus zu einer anderen. Da bei jedem Paar individuelle Fruchtbarkeitsfaktoren zusammenkommen, funktionieren manche Strategien besser als andere. Welche Vorgehensweise Sie auch immer wählen, versuchen Sie möglichst, Sex an Ihrem »Peak Day« zu haben.

- Versuchen Sie es *jeden Tag*, an dem das Zervixsekret nass ist, bis einschließlich dem Tag, an dem Ihre Temperatur anfängt zu steigen.

- Versuchen Sie es *jeden zweiten Tag*, an dem das Sekret nass ist, bis einschließlich dem Tag, an dem Ihre Temperatur anfängt zu steigen.

- Versuchen Sie es jeden Tag, an dem das Sekret *Eiklar-Qualität* hat, bis einschließlich dem Tag, an dem Ihre Temperatur anfängt zu steigen (siehe Briannas Tabelle, nächste Seite).

- Ist die Spermienzahl Ihres Partners niedrig *und* Ihr Sekret höchstens zwei Tage lang nass, können Sie versuchen, den ersten dieser günstigen Tage zu überspringen und erst am zweiten, bzw. Ihrem »Peak Day«, Sex zu haben (siehe Scarlets Tabelle, nächste Seite).*

* Es kann etwas Dsiziplin erfordern, es nicht zu versuchen, wenn man weiß, dass die Qualität des Zervixsekrets optimal ist. Aber es geht um das Zusammenspiel der idealen Fruchtbarkeit beider Partner. Bei niedriger Spermienzahl können Ihre Chancen steigen, wenn Sie durch eine Pause den Anstieg der Spermienzahl bis zum letzten Tag nassen Sekrets ermöglichen, dem Tag also, der am dichtesten am Eisprung liegt. (Es gibt keine Studien, die die weitverbreitete Annahme bestätigen oder widerlegen, dass bei niedriger Spermienzahl eine Empfängnis wahrscheinlicher ist, wenn das Paar nur jeden zweiten Tag Sex hat.)

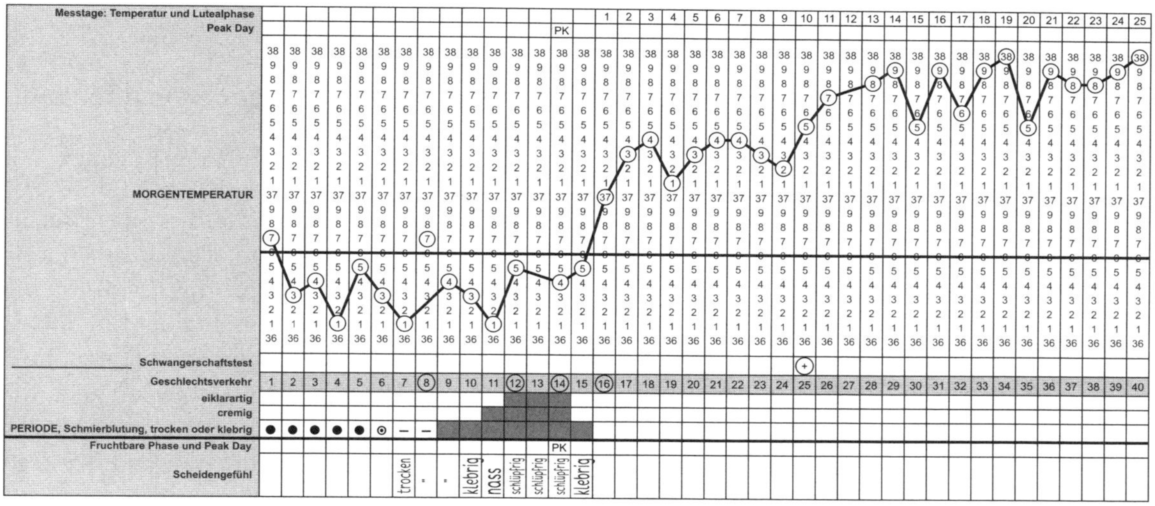

Briannas FAM-Tabelle. Die Häufigkeit von Sex bei niedriger Spermienzahl ändern. Nach mehreren Zyklen mit regelmäßigem Sex bei »fruchtbarem« Zervixsekret beschloss das Paar, es nicht mehr jeden Tag, sondern nur jeden *zweiten Tag* bis zum Morgen des Temperaturanstiegs zu versuchen. Dazu kam es in diesem Zyklus an Tag 16. Dadurch konnte sich die Spermienzahl an den »freien Tagen« höher aufbauen. Mit der Befruchtung klappte es, wie ein Bluttest an Tag 25 bestätigte; Brianna hatte ihn durchgeführt, weil sie an diesem Tag eine dritte Ebene mit höheren Temperaturen in der Kurve bemerkte. Sie hätte auch bis zum Tag 18 ihrer Lutealphase (33. Zyklustag) warten und dann einen Schwangerschaftsstest (Urintest) zu Hause machen können.

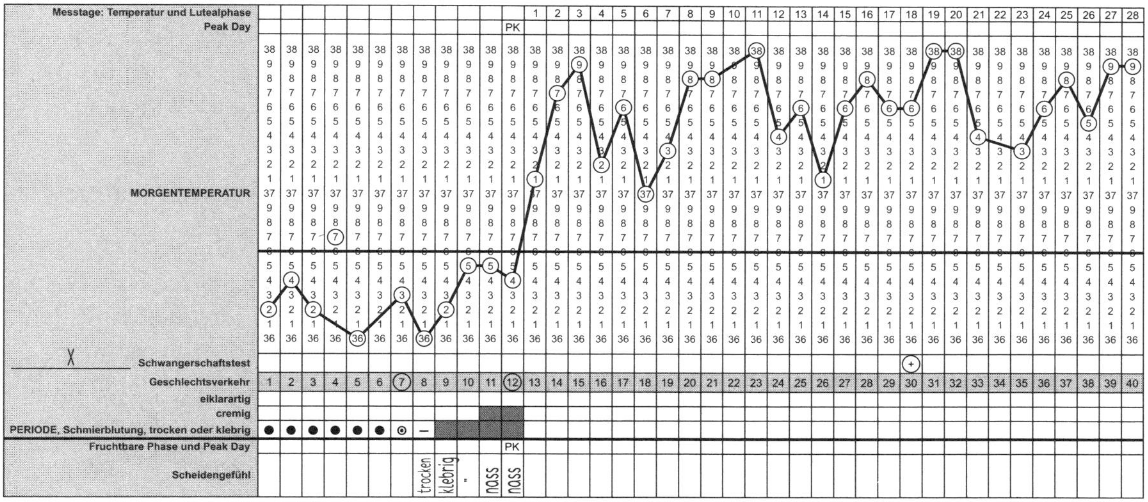

Scarlets FAM-Tabelle. Chancen bei geringer Spermienzahl und Sekret, das nur kurz »fruchtbar« ist. Bei Scarlet ist das Sekret nur etwa zwei Tage pro Zyklus dünnflüssig, und die Spermienzahl ihres Partners ist niedrig. Das Paar beschloss, Sex am zweiten und letzten Tag zu haben, an dem Scarlets Sekret nass war. Vielleicht ließen sich so die Chancen optimieren, wenn er die höchstmögliche Spermienzahl für ihren »Peak Day« reservierte. Dass sie damit Erfolg hatten, bestätigte sich nach 18 Tagen hoher Temperatur an Tag 30.

Tipp für Männer mit normaler und grenzwertiger Spermienzahl

Unabhängig davon, ob Ihr Partner eine normale oder grenzwertige Anzahl von Spemien besitzt, kann es hilfreich sein, jede Ejakulation an den Tagen kurz vor der »fruchtbaren« Phase Ihres Sekrets zu vermeiden. Jetzt werden Sie vielleicht denken, das ist, als ob Sie Ihren Partner bitten, eine Haltestelle vor Ihnen auszusteigen. Wie soll er wissen, wann es so weit ist? Wenn Sie mit Ihrem Körper in Einklang stehen, erkennen Sie die ersten Anzeichen beginnender Fruchtbarkeit sofort. Vermeidet Ihr Partner also während Ihrer kaum fruchtbaren Tage eine Ejakulation, ist seine Spemienkonzentration dann optimal, wenn auch Ihr Zervixsekret ideal ist. Sind Sie mit dieser Strategie nach einigen Monaten nicht schwanger geworden, dann ändern Sie sie ab: Die Paare, die während der Tage mit »fruchtbarem« Sekret täglich Sex hatten, sollten es nur jeden zweiten Tag versuchen. Die, die alle 48 Stunden Sex hatten, könnten es alle 36 Stunden versuchen. Denken Sie auch daran, dass der erste Ejakulatstoß das meiste Sperma enthält. Der Mann sollte daher tief eindringen und sich beim Ejakulieren still halten, damit das Ejakulat nahe am Muttermund verbleibt.

Zum »Auspressen des Samens« (Kegeltechnik)

Verbliebenes Sperma sollten Sie entfernen, damit es Ihre Sekrettests der folgenden Tage nicht verfälscht. Wie Sie in Kapitel 6 (Seite 83) sehen, bietet sich dazu die sogenannte Kegeltechnik eine halbe Stunde nach dem Sex an. Bis dahin hatten die Spermien Zeit genug, durch den Muttermund zu schwimmen.

Warum es auch am Tag des Temperaturanstiegs versuchen?

Wenn Sie mir bis hierher gefolgt sind, werden Sie fragen, warum ich überhaupt vorschlage, dass ein Paar am Tag des Temperaturanstiegs versuchen sollte, eine Empfängnis herbeizuführen, da es normalerweise dann schon zu spät ist. Nun, es besteht eine geringe Chance, dass das Ei noch lebensfähig ist, wenn der Eisprung in den letzten zwölf Stunden stattfand, oder auch die Möglichkeit, dass bei Mehrfach-Ovulation ein weiteres Ei lebensfähig ist. Einen Versuch ist es wert, vor allem wenn Sie am Morgen des Temperaturanstiegs Sex haben.

DIE SPERMIENZAHL DEUTET AUF UNFRUCHTBARKEIT

Der heutige Stand der Forschung bietet auch für diesen Fall mithilfe assistierter Fortpflanzung noch Hoffnung auf eine Schwangerschaft (Kapitel 15).

Chancen durch häufigen Sex erhöhen

An welchen Zyklustagen Sie miteinander schlafen sollten, um schwanger zu werden, hängt von Ihrer beider Fruchtbarkeit ab. Eine Frau hat normalerweise mehrere Tage lang »fruchtbares« Zervixsekret. Je nach Fruchtbarkeit Ihres Partners sollten Sie, wie oben beschrieben, jeden dieser Tage oder jeden zweiten Tag nutzen, um miteinander zu schlafen. *Entscheidend ist für alle Paare, dabei den »Peak Day« einzubeziehen, also den letzten Tag, an dem das Sekret möglichst dünnflüssig ist.* Dieser Tag gilt als der fruchtbarste Tag im Zyklus, da er in aller Regel der Tag oder Vortag des Eisprungs ist. Wenn Sie bei Ihrem Zervixsekret keine Eiklar-Qualität feststellen, dann versuchen Sie, am letzten Tag, an dem Ihr Sekret so dünnflüssig wie möglich ist, Sex zu haben.

Beispiel: Wenn Sie am Montag »fruchtbares« Sekret bemerken und es deshalb versuchen – bestens! Aber wenn das Sekret auch am Mittwoch noch dünnflüssig ist, versuchen Sie es erneut; denn dann hatten Sie vermutlich noch keinen Eisprung und sind immer noch sehr fruchtbar. Natürlich wäre auch der Dienstag gut für einen Versuch, besonders dann, wenn die Spermienzahl Ihres Partners normal ist.

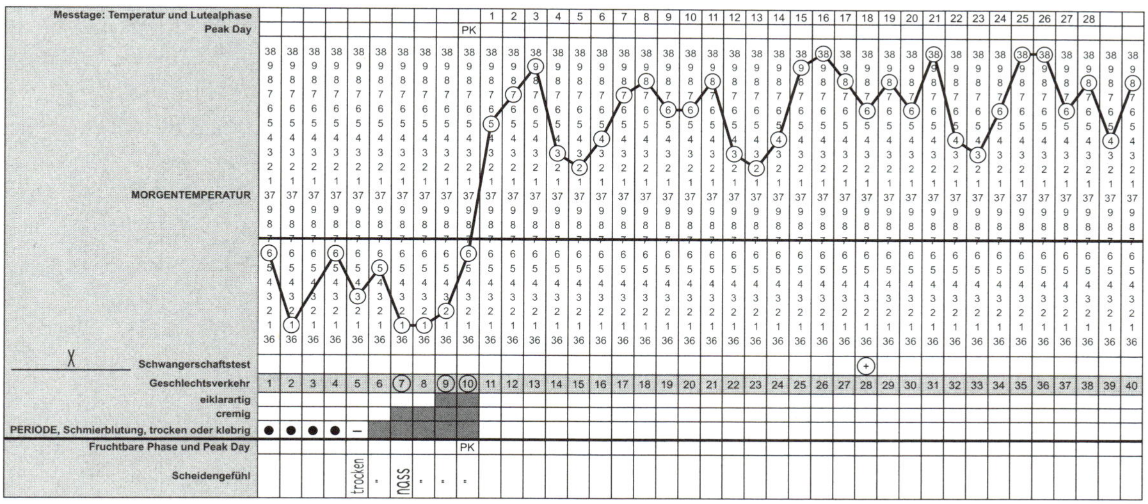

Kims FAM-Tabelle. Goldmedaille… Ziel erreicht!

EIN WORT ZU SCHWANGERSCHAFTSTESTS

Wenn Sie keine 18 Tage warten wollen, bis Sie Gewissheit haben, dass Sie schwanger sind, dann lassen Sie etwa zehn Tage nach dem Temperaturanstieg einen Bluttest beim Arzt machen; das Ergebis ist sehr zuverlässig. Zu Hause können Sie mittels eines Urintests prüfen, ob Sie schwanger sind oder nicht. Diese Art von Schwangerschaftstests ist nicht ganz so genau, und je nach Empfindlichkeit des Tests und der Menge an Schwangerschaftshormon (HCG), die Ihr Körper gerade bildet, weist der Test HCG erst dann nach, wenn Ihre Periode schon ausgeblieben ist, oder sogar noch später.

Ob Blut- oder Urintest – gelegentlich ist das Ergebnis »falsch-negativ«, das heißt, Sie sind tatsächlich schwanger, auch wenn der Test das Gegenteil besagt. Meist ist der Grund dafür, dass Tests zu früh durchgeführt werden, noch bevor sich das Ei einnisten und mit der HCG-Sekretion beginnen konnte. Auch wenn sich das Ei gerade eingenistet hat, kann es für einen HCG-Nachweis noch zu früh sein. Wenn Ihre Temperatur jedoch mehr als 18 Tage über der Schwellenlinie bleibt, wiederholen Sie den Test nach ein paar Tagen, und er wird mit ziemlicher Sicherheit positiv sein.

Haben Sie eine HCG-Spritze zur Unterstützung des Eisprungs bekommen, dann kann das Testergebnis ebenfalls »falsch-positiv« ausfallen. Das wäre dann der Fall, wenn sich ein befruchtetes Ei lange genug einnisten kann, um etwas HCG freizusetzen, sich dann aber doch von der Gebärmutterschleimhaut löst (sogenannte biochemische Schwangerschaft).

Trügerische HCG-Spiegel können leider auch durch andere Faktoren als eine Schwangerschaft zustande kommen, etwa durch fruchtbarkeitsfördernde Arzneimittel, einen Hypophysen-Tumor, Eiweißüberschuss in Harn oder Blut oder sogar durch den Beginn der Menopause. Wenn sich also bei positivem Schwangerschaftstest innerhalb von ein paar Wochen keine typischen Schwangerschaftszeichen einstellen, lassen Sie sich beim Arzt noch einmal testen.

ENDLICH SCHWANGER!

Wenn Ihre Temperatur mindestens 18 Tage lang über der Schwellenlinie bleibt und Sie keine Periode bekommen, sind Sie mit großer Sicherheit schwanger. Eine seltene Ausnahme bildet das LUF-Syndrom, das auf den Seiten 128, 190 und 271 besprochen wird.

Typische Schwangerschaftsanzeichen

Neben den offensichtlichen 18 Tagen über der Schwellenlinie (oder der dreiphasigen Temperaturkurve mancher Frauen) gibt es häufig andere Anzeichen für eine Schwangerschaft, wie:

- Einnistungsblutung; leichte Schmierblutung acht bis zehn Tage nach dem Eisprung
- empfindliche Brüste oder Brustwarzen
- Übelkeit
- Müdigkeit
- vermehrter Harnldrang
- cremiges Zervixsekret ab der späten Lutealphase, was während der gesamten Schwangerschaft bestehen bleibt

ZUM BEMÜHEN, SCHWANGER ZU WERDEN

Wie schon erwähnt, wird Paaren in der Regel geraten, einen Arzt aufzusuchen, wenn sie etwa ein Jahr lang erfolglos versucht haben, schwanger zu werden. Nach der Lektüre dieses Kapitels wissen Sie inzwischen, wie unnötig es ist, ein ganzes Jahr zu warten, statt die Zeit zu nutzen und die Chancen auf eine Schwangerschaft sofort zu erhöhen.

Noch einmal: Wenn Sie Ihre Versuche exakt auf Ihre fruchtbarsten Tage abgestimmt haben und nach vier bis sechs Zyklen immer noch nicht schwanger sind, finden Sie in Kapitel 15 Informationen darüber, welche diagnostischen Tests und Behandlungen dann in Betracht kommen.

Wenn Ihnen dieses Kapitel helfen sollte, Ihren Traum von einer gesunden Schwangerschaft wahr zu machen: herzlichen Glückwunsch! Die Freude, ein Kind zu empfangen, wird Ihnen zweifellos ein Leben lang immer wieder bittersüße Belohnung bringen. Wie die Schriftstellerin Elizabeth Stone sagte:

*Die Entscheidung, ein Kind zu haben, ist von großer Tragweite.
Denn man beschließt für alle Zeit, dass das eigene Herz
außerhalb des eigenen Körpers herumläuft.*

WIE OPTIMIERE ICH MEINE EMPFÄNGNISCHANCEN?

1. Der entscheidende Rat ist: Versuchen Sie es an Ihrem »Peak Day«, dem letzten Tag mit eiklarartigem Sekret, Schmierblutung oder an dem die Scheide sich »glitschig« anfühlt. Wenn das Sekret nicht eiklarartig ist, versuchen Sie es am letzten Tag, an dem das Sekret so dünnflüssig wie möglich ist oder die Scheide sich feucht anfühlt.

2. Ist die Spermienzahl Ihres Partners normal, versuchen Sie es an jedem Tag, an dem Ihr Sekret »fruchtbare« Qualität hat. Ist seine Spermienzahl niedrig, erwägen Sie, während der »fruchtbaren« Sekretphase nur jeden zweiten Tag Sex zu haben. Auf jeden Fall sollte Ihr Partner möglichst ein paar Tage eine Ejakulation vermeiden, bis das Zervixsekret bei Ihnen flüssig und »fruchtbar« ist.

3. Versuchen Sie Sex zu haben bis einschließlich an dem Morgen, an dem Sie den Temperaturanstieg feststellen. Zu diesem Zeitpunkt ist die Eizelle möglicherweise noch lebensfähig ist.

KAPITEL 14

Tipps zur Ergänzung der Fruchtbarkeitswahrnehmung

Dieses Kapitel richtet sich im Speziellen zwar an die Leserinnen, die schwanger werden möchten. Doch werden auf den folgenden Seiten auch viele Probleme aus Kapitel 9 angesprochen, in dem es um den Ausgleich des Hormonhaushalts und allgemein um die Behandlung von Zyklusstörungen geht, die jede Frau betreffen können.

Neben der Fruchtbarkeitswahrnehmung, mit der Sie Ihren Sex gezielt auf Ihre fruchtbare Phase abstimmen können, gibt es noch eine ganze Reihe von Möglichkeiten, eine Empfängnis zu unterstützen. Auf den folgenden Seiten finden Sie nicht nur Tipps, wie man die Chancen auf eine Schwangerschaft erhöht, sondern auch Warnhinweise. Nicht alle Tipps und Hinweise sind auf Ihre persönliche Situation zugeschnitten. Achten Sie darauf, was passend für Sie ist!

PFLANZLICHE PRÄPARATE WIE MÖNCHSPFEFFER

Wie in Kapitel 9 zu lesen, schwören viele Frauen auf die Wirksamkeit bestimmter Kräuter bei zyklusbedingten Problemen. Als hilfreiches Naturheilmittel gilt vor allem Mönchspfeffer *(Vitex agnus-castus)*; es ist ein Kraut, mit dem Sie sich vielleicht intensiver befassen sollten, denn es wird auch eingesetzt, um die Chancen auf eine Schwangerschaft zu erhöhen *(www.moenchspfeffer.info)*.

GESUNDE ERNÄHRUNG, GEWICHT UND BEWEGUNG

Wenn Sie schwanger werden möchten, sollte Ihr Körper so gesund wie möglich sein. In puncto Ernährung bedeutet das: wenig industriell verarbeitete Lebensmittel, wenig Zucker und Produkte mit Zusatzstoffen. Ansonsten kann die Verstoffwechslung von Hormonen in der Leber beeinträchtigt werden. Durch eine gesunde und ausgewogene Ernährung sowie einen gesunden Lebensstil mit ausreichend Bewegung beugen Sie diesem und vielen anderen Problemen vor.

Damit es zum Eisprung kommt, braucht der Körper der meisten Frauen mindestens einen BMI (Körpermasse-Index) von 20 bis 24 bzw. 22 Prozent Körperfett. Ebenso wie Untergewicht die Ovulation verhindern kann, verändert Übergewicht den Zyklus der Frau durch eine Überproduktion von Östrogen. Dabei wird das Rückkopplungssystem des Hormonzyklus beeinträchtigt, sodass sich zum Beispiel die Aufbauphase des »fruchtbaren« Zervixsekrets verlängert, der Eisprung verzögert und es zu unregelmäßigen Zyklen kommt.

Zu guter Letzt: Folsäure ist eines der wichtigsten Vitamine, wenn Sie schwanger werden wollen. Sie sollten es vorbereitend einnehmen, damit ab dem Tag der Empfängnis ausreichend davon im Körper verfügbar ist. Die Einnahme von 800 bis 1000 Mikrogramm Folsäure pro Tag in den ersten drei Schwangerschaftsmonaten senkt das kindliche Risiko für Hirn- und Rückenmarksdefekte (u. a. *Spina bifida*) drastisch.

NIKOTIN, ALKOHOL UND ANDERE DROGEN

Schon vor einer Schwangerschaft sollten beide Partner erwägen, Nikotin, Alkohol, Koffein und andere Drogen ganz zu meiden. Schädlich für die Spermienproduktion beim Mann sind überdies Malariamittel, Steroide für den Muskelaufbau und bestimmte Medikamente, die bei Geschwüren verabreicht werden. Tabakkonsum reduziert die Fruchtbarkeit bei Frauen wie Männern gleichermaßen, während sich Koffein vor allem bei Frauen negativ auf die Empfängnisfähigkeit und die Fähigkeit, den Embryo zu ernähren, auswirkt.

Alkohol senkt die Produktion der Spermien des Mannes und beeinflusst bei Frauen die Östrogen- und Progesteron-Spiegel. Alkohol wird außerdem mit ausbleibendem Eisprung, dysfunktionaler Lutealphase sowie einer Störung der Einnistung und der Blastozystenbildung in Verbindung gebracht. Kinder von Müttern, die während der Schwangerschaft, insbesondere während der ersten drei Schwangerschaftsmonate, übermäßig Alkohol konsumiert haben, können ein fetales Alkoholsyndrom entwickeln, das diese Kinder lebenslang schwer beeinträchtigt. Der regelmäßige Konsum von Drogen wie Marihuana hemmt die Spermienproduktion und beeinflusst bei Frauen nachweislich den Zyklus.

Antihistaminika wiederum können bei Frauen das Zervixsekret austrocknen, was die Überlebensfähigkeit der Spermien einschränkt und damit die Chancen für eine Empfängnis reduziert (siehe Seite 61).

VAGINALSPÜLUNGEN, INTIMSPRAYS UND PARFÜMIERTE TAMPONS

Wer schwanger werden möchte, sollte unbedingt auf Intimsprays und parfümierte Tampons verzichten. Diese Produkte können den pH-Haushalt stören und allergische Reaktionen auf die verwendeten Substanzen hervorrufen, was sich negativ auf das Überleben von Spermien auswirkt.

Auch Vaginalspülungen verändern, wie weiter oben schon erwähnt, das saure Milieu der Scheide und sind zudem in den meisten Fällen völlig unnötig. Im Gegenteil: Die Spülungen führen oftmals zur Verschiebung des gesunden pH-Werts in der Scheide und begünstigen somit Scheideninfektionen und Entzündungen im Unterleib. In ungünstigen Fällen verändert sich dadurch das Scheidenmilieu derart, dass Spermien darin gar nicht mehr überleben können. Und schließlich schwemmen Sie möglicherweise bei den Vaginalspülungen genau das »fruchtbare« Zervixsekret weg, dass die Spermien benötigen, um bis zur Eizelle vorzudringen.

ANTIBIOTIKA UND PILZINFEKTIONEN

Eines der großen Probleme, die bei der Behandlung mit Antibiotika auftreten, sind Pilzinfektionen. Wenn Sie schon einmal über längere Zeit Antibiotika einnehmen mussten, dann hatten Sie nach der Behandlung vielleicht auch mit einer Pilzinfektion zu kämpfen. Bekanntlich töten Antibiotika ja nicht allein die Krankheitserreger ab, sondern auch die nützlichen Keime. Dies kann dann häufig zu einer Überwucherung mit Candida-Pilzen in der Scheide führen. Diese wird dadurch zu einem unwirtlichen Milieu für die Spermien, und die Bedingungen für eine Empfängnis sind entsprechend ungünstig. Lactobacillus-Probiotika scheinen sich günstig auf bakterielle Vaginosen auszuwirken – allerdings nicht auf Candidiasis oder Harnwegsinfektionen.

GLEITMITTEL

Letztlich wirken alle künstlichen Gleitmitte sowie pflanzliche Öle, Glyzerin, Vaseline und sogar Speichel spermizid. Und wenn auch einige Studien zeigen, dass Rapskern- und Babyöl die Lebensfähigkeit von Spermien nur minimal beeinflussen, so können diese Gleitmittel auf Ölbasis wiederum das Risiko von vaginalen Infektionen erhöhen. Glücklicherweise gibt es einen Scheidenbefeuchter, der den natürlichen Körpersekreten nachgebildet ist und Spermien eine optimale Umgebung bietet. Das Gelprodukt heißt Pre Seed und liefert eine pH-neutrale Sperma-ähnliche Flüssigkeit. Mehr Information dazu finden Sie unter *www.preseed.com*.

STELLUNGEN BEIM GESCHLECHTSVERKEHR

Es gibt diesbezüglich keine spezifischen Studien. Allerdings laufen viele Vermutungen darauf hinaus, dass die traditionelle Missionarsstellung bei grenzwertiger Spermienzahl des Mannes die günstigste Stellung beim Geschlechtsverkehr ist, um schwanger zu werden. Sie erlaubt die tiefstmögliche Penetration, wodurch das Sperma so nahe wie möglich an den Muttermund gelangt. Einige Ärzte sind überdies der Meinung, dass das Paar bis zu einer halben Stunde in der Grundstellung liegen bleiben sollte, in der es Geschlechtsverkehr hatte, falls die Qualität des Zervixsekrets der Frau nicht optimal für eine Empfängnis beschaffen ist oder die Spermaqualität des Mannes grenzwertig ist. Dies – so die Theorie – hilft, die Zeit für das Aufwärtswandern der Spermien zu verlängern.

BEFUNDE, DIE AUF EINE NICHT INVASIVE BEHANDLUNG ANSPRECHEN KÖNNTEN

Ein unregelmäßiger Menstruationszyklus

Falls Sie die Kapitel 7 bis 9 übersprungen haben, in denen ich die möglichen Ursachen eines unregelmäßigen Zyklus und die möglichen Gegenmaßnahmen bespreche, die Sie versuchen können, sollten Sie sich zumindest auf das PCOS (polyzystisches Ovarialsyndrom) untersuchen lassen. Dabei handelt es sich um einen ernsten Befund, bei dem Zyklusunregelmäßigkeiten zu den Hauptsymptomen zählen. In Kapitel 8 wird das PCOS ausführlich dargestellt.

Schilddrüsenprobleme

Wenn Sie zu den Frauen mit ungewöhnlich langem Zyklus gehören, bei denen es auch zu längeren Phasen mit einem Zervixsekret von nicht besonders »fruchtbarer« Qualität kommt, sollten Sie darauf achten, ob zudem auch Ihre Morgentemperatur (Basaltemperatur) niedrig ist. Denn diese drei Symptome deuten häufig auf eine Schilddrüsenunterfunktion hin. Eine Schilddrüsenunterfunktion lässt sich nur medikamentös behandeln, während man bei einer latenten Hypothyreose oftmals die Gabe von Jodid und gegebenenfalls Selen hilfreich ist (siehe auch Kapitel 9).

Wenn das Zervixsekret nur »bedingt« fruchtbar ist

Meiner beruflichen Erfahrung nach ist die am häufigsten übersehene Ursache für Fruchtbarkeitsprobleme der Mangel an gleitfähigem Zervixsekret innerhalb eines Zyklus. Je mehr Tage mit gleitfähigem, »fruchtbarem« Sekret Sie haben, desto höher sind auch Ihre Chancen auf eine Schwangerschaft. Besonders Frauen, die die Pille absetzen oder auf die Wechseljahre zugehen, haben mit dem Problem zu kämpfen, dass ihr Zervixsekret zu trocken ist. Aber auch Frauen, bei denen eine Konisation des Muttermunds (kegelförmige Biopsie) durchgeführt wurde, sind davon betroffen.

Zeigen Ihre FAM-Tabellen an, dass Ihr Sekret nicht flüssig genug wird oder nicht mindestens an zwei Tagen im Zyklus ausreichend feucht ist, kann dies auf andere Fruchtbarkeitsprobleme hinweisen. Hierfür gibt es oft einfache Lösungen. Bevor Sie an komplexe medizinische Behandlungen denken, sollten Sie Kapitel 9 lesen. Vielleicht hilft Ihnen auch eine der folgenden Empfehlungen:

- Vermeiden Sie Medikamente, durch die das Zervixsekret trockener werden kann, beispielsweise Antihistaminika, Atropin, Belladonna, Hustenmittel mit Antihistaminika, Dicyclomin, Progesteron, Propanthelin oder Tamoxifen.
- Wenn Sie Clomifen einnehmen müssen, kann seine austrocknende Wirkung eine Kombination mit oralem Östrogen kompensieren. Östrogen sollte jedoch nie ohne fruchtbarkeitsfördernde Medikamente eingenommen werden, da dadurch paradoxerweise die Ovulation gehemmt werden kann.
- Nehmen Sie ausreichend Flüssigkeit am Tag zu sich!

- Nachtkerzenöl hat einen hohen Anteil an Omega-6-Fettsäuren, Linolsäure und Gamma-Linolensäure und kann sich positiv auf die Qualität des Zervixsekrets auswirken.
- Ein Nahrungsergänzungsmittel wie FertileCM soll Frauen zu einem flüssigeren Zervixsekret verhelfen, das für eine Empfängnis ideal ist (verfügbar bei www.*fairhavenhealth.com*).
- Die Einnahme von Hustenlösern auf Guaifenesin-Basis soll entsprechend den Herstellerangaben vier Tage vor Ihrem erwarteten »Peak Day« begonnen und bis zum Tag nach dem Temperaturanstieg fortgesetzt werden. Dabei wird nicht nur Schleim in den Bronchien verflüssigt, sondern auch das Zervixsekret wird flüssiger. Wenn Ihr Zervixsekret also nicht »eiweißartig« wird, kann sich ein Versuch durchaus lohnen.
- Das Hustenmittel Robitussin in der Basisausführung (ohne weitere Bezeichnung und auf jeden Fall ohne Dextromethorphan – weil ansonsten das Zervixsekret trockener werden könnte!). Sie können sich auch für eine generische Version entscheiden, deren einziger Wirkstoff Guaifenesin ist. Beginnen Sie vier Tage vor Ihrem erwarteten »Peak Day« bis einen Tag nach dem Temperaturanstieg (3-mal täglich 2 Teelöffel einnehmen).

Lutealphasen-Insuffizienz (Corpus-luteum-Insuffizienz)

Wie Sie bereits wissen, ist eine Lutealphase von mindestens zehn Tagen deshalb so überaus wichtig, weil das befruchtete Ei genügend Zeit für die Einnistung braucht, bevor die Menstruation beginnt. Grundsätzlich gibt es drei Formen von Lutealphasen-Problemen, die normalerweise alle die ovulatorische Funktion betreffen:

- Typ 1: Die Lutealphase ist zu kurz, sodass das befruchtete Ei keine Chance hat, sich in die Gebärmutterwand einzunisten. Dies lässt sich anhand des Zykluskalenders am leichtesten entdecken. Alles unter zehn Tagen Dauer ist problematisch; aber bei manchen Frauen ist auch eine Lutealphase von zehn bis elf Tagen noch grenzwertig.
- Typ 2: Die Länge der Lutealphase scheint zwar normal, jedoch wird nicht genügend Progesteron produziert, um ein ideales Gebärmuttermilieu für die Einnistung zu erreichen. Dies zeigt sich oft in Temperaturen, die im Bereich der Schwellenlinie bleiben.

- Typ 3: Die Lutealphase scheint normal, jedoch fällt die Progesteron-Konzentration etwa eine Woche nach dem Eisprung drastisch ab, was oft zu prämenstruellen Schmierblutungen führt. Auch hier bedeutet dies meist, dass der Progesteron-Spiegel nicht hoch genug ist, um ein ideales Gebärmuttermilieu für die Einnistung zu schaffen.

Ein häufiger Fehler bei der Diagnose eines mit der Lutealphase verbundenen Problems liegt darin, dass, unabhängig vom tatsächlichen Eisprung in einem bestimmten Zyklus, Blutproben routinemäßig erst am 21. Zyklustag untersucht oder eine Endometrium-Biopsie um Tag 26 durchgeführt wird. Die Diagnose sollte in diesem Fall idealerweise auf einem Progesteron-Mischprobentest basieren. Dabei wird Ihnen an Ihrem »Peak Day« und jeweils an den Tagen 3, 5, 7, 9 und 11 Blut entnommen (möglich auch an Tag 2, 4, 6, 8 und 10 nach Ihrem Temperaturanstieg). Wesentlich ist dabei, dass der Test entsprechend dem Zeitpunkt Ihres Eisprungs in dem betreffenden Zyklus durchgeführt werden sollte.

Dr. Thomas Hilgers, einer der größten US-Experten auf diesem Gebiet, empfiehlt die folgende Vorgehensweise, jedoch erst, wenn sich die Patientin definitiv in der Lutealphase befindet. Die Dosierungen habe ich hier nicht angegeben, da Ärzte jeweils eine unterschiedliche Wahl treffen mögen. Aber so können Sie sich zumindest mit diesen Therapien vertraut machen:

- Kapseln mit mikronisiertem (fein vermahlenem) Progesteron zur Einnahme (normale oder verzögerte Freisetzung)
- mikronisierte Progesteron-Vaginalkapseln
- intramuskuläre Progesteron-Injektionen
- Humanes Choriongonadotropin (HCG)

Wenn bei Ihnen eine Lutealphasen-Insuffizienz (Lutealphasen-Versagen) diagnostiziert wird, können Sie noch eine Möglichkeit in Erwägung ziehen, bevor Sie zur konventionellen Methode der Progesteron-Ergänzung, zu Clomifen oder HCG-Injektionen übergehen: Sie können Ihren Prolactin-Spiegel messen lassen, da erhöhte Werte auch zu dem oben genannten Problem führen.

TRADITIONELLE CHINESISCHE MEDIZIN (TCM) UND AKUPUNKTUR

Die Traditionelle Chinesische Medizin (TCM) und andere alternative oder ergänzende Therapien wie Naturheilverfahren finden zunehmend Interesse und Akzeptanz. Auf den Kinderwunsch bezogen, verlangen diese Ansätze mehr Einsatz als andere Vorgehensweisen, denn zum Teil muss dazu ein Facharzt zurate gezogen werden. Die alternativen Methoden sind jedoch viel sanfter als die medikamentöse Behandlung oder Hightech-Verfahren. Daher möchte ich Sie ermutigen, sich mit diesen Alternativen zu befassen, bevor Sie zu den invasiven Methoden übergehen.

Von allen alternativen Therapien ist die TCM bei Kinderwunsch die erfolgversprechendste. Ihr Ziel ist es, nicht nur bestimmte Leiden zu heilen, sondern die Gesundheit aufrechtzuerhalten, sodass Störungen von vorneherein vermieden werden. Darüber hinaus wird sie als ganzheitliche Medizin gesehen, denn sie nimmt den ganzen Menschen und nicht nur ein Leiden in den Blick.

Die TCM stützt sich auf uraltes Erfahrungswissen im Bereich Akupunktur und Heilkräuter, auf Ernährungstherapien, Massagen sowie therapeutische Übungen. Das Prinzip dieser Heilkunst ist die Suche nach den zugrunde liegenden Ursachen für ein Ungleichgewicht im Yin und Yang, das wiederum eine Disharmonie der Lebensenergie Qi bedingt. Die TCM will erfassen, wie Krankheit im Patienten entsteht, und behandelt den ganzen Menschen.

Die Therapie, die ich als die wissenschaftlich am besten fundierte hervorheben möchte, ist die Akupunktur. Fruchtbarkeitsförderung wird hier durch Stimulation der Hormonproduktion und der Immunzellen sowie der Blutversorgung im Becken begründet, wobei es zur Erweiterung der die Eierstöcke und Gebärmutter versorgenden Gefäße kommt. Nicht nur eine verbesserte Fruchtbarkeit bei Frauen wie Männern wurde nachgewiesen, sondern in Kombination mit IVF-Behandlungen schienen auch die Schwangerschaftsraten signifikant zu steigen.

Folgende Punkte sollten Sie beachten, wenn Sie Akupunktur oder jede andere alternative Therapie zur Erfüllung Ihres Kinderwunsches in Erwägung ziehen:

- Mit diesen Methoden allein werden Sie vermutlich nicht schwanger, wenn bei Ihnen Strukturprobleme (blockierte Eileiter, Uterusmyome, anatomische Defekte) vorliegen. (Falls Sie sich einer Operation zur Behebung solcher Probleme unterzogen haben, kann dies natürlich Ihre postoperative Fruchtbarkeit verbessern.)
- Diese Alternativen sind wirksame Therapien. Nur dauert es im Allgemeinen länger, um damit dasselbe Ziel zu erreichen wie mit den üblichen Methoden. Wenn Sie also mittels FAM noch nicht schwanger geworden sind und Zeit von Bedeutung ist (besonders, wenn Sie schon älter sind), dann ziehen Sie eine Kombination von TCM mit den häufiger eingesetzten Reproduktionstechnologien in Erwägung (siehe Kapitel 15).
- Wollen Sie es mit Akupunktur oder jeder anderen alternativen Therapie versuchen, müssen Sie Ihren Reproduktionsmediziner darüber informieren. Auch wenn diese Behandlungen wenig invasiv sind, können sie stark wirksam sein (einige Heilkräuter können eine Schwangerschaft unterbrechen!). Daher sollten sie nie mit anderen Therapien kombiniert werden, ohne dass die beteiligten Experten davon in Kenntnis gesetzt werden. Nichtsdestotrotz: Wenn Zeit keine Rolle spielt, wenn Sie eine Aversion gegen fruchtbarkeitsfördernde Medikamente haben, das Risiko einer Mehrfachovulation meiden möchten oder einfach Ihre Chancen einer Empfängnis mit sanften Methoden erhöhen möchten, empfehle ich Ihnen, diese Option mit Unterstützung eines Facharztes zu erkunden.

FÜR MÄNNER GILT: KEINE HEISSEN BÄDER, SAUNA, RADFAHREN ODER ZU ENGE HOSEN

Liegt kein eindeutiger Befund vor, der sich nur chirurgisch behandeln lässt, kommen für Männer mit suboptimaler Spermienzahl einige nichtinvasive Behandlungen infrage, bevor man schwerwiegendere medizinische Verfahren einleitet. Denken Sie aber daran, dass nahezu alles, was ein Mann in dieser Hinsicht nach eigenem Ermessen unternimmt, sich im Ejakulat erst nach zwei bis drei Monaten niederschlägt. So lange dauert es, bis neue Spermien ausgereift sind.

Falls es ein Trost für Frauen ist: Was die Fruchtbarkeit angeht, so spielt das Gewicht auch bei Männern diesbezüglich eine Rolle. Es kann sich auf die Spermienzahl auswirken, wenn ein Mann zu dick oder zu dünn ist. Liegt das Spermiogramm eines Mannes nicht im Normalbereich, kann er zumindest versuchen, es durch Erreichen seines Idealgewichts zu verbessern.

Fakt ist: Spermien sind äußerst wärmeempfindlich. Festlegen lässt sich allerdings nicht genau, wie viel Wärme tatsächlich zu viel ist. Bei Zeugungsproblemen ist es jedoch klug, alles zu vermeiden, was die Hoden Wärme aussetzt. Heißbaden und Saunabesuche sind ein Genuss, aber aus Perspektive der Spermien bedeutet das: »Zuerst feiern sie dich, dann verbrennen sie dich.« Auch Laptops sind als potenzielle Quelle für überhitzte Hoden ins Gerede gekommen. Nicht nur erzeugt ein Laptop an sich schon Wärme, ihn noch auf geschlossenen Oberschenkeln zu balancieren, kann die Überhitzung verschärfen.

Auch intensives Radfahren wirkt sich auf die Spermienzahl negativ aus. Die andauernden kleinen Sattelstöße plus die beim Schwitzen abgegebene Körperwärme verringern die Zahl der Spermien. Ist das Spermiogramm gut, dann genießen Sie Ihre täglichen Touren ruhig, ist es jedoch eher grenzwertig, dann sollten Sie das Radtraining einfach mal aussetzen.

Sogar ein warmes Arbeitsumfeld kann die Spermienproduktion reduzieren. Den ganzen Tag lang vor einem Pizza-Ofen zu stehen erhöht die Spermienzahl nicht. Und schließlich ist es eine Binsenweisheit, dass man enge Unterwäsche und zu enge Hosen vermeiden sollte. Wenn Sie Ihren Partner im knappen Slip unwiderstehlich finden und er ihn anziehen möchte, um Sie zu verführen, dann lassen Sie sich nicht aufhalten! Aber im Hinblick auf seine Fruchtbarkeit wäre er gut beraten, nicht täglich enge Slips zu tragen. Kurz gesagt: Vermeiden Sie, was die Spermien zu großer Wärme aussetzt, bis Sie die gewünschte Schwangerschaft erreicht haben. Und vergessen Sie nicht: Ab der Verringerung solcher Wärmequellen dauert es bis zu drei Monate lang, bis eine neue Generation gesunder Spermien ihr Reifestadium erreicht hat.

Abschließend gilt für Männer mit grenzwertigen Spermienzahlen, dass das am häufigsten übersehene Gegenmittel darin besteht, Ejakulationen auf maximal einmal in 48 Stunden zu begrenzen; das kann oft die einzige Maßnahme sein, die nötig ist, um die Spermienzahl zu erhöhen.

WAS SOLLTE NOCH BERÜCKSICHTIGT WERDEN?

Alter

Ein Grund für die oft vorhandenen Fruchtbarkeitsprobleme ist das relativ späte Alter, in dem viele Menschen heute an ihre Familienplanung herangehen. Tatsache ist, dass die Fruchtbarkeit bei Frauen ab Mitte dreißig deutlich abnimmt.

Die verminderte Fruchtbarkeit bei Paaren im Alter von über dreißig hat natürlich verschiedene Ursachen. Manche lassen sich durch Aufklärung beheben, andere sind dagegen biologisch unabwendbar. Eine der entscheidenden und leicht zu behebenden Ursachen verminderter Fruchtbarkeit besteht darin, dass Paare, die schon länger zusammenleben, eher weniger häufig Sex haben, was natürlich ihre Zeugungschancen verringert. Durch FAM-Tabellen könnten diese Paare jedoch ihre Versuche zeitlich so abstimmen, dass die verringerte Häufigkeit durch erhöhte Fruchtbarkeit kompensiert würde. Zweimal Sex an den Idealtagen führt mit wesentlich höherer Wahrscheinlichkeit zu einer Schwangerschaft als ein Dutzend Mal wahllos während eines ganzen Zyklus.

Auch physiologische Veränderungen beeinflussen die Gesamt-Fruchtbarkeitsraten. Mit steigendem Alter verringern sich Menge und Qualität des »fruchtbaren« Zervixsekrets. Ich habe festgestellt, dass das Sekret bei Frauen in den Zwanzigern an zwei bis vier Tagen eiweißartig ist, bei Enddreißigerinnen oft jedoch nicht einmal für einen Tag. Bei zeitlich nicht abgestimmtem Geschlechtsverkehr beeinträchtigt dies die Empfängnischancen erheblich. Auch kommt es bei Frauen dieser Altersgruppe häufiger zu anovulatorischen Zyklen, und wenn sie einen Eisprung haben, ist oft ihre Lutealphase zu kurz. Überdies gehen die Eizellen einer Frau in Menge und Qualität zurück. Aber wie schon in Kapitel 10 beschrieben, gibt es zumindest Möglichkeiten, die Geschwindigkeit dieser Verringerung abzuschätzen.

In jedem Fall sollten Sie wissen, dass es zwar für Frauen in den Zwanzigern definitiv leichter ist, ein Kind zu empfangen und voll auszutragen, als für Frauen ab etwa Mitte dreißig, aber ebenso wahr ist, dass sowohl die FAM als auch einige Hightech-Verfahren Ihre Chancen wieder in den grünen Bereich bringen können.

Stress

Stress führt zu Unfruchtbarkeit? Es besteht zwar kein Zweifel, dass mit Stress auch verminderte Fruchtbarkeit einhergeht; eher scheint aber auch die Umkehrung dieser These zuzutreffen: Unfruchtbarkeit führt zu Stress. Das alte Motto »Entspann dich, dann klappt es schon« ist zwar gut gemeint, aber verfehlt.

Es gibt verschiedene Möglichkeiten, wie Hektik und Anspannung die Fruchtbarkeit indirekt beeinflussen. Eine ist schlicht: Wenn man ein aufreibendes Arbeitsleben führt, bleibt bei vielen Paaren mit Kinderwunsch häufig zu wenig Zeit und Energie für häufigen Sex. Wie Sie aber wissen, muss Geschlechtsverkehr ja nicht häufig sein, wenn er nur zeitlich gut abgestimmt ist.

Fest steht, dass Stress unmittelbar den Zeitpunkt des Eisprungs beeinflusst. Und in der Tat gehören körperliche und psychologische Anspannung zu den häufigsten Ursachen eines verzögerten Eisprungs, weil sie sich massiv auf die Funktion des Hypothalamus auswirken, der Appetit, Temperatur und vor allem die Gefühle reguliert. Überdies steuert er auch die Hirnanhangdrüse, die wiederum für die Freisetzung der Fortpflanzungshormone FSH und LH verantwortlich ist. Wird der Hypothalamus nun durch Stress beeinträchtigt, kann dies die Ausscheidung von FSH und LH verzögern, die für die Freisetzung des reifen Eis nötig sind. (Es ist nicht bekannt, was einen verfrühten Eisprung auslöst. Stress jedoch scheint dabei keine Rolle zu spielen.) Der Zeitpunkt des Eisprungs bestimmt auch die Zykluslänge – je später der Eisprung, desto länger der Zyklus. Extremer Stress kann gelegentlich sogar einen Eisprung verhindern. Wirkt Stress sich auf Ihren Zyklus aus, kommt es vermutlich zu einem der beiden folgenden Effekte:

1. Sie haben einen überdurchschnittlich langen Zyklus, wobei der Eisprung später als üblich eintritt und die Menstruation zwölf bis 16 Tage nach dem Eisprung einsetzt, soweit es nicht zur Schwangerschaft kam (siehe Lilys Tabelle auf der nächsten Seite oben).

2. Sie haben einen langen Zyklus, aber keinen Eisprung (anovulatorischer Zyklus). Der Zyklus könnte sich theoretisch über Monate hinziehen. Oder auf einen langen Zyklus folgt eine anovulatorische Blutung als Folge eines Abfalls des Östrogen-Spiegels und nicht des Progesteron-Werts. Sie erinnern sich, dass in einem Zyklus mit Eisprung der Gelbkörper untergeht, was zum plötzlichen Progesteron-Abfall und zur Abstoßung der Gebärmutterschleimhaut führt. Beim anovulatorischen Zyklus wird die Blutung jedoch in der Regel durch einen Östrogen-Abfall verursacht, da es ohne Ei ja auch keinen Gelbkörper gibt (siehe Leslies Tabelle auf der nächsten Seite unten).

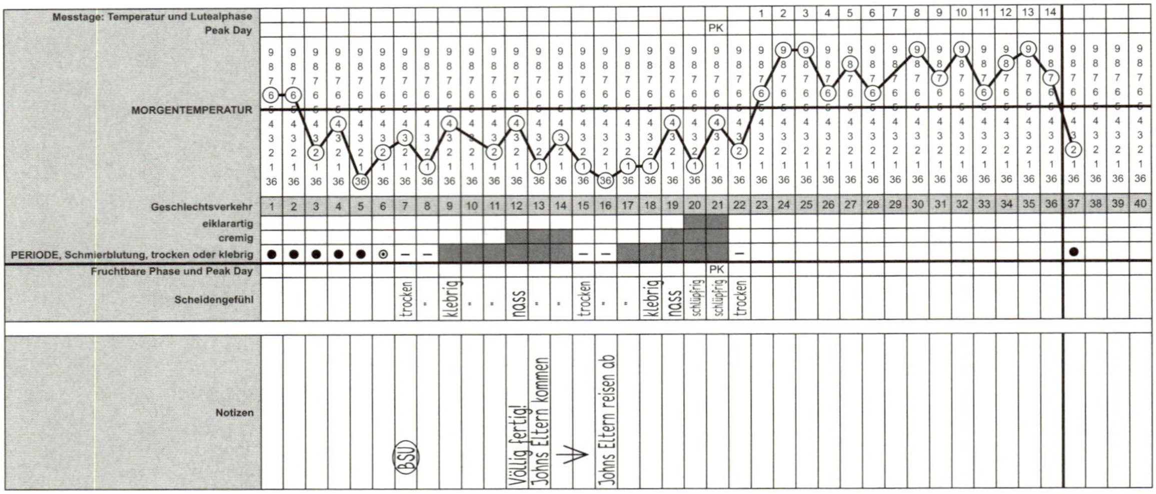

Lilys FAM-Tabelle. Stressbedingt langer Zyklus. Ihre Schwiegereltern waren zu Besuch; kein Wunder, dass Lilys Eisprung sich verzögerte und es zu einem langen Zyklus kam. Beachten Sie, dass der Eisprung zu der Zeit bevorstand wie der Besuch, aber erst stattfand, als die Schwiegereltern abreisten, etwa an Tag 21.

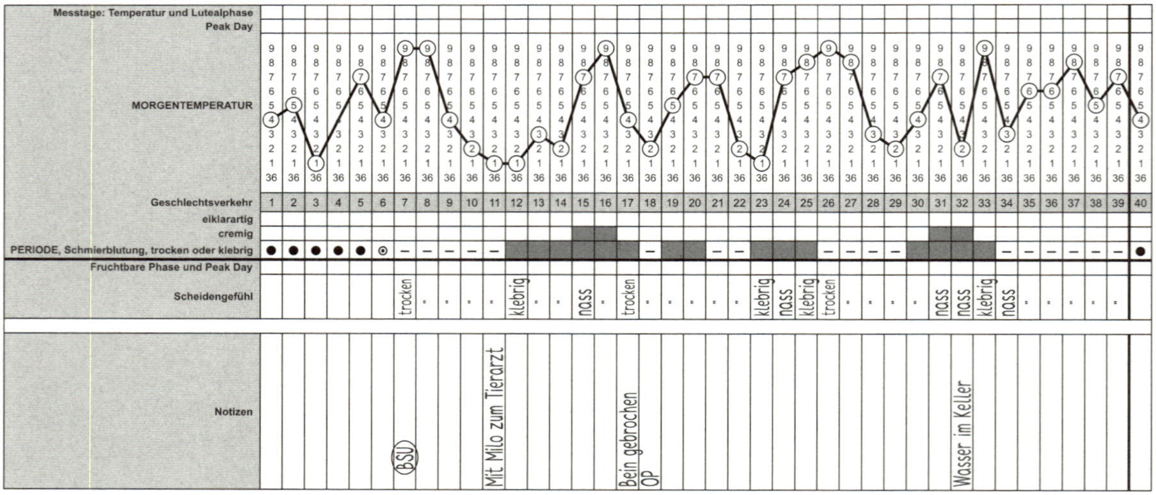

Leslies FAM-Tabelle. Anovulatorischer Zyklus durch Stress. Leslies Körper stellte sich um Tag 15 auf den Eisprung ein, aber dann brach sie sich beim Skifahren ein Bein. Kaum hatte sie sich etwas erholt, gab es einen Rohrbruch im Keller. An diesem Punkt gab ihr Körper auf und verzichtete auf den Eisprung. An Tag 40 kam es bei Leslie zu einer anovulatorischen Blutung und nicht zu einer wirklichen Menstruationsblutung.

Es ist richtig: Stress kann den Eisprung verhindern. Meine berufliche Erfahrung sagt mir allerdings, dass dadurch der Eisprung nurmehr verzögert wird. Wichtig ist es aber, zu lernen, woran ein bevorstehender Eisprung zu erkennen ist. Bei stressbedingter Verzögerung lässt sich dann eruieren, wann der Eisprung eintritt, und so die fruchtbarste Zeit nutzen. Das entscheidende Zeichen für einen bevorstehenden Eisprung ist das immer nasser werdende, schließlich eiklarartige Sekret, das sich kurz vor der Freigabe eines Eis bildet.

Die Fokussierung auf jenen mythischen Tag 14 für den Eisprung zeigt, wie Stress und der Wunsch, schwanger zu werden, zusammenwirken, um paradoxerweise das Schwangerwerden zu verhindern. Bei einer Frau mit durchschnittlich langem Zyklus kann dies einen Teufelskreis anstoßen, wenn der Stress, schwanger zu werden, zum verzögerten Eisprung führt. (Möglicherweise führt Stress bei Frauen mit generell längerem Zyklus auch zu keiner Verzögerung des Eisprungs.) An sich wäre dies noch kein Problem, wenn dem Paar klar wäre, wann der Eisprung bevorsteht. Weiß das Paar aber nicht, wann der Eisprung stattfindet, kommt ein Zeugungsversuch um den 14. Tag herum vielleicht verfrüht, sodass das Ei nicht befruchtet werden kann. In beiden Fällen sollten die Paare eine Zyklustabelle anlegen und den Zeitpunkt des Geschlechtsverkehrs auf die fruchtbare Zeit abstimmen. Ansonsten kann es zur einer Situation wie bei Maria kommen (siehe unten): Ihre Tabelle zeigt die Ursache für den Frust.

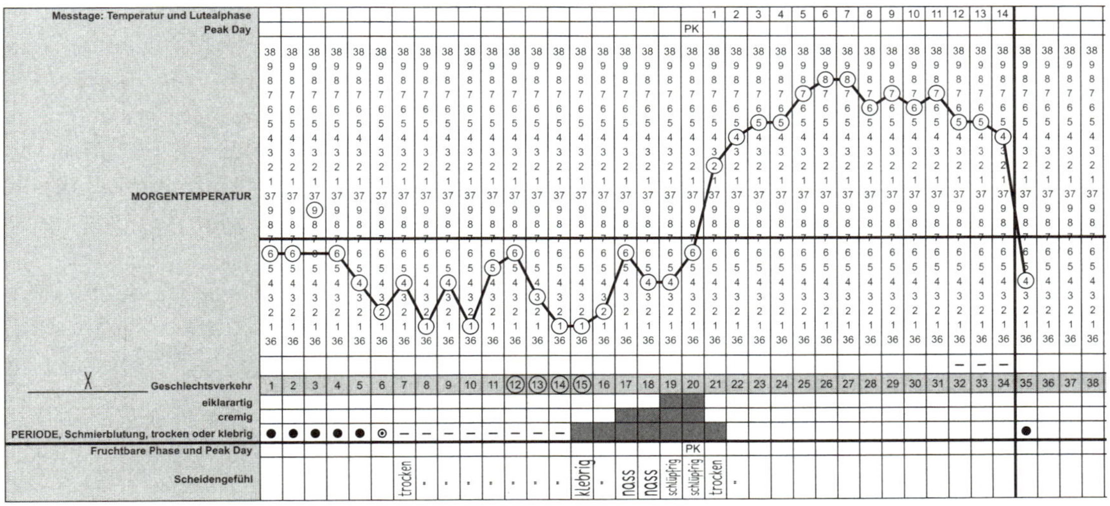

Marias FAM-Tabelle. Zeitpunkt für Sex während eines langen Zyklus falsch gewählt. Der Eisprung trat bei Maria erst um Tag 20 ein. Ob dies nun durch Stress verursacht wurde oder ein für sie typischer Zyklus war, bleibt offen. Fest steht aber: Sex in der Woche vorher konnte nicht zur erhofften Empfängnis führen.

Stress kann bekanntermaßen auch dazu führen, dass das nasse Zervixsekret ganz ausbleibt oder nasse Episoden mit trockeneren Tagen abwechseln. Es ist, als ob der Körper immer wieder Anstrengungen unternimmt, zum Eisprung zu kommen, doch der Stress verzögert diesen immer wieder. Sollte dies passieren, dann denken Sie daran, dass Sie normalerweise aus Ihren Temperaturen definitiv ablesen können, wann Ihr Eisprung tatsächlich stattgefunden hat. Wenn Sie also Momente mit gleitfähigem oder eiklarartigem Sekret beobachten, nutzen Sie diese Tage für eine Empfängnis, bis der Temperaturanstieg bestätigt, dass der Eisprung tatsächlich stattgefunden hat.

Stress muss nicht bei jeder Frau Auswirkungen auf den Zyklus haben. Auch sind die Auswirkungen von Stress auf den Zyklus von Frau zu Frau verschieden. Zu bedenken ist auch, dass chronischer Stress mit der Zeit vom Körper als Normalfall empfunden und nicht mehr als Ausnahmezustand erkannt wird, sodass sich der Zyklus wieder auf den alten Rhythmus einpendelt.

Eierstockoperationen vermeiden

Jedes reife Ei steigt zur Oberfläche des Eierstocks hoch. Daher ist es von entscheidender Bedeutung, diese äußere Hülle wenn irgend möglich zu erhalten. Sollten Sie je in die Lage kommen, dass Ihr Arzt Ihnen eine Eierstockoperation, beispielsweise wegen einer Eierstockzyste oder Endometriose, empfiehlt, dann bestehen Sie darauf, Alternativen zum chirurgischen Eingriff zu besprechen.

Ist der Arzt der Meinung, es gäbe keine Alternative, holen Sie eventuell eine Zweitmeinung ein, denn der schnellste Weg, Ihre Fruchtbarkeit drastisch zu verringern, ist eine Eierstockoperation. Dabei wird entweder der gesamte Eierstock entfernt (Ovarektomie) oder ein Teil davon. Wird nur ein Eierstock entfernt, so übernimmt der Eierstock der Gegenseite die Hormonproduktion. Werden jedoch gleich beide Eierstöcke entfernt, ist keine Empfängnismöglichkeit mehr gegeben.

Führt kein Weg an einer Eierstockoperation vorbei, gibt es inzwischen eine neue Technik, wodurch die ausgedehnte Narbenbildung reduziert wird, die mit dieser Art von Operation einhergeht. Dieses Verfahren wird im nächsten Kapitel auf Seite 253 genauer erklärt.

Das jüdische Nidda-Gebot

Wenn Sie gläubige Jüdin sind und die Nidda praktizieren, wissen Sie, dass Sie sieben Tage nach dem letzten Tag Ihrer Periode keinen Sex haben dürfen. Unter Umständen kann dies jedoch Auswirkungen auf Ihre Fruchtbarkeit haben.

Wenn auf Sie einer der drei folgenden Punkte zutrifft, könnte Ihre Empfängnisfähigkeit von dieser Praxis betroffen sein:

- Ihr Zyklus ist allgemein recht kurz (kürzer als ca. 25 Tage)
- Ihr Zyklus ist durchschnittlich lang, die Blutung allerdings dauert mindestens sieben Tage
- Sie haben Mittelblutungen (Zwischenblutungen)

Die Nidda kann einer Schwangerschaft im Wege stehen, wenn diese Praxis Sie daran hindert, Sex an Ihren möglicherweise fruchtbarsten Tagen zu haben. Wenn Ihr Zyklus zum Beispiel etwa 24 Tage dauert, dann findet der Eisprung vermutlich um Tag 10 statt – Sie dürfen jedoch erst wieder an Tag 13 Geschlechtsverkehr haben. Und selbst wenn Ihr Zyklus durchschnittlich lang ist, Ihre Periode aber sieben Tage oder länger dauert, müssten Sie wieder bis etwa Tag 14 abstinent bleiben, was eventuell etwas später ist als der Eisprung im jeweiligen Zyklus. Hinzu kommt: Wenn Sie zu den Frauen mit gelegentlicher Zwischenblutung gehören, müssten Sie nach den Nidda-Vorschriften wieder zu der Zeit abstinent bleiben, in der Sie wahrscheinlich am fruchtbarsten sind.

Wenn Sie die Nidda praktizieren, aber schwanger werden wollen, empfehle ich Ihnen, wie Sie sich schon denken können, eine FAM-Tabelle zu führen. So können Sie feststellen, ob die Nidda-Zeitvorgaben der Grund sind, weshalb Sie nicht schwanger werden. In einem solchen Fall sollten Sie mit Ihrem Rabbi sprechen, um festzustellen, welche Abänderungen der Regeln nach jüdischem Gesetz akzeptabel sein könnten.

Der Weg zur Elternschaft

Wie Sie sehen, kann es zahlreiche Hindernisse auf dem Weg zur erfolgreichen Schwangerschaft geben. Glücklicherweise kann man viele dieser Probleme selbst angehen, bevor aufwendigere Methoden in Betracht kommen, wie sie im nächsten Kapitel beschrieben werden. Eine FAM-Tabelle zu führen sollte natürlich immer der erste Schritt sein. Dadurch können Sie zumindest sicherstellen, dass Ihr Fruchtbarkeitsproblem mehr ist als nur eine Frage des Timings. Wenn nötig, können Sie dann eine Behandlung oder alternative Lösung angehen, die für Ihre spezielle Situation am besten geeignet scheint.

Lassen Sie sich in Ihrem Kinderwunsch nicht entmutigen. Denn selbst wenn Ihr eigenständig erworbenes Wissen und die nichtinvasiven Schritte keinen Erfolg bringen sollten, helfen oft die neuen Errungenschaften der medizinisch assistierten Fortpflanzung vielen Frauen, schwanger zu werden.

LIEBESNACHT VERSUS ZEUGUNG

Als ich dann mein Kind kriegte, konnte ich gar nicht mehr aufhören zu schreien, und da waren wir erst bei der Empfängnis.

JOAN RIVERS, AMERIKANISCHE ENTERTAINERIN (1933–2014)

Obwohl die Sexualität eines Menschen und seine Fruchtbarkeit zwei sehr verschiedene Dinge sind, werden sie gesellschaftlich häufig in einen Topf geworfen. Folglich haben viele Menschen mit Fruchtbarkeitsproblemen das Gefühl, auch sexuell nicht vollwertig zu sein. Dies wiederum kann zu Gefühlen wie Wut, Angst bis hin zu Beklemmung und Schuldgefühlen führen. Ja, schlimmer noch: Die Partner sind genau dann immer weniger in der Lage, aufeinander einzugehen, wenn sie mehr denn je auf gegenseitige Unterstützung angewiesen wären. Oft entwickeln sich sexuelle Probleme bei Paaren mit Fruchtbarkeitsproblemen, weil Sex hauptsächlich nur noch als Zeugungsfunktion gesehen wird und nicht mehr als Liebesakt.

Vielleicht hilft es Ihnen, zu wissen, dass das, was Sie durchmachen, normal ist. Aber ein Teil Ihrer Ängste, die mit dem Wunsch nach Empfängnis verbunden sind, könnte sich auflösen, wenn Sie genau wüssten, zu welchem Zeitpunkt Ihres Zyklus Sie schwanger werden können. Natürlich lassen sich Fruchtbarkeitsprobleme manchmal nur durch eine Hightech-Behandlung lösen, aber gerade diese Verfahren können helfen, Sex wieder miteinander genießen zu können und ihn nicht mehr nur als Mittel der Zeugung zu sehen.

Humor in diesen anstrengenden Zeiten zu bewahren kann helfen:

Dianas Zyklus war sehr unregelmäßig. In den letzten vier Jahren hatte sie überhaupt nur acht Mal einen Eisprung. Wegen ihrer hohen Prolactin-Spiegel (das Hormon, das bei stillenden Frauen vorhanden ist), wurden ihr zur Zyklusregulierung Pravidel und Clomifen verordnet. Außerdem legte sie etwa für eine Stunde nach dem Sex die Beine an der Wand hoch. Sechs Monate ohne Erfolg machten das Paar ziemlich mutlos. Da folgten Diana und Steve dem Rat ihres Gynäkologen, mit rohem Eiweiß »fruchtbares« Zervixsekret nachzuahmen. Sie nahmen ein Ei, trennten Eigelb und Eiweiß und gaben das Eiweiß in einen Sahnespritzbeutel. Als Steve das eiskalte Eiweiß durch die Tülle in Diana hineinblies, musste die dermaßen lachen, dass das gesamte Eiweiß im hohen Bogen herausschoss. Soweit also zu diesem Zyklus. * *Beim nächsten Zyklus beschlossen beide, die Sache anders anzugehen; sie hatten ja ihre Lektion vom ersten Mal gelernt. Sie warteten, bis das Ei auf Zimmertemperatur war, und benutzten dann einen Applikator für Vaginalcreme, um das Eiweiß einzuführen. Diana empfing an diesem Tag. Inzwischen, 22 Jahre später, macht Tessa, die Tochter der beiden, ihren College-Abschluss.*

Wer weiß? Ist Ihr Kindertraum dann in Erfüllung gegangen – ob auf natürlichem Weg, durch medizinisch assistierte Fortpflanzung oder durch Adoption –, dann werden Sie sich bestimmt öfter mal fragen, was das früher für ein Leben war, als Sie noch so viel Zeit für Sex hatten.

* Glücklicherweise wurde der Rohe-Eier-Tipp inzwischen verworfen und durch ein Gleitmittel ersetzt, das als speziell spermienfreundlich entwickelt wurde: Pre Seed (siehe Seite 216).

KAPITEL 15

Tests und Therapien für eine Schwangerschaft

Die Welt dreht sich heute so schnell, dass einem Mann, der meint: »Das kann man doch nicht machen«, meistens ein anderer Mann dazwischenkommt, der's gerade macht.

ELBERT GREEN HUBBARD, AMERIKANISCHER SCHRIFTSTELLER

Wie Sie bereits wissen, ist der erste und wichtigste Rat für ein Paar mit Kinderwunsch der, den Zyklus der Frau aufzuzeichnen. Es ist verwunderlich, dass etwas so Wesentliches konsequent übersehen wird. Natürlich wird die FAM nicht allen Paaren zur Schwangerschaft verhelfen. Aber selbst wenn es nicht gleich klappt, hilft eine Fruchtbarkeitstabelle dabei, festzustellen, welche Tests oder Therapien angeraten sind, und vermeidet unnötige und ungeeignete Maßnahmen.

Anhand der Aufzeichnungen lässt sich bald erkennen, ob es Hindernisse für eine Schwangerschaft gibt, die man eindeutig identifizieren kann, beispielsweise ein ausbleibender Eisprung, ungenügend »fruchtbares« Zervixsekret, eine extrem kurze Lutealphasen oder wiederholte Fehlgeburten. Wenn kein Problem in den Zyklustabellen ersichtlich ist, Sie aber trotz optimalem Zeitpunkt des Geschlechtsverkehrs nach etwa vier Zyklen nicht schwanger geworden sind, sollte als nächster Schritt ein Spermiogramm des Partners erfolgen.

Ergibt sich aus dem Spermiogramm, dass die Zahl der Spermien eher niedrig ist, versuchen Sie, sich für einige weitere Zyklen nach den FAM-Empfehlungen zu richten (siehe Seite 205). Liegt die Spermienzahl im Normalbereich, sollten sich beide Partner einer gründlichen Fertilitätsabklärung unterziehen, damit eine eventuelle körperliche Einschränkung festgestellt werden kann.

BEFUNDE, DIE DIE FRUCHTBARKEIT BEEINTRÄCHTIGEN

In verschiedenen Kapiteln besprechen wir Befunde, die man bei einem Kinderwunsch abklären sollte. Ich führe die vier wichtigsten hier für den Fall auf, dass Sie Teile des Buchs übersprungen und diese für eine Empfängnis entscheidenden Informationen überblättert haben. Bei den ersten beiden Befunden kommt es zu eindeutigen Symptomen, die beiden anderen können symptomlos verlaufen. In allen Fällen ist meist eine Behandlung nötig, bevor Sie schwanger werden können.

Endometriose (Seite 132)
Hierbei werden Zellen der Gebärmutterschleimhaut versprengt und heften sich in der Beckenhöhle an. Der Eisprung ist davon betroffen, und die Fähigkeit der Eileiter, das Ei aufzufangen, kann beeinträchtigt sein.

Polyzystisches Ovarialsyndrom oder PCOS (Seite 137)
Ebenfalls eine häufige Störung, bei der ein Ungleichgewicht der Sexualhormone vorliegt. Dies führt zu anovulatorischen und unregelmäßigen Zyklen, aber auch zu allgemeinen Gesundheitsproblemen.

Syndrom des luteinisierten unruptierten Follikels oder LUFS (Seite 128)
Bei dieser Störung bleibt der Eisprung aus. Anhand der Zyklusaufzeichnungen sieht es jeoch so aus, als ob es ganz normal zum Eisprung kommt.

Vorzeitige Alterung der Eierstöcke oder POA (Seite 269)
Eine Störung, bei der die Eierstöcke schneller altern als durchschnittlich erwartet, was eine Empfängnis schwieriger macht.

FERTILITÄTSABKLÄRUNG BEI FRAUEN

Eine Fertilitätsabklärung umfasst zumeist folgende Schritte:

A) Anamnese und Prüfen der Vorgeschichte

Der Arzt fragt Ihre medizinische Vorgeschichte umfassend ab und überprüft frühere Fruchtbarkeitstests, bevor er eine Untersuchung durchführt, bei der Probleme des Gebärmutterhalses (Zervix), der Gebärmutter und der Eierstöcke wie Infektionen, Myome oder Zysten ausgeschlossen werden.

B) Diagnostische Tests

Es stehen nicht oder minimal invasive Maßnahmen zur Ermittlung potenzieller Probleme zur Verfügung. Die vier Hauptproblembereiche des Fortpflanzungssystems sind bei Frauen:

- ein dysfunktionaler Ovulationszyklus
- Zervixprobleme
- Gebärmutter- und Eileiteranomalien
- Endometriose

Die nachstehenden Tests und Verfahren werden zur Ermittlung von Störungen in jedem dieser Bereiche angewendet. Wir fangen mit den am wenigsten invasiven Tests an und gehen dann weiter bis zu den stärker invasiven Verfahren. Seien Sie sich jedoch im Klaren darüber, dass die ersten drei hier aufgeführten Tests ohne jeden Zweifel nicht durchgeführt werden, wenn Sie sich direkt an einen Reproduktionsendokrinologen oder an einen anderen Fruchtbarkeitsspezialisten wenden.

Aufzeichnung der Morgentemperatur (Basaltemperatur)

Sicher können Sie inzwischen schon im Schlaf herbeten, dass die Morgentemperatur das Indiz ist, das sich am leichtesten ermitteln lässt und Ihnen ein Gefühl der Kontrolle über die eigene Fruchtbarkeit gibt. Mithilfe der Temperaturkurve können Sie feststellen, ob:

- Sie einen Eisprung haben.
- Ihre Lutealphase für die Einnistung eines Eis lang genug ist (mindestens zehn Tage!).
- Ihr Progesteron-Spiegel in der Lutealphase hoch genug ist,
- Sie eventuell ein Schilddrüsenproblem haben (Schilddrüsenunterfunktion oder -überfunktion).
- Ihre fruchtbaren Tage noch immer anhalten, was Ihnen die Temperaturen vor einem Eisprung anzeigen.
- Sie schwanger geworden sind, was sich in mehr als 18 erhöhten Temperaturen ausdrückt.
- die Gefahr eines Fruchtabgangs besteht, was sich in einem plötzlichen oder einem allmählichen Temperaturabfall nach einer vermutlichen Empfängnis ausdrückt.
- Sie schwanger waren, bevor eine Blutung eintrat, die lediglich nach einer »verspäteten Periode« aussah.

Farntest des Zervixsekrets

Für diesen Test wird Zervixsekret aus der Scheide der Frau entnommen, um unter dem Mikroskop zu prüfen, ob sie an diesem Tag fruchtbar ist. In diesem Fall bildet sich unter dem Objektiv ein prächtiges Farnblattmuster heraus, wie es in der Abbildung auf Seite 3 des Farbbildteils zu sehen ist. Bedenken Sie jedoch, dass dieser Test absolut nutzlos ist, wenn er zur falschen Zeit Ihres Zyklus vorgenommen wird. Mittlerweile wissen Sie, wann Sie fruchtbar sind: Sie prüfen einfach, ob das Zervixsekret klebrig, cremig oder eiklarartig und spinnbar ist. Und Sie wissen ja auch, dass es keine Rolle spielt, ob das an Tag 9, 14 oder 20 Ihres Zyklus ist.

Postkoitaltest (Sims-Huhner-Test)

Dieser Test ermittelt, ob Sperma und Zervixsekret eines Paares zueinander passen. Dazu wird eine Probe des Sekrets innerhalb von zwei Stunden nach dem Geschlechtsverkehr aus der Scheide der Frau entnommen (auch hier gilt: Der Test ist nur dann aussagekräftig, wenn er zum richtigen Zeitpunkt durchgeführt wird, das heißt dann, wenn das Zervixsekret »fruchtbar« ist, also nicht unbedingt an Tag 14!). Sind Sperma und Zervixsekret kompatibel, kann der Arzt im Mikroskop sehen, dass die lebensfähigen Spermien vorwärtsschwimmen.

Hormon-Bluttests

Bluttests sind die Grundlage dafür, um festzustellen, ob die Fortpflanzungshormone einer Frau normale Werte erreichen oder ob ihr Hormonhaushalt gestört ist. Durch Bluttests lassen sich die Konzentrationen an Follikelstimulierendem Hormon (FSH), Luteinisierendem Hormon (LH), Östrogen, Progesteron und dem Schilddrüsen-stimulierendem Hormon (TSH) bestimmen. Man kann mit diesen Tests auch einige wesentliche Fakten sichern, zum Beispiel: Kommt es bei einer Frau zu einem Eisprung, hat sie eine normale Lutealphase, oder steht sie eventuell schon am Beginn der Menopause. In der gegenüberliegenden Tabelle sind die häufigsten Bluttests zusammengefasst.

Spezielle Pap-Tests

Dabei handelt es sich um Zellabstriche vom Muttermund (Pap-Abstriche) zur Fruchtbarkeitsuntersuchung. Es wird hier auf verschiedene, möglicherweise problematische Erkrankungen wie eine Beckenentzündung und auf sexuell übertragbare Infektionen (STI) getestet, die die Fruchtbarkeit beeinträchtigen können.

HORMON-BLUTTESTS*

Die Tests sind in der Reihenfolge der Zyklustage aufgelistet, an denen die Probe in der Regel entnommen wird. Alle Testergebnisse können von Labor zu Labor leicht schwanken.

Hormon	Idealer Zeitpunkt	Funktion des Hormons
Follikelstimulierendes Hormon (FSH)	Tag 3 und Tag 10, wenn Teil eines Clomifen-Provokationstests	Stimuliert die Follikelbildung. Wenn die FSH-Spiegel zu hoch sind, kann dies auf die Menopause oder abnehmende Fruchtbarkeit hinweisen.
Östradiol	Tag 3 und evtl. Mitte der Lutealphase, also am 7.–10. Tag nach Anstieg des Luteinisierenden Hormons (LH)	Stimuliert Ei- und Endometrium-reifung für die Einnistung eines befruchteten Eis. Verantwortlich für die »fruchtbare« Konsistenz des Zervixsekrets vor dem Eisprung.
Inhibin B	Tag 3	Ein Proteinhormon, das FSH hemmt und mit dem die Funktionsreserve der Eierstöcke, einschließlich Qualität und Menge der Eizellen, geprüft werden.
Luteinisierendes Hormon (LH)	Um die Zeit des Eisprungs	Löst bei Anstieg einen Eisprung aus.
Progesteron	Mitte der Lutealphase (7. Tage nach LH-Anstieg)	Notwendig, um die Gebärmutterschleimhaut und damit die frühe Schwangerschaft aufrechtzuerhalten. Löst den Anstieg der Basaltemperatur und das Trockenwerden des Zervixsekrets bei unfruchtbarer post-ovulatorischer Phase aus.†
Progesteron-Mischprobentest	Tage 2, 4, 6, 8 und 10 ab Temperaturanstieg, Tage 3, 5, 7, 9 ab »Peak Day«	Da die Entwicklung der Progesteron-Spiegel während der Lutealphase so wichtig ist, sind Ergebnisse zuverlässiger, wenn an mehreren Tagen getestet wird und nicht nur an einem.
Prolactin	Beliebiger Zyklustag	Stimuliert die Milchbildung und hemmt die Eierstockproduktion von Östrogen. Tritt gelegentlich in hohen Konzentrationen bei nicht stillenden Frauen auf, was möglicherweise Fruchtbarkeitsprobleme verursacht.
Schilddrüsen-stimulierendes Hormon (TSH)	Beliebiger Zyklustag	Stimuliert die Thyroxinproduktion in der Schilddrüse, der endokrinen Drüse, die für die Hormonregulierung verantwortlich ist. Sehr hohe oder niedrige Konzentrationen können die Fruchtbarkeit beeinträchtigen.
Testosteron	Beliebiger Zyklustag	Notwendig für die Östrogen-Produktion. Hohe Konzentrationen können sich negativ auf die Fruchtbarkeit auswirken.
Dehydroepi-androsteron-Sulfat (DHEAS)	Beliebiger Zyklustag	Hat dieselben Effekte wie männliche Hormone (Androgene). Kann bei hoher Konzentration zu Fruchtbarkeitsproblemen führen.

* Neuere Tests, bei denen Speichel statt Blut untersucht wird, werden zunehmend genauer. Wenn Sie also Nadeln fürchten: Fragen Sie Ihren Arzt nach einem Speicheltest!

† Wenn Sie auf natürliche Weise schwanger zu werden versuchen und ein einzelner Progesteron-Test in der Mitte der Lutealphase auf niedrige Werte deutet, könnte ein Progesteron-Mischprobentest (nächster Punkt in der Tabelle) zu genaueren Ergebnissen führen.

C) Diagnostische Verfahren

Ultraschall (Sonografie)

Die einzige Methode, einen Eisprung definitiv nachzuweisen, ist die Ultraschall-Untersuchung; sie wird meist vaginal durchgeführt. Anhand des Verfahrens lässt sich feststellen, ob und wann ein Eisprung stattfand. Sehr effektiv ist die Sonografie für die Ermittlung des LUF-Syndroms (Syndrom des luteinisierten unrupturierten Follikels), wobei der Körper alle Anzeichen eines Eisprungs, einschließlich »Peak Day« und Temperaturanstieg, erzeugt, jedoch kein Ei freisetzt (Seite 128).

Der Nachteil der Untersuchung liegt auf der Hand: Sie lässt sich nicht täglich durchführen. Wenn Sie jedoch eine Fruchtbarkeitstabelle führen, können Sie Ihren Arzt dabei unterstützen, den richtigen Ultraschall-Termin zu finden, denn Sie beobachten ja, wann Sie optimales Zervixsekret bilden.

Wie immer gilt: Wenn Sie an einem bestimmten Zyklustag,beispielsweise dem berüchtigten Tag 14, zum Ultraschall einbestellt werden und nicht entsprechend Ihrem eigenen Zyklus, könnte die Untersuchung völlig nutzlos sein. Eine Ausnahme besteht, wenn Sie fruchtbarkeitsfördernde Medikamente nehmen, die Ihren Zyklus künstlich regulieren.

Endometrium-Biopsie

Dieses Verfahren gehört zu den Routineverfahren und ist recht einfach. Wir neigen dazu, bei »Biopsie« gleich an Krebs zu denken; damit hat dieser Test nichts zu tun. Er soll lediglich zeigen, ob sich die Gebärmutterschleimhaut *(Endometrium)* während der Lutealphase ausreichend aufbaut. Die Schleimhaut muss ausgereift sein, um das Einnisten eines befruchteten Eis aufrechterhalten zu können.

Der Test wird meistens ein paar Tage vor dem erwarteten Eintritt der Periode durchgeführt. Dabei wird ein winziges Stück Gebärmutterschleimhaut entnommen und mikroskopisch untersucht. Leider kann der Eingriff etwas unangenehm sein und Krämpfe oder einen stechenden Schmerz durch die nötige Weitung des Muttermunds verursachen.

Bei diesem Test ist der Zeitpunkt entscheidend. Wird er zu früh nach dem Eisprung (besonders wenn dieser verzögert ist) durchgeführt, kann es so aussehen, als ob die Gebärmutterschleimhaut nicht ausreichend aufgebaut ist. Ist der Zeitabstand nach dem Eisprung jedoch zu groß, kann die Periode bereits eingesetzt haben, bevor der Test durchgeführt wurde. Zyklusaufzeichnungen und/oder eine Ultraschall-Untersuchung sind also nötig, um den richtigen Zeitpunkt für diesen Test zu bestimmen.

Eileiter-Tests

Das ***Hysterosalpingogramm (HSG)*** ist ein Röntgenverfahren, bei dem ein Kontrastmittel in Muttermund und Gebärmutter eingeführt wird, um zu sehen, ob es in die Eileiter und in die Beckenhöhle übertritt. Der Einsatz ist oft sinnvoll, aber das Verfahren kann unangenehm sein und hat begrenzte Aussagekraft. Zum einen kann es dabei zu Eileiterkrämpfen kommen, sodass es aussieht, als ob diese nicht durchgängig seien (während es ja das Verfahren selbst ist, durch das sie blockiert erscheinen). Problematisch ist auch die Tatsache, dass sich per HSG nicht unbedingt zwischen lediglich vernarbten und tatsächlich blockierten Eileitern unterscheiden lässt. Das Risiko bei Vernarbungen der Eileiter besteht darin, dass sie zu einer lebensgefährdenden Eileiterschwangerschaft führen können, wobei das Ei sich im Eileiter statt im Uterus einnistet.

Das HSG-Verfahren kann auch eingesetzt werden, um die Gebärmutterhöhle auf jede Art von Oberflächenschädigungen hin – wie Polypen, Myome oder Narbengewebe – zu untersuchen. Nicht alle Schädigungen werden jedoch immer erfasst; daher schlagen Ärzte zusätzliche Tests vor, wie sie unten aufgeführt sind.

Manche Eileiter-Tests untersuchen nicht nur, ob die Eileiter durchgängig sind, sondern auch, ob sie funktionstüchtig sind. Zu den interessantesten Eigenschaften von Eileitern gehört es, dass sie mehr sind als bloße »Leitungsröhren«! Die Fimbrien (Schleimhautfransen) an ihrem Ende sind hauchzarte Falten, die, wenn der Eileiter intakt ist, ein aus dem Eierstock freigesetztes Ei mit sanften Pendelbewegungen auffangen. Bei erkrankten Eileitern ist diese Funktion beeinträchtigt; sie können ihren Zweck auch dann nicht mehr erfüllen, wenn sie intakt und durchgängig zu sein scheinen (siehe Abbildung der Fimbrien im Farbbildteil, Seite 4).

Wie immer bei den verschiedenen Fruchtbarkeitstests gibt es auch bei den Eileiter-Tests zahlreiche Varianten:

- ***Wasser-Ultraschall (FUS)***
  Vaginale Ultraschalluntersuchung mithilfe von Kochsalzlösung.
- ***Tuboskopie***
  Eine Art dünnes Teleskop wird durch die Fimbrien der Eileiter geführt, um die inneren Strukturen zu untersuchen. Es liefert genauere Ergebnisse zu verschiedenen Eileiterproblemen wie Polypen und Narbengewebe.
- ***Falloskopie (Eileiterspiegelung)***
  Dabei wird ein dünnes faseroptisches System durch Muttermund und Gebärmutter in die Eileiter eingeführt.

- ***Selektives Hysterosalpingogramm***
  Ein dünner, flexibler Führungsdraht wird durch den HSG-Katheter geführt. Damit lassen sich gleichzeitig eventuelle Verklebungen des Eileiters ausräumen; es ist also sowohl ein diagnostisches als auch ein therapeutisches Verfahren.
- ***Hysterokontrastsalpingografie (HKSG)***
  Bei diesem kompliziert klingenden Verfahren wird eine geringe Menge Flüssigkeit durch den Muttermund in die Gebärmutter eingebracht. Das Verfahren hat den Vorteil, dass keine Strahlung oder jodhaltige Kontrastmittel eingesetzt werden.
- ***Messung des Eileiter-Perfusionsdrucks (TPP)***
  Als jüngste Entwicklung auf dem Gebiet dieser Untersuchungsmethoden ermittelt die Messung des Eileiter-Perfusionsdrucks, ob die Eileiter funktionstüchtig sind, denn bei mangelnder Flexibilität oder Erkrankung der Eileiter muss ein etwas höherer Druck für die Durchleitung des Kontrastmittels angewandt werden.

Hysteroskopie (Gebärmutterspiegelung)

Die transvaginale Betrachtung der Gebärmutterinnenseite mittels eines endoskopischen Geräts gilt nach wie vor als das beste »Fenster in die Gebärmutter«. Die Gebärmutterspiegelung wird durchgeführt, um speziell den Uterus untersuchen zu können. Im Hinblick auf die Fruchtbarkeit wird die Spiegelung vor allem durchgeführt, um festzustellen, ob Myome oder andere Befunde vorliegen, die die Fähigkeit der Gebärmutter, ein Kind auszutragen, beeinträchtigen.

Laparoskopie (Bauchspiegelung)

Diese Untersuchungstechnik wird angewandt, um die Bauchhöhle, speziell das Äußere der Eierstöcke und der Eileiter, zu untersuchen. Meist sind ein bis zwei kleine Schnitte nötig, einer davon in der Nabelgrube, durch den ein Endoskop mit Beleuchtung eingeführt wird, um die Beckenregion sehen zu können. Zwar gehört der Eingriff zu den Routineverfahren, er wird jedoch normalerweise in Vollnarkose vorgenommen.

Die Laparoskopie wird am häufigsten für Untersuchungen auf Endometriose eingesetzt. Mehr darüber finden Sie auf Seite 135.

DIAGNOSTISCHE ABKLÄRUNG DER WEIBLICHEN FRUCHTBARKEIT: HÄUFIGE TESTS UND UNTERSUCHUNGEN

Test/Untersuchungen	Bester Zeitpunkt	Ziel
Die Basal- oder Morgentemperatur wird aufgezeichnet.	Beliebiger Zyklustag.	Um festzustellen, ob Sie einen Eisprung haben und wie lange Ihre post-ovulatorische Phase ist.
Clomifen-Provokationstest	Tag 3 (FSH und Östradiol) Tag 10 (FSH).	Um vor einer Entscheidung für assistierte Fortpflanzungsverfahren die Eierstockreserve und die Chancen für eine Schwangerschaft zu beurteilen.
Endometrium-Biopsie	ein bis zwei Tage vor der erwarteten Periode, um Aussagekraft abzusichern.	Um festzustellen, ob die Lutealphase ausreichend lang und die Gebärmutterschleimhaut für die Einnistung des befruchteten Eis genügend entwickelt ist (die klinische Aussagefähigkeit wird jedoch angezweifelt).
Farntest des Zervixsekrets	Während der wenigen Tage vor dem Eisprung, wenn das Zervixsekret durchlässig und nass ist.	Um festzustellen, ob das Zervixsekret das typische Farnmuster bildet, das anzeigt, dass Spermien im Sekret überleben und ob die Östrogen-Produktion ausreichend ist. Hinweis: Der Test liefert keinen Hinweis darauf, ob die Spermien im Sekret schwimmen können.
Falloskopie	Vor dem Eisprung.	Zur Diagnose etwaiger Anomalien in den Eileitern.
Hormon-Bluttests (verschiedene)	Zu verschiedenen Zeiten des Zyklus (Tabelle Seite 233).	Um kritische Zyklusfragen zu klären wie: ob Sie ausreichend FSH, Östrogen, LH und Progesteron bilden, die alle für eine erfolgreiche Empfängnis und Implantation nötig sind.
Hysterosalpingogramm (HSG)	In der Woche nach Ende der Periode.	Um festzustellen, ob die Eileiter durchgängig und die Gebärmutterhöhle normal ist.
Hysteroskopie	Meist vor dem Eisprung.	Um festzustellen, ob die Gebärmutterhöhle normal ist (keine Routine-Untersuchung).
Laparoskopie	Meist vor dem Eisprung.	Um Beckenerkrankungen wie Verklebungen oder Endometriose zu diagnostizieren und behandeln.
Tests auf Eierstockreserve	Je nach Test unterschiedlich.	Siehe Tabelle auf Seite 241.
Postkoitaltest (PCT)	Nahe dem Eisprung (möglichst nach dem Geschlechtsverkehr während der Tage des »fruchtbaren« Zervixsekrets).	Um festzustellen, ob das Sperma im Zervixsekret überleben kann. Dieser Test wird nur noch selten durchgeführt, da seine Aussagekraft angezweifelt wird.
Ultraschall	Mehrfach vor dem Eisprung, kurz vor der HCG-Injektion, aber auch nach dem Eisprung.	Zur Beurteilung der Größe und Reife der Follikel, des Eisprungs sowie des Endometriums.
Wasser-Ultraschall	Vor dem Eisprung.	Um die Gebärmutterhöhle zu untersuchen.

ALTERUNGSPROZESS DER EIZELLEN UND EIZELLRESERVE (OVARIELLE FUNKTIONSRESERVE)

Die erste Frage, die ein Fruchtbarkeitsspezialist an Sie richten wird, ist die nach Ihrem Alter, denn es liefert den besten Hinweis auf Ihre Eizellreserve, heißt: der Menge und bis zum gewissen Grad der Funktionsfähigkeit Ihres Eizellenvorrats.

Ist die Menge gering, spricht man oft von »eingeschränkter ovarieller Reserve«. Interessant für Sie sind die Menge und Qualität Ihrer Eizellen und überdies, wie gut Ihre Eierstöcke ansprechen, wenn Sie sich medizinisch assistierten Fortpflanzungsverfahren wie der In-vitro-Fertilisation (IVF) unterziehen.

Es gibt drei Gründe, weshalb eine Frau sich auf ihre Eizellreserve testen lassen möchte, und zwar vor allem um Folgendes abschätzen zu lassen:

- Wie viele fruchtbare Jahre bleiben mir ungefähr noch?
- Wie ist mein allgemeiner Fruchtbarkeitsstatus momentan?
- Wie wird die medikamentöse Stimulierung vor der IVF wirken?

Wie Sie wissen, werden wir Frauen bereits mit allen unseren Eizellen – rund 300 000 – geboren. Nach zahlreichen Menstruationszyklen in vielen Jahren erschöpft sich der Vorrat, sodass die Fruchtbarkeit bis zu einem Alter von etwa 37 Jahren allmählich abnimmt. Danach fällt sie schneller ab, bis die Menopause erreicht ist, die in der Regel mit Anfang fünfzig einsetzt. Wäre aber das Alter der einzig bestimmende Faktor für die Fruchtbarkeit der Frau, gäbe es keinerlei Grund, die Eizellreserve einer Frau genauer zu überprüfen.

Tatsächlich stimmt es, dass sich die Eizellreserve bei allen Frauen mit der Zeit versiegt, der Umfang in dem sie das tut, ist jedoch von Frau zu Frau unterschiedlich. In einem Punkt ist die Forschung sich einig: Der stärkere Abfall der Fruchtbarkeit bis zur Menopause erstreckt sich über einen Zeitraum von etwa 13 Jahren. Das Alter, mit dem dieser Abfall bei einer Frau einsetzt, kann jedoch deutlich variieren. Zwei Frauen desselben Alters können völlig verschiedene Eizellreserven besitzen.

Wie können Sie herausfinden, wie es um Ihre Eizellreserve bestellt ist? Es wäre großartig, wenn man die Eizellen des Eierstocks einfach so bestimmen könnte, wie wenn man einen Eierkarton aus dem Kühlschrank nimmt und zählt, wie viel gute Eier noch übrig sind. Dies geht eben nicht. Es gibt jedoch verschiedene Tests, die in Kombination mit Ihrem Alter die derzeit besten Möglichkeiten bieten, den Vorrat an funktionstüchtigen Eizellen abzuschätzen.

Leider ist keiner der Tests optimal, und Ärzte sind sich uneinig, welcher der beste Test ist. Fest steht, dass die Qualität der Eizellen durch steigendes Alter beeinträchtigt wird und dass eine Frau sich mindestens zwei oder drei verschiedenen Tests unterziehen sollte, damit eine zuverlässigere Aussage über die Anzahl noch verbleibender funktionstüchtiger Eizellen getroffen werden kann. In der nachstehende Übersicht sind die Tests in etwa in der Reihenfolge ihrer Aussagefähigkeit aufgeführt:

Antrale Follikelzahl (Antral Follicle Count, AFC)

Diese Untersuchung gehört zu den wenigen, mit denen der Radiologe tatsächlich bestimmen kann, wie viele unreife ruhende (antrale) Follikel zur Reifung in einem bestimmten Zyklus zur Verfügung stehen. Je höher diese Zahl in den ersten Tagen eines Zyklus ist, desto besser sind die Erfolgsaussichten einer IVF (mehr als zehn Follikel sind gut, weniger als fünf sind problematisch). Und da diese Anzahl in jedem Monat relativ stabil bleibt, wird sie normalerweise als genauso präzise wie ein biochemischer Test Ihrer ovariellen Funktionsreserve betrachtet.

Test auf Anti-Müller-Hormon (AMH)

Dieser Bluttest analysiert die Konzentration des Anti-Müller-Hormons, einer Substanz, die von den Zellen der reifenden präantralen und antralen Follikel (der unreifen Follikel) ausgeschieden wird. Er lässt sich zu jeder Zeit während eines Zyklus durchführen. Wie auch beim FSH-Test sollten Kliniken für eine genaue Messung jedoch altersbezogene Parameter anwenden.

Test auf Follikelstimulierendes Hormon (FSH)

Dieser Test wird meist an Zyklustag 3 durchgeführt und ist der am häufigsten eingesetzte Test, auch wenn seine Ergebnisse nicht sofort einleuchten mögen. Hier geht es um Ihre FSH-Spiegel: Je höher diese sind, desto problematischer kann das für eine Frau mit Kinderwunsch sein. Denn ein höherer Spiegel bedeutet, dass ihr Körper sich immer mehr anstrengt, um immer mehr FSH freizusetzen, um die verbliebenen Follikel zur Reifung zu stimulieren. Erwähnt werden muss dabei aber auch, dass ein hoher FSH-Wert zwar auf eine geringe Eizellreserve hindeuten kann, ein normaler FSH-Wert aber nichts über die Qualität der verbliebenen Eizellen aussagt.

Hinweis: Die Anzahl der antralen Follikel im oben vorgestellten AFC-Test und Test auf das Anti-Müller-Hormon (AMH) werden als die genauesten und vielversprechendsten Verfahren angesehen, während der FSH-Test immer noch der aussagekräftigste Test in Kombination mit dem AMH-Test ist. Schauen Sie sich dazu die Tabelle auf Seite 241 an; sie gibt im Detail an, was diese Tests prüfen, warum sie angewendet werden und was sie aussagen.

(Fortsetzung nächste Seite)

Provokationstest mit Clomifencitrat (Clomifen)

Ein Clomifen-Provokationstest soll ermitteln, wie funktionstüchtig Ihre Eierstöcke sind. Bei gesunden Eierstöcken genügt eine kleine Menge Follikelstimulierendes Hormon (FSH), um die Eibläschen zur Reifung anzuregen. Eierstöcke, die nicht optimal funktionieren, benötigen wesentlich höhere Konzentrationen. Erhöhte Konzentrationen FSH gelten daher als Indiz für eine eingeschränkte Eierstockfunktion; allerdings garantieren normale Konzentrationen des Hormons nicht unbedingt auch eine normale Eierstockfunktion.

Ich führe diesen Test mit auf, obwohl er in vielen Kliniken heute nicht mehr durchgeführt wird. Er gilt nicht als aussagekräftiger als der FSH-Test allein. Darüber hinaus ist die Untersuchung invasiver, zeitaufwendiger und teurer, und der Arzneimitteleinsatz ist oft mit Nebenwirkungen verbunden.

Östradiol- und Inhibin-B-Test

Gelegentlich werden auch diese beiden Tests heute noch angewandt. Ich werde hier aber nicht genauer auf sie eingehen, da alle oben beschriebenen Tests als zuverlässiger gelten.

Selbsttest der ovariellen Funktionsreserve

Zum jetzigen Zeitpunkt gelten diese Tests noch nicht als zuverlässig genug für den diagnostischen Einsatz.

Die gute Nachricht!

Wie neue Forschungsergebnisse gezeigt haben, ist neben dem Alter der Eizellen auch die Qualität des ovariellen Umfelds, in dem die Eizellen reifen, ganz entscheidend. Dies kann für die Fruchtbarkeit von älteren Frauen oder Frauen mit einer vorzeitigen Eierstockalterung von grundlegender Bedeutung sein.

Dehydroepiandrosteron (DHEA) gilt als hochwirksames Hormon-Ergänzungsmittel, das den Androgenspiegel bei Frauen mit verringerter ovarieller Funktionsreserve erhöht. Bei verbessertem, androgenreichem Eierstock-Milieu steigern sich Anzahl und Qualität der Eizellen dieser Frauen oft deutlich. Während sich also die anwendbaren Techniken immer weiter entwickeln, erschöpft sich Ihre Eizellreserve allmählich; dennoch könnte sich bei Ihnen auch im fortgeschrittenen Alter durch die Anwendung von DHEA* noch eine reelle Chance ergeben, mit den eigenen Eizellen schwanger zu werden – am ehesten mithilfe der In-vitro-Fertilisation (IVF). Verordnet wird DHEA in Deutschland nur im Rahmen der Anti-Aging-Medizin als Selbstzahlerleistung.

* DHEA sollte nur unter sorgfältiger Überwachung durch Ihren Arzt angewendet werden.

PRÜFEN DER OVARIELLEN FUNKTIONSRESERVE

	Anzahl antraler Follikel (Antral Follicle Count)	Anti-Müller-Hormon (AHM)	Follikelstimulierendes Hormon (FSH)
Testtyp	vaginaler Ultraschall	Bluttest	Bluttest
Testzeitpunkt	Zyklustag 3	jederzeit	Zyklustag 3
Was wird bestimmt oder begutachtet?	Die winzigen (2–10 mm) großen unreifen, ruhenden antralen Follikel.	Das Hormon, das von den unreifen ruhenden präantralen und antralen Follikel ausgeschieden wird.	Das Hormon, das zu Beginn des Zyklus von der Hirnanhangdrüse freigesetzt wird, wodurch die Reifung der ruhenden antralen Follikel stimuliert wird. Diese Follikel enthalten je eine Eizelle.
Grundlage	Die Follikel reifen als Reaktion auf FSH. Sie sind in der Lage, sich zum dominanten Follikel (20–22 mm) zu entwickeln, d. h. dem Follikel, der die Eizelle enthält und bei dem es im jeweiligen Zyklus zum Eisprung kommt. Der Test wird durchgeführt, um festzustellen, ob eine Frau eine Kandidatin für IVF ist, d. h., ob sie für eine Stimulation genügend Eizellen hat. Das Verfahren wird auch bei Frauen Anfang 30 oder jünger durchgeführt, deren zukünftige Fruchtbarkeit abgeschätzt werden soll. Je höher die Zahl antraler Follikel, desto besser.	Die AMH-Konzentration im Blut sagt etwas über den Umfang des verbleibenden Eizellenvorrats aus und sinkt mit steigendem Alter. Hier gilt also: je höher der Wert, desto besser. Allerdings haben ausgerechnet Frauen mit polyzystischem ovariellem Syndrom häufig extrem hohe Konzentrationen, weil sie übermäßig viele primordiale Follikel aufweisen.	Wenn die Eizellreserve sich allmählich erschöpft, registriert die Hirnanhangdrüse den Mangel an Östrogen und setzt mehr und mehr FSH frei, um die Eierstöcke zur Produktion von mehr Follikel anzuregen. Letztlich bedeuten hohe FSH-Spiegel also eine geringe Eizellreserve und umgekehrt: Je niedriger der FSH-Wert ist, desto besser die Eizellreserve.
Was sagen die Ergebnisse aus?	Je mehr antrale Follikel vorhanden sind, desto mehr Eizellen können Sie in dem betreffenden Zyklus bilden. Sind es sechs bis zehn Follikel, geht man von einer normalen Reaktion auf die Eierstock-stimulation vor einer IVF aus. Bei jüngeren Frauen gilt: Je höher die Zahl, desto mehr fruchtbare Jahre haben sie noch vor sich.	Nachstehend sind die Parameter für die normale Eizellreserve aufgeführt (die Spiegel sind altersangepasst; bedenken Sie jedoch, dass die Werte von Klinik zu Klinik leicht unterschiedlich sein können). Alter — ng/ml unter 33 — 2,1 33 bis 37 — 1,7 38 bis 40 — 1,1 über 40 — 0,5 Ein AMH-Spiegel von 0,9 ng/ml, der für eine 42-Jährige normal ist, kann z. B. bei einer 32-Jährigen einer vorzeitigen Eierstockalterung entsprechen.	Nachstehend sind die Parameter für die normale Eizellreserve aufgeführt (die Spiegel sind altersangepasst; bedenken Sie jedoch, dass die Werte von Klinik zu Klinik leicht unterschiedlich sein können). Alter — mIE/ml Unter 33 — unter 7,0 33 bis 37 — unter 7,9 38 bis 40 — unter 8,4 Über 40 — unter 8,5 Ein FSH-Spiegel von 8,3 mIE/ml, der für eine 42-Jährige normal ist, kann z. B. bei einer 32-Jährigen auf vorzeitige Eierstockalterung hindeuten.
Anmerkungen	Einzige Untersuchung, die eine Echtzeit-Sicht auf tatsächlich in Ihren Eierstöcken vorhandene Follikel bietet. Es wird nicht allein die Hormonproduktion Ihres Körpers beurteilt. Der Test kann bei Frauen Anfang dreißig oder jünger und zu jedem Zeitpunkt des Zyklus (selbst wenn sie die Pille nehmen) durchgeführt werden, um abzuschätzen, wie viele fruchtbare Jahre ihnen bleiben.	Einer der zuverlässigsten Tests, solange altersangepasste Obergrenzen für die Ergebnisse berücksichtigt werden. Jedoch können auch noch Frauen schwanger werden, deren Konzentrationen unterhalb der Nachweisgrenze liegen, wenn sie DHEA-Ergänzungspräparate und die entsprechende Eierstock-Stimulation vor einer IVF erhalten. Der Test scheint jedoch bei Frauen über 42 Jahre seine prognostische Aussagefähigkeit zu verlieren.	Dieser Test wird am häufigsten durchgeführt, hat jedoch keinen so hohen Prognosewert wie die anderen beiden Tests. Wenn Frauen älter werden, spielt der FSH-Spiegel gern verrückt; aber eine Binsenweisheit ist wahr: Ihre Eizellenreseve ist nur so gut wie Ihr schlechtester FSH-Wert. Überdies stimmt, dass ein hoher FSH-Wert normalerweise auf eine geringe Eizellreserve schließen lässt, normale Werte aber nicht immer gleichbedeutend mit einer hohen Reserve sind (es kann also nötig sein, den Test mindestens ein-, zweimal zu wiederholen). Der Test ist nur zuverlässig, wenn den Ergebnissen altersangepasste Obergrenzen zugrunde liegen (siehe oben).

MÖGLICHKEITEN, DIE UNFRUCHTBARKEIT ZU ÜBERWINDEN

1. Medikamentöse Therapie

Immer wenn Ihnen ein Medikament verordnet wird, sollten Sie bei Ihrem Arzt nachfragen, wofür es bestimmt ist und welche möglichen Nebenwirkungen damit verbunden sind. Grundsätzlich gibt es drei Arten von fruchtbarkeitsfördernden Präparaten: a) Substanzen, die den Eisprung stimulieren, b) Substanzen, die die Produktion von Hormonen unterdrücken, und c) Substanzen, die die Empfängnis erleichtern und schwangerschaftsunterstützend wirken.

a) Substanzen zur Stimulation des Eisprungs

Um den Eisprung anzuregen, wird sehr häufig Clomifen eingesetzt, das als weniger invasiv als andere ovulatorische Substanzen gilt. Im Prinzip verordnet man Clomifen also dann, wenn eine Frau keinen Eisprung oder nur sporadisch einen Eisprung hat. Clomifen wird auch bei einer kurzen Lutealphase mit der Begründung angewendet, dass eine eingeschränkte Lutealphase auch bei vorhandenem Eisprung häufig den gesamten ovulatorischen Zyklusablauf widerspiegelt. Das Präparat wird jedoch oft auch routinemäßig verordnet – auch dann, wenn das Fruchtbarkeitsproblem einer Frau gar nicht bekannt ist.

Eine weitere ovulatorische Substanz ist Letrozol (Femara®). Es hat einen anderen Wirkmechanismus, wird schneller aus dem Körper ausgeschieden und führt dazu, dass das Zervixsekret weniger trocken wird als unter Wirkung von Clomifen. Letrozol wurde aber noch nicht so lange untersucht wie Clomifen; daher ist noch unklar, ob es völlig unbedenklich ist.

Ist keine dieser Substanzen wirksam, kann Ihr Arzt Hormone der Hirnanhangdrüse (Gonadotropine) zur täglichen Injektion verschreiben; in diesem Fall müssen Sie sorgfältig durch Ultraschall und Laboruntersuchungen überwacht werden. Darüber hinaus besteht eine eindeutig erhöhte Möglichkeit von Mehrlingsgeburten und das Risiko einer ovariellen Überstimulation.

b) Substanzen, die die Hormonproduktion hemmen

Gelegentlich muss der Eisprung unterdrückt werden, um zunächst Erkrankungen wie Endometriose (Seite 132 ff.) zu behandeln. Die Arzneimittel zur Hemmung der Hormonproduktion werden Frauen normalerweise für etwa sechs Monate oder länger verordnet. Danach sollten sie wieder versuchen, schwanger zu werden. In manchen Fällen kommen diese Hormonhemmer in Verbindung mit therapeutischen Hightech-Verfahren zur Anwendung.

Bestimmte Substanzen zur Unterdrückung der Hormonproduktion werden auch dann verordnet, wenn Frauen extrem hohe Hormonspiegel haben, die einen normalen ovulatorischen Zyklus verhindern. So wird Pravidel beispielsweise zur Senkung von Prolactin, einem Hormon, das normalerweise bei stillenden Frauen freigesetzt wird, verabreicht; andererseits kann es den Eisprung bei nicht stillenden Frauen unterdrücken.

c) Substanzen, die eine Empfängnis erleichtern oder fördern

Frauen wird oft Clomifen zur Stimulation des Eisprungs verordnet, aber wie oben schon erwähnt, gehört es zu den Nebenwirkungen von Clomifen, dass das für eine Empfängnis nötige Zervixsekret dann oft zu trocken wird. Um diesen Austrocknungseffekten entgegenzuwirken, kann Clomifen zusammen mit Östrogen-Präparaten verabreicht werden.

Östrogen wiederum kann jedoch, wenn es *ohne* ovulationsbegünstigende Substanzen eingenommen wird, anti-östrogene Wirkungen entfalten und das Zervixsekret noch weiter austrocknen. Das trifft jedoch *nicht* auf den Wirkstoff Östriol zu, der als Zäpfchen vaginal verabreicht wird.

Häufig wird das Hormon Progesteron (Gelbkörperhormon) eingesetzt, um eine kurze oder ungenügende Lutealphase zu unterstützen. Es wirkt schwangerschaftsfördernd, denn es verhindert, dass bei einer gerade schwanger gewordenen Frau die Menstruation einsetzt, bevor die Eizelle sich einnisten konnte, und senkt das Risiko für eine Fehlgeburt. Progesteron wird injiziert oder in Form von Tabletten, Vaginalsuppositorien oder Cremes verabreicht.

2. Künstliche Befruchtung: Intrauterine Insemination (IUI)

Die Intrauterine Insemination (IUI) ist die einfachste Methoden der assistierten Reproduktion. Hierbei wird in der Regel Sperma mittels eines Katheters entweder vorsichtig bis kurz vor oder in den Muttermund eingebracht oder durch den Muttermund direkt in die Gebärmutter eingeführt. Bei beiden Verfahren kann das Sperma vom Partner oder von einem Spender stammen.

Heute gilt die Intrauterine Insemination als die bevorzugte Methode, um eine Schwangerschaft herbeizuführen. Sie bietet den Vorteil, dass sich damit zahlreiche Fruchtbarkeitsprobleme wirksam umgehen lassen, so zum Beispiel niedrige Spermienanzahl oder geringe Spermienmotilität, Spermien-Antikörper, unzureichende Qualität des Zervixsekrets sowie Unfruchtbarkeit unbekannter Ursache (idiopathische Infertilität).

KÜNSTLICHE BEFRUCHTUNG ZU HAUSE

Die künstliche Befruchtung gehört zu den wenigen Fruchtbarkeitsverfahren, die Sie zu Hause durchführen können. Die meisten Paare entscheiden sich zwar für einen Klinikbesuch, um sicherzustellen, dass alles korrekt abläuft.

Es gibt aber Fälle, in denen eine persönlichere Atmosphäre förderlich ist. Zum Beispiel:

- Wenn Sie Ihre Intimität wahren wollen, die oft in den Behandlungsräumen einer Klinik verloren geht.
- Wenn Ihr Partner Ejakulationsprobleme hat, mit denen Sie als Paar lieber in einer geschützten Atmosphäre umgehen möchten.
- Wenn Sie alleinstehend sind oder Ihr Partner eine Frau ist.

Wo kann das Sperma deponiert werden?

Technisch gesehen, gibt es drei Formen der künstlichen Befruchtung, je nachdem, wo das Sperma in den weiblichen Körper eingeführt wird:

- die intravaginale Insemination (IVI)
- die intrazervikale Insemination (ICI)
- die Intrauterine Insemination (IUI). *(Sie sollte auf keinen Fall zu Hause durchgeführt werden; es kann zu schwerwiegenden Infektionen kommen, wenn die IUI nicht in steriler Umgebung vorgenommen wird.)*

Es gibt zwei Sperma-Optionen

Sperma kann frisch oder tiefgefroren eingesetzt werden. Für frisches Sperma spricht, dass Menge und Qualität besser sind, da das Ejakulat normalerweise mehr Spermien enthält und diese keinen Auftauprozess überleben müssen. Zudem ist frisches Sperma weniger teuer, da kein Sperma gekauft werden muss und keine Lagergebühren anfallen.

Wenn Sie auf einen unbekannten Samenspender zurückgreifen, hat tiefgefrorenes Sperma (Kryosperma) Vorteile, zum Beispiel das reduzierte Risiko der Übertragung von Geschlechtskrankheiten (vorausgesetzt, die Samenbank testet die Spender auf diese Krankheiten). Darüber hinaus kann der Spender anonym sein und muss auch nicht in der Nähe sein.

Spermienaufbereitung

Kryosperma kann in der Klinik aufbereitet werden, die Insemination aber dennoch zu Hause erfolgen. (Der Vorgang wird auf Seite 247 beschrieben.) Frisches Sperma muss nicht aufbereitet werden, wenn es in die Vagina oder direkt in den geöffneten und »fruchtbaren« Muttermund eingeführt werden soll.*

Hilfe durch Fachpersonal

Es gibt die Möglichkeit, eine Hebamme oder anderes medizinische Fachpersonal zu engagieren, die/das die Insemination vornimmt. Damit können Sie einerseits die Geborgenheit zu Hause genießen und haben andererseits kompetente Fachkräfte vor Ort. Natürlich müssen Sie sich vergewissern, dass die Fachkraft, die Sie engagieren, auch tatsächlich versiert in diesen Verfahren ist.

Zeitplanung

Wenn Sie die künstliche Befruchtung zu Hause vornehmen, halten Sie sich an dieselben Zeitvorgaben wie beim Geschlechtsverkehr: Idealerweise sollte Ihr Partner bzw. der Spender zwei, aber nicht mehr als vier Tage vor der Spermaabgabe abstinent bleiben. Wird frisches Sperma eingesetzt, sollte es so frisch wie möglich sein (optimal wäre einige Minuten nach der Ejakulation). Bei Kryosperma sollte das Spermaröhrchen etwa 30 Minuten tauen, bis der Inhalt sich verflüssigt. Bringen Sie das Röhrchen noch einige Minuten in der Hand oder in der Achsel auf Körpertemperatur, bevor es zur Insemination verwendet wird.

Das Sperma sollte an dem Tag eingeführt werden, an dem Ihr Zervixsekret am dünnflüssigsten ist, also möglichst nahe an Ihrem »Peak Day«. Wenn möglich, führen Sie dies jeden Morgen durch bis einschließlich dem Tag des Temperaturanstiegs (was bereits der nächste Tag sein kann). Als Inseminationshilfe verwenden Sie eine latexfreie Spritze ohne Kanüle, eine latexfreie Inseminationskappe oder eine Menstruationstasse.

Informationsquellen zur Durchführung einer Heiminsemination

Genaue Anleitungen finden Sie auf zahlreichen Internetseiten, die darstellen, wie Sie eine künstliche Befruchtung zu Hause durchführen sollten.

* Eine Ausnahme ist, wenn Tests des Spendersamens ergeben haben, dass er vermindert fruchtbar (subfertil) ist; in diesem Fall steigen Ihre Empfängnischancen, wenn das Sperma vor der Insemination entsprechend aufbereitet wird.

3. Chirurgische Eingriffe

Manchmal sind Operationen nötig, um die Voraussetzungen für eine Schwangerschaft zu schaffen. Heutzutage umfasst ein chirurgischer Eingriff nicht mehr nur eine traditionelle OP mit Skalpell, sondern auch winzige Einschnitte und Lasertechnik. Eingriffe im Unterleib können nötig werden, um Verschlüsse, beispielsweise durch Eileitervernarbungen oder Zervixpolypen zu korrigieren oder auch um Verklebungen zu entfernen, wie sie durch Endometriose und Narbenbildung durch Beckenentzündungen verursacht werden. Und schließlich können Neubildungen wie Gebärmuttermyome operativ entfernt werden. Natürlich ist der Gedanke an eine Operation unangenehm, aber viele Verfahren werden heute schon ambulant durchgeführt.

4. Assistierte Reproduktionstechniken (ART)

Bei diesen Verfahren werden den Eierstöcken in der Regel Eizellen entnommen und dann im Labor mit Spermien befruchtet. Der entstandene Embryo wird anschließend wieder in den Körper der Frau implantiert. Zu diesem Grundkonzept gab es verschiedene Varianten (daher die Mehrzahl »Techniken«). Inzwischen ist jedoch die In-vitro-Fertilisation (IVF) das dominierende, wenn nicht das alleinige Verfahren, das in den meisten Fruchtbarkeitskliniken eingesetzt wird. Die ART beziehen sich daher im Folgenden auf die IVF.*

Als die IVF in den späten 1970er-Jahren entwickelt wurde, galt sie als Wunder der Wissenschaft und als absolut revolutionär. Nun, Jahrzehnte später, bleibt das Grundverfahren noch dasselbe, auch wenn viele Einzelschritte sich aus immer neuen Alternativen zusammensetzen.

Unabhängig davon wird die IVF bei zahlreichen Fruchtbarkeitsproblemen angewandt, darunter bei Ovulationsproblemen, bei Eileiterblockaden, bei fortgeschrittenem Alter der Mutter, bei Probleme der männlichen Fruchtbarkeit sowie bei Unfruchtbarkeit mit unbekannter Ursache.

* Es gibt zwei weitere Formen der Assistierten Reproduktionstechnik, die nur noch selten durchgeführt werden:
1. Intratubare Zygotentransfer (ZIFT): Bei diesem Verfahren wird die Eizelle zunächst mit dem Sperma in einer Petrischale befruchtet. Der entstandene Zygot (Embryo im Anfangsstadium) wird dann zurück in den offenen Eileiter gesetzt. Von dort nimmt er seine natürlich Reise in die Gebärmutter auf, um sich dort einzunisten. Heutzutage wird dieses Verfahren kaum noch angewandt, da die IVF als erfolgreicher gilt.
2. Intratubarer Gametentransfer (GIFT): Sperma und Eizellen werden entnommen und dann gemeinsam in den Eileiter eingeführt, wo die Befruchtung ihren natürlichen Lauf nimmt. Auch dieses Verfahren gilt als weniger effektiv, verglichen mit der IVF; darüber hinaus ist die Durchführung komplizierter.

Ablauf der IVF (In-vitro-Fertilisation)

Wenn Sie diese Technik in Betracht ziehen, sollten Sie wissen, dass sie auch Verfahren umfasst, die sowohl körperlich als auch seelisch belastend sein können. Im Folgenden wird der grundsätzliche Ablauf der IVF dargestellt. Denken Sie daran, dass fortwährend neue Optionen für jede Stufe entwickelt werden:

1. Hormonsuppression

Die Frau nimmt etwa drei Wochen lang Medikamente ein, die ihre normale Eierstockfunktion unterdrücken sollen.

2. Ovarielle Stimulation

Während acht bis zwölf Tagen werden der Frau eine Reihe injizierbarer Hormone – wie etwa Pergonal – verabreicht, um ihre Eierstöcke zur Reifung von mehreren Eizellen anzuregen.*

3. Spermienaufbereitung

Zur Qualitätsverbesserung wird das Sperma gewaschen. Dabei werden im Prinzip Samenflüssigkeit und Spermien voneinander getrennt und chemische Substanzen entfernt, die in der Gebärmutter zu unerwünschten Reaktionen führen könnten. Das Verfahren erhöht die Befruchtungsfähigkeit der Spermien.

4. Gewinnung der Eizellen

Etwa ein Dutzend reife Eizellen werden aus den künstlich stimulierten Eierstöcken mit einer Ultraschall-gesteuerten Nadel angesaugt.

5. Befruchtung der Eizellen

Im Labor werden mehrere Eizellen befruchtet – meist die eigenen Eizellen der Frau mit dem Sperma ihres Partners. Gelegentlich werden aber auch Eizellen von Spenderinnen oder Spendersamen genutzt, wie wir weiter unten noch besprechen werden.

* Sollten Sie die befremdliche Geschichte gehört haben, dass Pergonal einmal in Italien aus dem Urin von Nonnen nach der Menopause gewonnen wurde, so kann ich dazu nur sagen: Diese Geschichte stimmt tatsächlich! Wie wir bereits gesehen haben, gehört es zu den paradoxen Effekten der Menopause, dass der Körper hohe Mengen an Follikelstimulierendem Hormon (FSH) bei dem Versuch produziert, weiterhin einen Eisprung auszulösen. Da FSH notwendig ist, um einen Eisprung in klinisch stimulierten Zyklen auszulösen, wie sie zu den Verfahren einer künstlichen Befruchtung oder In-vitro-Fertilisation (IVF) erforderlich sind, ist es dann nicht logisch, Urin von Frauen in der Menopause zu verwenden? Nonnenurin, ja klar (eine noch bizarrere Hormonquelle findet sich auf Seite 332).

6. Mikroinsemination (ICSI – Intrazytoplasmatische Spermieninjektion)

In vielen Fällen wird ein einzelnes Spermium mit einer feinen Nadel direkt in die Eizelle eingeführt. Auf der gegenüberliegenden Seite finden Sie Genaueres zu diesem Verfahren.

7. Präimplantationsdiagnostik (PID)

Die mithilfe einer Mikroinsemination entstandenen Embryonen werden mit einem hoch entwickelten Instrumentarium untersucht, durch das letztlich nach Embryonen ohne Chromosomendefekte gesucht wird.

In Deutschland ist die Präimplantationsdiagnostik ausschließlich zur Vermeidung schwerer Erbkrankheiten, Tot- oder Fehlgeburten zulässig, in Österreich nur zur Behebung erblich bedingter Unfruchtbarkeit, in der Schweiz für beide Anwendungsfälle.

8. Embryotransfer

Einer oder mehrere der Embryonen werden mithilfe eines dünnen Katheters durch den Muttermund in die Gebärmutter eingeführt, wo sie sich hoffentlich erfolgreich einnisten und zur Geburt eines gesunden Babys führen.

9. Schwangerschaftstest und -bestätigung

Etwa zwei Wochen nach dem Transfer wird zur Bestätigung der Schwangerschaft ein Bluttest durchgeführt. Ist er positiv, folgt nach einigen Wochen eine Ultraschalluntersuchung.

In-vitro-Fertilisation (IVF) und die Nutzung von Spendern

Wenn Männer unfruchtbar sind oder ihr eigenes Sperma aus anderen Gründen nicht eingesetzt werden kann, wird häufig Spendersamen zur künstlichen Befruchtung oder zur IVF herangezogen.

Bei Frauen, deren eigene Eizellen nicht genutzt werden können (meist aufgrund ihrer verminderten Eizellreserve), kann auch eine In-vitro-Fertilisation mit Spendereizellen anderer, oft jüngerer Frauen, vorgenommen werden. Diese Eizellen werden mit dem Sperma ihrer Partner befruchtet und dann genauso in die Gebärmutter eingebracht wie bei einer herkömmlichen IVF.

In Europa wird das Thema Eizellspende von Land zu Land recht unterschiedlich gehandhabt. Während der Einsatz von gespendeten Eizellen in den meisten europäischen Ländern geduldet wird, da diesbezüglich (noch) keine gesetzlichen Regelungen greifen, ist sie unter anderen in Deutschland und in der Schweiz verboten.

Paare mit unerfülltem Kinderwunsch können sich auch für Spender-Embryonen entscheiden, die vor dem Einsetzen in die Gebärmutter auf körperliche Merkmale und mögliche Probleme untersucht wurden. Einer der Vorteile dieser Option liegt darin, dass es für ein Elternpaar mit Kinderwunsch psychologisch besser annehmbarer sein kann, wenn beide Partner wissen, dass das Kind, das sie erwarten biologisch mit keinem von beiden verwandt ist.

Die Embryonenspende ist in Deutschland ethisch sehr umstritten aber erlaubt, doch gibt es bislang keine Gesetze, welche die Spende von Embryonen regelt, die bei einer künstlichen Befruchtung sozusagen übrig bleiben.

In-vitro-Fertilisation (IVF) und Mikroinsemination (ICSI)

Bei der Mikroinsemination (ICSI) wird ein einzelnes Spermium mithilfe von hochpräzisen Instrumenten direkt in die Eizelle eingeführt. Ein Vorteil dieser Methode ist, dass dazu das am perfektesten aussehende Spermium ausgewählt werden kann. Wenn es zur Befruchtung gekommen ist, wird der so geschaffene Embryo für etwa zwei bis vier Tage inkubiert und dann in die Gebärmutter der zukünftigen Mutter eingeführt.

Die ICSI wurde für Fälle entwickelt, bei denen das Sperma des Mannes stark beeinträchtigt war und bei vorherigen IVF-Versuchen keine Eizelle befruchten konnte. Heute wird die Mikroinsemination bei mindestens der Hälfte aller IVF-Verfahren angewandt – unabhängig davon, was die tatsächliche Ursache der Unfruchtbarkeit ist. Begründet wird dies damit, dass die Erfolgsrate einer IVF mit Mikroinsemination höher zu sein scheint und ihr Einsatz Paaren die emotionale und finanzielle Belastung durch weitere IVF-Versuche erspart.

In-vitro-Fertilisation (IVF) und Präimplantationsdiagnostik (PID)

Über die Hälfte aller im Rahmen einer IVF erzeugten Embryonen zeigen chromosomale Anomalien und können sich daher oft nicht erfolgreich in die Gebärmutterschleimhaut einnisten. Dies erklärt, warum Ärzte früher fünf oder mehr Embryonen in die Gebärmutter einbrachten; man ging davon aus, das letztlich nur einer oder zwei davon es schaffen würden, sich einzunisten. Es kommt jedoch häufig vor, dass sich drei, vier oder sogar fünf Embryonen einnisten, was Leben und Gesundheit von Mutter und Babys drastisch gefährdet.

Heutzutage erlauben neue Techniken dem Arzt, den gesündesten Embryo einer Gruppe in die Gebärmutter einzubringen. Das bekannteste dieser Verfahren ist die genetische Präimplantationsdiagnostik (PID). Hierbei unterzieht man den Embryo einer ausgedehnten Untersuchung auf Zellebene, bei der speziell nach genetischen Markern für verschiedene Erkrankungen wie zystische Fibrose oder Muskeldystrophie gesucht wird, die für die Schwangerschaft aber auch darüber hinaus Probleme mit sich bringen.

Die PID ist zwar eine bemerkenswerte Technik, die die Chancen auf Mutterschaft bei Frauen mit wiederholten Fehlgeburten verbessern kann. Sie ist jedoch kostspielig und verbessert nicht unbedingt die Schwangerschaftsrate von Frauen insgesamt (laut einer Metastudie sank sogar die Gesamtrate der Lebendgeburten, was vermutlich auf die invasive Technik der Embryo-Biopsie zurückzuführen ist, die eben auch Teil des PID-Verfahrens ist).

Ein ähnliches Verfahren wie die PID, jedoch mit etwas unterschiedlicher Zielsetzung, ist das Aneuploidie-Screening. Es geht dabei weniger um bestimmte Erkrankungen als darum, Embryonen mit anomaler Chromosomenzahl, der Aneuploidie, herauszufiltern. Weist ein Embryo nicht die normalen 23 Chromosomenpaare auf, besteht ein stark erhöhtes Risiko für Geburtsdefekte und Fehlgeburten. Die Befürworter des Verfahrens geben an, dass es inzwischen zur deutlichen Verbesserung der Lebendgeburtenrate geführt hat. Fest steht jedoch: Das Aneuploidie-Screening kann Extrakosten von mehreren Tausend Euro zusätzlich zur IVF bedeuten – und bisher liegen nicht genügend Studien zur neuesten Variante vor, die belegen, wie gut das Verfahren tatsächlich funktioniert (im Aneuploidie-Screening der neuesten Generation werden fünf Tage alte Embryonen getestet, die bereits über hundert Zellen haben, während der Test früher an drei Tage alten Embryonen mit acht Zellen vorgenommen wurde).*

Zwei weitere verwandte Diagnostikverfahren werden in den kommenden Jahren sicher Verbreitung finden: Das eine ist die DNA-Sequenzierung der nächsten Generation (NGS), die auch genutzt wird, um Chromosomen eines Embryos vor der Implantation auszuzählen. Für diese Aufgabe werden neueste DNA-Sequenzierungssysteme herangezogen. Dieses Verfahren kann bei derselben Genauigkeit schneller und billiger sein als PID oder Aneuploidie-Screening.

Die zweite Option ist ein neues bildgebendes Verfahren, das Zeitrafferaufnahmen des Embryos vor Implantation – vom Moment der Befruchtung bis kurz vor dem Transfer – erstellt. Wie bei den bereits erwähnten Verfahren ist es das Ziel, sicherzustellen, dass der gesündestmögliche Embryo ausgewählt wird. Derzeit gibt es zwei Varianten: das EmbryoScope®, das im Grunde wie ein IVF-Inkubator mit eingebauter Kamera funktioniert, und der Eeva-Test (Early Embryo Viability Assessment/Frühe Beurteilung der Embryo-Lebensfähigkeit).

* Eine effektive, aber umstrittene Anwendung des Aneuploidie-Screenings ist die Geschlechtsselektion, die in Anhang K angerissen wird.

Hierzu wird eine Software zur automatisierten Bildanalyse verwendet, mit der die Embryonenzellaktivität, die für das menschliche Auge nicht sichtbar ist, erfasst werden kann. Beide Varianten sind nicht invasive Verfahren, die mittels hoch entwickelter Software verschiedene Parameter der embryonalen Gesundheit überwachen können.

Auch hier liegen zurzeit noch wenige Studien vor, die eine tatsächliche Erhöhung der Schwangerschaftsraten und Lebendgeburten belegen. Unabhängig davon, sollten Sie sich von Ihrem Arzt bei allen diesen neuen Verfahren die Vor- und Nachteile für Ihre persönliche Situation erklären lassen.

In-vitro-Maturation (IVM) – die neue Generation der IVF

Im Zusammenhang mit neuen Methoden der Reproduktionsmedizin gehen einige Wissenschaftler davon aus, dass eines Tages der Punkt erreicht sein wird, an dem alle ovulatorischen Medikamente überflüssig sind, weil es leichter sein wird, durch eine Aspirationstechnik mit einer feinen Nadel noch unreife Eizellen direkt aus den Eierstöcken abzusaugen. Die Eizellen würden dann in vitro (d. h. im Glas/Labor) zur Reifung gebracht, bevor sie durch Standard-IVF befruchtet werden. Tatsächlich steht diese Form der In-vitro-Maturation (IVM) in manchen Kliniken jetzt schon zur Verfügung. In Deutschland bekam im Dezember 2005 die erste Frau durch dieses Verfahren ein Baby.

Zukünftig wird die IVM sicher eine etablierte Methode der Kinderwunschbehandlung werden. Zurzeit ist das Verfahren noch in der Probephase. Die Erfolgsrate scheint deutlich unter der des traditionellen In-vitro-Fertilisations-Verfahrens zu liegen, und die hohen Kosten werden nicht von den Krankenkassen übernommen. Überdies wird das Verfahren derzeit nur für Frauen empfohlen, die an bestimmten Störungen wie dem PCOS (Polyzystisches Ovarialsyndrom) leiden, bei Verdacht auf ein ovarielles Hyperstimulationssyndrom (OHSS) oder bei Frauen mit Östrogen-empfindlichen Tumoren. Dennoch ist die IVM ein Verfahren mit Zukunftspotenzial. Daher möchte ich Sie ermutigen, sich dazu auf dem Laufenden zu halten, wenn Sie eine IVF in Erwägung ziehen.

BEHANDLUNGSOPTIONEN BEI POLYZYSTISCHEM OVARIALSYNDROM (PCOS)

Das Polyzystische Ovarialsyndrom kann eine der emotional schmerzhaftesten Frauenkrankheiten sein, denn zu all den Symptomen und Gesundheitsrisiken, die für Frauen mit diesem Leiden verbunden sind, kommen oft noch Empfängnisprobleme hinzu. PCOS ist eine der häufigsten Ursachen für weibliche Unfruchtbarkeit. Der Grund, weshalb PCOS ein gravierendes Hindernis für eine Schwangerschaft darstellt, liegt in Störungen der Eierstöcke:

- Die Eireifung bricht im frühesten Entwicklungsstadium ab, sodass es selten zum Eisprung oder zu einem normalen Zyklus kommt. Stattdessen bilden sich viele kleine Zysten auf der äußeren Kapsel der Eierstöcke, bei denen es sich um »präantrale Follikel« handelt. Sie werden normalerweise bei einem Ultraschall entdeckt und wegen ihrer Anordnung auf dem Eierstock als »Perlenschnur« bezeichnet (Seite 9, Farbbildteil).
- Es kommt zu langen Intervallen zwischen den Perioden, die genau genommen oft gar keine richtigen Monatsblutungen sind; denn, wie Sie wissen, bezeichnet Periode die Blutung, die etwa zwölf bis 16 Tage nach einem Eisprung einsetzt.
- Die Zyklen sind lang mit sporadisch vorkommendem wässrigem Zervixsekret; daher haben die Frauen vielleicht das Gefühl, dass sie andauernd kurz vor dem Eisprung stehen (der fehlende Temperaturanstieg beweist jedoch, dass dem nicht so ist!).
- Falls es zum Eisprung kommt, ist dieser anomal und zwar sowohl was die Reifung der Eizelle, als auch was den Gelbkörper (Corpus luteum) angeht.
- Die Wahrscheinlichkeit für Endometriose ist erhöht, und damit das Risiko der Unfruchtbarkeit.

Schließlich sollten Sie sich im Klaren darüber sein, dass Frauen mit PCOS kaum einen Nutzen von Ovulations-Vorhersagesets haben, denn während ihrer anovulatorischen Zyklen kommt es zu zahlreichen Spitzen des Gelbkörper-Hormons LH (Luteinisierendes Hormon) ohne nachfolgende Ovulation, was die Ergebnisse wertlos macht.

PCOS UND DIE MÖGLICHKEITEN, SCHWANGER ZU WERDEN

Die gute Nachricht: Frauen mit Polyzystischem Ovarialsyndrom können mit ihren eigenen Eizellen schwanger werden, wenn sie die richtige Fruchtbarkeitstherapie erhalten. Wie in Kapitel 8 erwähnt, ist es entscheidend, dass der Behandlungsplan individuell auf Genotyp, Alter und Hormonspiegel der zu behandelnden Frau zugeschnitten ist, auch wenn das oberste Ziel aller Behandlungsoptionen gleich ist, nämlich einen erfolgreichen Eisprung herbeizuführen.

Natürlicher Hormonhaushalt

Bevor Sie eine der folgenden Therapien ausprobieren, möchten Sie vermutlich alles, was möglich ist, tun, um Ihr PCOS anhand der in Kapitel 9 besprochenen natürlichen Methoden in den Griff zu bekommen, denn sie sind gesünder für Sie und haben keine Nebenwirkungen.

Metformin (z.B. Glucophage®)
Das Insulin-sensibilisierende Arzneimittel verhilft bei PCOS zu einem regelmäßigeren ovulatorischen Zyklus; es führt oft zu Nebenwirkungen wie Fieber und Rückenschmerzen.

Ovulatorische Wirkstoffe wie Clomifen oder Letrozol
Frauen, bei denen Metformin zu keiner Ovulation führt, wird häufig ein Medroxyprogesteron-Präparat (z. B. Depo-Clinovir®) verordnet, um eine »Periode« auszulösen. Danach verabreicht man, erstmalig meist an Tag 3 des neuen Zyklus, ovulationsfördernde Wirkstoffe wie Clomifen oder Letrozol (scheint bei Frauen mit PCOS besser wirksam zu sein). Bei PCOS-Patientinnen, bei denen ja zahlreiche unreife Follikel vorhanden sind, ist äußerste Sorgfalt geboten, um ein ovarielles Hyperstimulationssyndrom (OHSS) zu vermeiden, bei dem zu viele Eizellen gleichzeitig reifen. Daher beginnt man mit der geringstmöglichen Dosierung, die allmählich gesteigert wird, bis es zum Eisprung kommt. Dringend angeraten wird, dass alle Frauen, die diese stark wirksamen Medikamente erhalten, sich vor der Anwendung bei ihrem Arzt vergewissern, dass sie nicht an einem PCOS leiden, damit eine ovarielle Hyperstimulation kontrolliert werden kann.

Gonadotropine
Kommt es trotz ovulatorischer Wirkstoffe wie Clomifen und Letrozol nicht zum Eisprung, wird oft ein Gonadotropin verschrieben, das noch wirksamer ist und eine größere Zahl an Follikeln erzeugt. Damit ist jedoch ein noch höheres Risiko für eine ovarielle Hyperstimulation (OHSS) verbunden. Die meisten Kliniken verordnen diese Mittel ausschließlich in Kombination mit einer In-vitro-Fertilisation (IVF), bei der die Frauen engmaschig überwacht werden.

Ovarielle Stichelung und Keilexzision der Eierstöcke
Wie in Kapitel 8 erwähnt, zeigen diese Verfahren überraschende Wirkung bei Frauen mit PCOS. In Deutschland werden heute die ovarielle Stichelung (»Drilling«) oder eine Eierstock-Keilexzision kaum mehr angewendet. Sie galten lange als erste Wahl, wenn Medikamente allein nicht helfen konnten. Beide Ansätze fußen auf der Theorie, dass die Androgen-produzierenden Follikel durch Entfernen eines Teils der Eierstöcke reduziert werden, sodass Zyklus und Eisprung sich normalisieren.

In-vitro-Fertilisation (IVF)
Die IVF scheint insgesamt in Verbindung mit einer oder mehreren der hier genannten Verfahren bei Frauen mit PCOS erfolgreich zu sein. Allerdings ist die Ansprechrate bei Frauen eines bestimmten Genotyps wesentlich geringer. Diese Frauen sind eher nicht übergewichtig und zeigen oft keine Anzeichen einer exzessiven Androgen-Produktion oder andere typische Merkmale eines PCOS. Dennoch bilden sich bei ihnen in jüngeren Jahren vermehrt Eierstockzysten, sodass sich ihre Eizellreserve erschöpft, was mit vorzeitiger Eierstockalterung verbunden ist.

ABKLÄRUNG DER FRUCHTBARKEIT BEIM MANN

Der Grund, weshalb sich bei einem unerfüllten Kinderwunsch zuerst der Mann untersuchen lassen sollte, ist schlicht der, dass die Abklärung bei ihm einfach, kostengünstig und kaum belastend ist! Ein Spermiogramm bildet die Basis.

Meist wird die Analyse des Spermas als Ermittlung der »Spermienzahl« gesehen, was irreführend ist. Die Anzahl der Spermien ist lediglich eine Facette, denn der Beurteilungsschlüssel für die Fruchtbarkeit eines Mannes liegt weniger in der Gesamtspermienzahl pro Ejakulat als vielmehr in der Gesamtzahl der Spermien mit normaler Form und Beweglichkeit (siehe Kapitel 3). Auf Grundlage der Analyse beurteilt der Arzt, ob die Spermienzahl normal oder unzureichend fruchtbar (subfertil) ist. Ergibt die Analyse eine niedrige Spermienzahl, wird der Test mindestens einmal wiederholt, um die Ergebnisse zu überprüfen.

Eine weitere Untersuchung, die oft nahezu als Routinemaßnahme der Fertilitätsabklärung an der Spermaprobe durchgeführt wird, ist der Spermienpenetrations- oder -invasionstest bzw. Hamster-Oozyten-Penetrationstest (HOP). Er wird durchgeführt, um die Zeugungsfähigkeit des Mannes zu ermitteln. Wie die Bezeichnung sagt, werden Spermien neben Hamster-Eizellen (ja, Hamster-Eizellen!) platziert, um zu sehen, ob sie diese durchdringen können. Die Penetration erlaubt Rückschlüsse darauf, wie gut die Spermien in menschliche Eizellen eindringen. Wie jeder Test ist auch dieser nicht perfekt. Tatsächlich werden fünf bis zehn Prozent der Männer, deren Spermien beim Test »durchfallen«, trotzdem Vater – und umgekehrt befruchten Spermien, die den Test »bestehen«, Eizellen nicht. Einige Fachleute halten den Test für Geldverschwendung, da er keine Erkenntnisse liefert, die nicht bereits durch das Spermiogramm vorliegen.

Schließlich bieten Kliniken Spermatests auf Intaktheit der Chromosomen. Der üblichste ist der Spermien-DNA-Integritätstest (SDI). Er wird durchgeführt, wenn das Spermiogramm Anomalien aufweist oder die Ursache für die Unfruchtbarkeit ungeklärt ist. Der Test bietet ansonsten keine zuverlässigen Behandlungsergebnisse und wird selten als klinische Routinemaßnahme empfohlen.

Je nach Ergebnis des Spermiogramms wird der Arzt weitere Verfahren durchführen, wie Untersuchungen zur Ermittlung von Varikozelen, Prostataproblemen oder Hodenanomalien sowie Bluttests zur Messung von Hormonspiegeln. Darüber hinaus kann der Arzt Spermienkulturen anlegen, um eine Spermienagglutination (Aneinanderhaften von Spermien) oder Infektionen des Genitaltrakts aufzuspüren – oder Röntgenuntersuchungen des samenbildenden (spermatogenen) Gewebes durchführen. Ist die Ursache des Problems gefunden, steht eine ganze Reihe von Behandlungsmöglichkeiten zur Verfügung.

Fruchtbarkeitsprobleme des Mannes beheben

Wie bei Frauen, lässt sich auch die Fruchtbarkeit des Mannes oft schon durch eine Ernährungsumstellung oder den Verzicht auf Nikotin, Alkohol, Freizeitdrogen und Anabolika verbessern. Auch Akupunktur und Naturheilverfahren oder Nahrungsergänzungsmittel können sich positiv auswirken. Experten gehen davon aus, dass die männliche Unfruchtbarkeit generell leichter zu diagnostizieren, aber schwerer zu heilen ist als die weibliche. Aber es ist auch richtig, dass sich einige der häufigen Probleme erfolgreich behandeln lassen.

Mittlerweile gibt es Techniken, durch die man Spermien aus Samenleitern, Nebenhoden und Hoden gewinnen kann, um sie für die ICSI (Intracytoplasmatische Spermieninjektion/Mikroinjektion) einzusetzen. Dadurch lassen sich praktisch alle Formen männlicher Zeugungsunfähigkeit umgehen – auch wenn für eine Empfängis In-vitro-Fertilisations-Verfahren nötig sind. Für männliche Unfruchtbarkeit liegen oft folgende Probleme, allein oder in Kombination, vor:

- niedrige Spermienzahl – auch unter den Aspekten Struktur/Form (Morphologie) und Beweglichkeit (Motilität)
- Varikozelen (Krampfadern der Hodenvenen)
- geschädigte Samenleiter
- Hormonmangel
- Hodeninsuffizienz
- Spermatozoen-Antikörper (ASA)

Niedrige Spermienzahl

Häufigster Grund für die Einschränkung der männlichen Zeugungsfähigkeit ist eine niedrige Spermienzahl. Sie kann verschiedene Gründen haben wie Hormonmangel, Infektionen oder Varikozelen (Krampfadern), die sich, wie im Folgenden ausgeführt, mit medizinischen Standardverfahren behandeln lassen. Leider gibt es für niedrige Spermienzahlen oft keine erkennbare Ursache – auch wenn eine anomale Hodenreifung bereits im Embryonalstadium vermutet wird.

Davon unabhängig, kann die Spermienbildung durch fruchtbarkeitsfördernde Wirkstoffe wie Clomifen, Pergonal und Humanes Choriongonadotropin (HCG) erhöht werden, wie sie üblicherweise mit Verfahren zur Förderung der weiblichen Fruchtbarkeit in Verbindung gebracht werden. Überdies lässt sich das Handicap geringer Spermienzahlen mit Hightech-Verfahren überwinden, die die vorhandenen Spermien nutzen; und selbst für Männer mit einer Spermienzahl von null bestehen vielversprechende Optionen (siehe Seite 257).

Varikozelen

Varikozelen, eine Art Krampfadern im Hodensack, werden oft als wahrscheinlichste Ursache für eine verminderte Spermienzahl angesehen. Sie kommen bei 30 bis 40 Prozent aller zeugungsunfähigen Männer vor – auch wenn unklar ist, in welchem Umfang sie sich (wenn überhaupt) auf die Zeugungsfähigkeit auswirken. Varikozelen bilden sich fast immer im linken Hoden, da die linke Hodenvene *(Vena testicularis)* rechtwinklig in die linke Nierenvene einmündet, sodass sich dort mehr Druck aufbaut. Als plausibler Grund für Auswirkungen auf die Spermienbildung wird angenommen, dass der Blutrückstau die Spermien in den Hoden überhitzt – und Hitze tötet die Spermien ab.

Varikozelen werden unter Vollnarkose oder lokaler Betäubung behandelt. Nach dem Eingriff erhöht sich die Zahl funktionstüchtiger Spermien bei der Mehrheit der unfruchtbaren Männer, doch zeugen lediglich 50 Prozent davon später Kinder. Dies legt nahe, dass Zeugungsunfähigkeit auf eine Reihe sich überschneidender Probleme zurückzuführen ist. Unabhängig davon, sollte man nicht vergessen: Spermien benötigen etwa drei Monate für die Reifung. Eine Erhöhung der Spermienzahl wird sich nach einer Varikozelen-Operation also nicht vor Ablauf dieser Zeit einstellen.

Geschädigte Samenleiter

Bei zehn bis 15 Prozent der Fälle männlicher Unfruchtbarkeit liegt die Ursache in blockierten Samenkanälen. Vernarbungen in den Samenleitern als Folge einer Infektion können verhindern, dass Sperma auf dem Weg durch die Harnröhre das Zervixsekret erreicht. Manchmal ist auch ein Samenleiter durch eine Varikozele verlegt, die gegen ihn drückt. Einige dieser Fälle lassen sich ohne Operation behandeln, bei den meisten ist jedoch ein kleiner chirurgischer Eingriff nötig, um die Blockaden oder Vernarbungen zu entfernen. Mittels mikrochirurgischer Verfahren lässt sich eine Unfruchtbarkeit, deren einziges Problem eine Verlegung des Sperma-Ausflusses ist, im Allgemeinen wirksam beheben.

Glücklicherweise ist es heute möglich, Sperma direkt aus den Nebenhoden zu entnehmen. Dazu gibt es zwei Verfahren: die mikrochirurgische epididymale Spermienaspiration (MESA) und die perkutane epididymale Spermienaspiration (PESA). Spermien lassen sich auch mit den weniger verbreiteten Verfahren der mikroskopischen vasalen Spermienaspiration (MVSA) und der perkutanen vasalen Spermienaspiration (PVSA) aus dem Samenleiter gewinnen. Alle diese Techniken werden in der Regel mit einer In-vitro-Fertilisation und ICSI (Intracytoplasmatische Spermieninjektion/Mikroinjektion) kombiniert.

Hormonmangel

Häufig werden männliche Fruchtbarkeitsprobleme durch eine ungenügende oder unregelmäßige Freisetzung von Follikelstimulierendem Hormon (FSH) und Luteinisierendem Hormon (LH) verursacht. Diese Sexualhormone spielen auch im männlichen Fortpflanzungssystem eine Rolle und sind für die Samenproduktion nötig. Kommt es durch Hormonmangel zu geringer Spermienzahl, kann dies eventuell mit Gonadotropinen behoben werden.

Männliche Hormonprobleme sind insgesamt komplex und schwer zu behandeln; die Chancen sind weitaus höher, wenn das Problem durch grenzwertige Spermienzahlen und nicht durch den völligen Stillstand der Spermienproduktion bedingt ist.

Hodeninsuffizienz

Ein häufiges Problem ist die Hodeninsuffizienz. Hierbei werden zwar genügend Fortpflanzungshormone aus der Hirnanhangdrüse freigesetzt, die Hoden aber reagieren nicht angemessen darauf und produzieren keine Spermien. Die Ursachen für diese Störung reichen von Erkrankungen wie Mumps und Geschlechtskrankheiten bis zum körperlichen Trauma durch operative Eingriffe, Tumoren und Arzneimittel. Sie kann auch durch Sportverletzungen entstehen, wenn ein Stoß auf die Hoden zur reduzierten Sauerstoffversorgung der Spermatogonien (Vorläuferzellen der Spermien) führt, sodass die Zellen absterben.

Leider scheint es keine wirksame Behandlung zu geben, die die Spermienproduktion stimuliert, wenn ein Mann keine Spermien mehr bildet. Sind jedoch Spermien vorhanden, können fruchtbarkeitsfördernde Substanzen deren Zahl oft erhöhen. Aber selbst wenn im Spermiogramm praktisch null Spermien ausgezählt wurden, gibt es Hoffnung: Dank der testikulären Spermienextraktion (TESE) und der testikulären Spermienaspiration (TESA) lassen sich Spermien direkt aus den Hoden entnehmen.

In einigen Zentren in Deutschland wird bereits ein neues Verfahren angewandt, das sich Spermien-Mapping (FNA) nennt. Bei dieser »Hodenkartierung« wird untersucht, ob und welche Bereiche der Hoden Spermien produzieren. Das ist ein echter Durchbruch, denn viele Männer produzieren nur scheinbar keine Spermien; tatsächlich gibt es jedoch spermienbildende »Nischen« in ihren Hoden. Die etwa 45-minütige Untersuchung wird unter örtlicher Betäubung durchgeführt. In Zukunft lassen sich diese »Spermiennischen« vielleicht durch das weniger invasive Metabolic mapping (Kartierung anhand von Stoffwechselprozessen) per MRT-Untersuchung eruieren.

Es gibt auch Männer, bei denen keine reifen Spermien gebildet werden. Dennoch können sich bei ihnen sogenannte Spermatiden finden, die kleinsten Zellen im Keimepithel, die noch keinen Kopf und Schwanz ausgebildet haben. Bemerkenswerterweise konnten Ärzte diese gewinnen, zur Reifung bringen und für ICSI und IVF nutzen. Das Verfahren ist im experimentellen Stadium, und die Zahl der erfolgreichen Schwangerschaften gering.

Spermatozoen-Antikörper

Bei manchen Männern ist die Bildung von Antikörpern gegen ihre eigenen Spermien Ursache des Fruchtbarkeitsproblems. Ihr Immunsystem zerstört die Spermien sofort, nachdem sie gebildet wurden. Dies ist bei etwa zehn Prozent der nicht zeugungsfähigen Männer der Fall, wobei der Anteil bei Männern höher sein kann, die eine Vasektomie (Sterilisation) hatten und diese rückgängig machen ließen. In diesem Fall können Steroide, hochwirksame Substanzen, die das Immunsystem unterdrücken, verschrieben werden (diese Behandlung hat allerdings Risiken und Nebenwirkungen!). Es gibt auch Hinweise darauf, dass Nebennierenhormone die Fruchtbarkeit in bestimmten Fällen wiederherstellen. Eine weitere Möglichkeit ist die Spermienaufbereitung. Vereinfacht gesagt, wird der Samen dabei in einem Teströhrchen mit Kulturmedium durch Verwirbeln gemischt. Das kann zwar Antikörper nicht entfernen, führt aber zur Abtrennung der »besten Schwimmer«, die für die Intrauterine Insemination (IUI) in den weiblichen Fortpflanzungstrakt genutzt werden können. Bleibt die IUI erfolglos, kann das Paar eine In-vitro-Fertilisation (IVF) in Kombination mit der ICSI (Intracytoplasmatische Spermieninjektion/Mikroinjektion) versuchen, was auch als Option zur Lösung des Antikörper-Problems angewandt wird.

Schließlich gibt es die Möglichkeit, dass eine Frau aufgrund einer immunologischen Reaktion Antikörper gegen das Sperma des Partners bildet. Werden im Zervixsekret der Frau Antikörper gegen die Spermien diagnostiziert, empfiehlt der Arzt mit Wahrscheinlichkeit eine ICSI mit IVF als wirksame Methode.

Fazit der männlichen Unfruchtbarkeit

Heute lassen sich viele der besprochenen Befunde sowie einige seltenere Fruchtbarkeitsprobleme behandeln. Und da die Fortpflanzungsmedizin mit großen Schritten voranschreitet, scheint es selbst Hoffnung für Männer zu geben, die gar keine Spermien produzieren. Natürlich sind neue Techniken teuer und garantieren keine Hilfe für alle. Aber selbst Paaren, denen sie nicht helfen können, bleibt der Weg des Spendersamens und der künstlichen Befruchtung.

Die drei wichtigen Fruchtbarkeitszeichen

1. MORGENTEMPERATUR

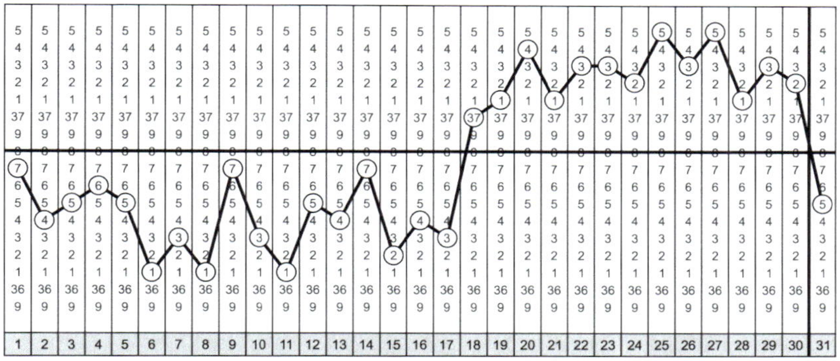

2. ZERVIXSEKRET

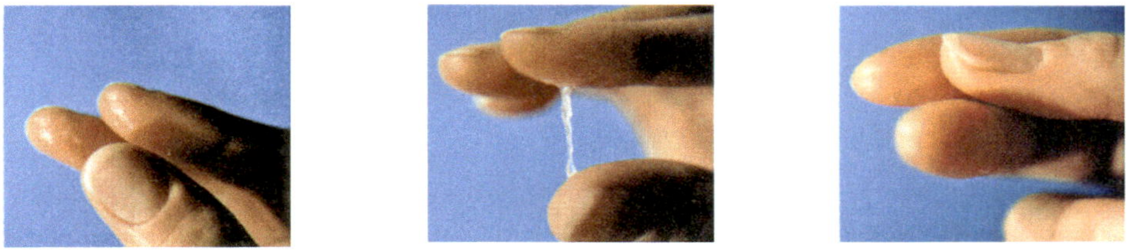

3. ZERVIXLAGE

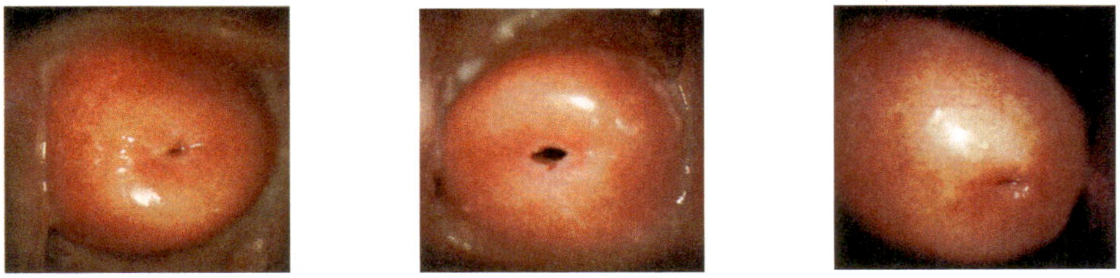

Auf dieser Seite sehen Sie die drei wichtigsten Fruchtbarkeitszeichen des weiblichen Zyklus, der im Fall dieser Frau – wie die Zyklustabelle ganz oben zeigt – 30 Tage lang ist. Die Aufnahmen des Zervixsekrets und der Zervix entstanden an den Tagen 12, 17 und 20 des Zyklus.

Bei Herannahen des Eisprungs um den Tag 17 steigt der Östrogen-Spiegel: Die Körpertemperatur bleibt niedrig bis zum Eisprung, während das Zervixsekret dünnflüssiger wird und die Zervix in den weichen, hohen und geöffneten Zustand übergeht (Zervixbild Mitte). Fast sofort nach dem Eisprung sorgt die Progesteron-Ausschüttung dafür, dass die Temperatur steigt, das Zervixsekret austrocknet und die Zervix wieder fest, niedrig und geschlossen ist. Im mittleren Zervixbild wurde das Sekret entfernt, um die Öffnung (Muttermund) nicht zu verdecken. Aus den Abbildungen geht der Höhenstand der Zervix nicht hervor, doch nach dem Eisprung (Zervixbild rechts) erkennt man den Unterschied im Neigungswinkel.

Die Konsistenz des Zervixsekrets

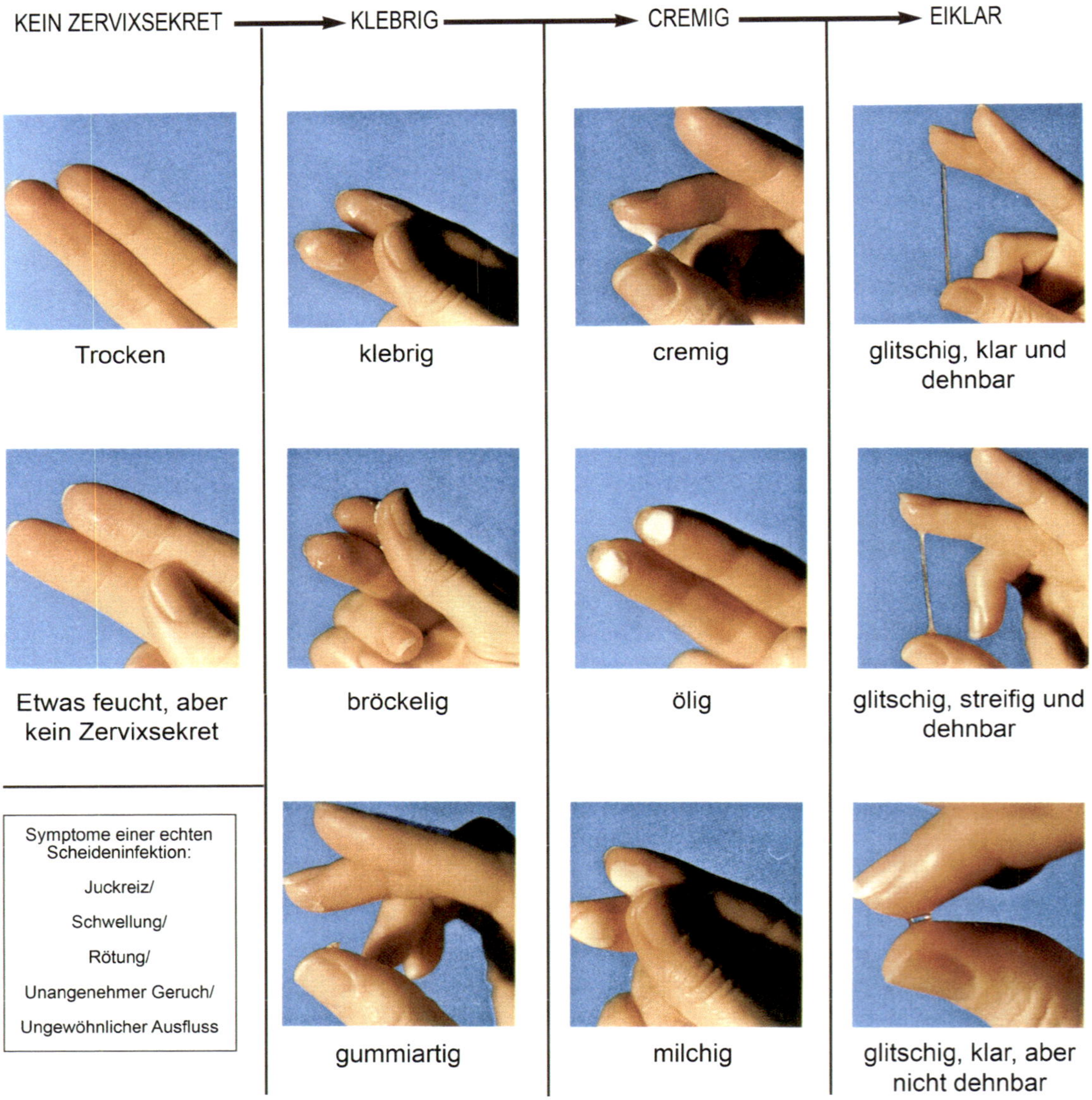

Bei den meisten Frauen folgen nach der Menstruation einige »trockene« Tage, aber wenn es auf den Eisprung zugeht, fließt das Zervixsekret immer dünnflüssiger und reichlicher. Dabei sind die Übergänge von einer trockeneren, weniger »fruchtbaren« Konsistenz hin zu einer nasseren, »fruchtbaren« Qualität fließend.

Jede Frau hat ihr eigenes unverwechselbares Sekretmuster – die Abbildungen oben zeigen also nur einige der möglichen Beispiele. Der »Peak Day« ist der letzte fruchtbare Tag, an dem sich das Zervixsekret in Eiklarqualität (spinnbar, klar oder »glitschig«) oder ein nasses Gefühl am Scheidenausgang einstellt.

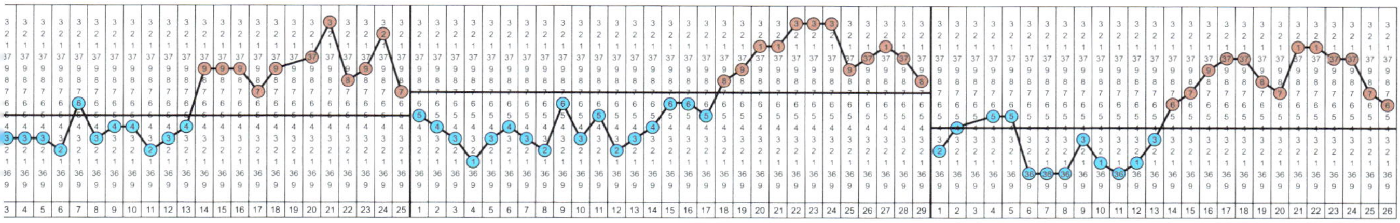

Ein Muster ist erkennbar

Ein Muster von Temperaturanstiegen zeigt hier den Eisprung an. In den drei nebeneinandergelegten Zykluskurven fallen einige Messwerte aus dem Muster heraus oder fehlen sogar, aber die niedrigen Temperaturmesswerte vor (blau) und nach dem Eisprung (rosa) sind gut zu erkennen.

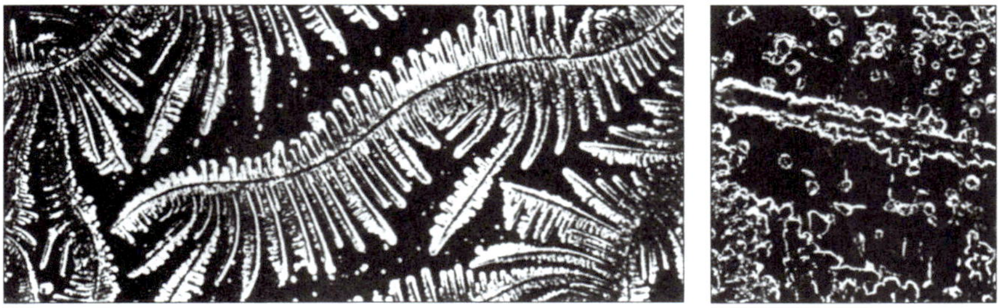

Die Farnstruktur von »fruchtbarem« Zervixsekret

Unter dem Mikroskop betrachtet, weist das spinnbare, eiklarartige Zervixsekret im Bild oben links ein schönes farnbalattartiges Muster auf, das für die Motilität der Spermien förderlich ist. Dem trockeneren, klebrigen Typ von Zervixsekret oben rechts fehlt hingegen dieses magische Aussehen.

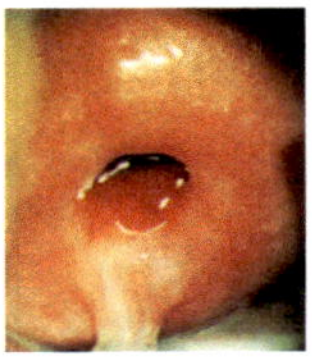

Zervixsekret von »sehr fruchtbarer« Qualität

Kurz vor dem Eisprung sondert der geöffnete Muttermund »fruchtbares« Sekret in eiklarartiger Qualität ab.

Die Schönheit der Fortpflanzungsbiologie

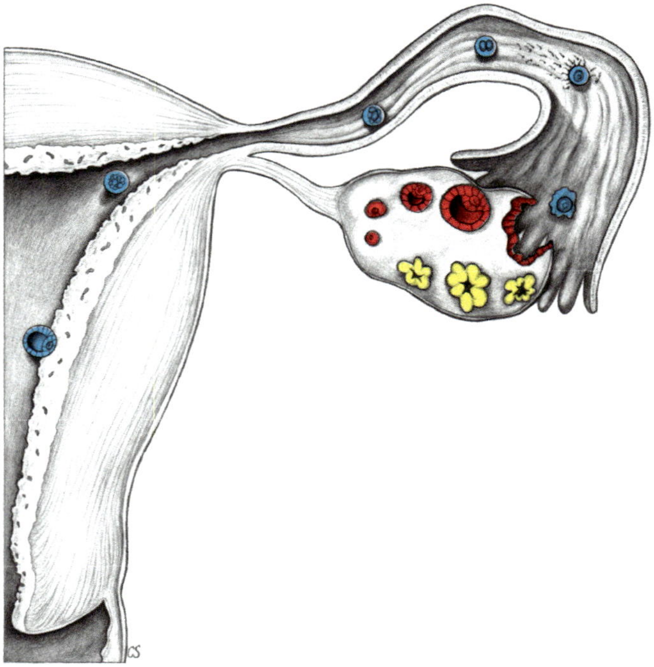

Die zarten Fimbrien am Ende der Eileiter
Anders, als man vielleicht erwarten würde, sind die Eileiteröffnungen (Fimbrien) fransenartig ausgebildet (siehe Foto unten), was es ihnen erlaubt, die winzige Eizelle in die schlauchartigen Eileiter hineinzufächeln.

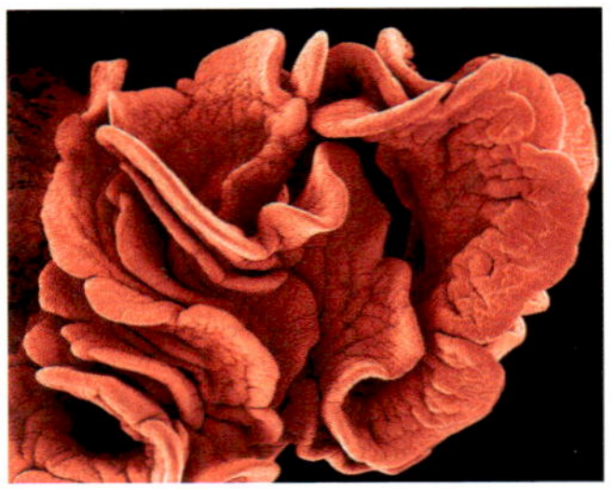

Das Leben einer Eizelle
Die Illustration oben zeigt die Ausbildung eines Follikels (rot) im Eierstock. Nach dem Ausreifen wird die in ihm befindliche Eizelle ausgestoßen. Dieser Vorgang, der Eisprung, ist der bedeutsamste im Zyklus. Im Allgemeinen setzt die Eizelle (blau) danach ihre Reise fort und wird von den Fimbrien am Ende des Eileiters in diesen hineingefächelt.

Das im Eierstock verbliebene Follikelmaterial bildet sich zum Gelbkörper (gelb) um, der Progesteron abgibt. Ohne eine Befruchtung stirbt der Gelbkörper innerhalb von zwölf bis 16 Tagen ab, was einen rapiden Abfall des Progesteron-Spiegels bewirkt und anschließend die Regelblutung auslöst.

In der fruchtbaren Phase um den Eisprung herum kommt es möglicherweise zur Begegnung von Spermium und Eizelle im Eileiter, wo die Befruchtung stattfindet. Die befruchtete Eizelle (Zygote) entwickelt sich zur Blastozyste, die sich etwa eine Woche später in der Gebärmutterschleimhaut einnistet.

Der magische Moment des Eisprungs
In einer faszinierenden fotografischen Aufnahme gelang es einem Arzt – während er die Patientin operierte – zufällig, den Augenblick des Eisprungs festzuhalten. Man sieht, wie die Eizelle aus dem Follikel heraus an die Eierstockoberfläche tritt.

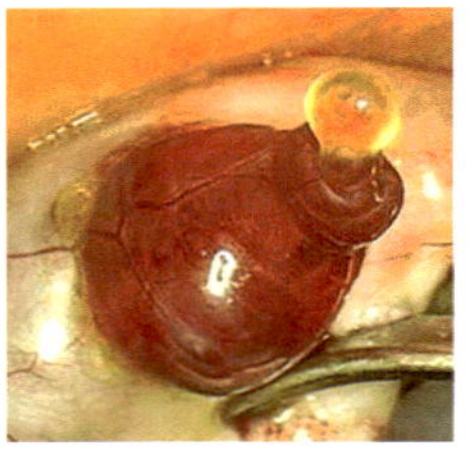

Und die Reise geht weiter...
Nein, das in der fotografischen Abbildung unten ist keine Eizelle, die es sich zwischen den Schamlippen gemütlich macht, sondern die Eizelle auf ihrem Weg durch den Eileiter. Dort wird sie befruchtet oder – wenn keine Befruchtung erfolgt – vom Körper absorbiert.

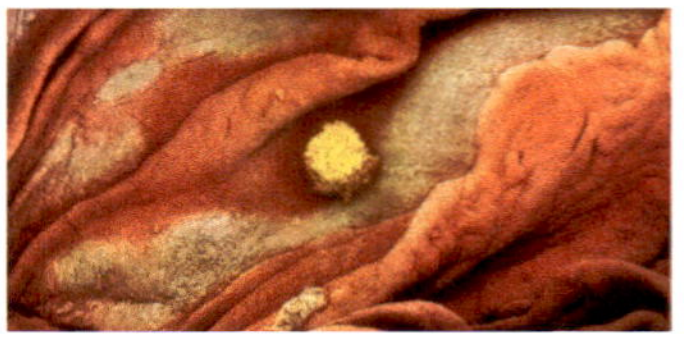

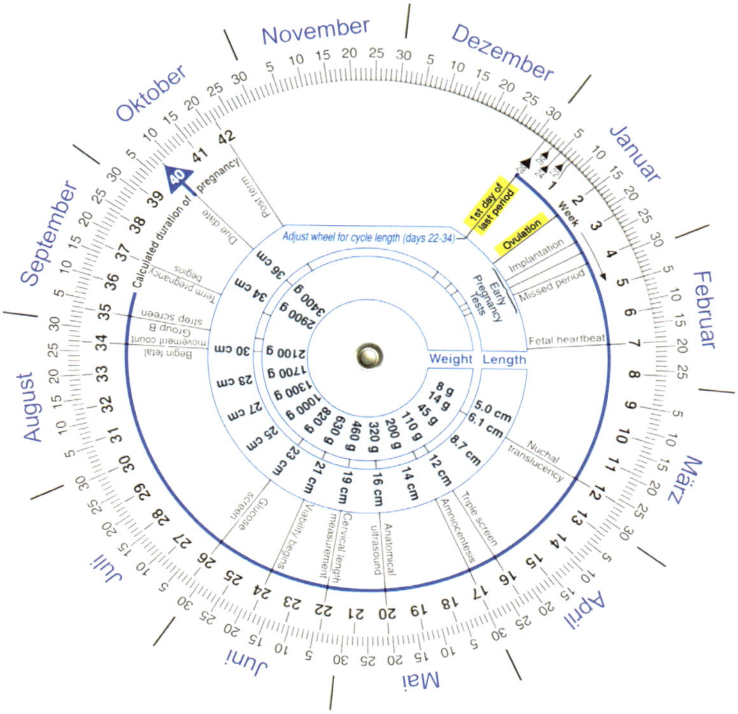

Typischer Fruchtbarkeitsrechner

Links ist eine der Rechenhilfen abgebildet, wie sie in Kliniken und Frauenarztpraxen verwendet werden. Der Fruchtbarkeitsrechner (Gravidarium) gilt als unerlässlich für die Ermittlung des Entbindungstermins. Die Rechenscheiben sind jedoch oft nicht sehr genau, da sie den Eisprung stets auf den 14. Tag datieren – egal, wann er tatsächlich eintritt.

Die abgebildete Rechenscheibe zeigt die Einstellung für eine Frau, die am 1. Januar den ersten Tag ihrer letzten Regel hatte – entsprechend wird der Eisprung für den 14. Januar postuliert. Er hätte jedoch auch einige Tage früher oder sogar Wochen später stattfinden können (siehe Tabellen Seite 98). Heute werden für die Berechnung auch Programme im Internet (z. B. »netmoms«, »womanLog-Kalender«) oder Apps verwendet.

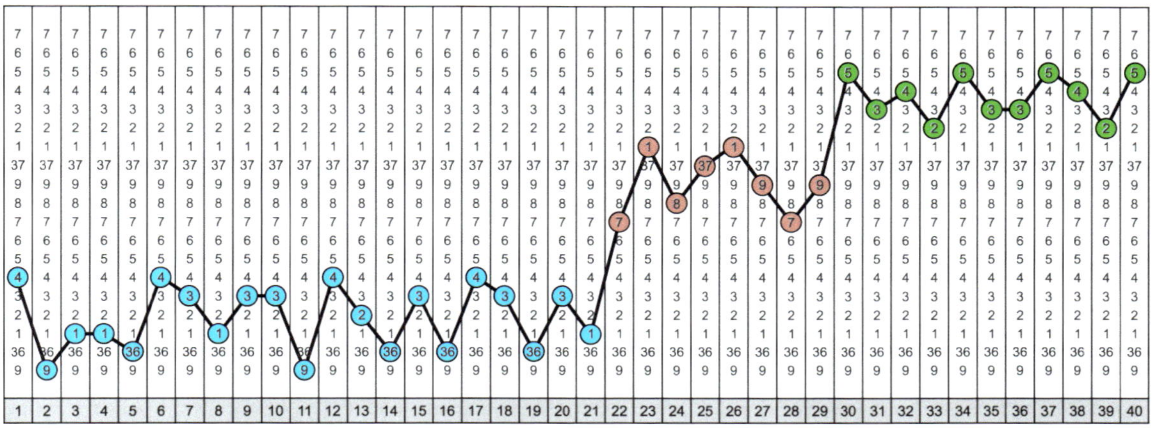

Dreiphasige Zykluskurve in der Schwangerschaft

Bei schwangeren Frauen kann die Temperaturkurve in ihren Zyklusaufzeichnungen drei Ebenen aufweisen, wie die drei Farben oben in der Tabelle verdeutlichen. Die zweite Ebene ist durch die auf den Eisprung folgende Progesteron-Ausschüttung bedingt, während die dritte Ebene vermutlich vom Schwangerschaftshormon HCG (Humanes Choriongonadotropin) ausgelöst wird, das nach der Einnistung im Körper zirkuliert. Im Beispiel oben erfolgte der Eisprung am 21. Tag – nicht am 14.! –, was daran zu erkennen ist, dass der Temperaturanstieg erst am 22. Tag stattfand.

Der Eisprung im Zusammenhang ...

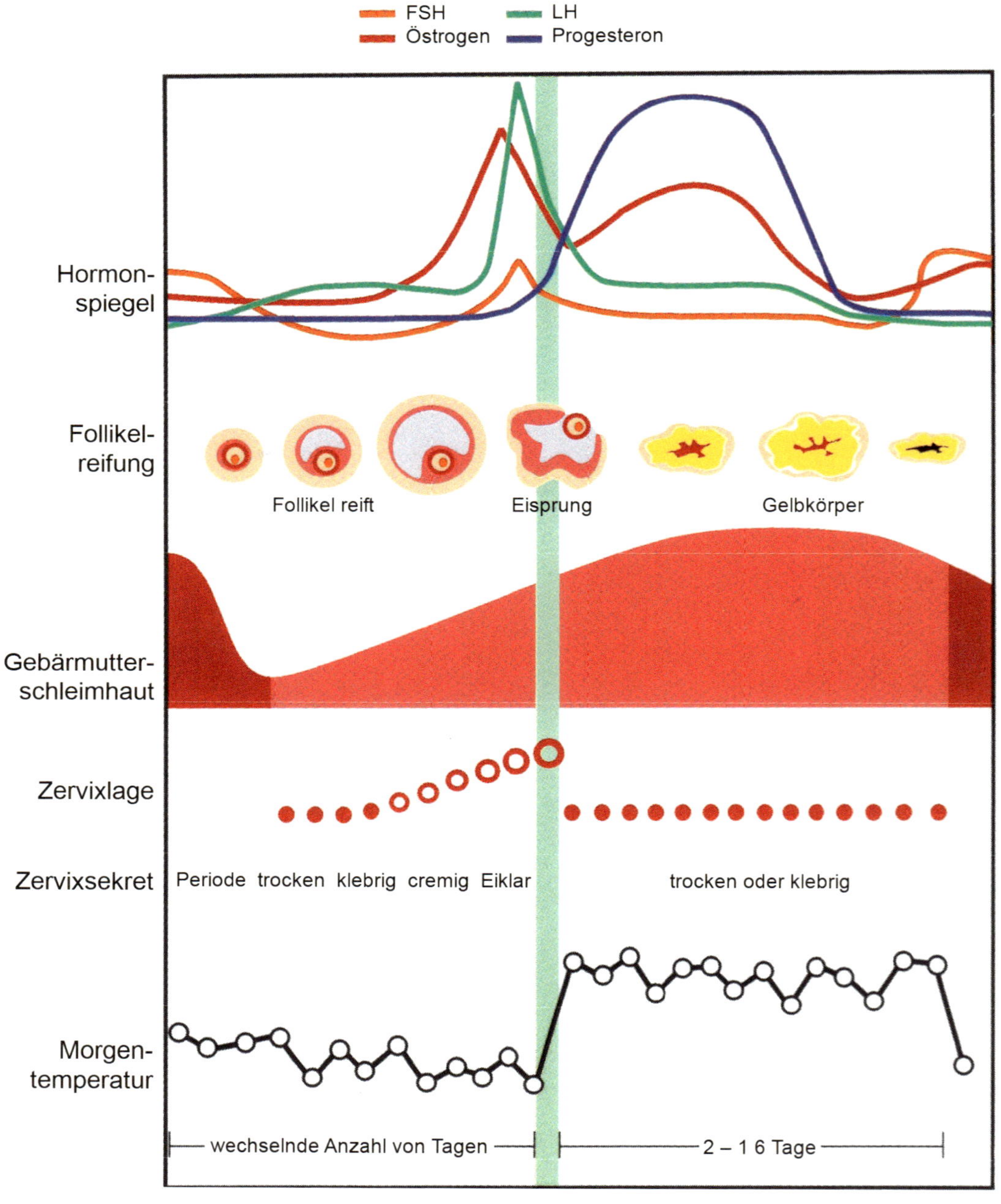

Die Phase vor dem Eisprung kann in der Länge stark schwanken, wie das untere Kurvendiagramm zeigt, während die sich an den Eisprung anschließende Lutealphase fast immer zwölf bis 16 Tage dauert. Bei der *einzelnen Frau* ist sie auffällig stabil und schwankt meist um nicht mehr als etwa einen Tag.

... wie die FAM hilft, ihn nachzuvollziehen

Der genaue Tag des Eisprungs lässt sich nur durch eine sonografische Untersuchungsreihe bestimmen, bei der die Eierstöcke an mehreren aufeinanderfolgenden Tagen mit Ultraschall überwacht werden. Dies ist natürlich nur in den seltensten Fällen praktikabel, meist aber auch nicht nötig angesichts der verschiedenen Möglichkeiten, Ihren Körper und Zyklus zu beobachten. Im Diagramm unten sind die Durchschnittstage, an denen bestimmte Phänomene erwartungsgemäß auftreten, farbig markiert.

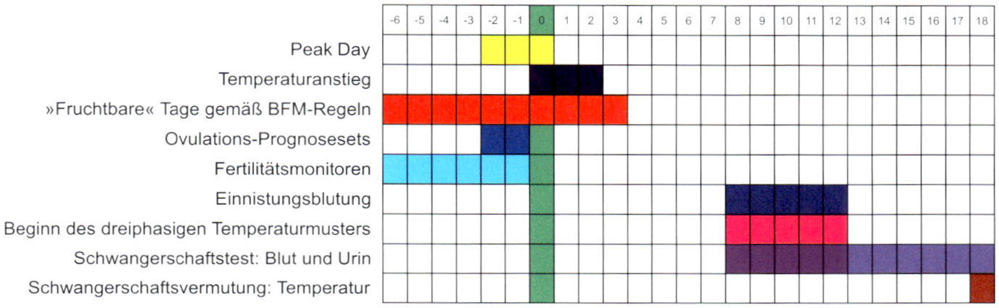

Peak Day (Fruchtbarster Tag)

Die Empängnisschancen beschränken sich auf etwa 6 Tage im Zyklus, mit dem Peak Day (letzter Tag mit klarem oder dehnbarem Sekret oder nassem Gefühl an der Scheide) als fruchtbarstem Tag.

Temperaturanstieg

Der Anstieg der Morgentemperatur folgt meist innerhalb weniger Tage nach dem Eisprung und bestätigt im Allgemeinen die Freisetzung einer Eizelle.

»Fruchtbare Tage« mit Pufferphase bei der natürlichen Empfängnisverhütung

Die Wirksamkeit der BFM beruht auch darauf, dass die Regeln einige Puffertage vor und nach der fruchtbaren Phase vorsehen.

Ovulations-Prognosesets

Die Urintests weisen eine LH-Spitze nach, auf die innerhalb von 24 bis 36 Stunden meist die Freigabe einer Eizelle folgt.

Fertilitätsmonitoren

Sie erfassen nicht nur die LH-Spitze, sondern auch den ihr vorausgehenden Östrogenanstieg. Darumkönnen sie den Beginn der fruchtbaren Phase bis zu vier Tage früher anzeigen als Ovulations-Prognosesets.

Einnistungsblutung

Die Einnistung der befruchteten Eizelle in der Gebärmutter kann eine leichte Blutung hervorrufen.

Beginn des dreiphasigen Temperaturmusters

Die Einnistung der befruchteten Eizelle kann einen zweiten, weniger deutlichen Anstieg in der Temperaturkurve auslösen.

Schwangerschaftstests

Sie testen alle auf hCG (Hormon, das nach der Einnistung der befruchteten Eizelle ausgeschüttet wird). Es gibt zwei Arten von Schwangerschaftstest. Quantitative Bluttests sind empfindlicher und weisen die genaue Menge des gebildeten hCG nach, die sich normalerweise alle 48 bis 72 Stunden verdoppelt. Qualitative Urintests hingegen beantworten nur eine Frage: Sind Sie schwanger?

Annahme einer Schwangerschaft anhand der Temperaturkurve

18 eindeutige Temperaturmessungen mit Werten oberhalb der Schwellenlinie sind meist Hinweis auf eine Empfängnis

Endometriose

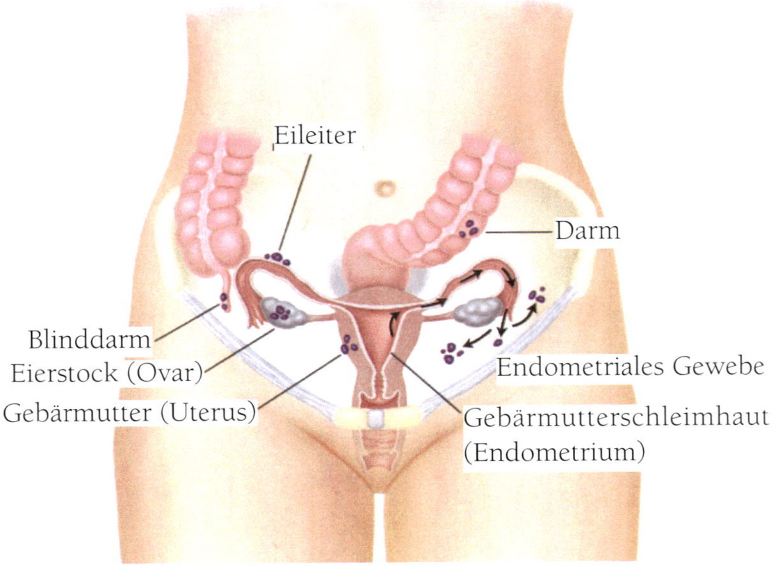

Bei diesem rätselhaften Befund breiten sich Zellen, die ansonsten die Gebärmutter auskleiden, auf andere Stellen im Beckenbereich aus. In eigentlich leichten Fällen können sich dennoch schwere Begleiterscheinungen einstellen, während andere Frauen, bei denen die gesamte Beckenhöhle betroffen ist, die Erkrankung gar nicht bemerken. Die Illustration zeigt einige mögliche Vorkommen von Endometrioseherden im Becken.

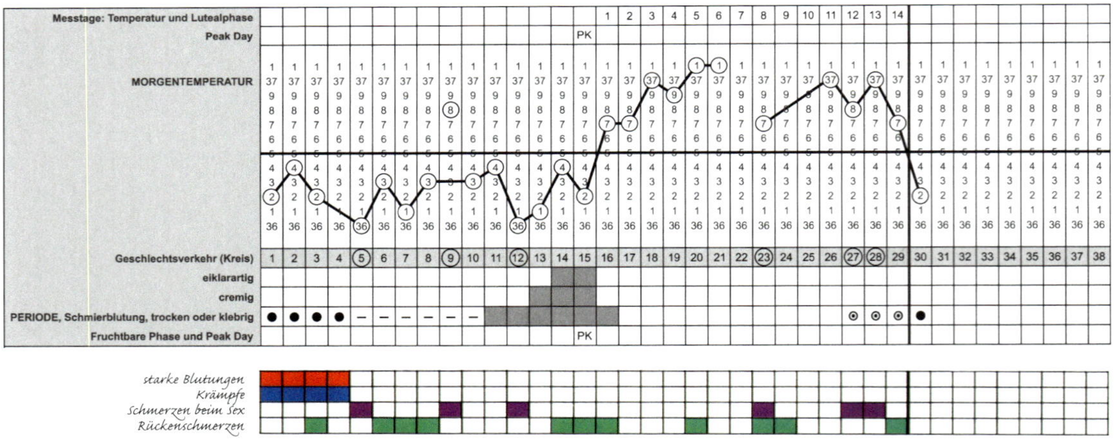

Endometriose anhand von FAM-Tabellen erkennen

Drei der häufigsten Symptome einer Endometriose sind starke Blutungen, schwere krampfartige Menstruationsbeschwerden und Schmerzen beim Geschlechtsverkehr. Die Aufzeichnung dieser und weiterer Beschwerden in Ihrer Zyklustabelle kann Ihrem Arzt bei der Wahl der Untersuchungsmethode und bei der Diagnose helfen.

Polyzystisches Ovarialsyndrom (PCOS)

Diese schwere Stoffwechselstörung entsteht vor allem durch ein Ungleichgewicht der Hormone, etwa eine übermäßige Insulinproduktion. Das PCOS ist erstaunlich häufig und geht mit Zyklusunregelmäßigkeiten oder einem Ausbleiben des Eisprungs sowie gravierenderen Befunden einher.

Ein klassisches diagnostisches Zeichen ist die rechts abgebildete »Perlenschnur« – den Eierstock durchsetzende Zysten, die auf Ultraschallaufnahmen zu erkennen sind.

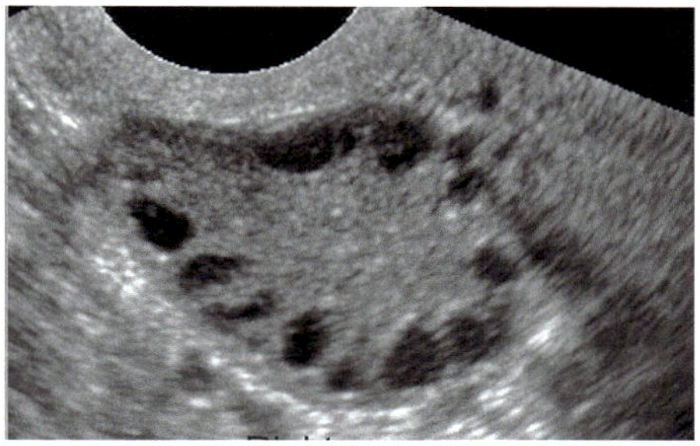

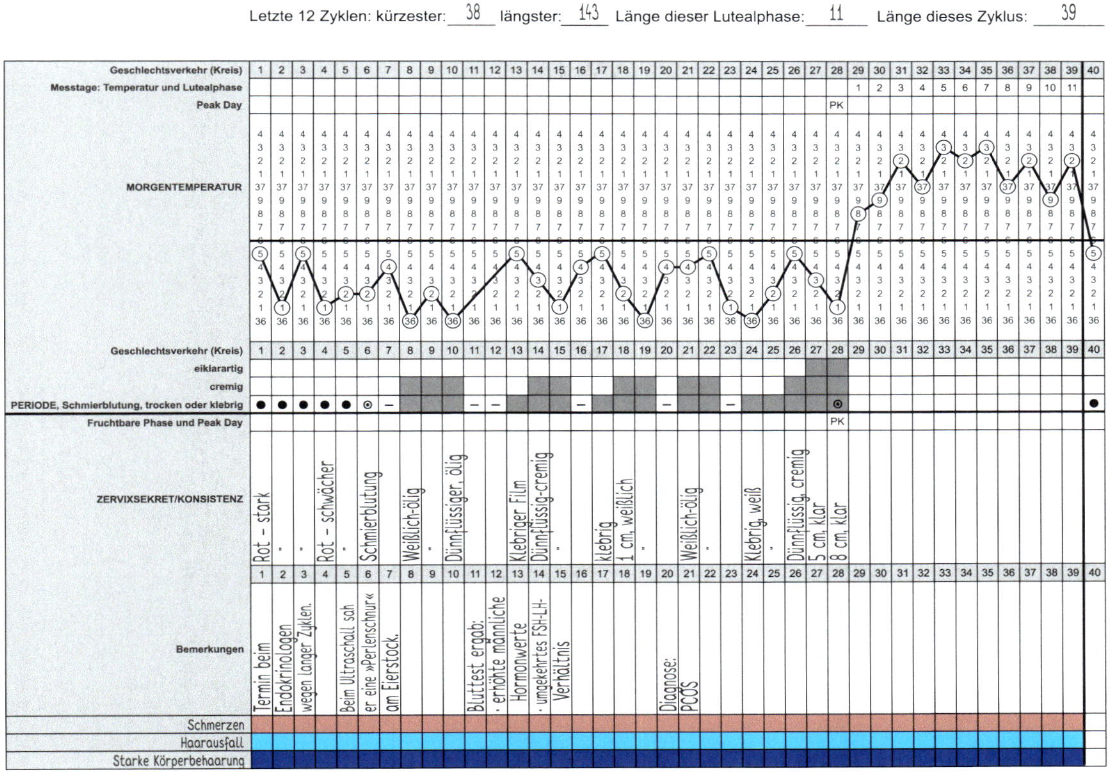

PCOS anhand von FAM-Tabellen erkennen

Die Zykluslänge dieser Frau schwankt zwischen 38 und 143 (!) Tagen, wie in der oberen Spalte im Zyklusblatt zu lesen ist. Der abgebildete Zyklus umfasste 39 Tage, und es traten einige Episoden mit nassem Zervixsekret auf, bis der Eisprung endlich am 28. Tag erfolgte. An dem Tag ist auch eine Mittelblutung vermerkt, wie sie bei langen Zyklen häufig vorkommt.

Myome

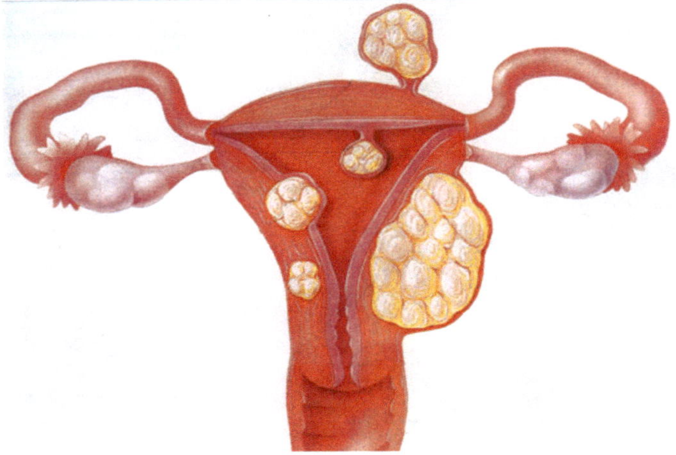

Bei Frauen im Alter von vierzig ist es wahrscheinlich, dass sich irgendwo auf oder in ihrer Gebärmutter mindestens ein Myom gebildet hat. Wie in der Illustration oben zu sehen, kommt die gutartige Geschwulst in der Größe eines Kieselsteins bis zu der einer Orange vor. Dabei treten Myome vereinzelt oder gehäuft auf. Manche Formen sind gestielt und haften an verschiedenen Stellen der Gebärmutter, andere wuchern an der Innen- oder Außenseite und wieder andere tief in der Muskelschicht der Gebärmutter. Während die meisten Frauen Myome nicht bemerken, leiden andere an langen, starken Regelblutungen, Harnwegs- oder Darmstörungen, Schmerzen im Unterbauch, einer abdominalen Schwellung sowie anderen Beschwerden. Myome gehörten einst zu den häufigsten Ursachen für eine Hysterektomie (Gebärmutterentfernung), doch heute stehen bei ernsthaften Beschwerden andere Optionen zur Verfügung, je nachdem, ob die betroffenen Frauen einen Kinderwunsch haben oder nicht.

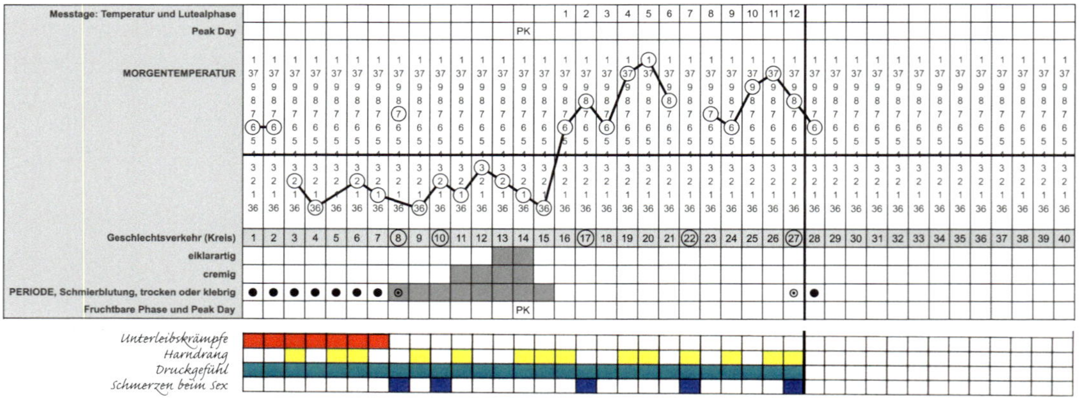

Eventuell myombedingte Beschwerden anhand von FAM-Tabellen erkennen

Einige Symptome, die im Zusammenhang mit Myomen häufig auftreten, sind starke krampfartige Regelbeschwerden, Harndrang durch Druck des Myoms auf die Blase, allgemeines Druckgefühl im Unterbauch und Schmerzen beim Geschlechtsverkehr. Für sich genommen, würde keines dieser hier aufgezeichneten Symptome zur Annahme eines Myoms führen, aber in der Kombination erleichtern sie Ihrem Arzt die Diagnose.

Ursachen irregulärer Blutungen erkennen

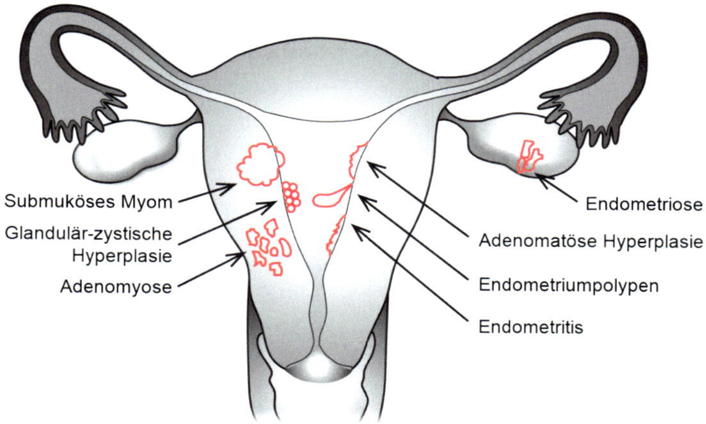

Es ist möglich, dass bei Ihnen irgendwann im Leben einmal ungewöhnliche vaginale Blutungen auftreten. Darunter versteht man generell alle Blutungen mit Ausnahme der Menstruation, die zwölf bis 16 Tage nach dem Eisprung einsetzt. Es werden zwei Arten unterschieden: Blutungen mit organischen Ursachen, wie in der Illustration oben zu sehen, sowie die dysfunktionelle uterine Blutung (DUB), die durch ein Hormonungleichgewicht entsteht.

Zu den Ursachen für organisch bedingte Blutungen gehören verschiedene Myome und Polypen, die aufgrund ihrer physiologischen Beschaffenheit oft leicht zu diagnostizieren sind. Anders verhält es sich mit Blutungen infolge einer Endometriose, weil sich hierbei mikroskopisch kleine Zellen außerhalb der Gebärmutter ausbreiten.
Die dysfunktionelle uterine Blutung ist durch Hormonstörungen bedingt und daher eher für Zyklusunregelmäßigkeiten, also extrem kurze oder lange Zyklen sowie das völlige Ausbleiben des Eisprungs, verantwortlich. Zu den durch eine DUB hervorgerufenen Erkrankungen gehören PCOS und Schilddrüsenstörungen. In jedem Fall sind aber auch Menstruationsblutungen, die stark ausfallen oder heftige Beschwerden verursachen, nicht normal und sollten ärztlich abgeklärt werden.

Wie Sie Irreguläre Blutungen oder sekundäre Fruchtbarkeitszeichen in FAM-Tabellen dokumentieren
Neben ungewöhnlichen Blutungen können Sie sekundäre Fruchtbarkeitszeichen wie den Mittelschmerz aufzeichnen. Übersichtlicher wird die Tabelle durch eine farbliche Markierung von PMS-Symptomen wie »Gereiztheit« oder »Blähbauch«.

Es empfiehlt sich, Sport oder auch eine Selbstuntersuchung der Brust (BSU), die Sie stets am siebten Zyklustag vornehmen sollten, zu notieren. Nach der Untersuchung kreisen Sie einfach das Kürzel BSU ein.

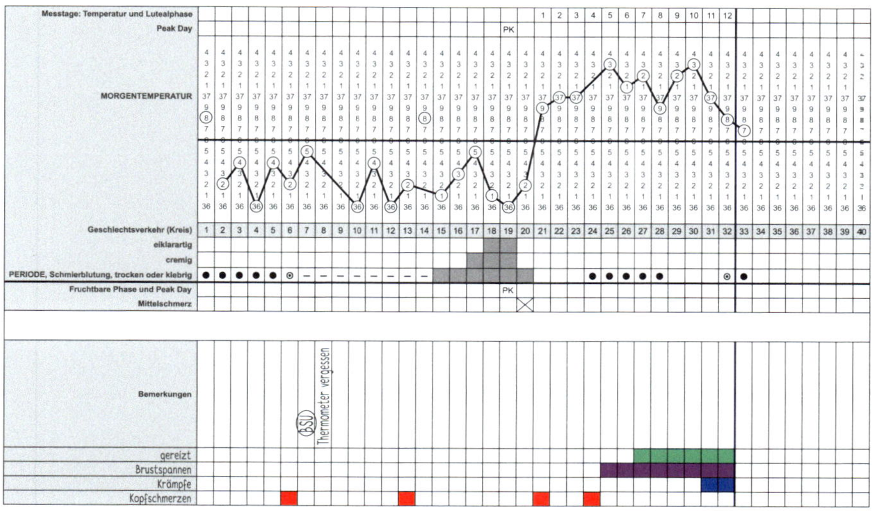

Der legendäre G-Punkt

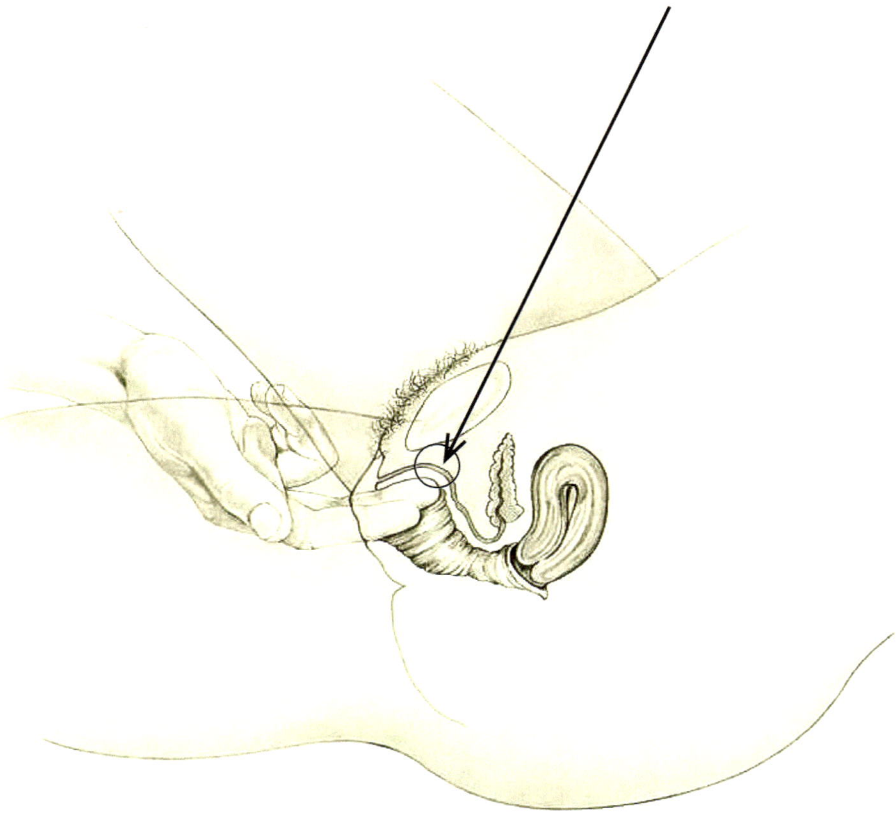

Zu den heiß diskutierten Themen auf dem Gebiet der menschlichen Sexualität gehört auch die Frage, ob der G-Punkt überhaupt existiert oder lediglich ein Fantasieprodukt ist. Paradoxerweise ist seine Lokalisierung aber nicht umstritten. Wenn es den G-Punkt denn tatäschlich geben sollte, so befindet er sich wahrscheinlich an der Scheidenvorderwand unweit des Schambeins (in einer Höhe von 2,5–5 cm).

Zum Teil ist die Rätselhaftigkeit des G-Punkts wohl dadurch bedingt, dass Frauen in diesem Bereich ein ganz unterschiedlich starkes Lustempfinden haben. Während manche Frauen an dieser Stelle nichts spüren, können andere bei Stimulierung sogar in ähnlicher Weise wie der Mann ejakulieren. Die Illustration zeigt die Stimulierung des G-Punkts mit zwei gekrümmten Fingern in einer Art Winkbewegung.

Die Würze im Leben: Unterschiede in der weiblichen Anatomie

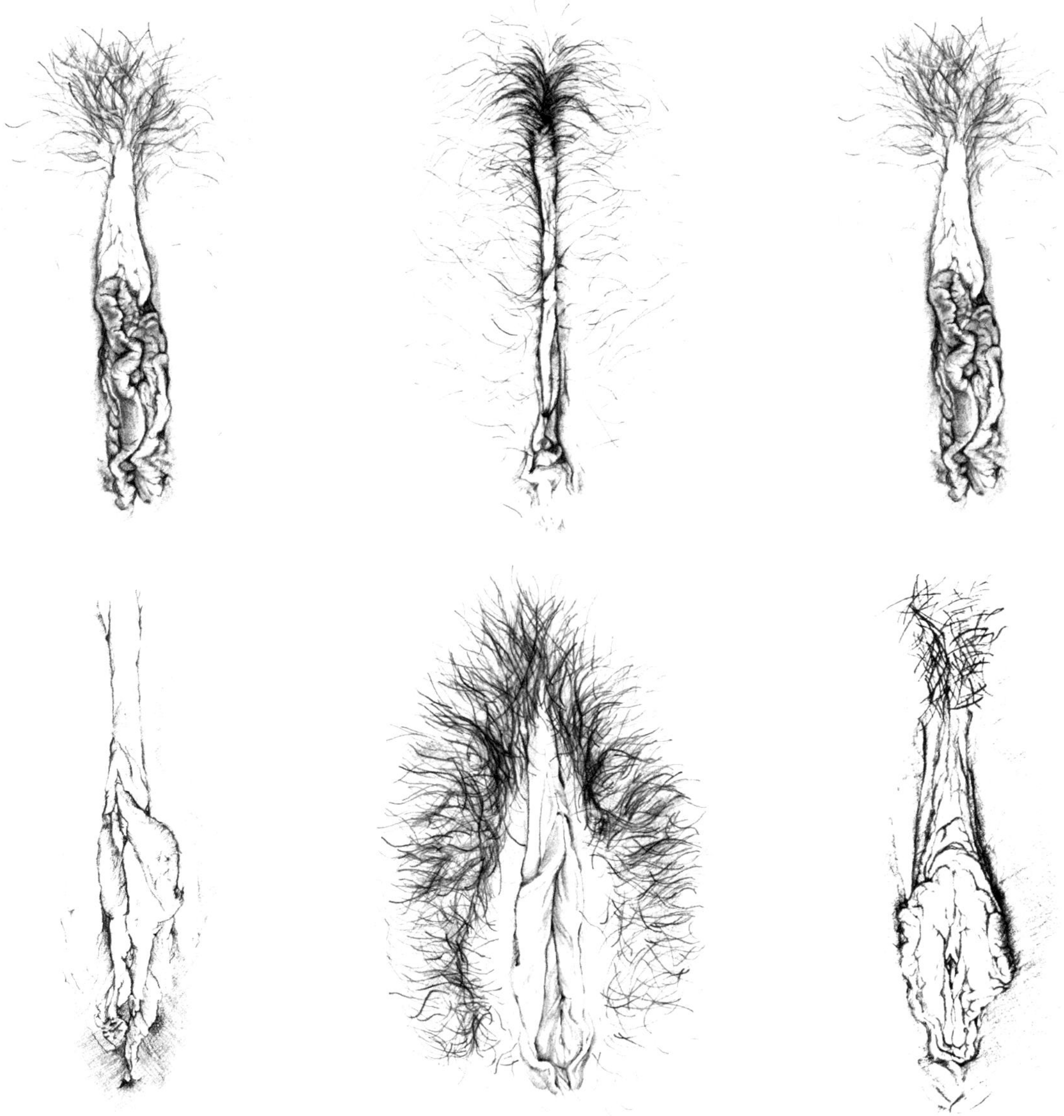

Wie Sie an den oben aufgereihten Illustrationen sehen, gibt es eine Vielfalt von Formen, Größen und Füllegraden bei den Schamlippen einer Frau. Hinzu kommen verschiedene Ausprägungen der Schambehaarung, die viele Frauen auch ganz oder teilweise entfernen. Schon der Anblick dieser Illustrationen sollte bei Ihnen alle Zweifel und Sorgen aus dem Weg räumen, ob die eigene Anatomie normal ist! Alle Schamlippen sind einzigartig.

FAM-Tabelle bei Verhütung

Letzte 12 Zyklen: kürzester: 26 längster: 31 Länge dieser Lutealphase: 13 Länge dieses Zyklus: 30

Zyklustag	1	2	3	4	5	6	7	8	9	10	11	12	13	14	15	16	17	18	19	20	21	22	23	24	25	26	27	28	29	30	31	32	33	34	35	36	37	38	39	40
Datum	6	7	8	9	10	11	12	13	14	15	16	17	18	19	20	21	22	23	24	25	26	27	28	29	30	1	2	3	4	5										
Wochentag	Fr	●	●	Mo	Di	Mi	Do	Fr	●	●	Mo	Di	Mi	Do	Fr	●	●	Mo	Di	Mi	Do	Fr	●	●	Mo	Di	Mi	Do	Fr	●	●									
8:30 Uhr Messzeit							11																																	
Messtage: Temperatur und Lutealphase																		1	2	3	4	5	6	7	8	9	10	11	12	13										
Peak Day																	PK	1	2	3																				

MORGENTEMPERATUR

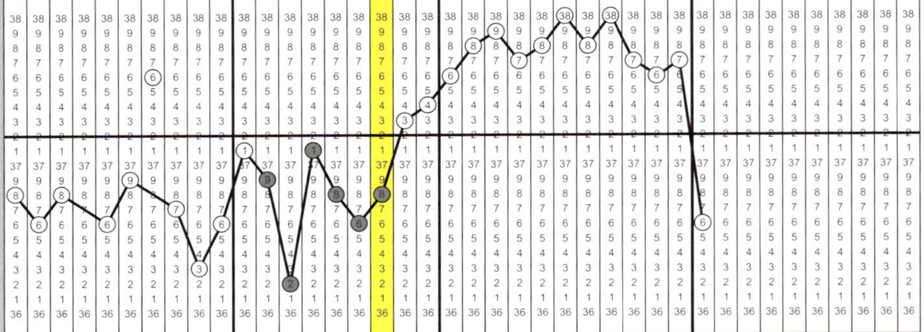

Zyklustag	1	2	3	4	5	6	7	8	9	10	11	12	13	14	15	16	17	18	19	20	21	22	23	24	25	26	27	28	29	30	31	32	33	34	35	36	37	38	39	40
Schwangerschaftstest			–			–		–		–										–		–	–		–	–		–		–										
Geschlechtsverkehr (Kreis)	1	2	(3)	4	5	(6)	7	(8)	9	(10)	11	12	13	14	15	16	17	18	19	(20)	21	(22)	(23)	24	(25)	(26)	27	(28)	29	(30)	31	32	33	34	35	36	37	38	39	40
eiklarartig																■	■																							
cremig														■	■	■	■																							
PERIODE, Schmierblutung, trocken oder klebrig	●	●	●	●	⊙	–	–	–	–	–	■	■	■	■	■	■	■	■	–	–	–	–	–	–	–	–	–	–	–		●									
Scheidengefühl						trocken	→	→	→	→	klebrig	·	·	nass	nass	schlüpfrig	schlüpfrig	klebrig	trocken	→	→	→	→	→	→	→	→	→	→	nass										
Fruchtbare Phase und Peak Day																	PK	1	2	3																				
Zervix											• F	• F	• F	○ M	○ M	○ W	○ W	• F	• F	• F																				
Mittelschmerz																	X																							
Zervixsekret/Konsistenz	Rot, stark, dicke Klumpen	Rot, mäßig	Rot, schwach	Rot, schwach	Bräunliche Schmierblutung			I	I	I	Weißlich-klebriger Film	Klebrige Klumpen	1/2 cm, klebrige Paste	1 cm, weißlich	Viel weißlich-cremiges Sekret	Weiß, streifig, 2,5 cm	Klar, glitschig, 5 cm!	Weißlicher Film	I											Wässriger Ausfluss										
Zyklustag	1	2	3	4	5	6	7	8	9	10	11	12	13	14	15	16	17	18	19	20	21	22	23	24	25	26	27	28	29	30	31	32	33	34	35	36	37	38	39	40
Kräuter, Vitamine, Nahrungsergänzungsmittel	Vit. D	→	→	→	→	→	→	→	→	→	→	→	→	→	→	→	→	→	→	→	→	→	→	→	→	→	→	→	→	→										
Sport	Yoga	·	·	·	·	Zumba	Rad	·	Jog	Zumba	Jog	·	·	Rad	Zumba	Schwim.	·	·	Rad	Zumba	Schwim.	·	·	Rad	Zumba	Yoga	·	·	Jog	Zumba										
Bemerkungen				Thermometer verloren		Matts Geburtstag!	(BSU) länger geschlafen							Mit Lotte beim Tierarzt							Portland		→		Wieder zuhause		Dixie-Chicks-Konzert													
Krämpfe	■	■																																						
Blähbauch																■	■																							
Kopfschmerzen														■	■	■	■																							
Launisch																											■	■	■	■										

Peak Day — Fruchtbare Phase — Unfruchtbare Phase

FAM-Tabelle bei Kinderwunsch

Letzte 12 Zyklen: kürzester: 27 längster: 32 Länge dieser Lutealphase: - Länge dieses Zyklus: !

Zyklustag	1	2	3	4	5	6	7	8	9	10	11	12	13	14	15	16	17	18	19	20
Datum	7	8	9	10	11	12	13	14	15	16	17	18	19	20	21	22	23	24	25	26
Wochentag	Di	Mi	Do	Fr	●	●	Mo	Di	Mi	Do	Fr	●	●	Mo	Di	Mi	Do	Fr	●	●
8:00 Uhr Messzeit							10													
Messtage: Temperatur und Lutealphase																				1
Peak Day																		PK		
MORGENTEMPERATUR																				
X Schwangerschaftstest																				
Künstliche Befruchtung oder IVF																				
Geschlechtsverkehr (Kreis)	1	2	3	4	5	6	7	8	9	10	11	(12)	13	14	15	(16)	(17)	(18)	19	20
eiklarartig																■	■	■		
cremig														■	■	■	■	■		
PERIODE, Schmierblutung, trocken oder klebrig	●	●	●	●	●	⊙	–	–	–	–	–	■	■	■	■	■	■	■	–	–
Scheidengefühl							trocken	→	→	→	→	klebrig	"	nass	nass	nass	schlüpfrig	schlüpfrig	trocken	→
Fruchtbare Phase und Peak Day														■	■	■	■	PK		
Zervix							•	•	•	•	•	•	•	○	○	○	○	○	•	•
							F	F	F	F	F	F	F	M	M	W	W	W	F	F
Mittelschmerz																		☒		
Zervixsekret/Konsistenz	Rot, stark, dicke Klumpen	Rot, sirupartig	Rot, sirupartig	Rot, schwächer	Rot, schwächer	Rosa Schmierblutung	–	–	–	–	–	Weißlicher Film	1/2 cm, klebrige Paste	Weißlich, dünnflüssig-ölig	Mehr davon	Weißlich, dünnflüssig 2,5 cm, weiß	5 cm, streifig	8 cm, klar!	–	
	1	2	3	4	5	6	7	8	9	10	11	12	13	14	15	16	17	18	19	20
X Ovulationstest															-	-	+			
X Fertilitätsmonitor																				
Diagnostische Tests und Verfahren																				
Medikamente, Injektionen																				
Akupunktur und andere Therapien																				
Kräuter, Vitamine, Nahrungsergänzungsmittel	Folsäure																			
Sport	Jog	"	"	Yoga	"	Rad	Fitn	–		Yoga	Rad	"	Fitn	–	–	Yoga	Schwim.	"	"	Rad
Bemerkungen							(BSU)									München		→|		
Krämpfe	■	■																		
Schmerzempfindliche Brüst																				
Übelkeit																				
Große Erschöpfung																				

Zyklustag	21	22	23	24	25	26	27	28	29	30	31	32	33	34	35	36	37	38	39	40
Datum	27	28	29	30	31	1	2	3	4	5	6	7	8	9	10	11	12	13	14	15
Wochentag	Mo	Di	Mi	Do	Fr	●	●	Mo	Di	Mi	Do	Fr	●	●	Mo	Di	Mi	Do	Fr	●
8:00 Uhr Messzeit																				
Messtage: Temperatur und Lutealphase	2	3	4	5	6	7	8	9	10	11	12	13	14	15	16	17	18	19	20	21
Peak Day																				
MORGENTEMPERATUR																				
X Schwangerschaftstest																	(+)			
Künstliche Befruchtung oder IVF																				
Geschlechtsverkehr (Kreis)	21	22	23	24	25	26	27	(28)	29	30	31	32	33	34	35	36	(37)	38	39	40
eiklarartig																				
cremig																				
PERIODE, Schmierblutung, trocken oder klebrig	–	–	–	–	–	⊙														
Scheidengefühl	→	→	→	→	→	nass														
Fruchtbare Phase und Peak Day																				
Zervix	•																			
	F																			
Mittelschmerz																				
Zervixsekret/Konsistenz						Rosa Schmierblutung														
	21	22	23	24	25	26	27	28	29	30	31	32	33	34	35	36	37	38	39	40
X Ovulationstest																				
X Fertilitätsmonitor																				
Diagnostische Tests und Verfahren																				
Medikamente, Injektionen																				
Akupunktur und andere Therapien																				
Kräuter, Vitamine, Nahrungsergänzungsmittel																				
Sport	Fitn	Yoga	–	–	Schwim.	"	"	Yoga	Rad	"	Fitn	"	"	Jog	Jog	Yoga	Fitn	–	–	–
Bemerkungen						Einnistung??											Schwanger!			
Krämpfe																				
Schmerzempfindliche Brüst										■	■	■	■	■	■	■	■	■	■	■
Übelkeit								■	■	■	■	■	■	■	■	■	■	■	■	■
Große Erschöpfung												■	■	■	■	■	■	■	■	■

MORGENTEMPERATUR:

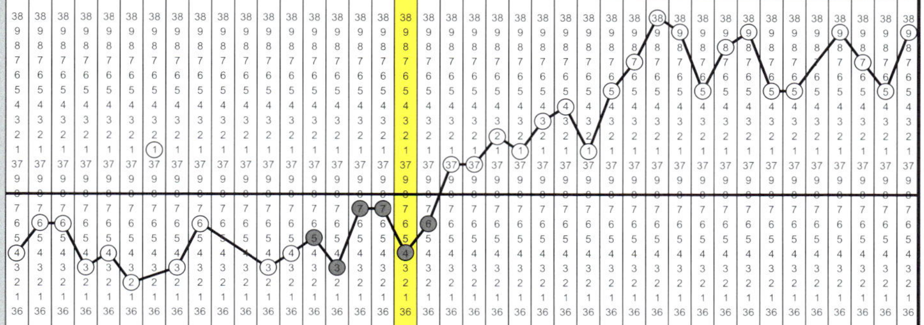

Peak Day — Fruchtbare Phase

»Woher komme ich?«
Neue Sicht auf eine zeitlose Frage

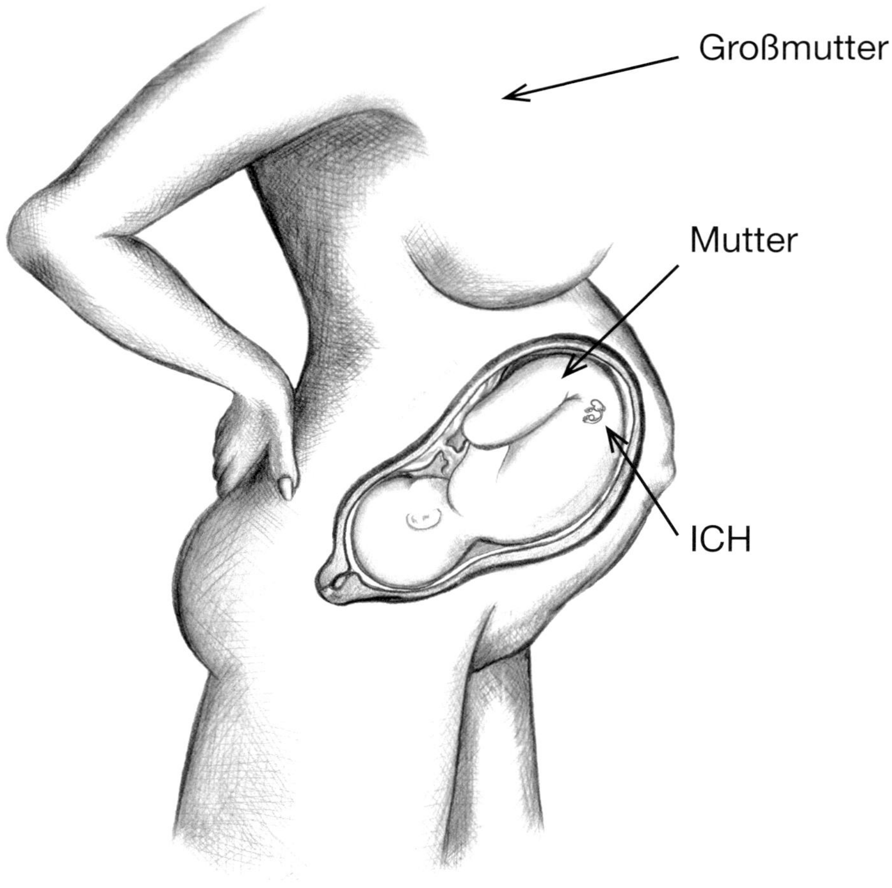

Unser aller Leben begann im Bauch unserer Großmutter mütterlicherseits – lange bevor unsere Mutter überhaupt geboren wurde. Wie ist das möglich? Weil unsere Mutter, so wie jeder weibliche Fötus, in der Gebärmutter bereits den gesamten Eizellvorrat ausgebildet hat. Aus einer dieser Eizellen gingen wir später selbst hervor!

DIE GRENZEN KLINISCHER ERFOLGSRATEN

Auch wenn die Fortschritte in der assistierten Reproduktionstechnologie (ART) sehr vielversprechend sind, sollte man die Erfolgsraten, die Kinderwunschkliniken angeben, immer mit einer gewissen Vorsicht betrachten, denn tatsächlich sind die Statistiken oft geschönt – und die Darstellung der Erfolge manchmal widersprüchlich und zum Teil irreführend.

Nahezu unmöglich ist es, die Erfolgsraten der einzelnen Kliniken miteinander zu vergleichen, denn es gibt zahlreiche Störgrößen, wie etwa die Ursache der Unfruchtbarkeit und zahlreiche Varianten innerhalb der Verfahren selbst. Überdies legen manche Ärzte niedrigere Altersgrenzen für Frauen fest, sodass sie im Gesamtergebnis erfolgreicher abschneiden als Ärzte, die auch ältere Frauen behandeln.

Informieren Sie sich möglichst ausführlich über Kliniken und ihre Verfahren und Erfolge. Achten Sie vor allem darauf, ob die Klinik eine Schwangerschaftsrate (ob es dabei zu einer Fehlgeburt kam oder nicht) als Erfolgsnachweis angibt; aussagekräftig und wesentlich für eine sinnvolle Analyse Ihrer persönlichen Möglichkeiten ist die »Baby-im-Arm-Rate«.

EIN WORT ZUR FRUCHTBARKEITSWAHRNEHMUNG UND DER MODERNEN REPRODUKTIONSMEDIZIN

Die sensationellen Fortschritte in der assistierten Reproduktionsmedizin (ART) sind heute in aller Munde. Vielen Paaren mit unerfülltem Kinderwunsch können diese Verfahren helfen. Auch wenn ich persönlich eine nicht technologische Option wie die Bewusste Fruchtbarkeitsmethode, wann immer möglich, als ideale Lösung von Fruchtbarkeitsproblemen bevorzuge, möchte ich an dieser Stelle noch einmal klarstellen, dass die FAM ihre natürlichen Grenzen hat. Wenn Sie innerhalb von vier bis sechs Zyklen, in denen Sie den Geschlechtsverkehr perfekt durch FAM abgestimmt haben, nicht schwanger werden konnten, sollten Sie über einen Besuch bei einem Fertilitätsmediziner nachdenken. Fest steht aber: Auch wenn Sie kein Kind allein auf natürlichem Weg empfangen können, wird Ihnen die FAM und die Auseinandersetzung mit Ihrem eigenen Fruchtbarkeitszyklus in jedem Fall helfen, das Problem einzukreisen und sich die Lösungsmöglichkeiten eigenverantwortlich zunutze zu machen, die die moderne Reproduktionsmedizin bieten kann.

KAPITEL 16

Der Umgang mit Fehlgeburten

Bei einer wiederholten Fehlgeburt werden Ihnen vermutlich die meisten Hightech-Verfahren, die im letzten Kapitel angesprochen wurden, nicht helfen. Denn hier geht es – anders als bei den übrigen Fruchtbarkeitsproblemen – nicht um Schwierigkeiten bei der Empfängnis, sondern darum, den Embryo lebensfähig zu erhalten, nachdem es zur Empfängnis gekommen ist. Bei Frauen, die auf die Vierzig zugehen, zählen Fehlgeburten zu den häufigsten Ursachen der Unfruchtbarkeit, wobei unerkannte Frühaborte, die wie eine besonders starke und verspätete Regelblutung erscheinen können, wahrscheinlich den größten Teil ausmachen.

Glücklicherweise sind die Fortschritte in der Medizin vielversprechend für Frauen, die Fehlgeburten hinter sich haben. Bevor Sie sich nach einer Behandlung umsehen, können Zyklustabellen Ihnen helfen, genau hinzusehen, was abgelaufen sein könnte. Durch die Bewusste Fruchtbarkeitsmethode lassen sich abnorm kurze Lutealphasen von weniger als zehn Tagen erkennen, die ein erfolgreiches Einnisten des Eis unwahrscheinlich machen. Zudem gibt die FAM Hinweise auf eine Fehlgeburt (abzulesen an mindestens 18 höheren Temperaturen, denen ein Absinken der Temperatur und eine Blutung folgen).

Frauen, die feststellen, dass sie schwanger geworden sind, aber den Embryo verlieren, sollten noch einmal während ein bis zwei Zyklen versuchen, schwanger zu werden. Wie lange Sie mit dem erneuten Versuch warten wollen, hängt unter anderem davon ab, wie früh in der Schwangerschaft es zur Fehlgeburt kam, wodurch sie letztlich verursacht wurde, welche Behandlungsoptionen Ihr Arzt in Ihrer Situation empfiehlt (dazu weiter unten mehr), und natürlich davon, ob und wann Sie emotional bereit zu einem neuen Versuch sind.

Wenn Sie zwei oder mehr Fehlgeburten hatten, rate ich Ihnen, sich an einen Fruchtbarkeitsspezialisten zu wenden. Am besten bringen Sie dem Arzt Ihre FAM-Tabellen mit. Dadurch haben Sie das Gefühl, die Situation zu beherrschen, und beschleunigen womöglich eine erfolgreiche Schwangerschaft.

Deborah und Burt wandten die FAM an. Die erste Schwangerschaft endete mit einer Fehlgeburt aufgrund eines Wind- oder Abortiveis (in diesem Fall entwickelt sich zwar eine Fruchthülle, aber kein Embryo). Da es keine Empfängnisprobleme gegeben hatte, beschloss das Paar bei einem erneuten Versuch, schwanger zu werden, keine Zyklustabellen mehr zu führen.

Deborah hatte nach der Fehlgeburt einen normalen Zyklus, aber der nachfolgende war extrem lang, was sie verunsicherte. Als es am Tag 54 zur Schmierblutung kam, wusste sie nicht, ob es sich um eine Mittelblutung handelte, um eine Einnistungsblutung oder um das Zeichen eines möglichen Aborts. Erst da ging ihr auf, wie frustrierend es war, dass sie keine Zykluskurve angelegt hatte, denn sie tappte völlig im Dunkeln. Sie führte einen Schwangerschaftstest durch, der negativ war. Natürlich konnte sie nicht sicher sein, dass das Testergebnis stimmte, denn es konnte so spät zum Eisprung gekommen sein, dass der Test ein »falsch-negatives« Ergebnis anzeigte, weil ihr Körper noch nicht Zeit genug hatte, so viel HCG zu produzieren, dass es vom Test hätte erfasst werden können.

Wie sich herausstellte, war Debora nicht schwanger. Entweder hatte sie in diesem Zyklus keinen Eisprung oder dieser war stark verzögert. Sie wollte, dass ich ihre Geschichte hier abdrucke, weil ihre Verwirrung nach ihrer Fehlgeburt sich hätte vermeiden lassen, wenn sie eine Zykluskurve angelegt hätte. Deborah und Burt lernten aus dieser Erfahrung, wie wertvoll Zyklusaufzeichnungen sind – auch wenn man anscheinend problemlos schwanger wird. Nach ein paar Monaten versuchten sie es erneut. Diesmal führten sie Tabellen und stellten bald mit Freude fest, dass sie ein Kind erwarteten, als Deborahs Temperatur länger als 18 Tage über der Schwellenlinie blieb.

SYMPTOME UND MEDIZINISCHE ANTWORTEN

Bevor wir über Ursachen und Behandlungsmöglichkeiten wiederholter Fehlgeburten sprechen, sollten Sie, über den Temperaturabfall nach Tag 18 hinaus, die Warnzeichen kennen, die auf eine Fehlgeburt hindeuten. Vaginale Blutungen sind das auffälligste Zeichen, aber nicht immer sind sie auch Warnzeichen einer Fehlgeburt. (Tatsächlich haben etwa 20 Prozent aller Frauen Blutungen während der ersten drei Schwangerschaftsmonate, aber bei weniger als der Hälfte kommt es zur Fehlgeburt.) Wenden Sie sich bei einer hellroten (= frischen) Blutung in der Schwangerschaft schnellstmöglich an einen Arzt, besonders wenn die Blutung von Krämpfen oder Bauchschmerzen begleitet wird. Auf der nächsten Seite finden Sie eine Liste möglicher Symptome.

WARNZEICHEN FÜR EINE MÖGLICHE FEHLGEBURT

- Temperaturen, die mindestens 18 Tage über der Schwellenlinie lagen und dann beständig absinken
- rote Blutung, gleichgültig wie intensiv
- Krämpfe
- Bauch- oder Beckenschmerzen
- plötzliches Verschwinden der Schwangerschaftszeichen
- Schwindelgefühl
- Kopfschmerzen
- Gelenkschwellung
- starke Übelkeit oder Erbrechen
- Fieber
- extreme oder plötzliche Müdigkeit
- Ohnmacht
- schwere oder akut auftretende Rückenschmerzen

Häufig wird der Arzt Sie per Ultraschall untersuchen, um zu einer verlässlichen Diagnose zu kommen und speziell um zu sehen, ob noch die Chance auf eine normal ausgetragene Schwangerschaft besteht. Oft sind zwar scheinbare Warnzeichen einer Fehlgeburt gar keine. Aber leider lässt sich in den meisten Fällen eine Fehlgeburt nicht aufhalten, wenn sie erst eingesetzt hat.

Wenn Sie eine Fehlgeburt hatten oder der Abort eingesetzt hat, ist meist kaum eine medizinische Behandlung nötig. Das gilt vor allem in den ersten drei Monaten und wenn der Arzt geprüft hat, dass Ihre Vitalfunktionen wie Blutdruck und Puls stabil sind und nichts auf eine Infektion hindeutet. In manchen Fällen werden jedoch Medikamente oral oder vaginal für einige Tage verordnet, um die Austreibung von restlichem Embryonalgewebe anzuregen.

In manchen Fällen empfehlen Ärzte auch einen chirurgischen Eingriff, die sogenannte Kürettage (Ausschabung), die üblicherweise ambulant und unter Vollnarkose durchgeführt wird. Dabei wird der Muttermund etwas gedehnt, um den Gebärmutterinhalt abzusaugen oder auszuschaben. Das Verfahren wird oft dann angewendet, wenn eine starke Blutung auftritt oder eine Infektion besteht. Wenn das bei Ihnen nicht der Fall ist, sollten Sie mit dem Arzt zunächst Ihre Optionen besprechen, bevor Sie einer Kürettage zustimmen. Das kann wichtig sein, weil manche Frauen rückblickend lieber den spontanen Fruchtabgang/den Verlust des Embryos bei sich zu Hause abgewartet hätten.

Überdies sollten Frauen, die eine Fehlgeburt erlitten haben, sich auf eine seelisch schwierige Zeit einstellen, die Wochen oder auch länger dauern kann; sie sollten nicht zögern, wenn nötig fachlichen Rat zu suchen. Aber die meisten Frauen können sich hoffentlich damit trösten, dass die überwiegende Zahl der Frauen, die eine oder sogar mehrere Fehlgeburten hinter sich haben, schließlich doch noch ein Kind austragen.

Noch einmal: Hatten Sie bereits zwei oder mehr Fehlgeburten, dann wenden Sie sich an einen Spezialisten, der Erfahrung mit der Behandlung wiederholter Fehlgeburten hat. Ihre FAM-Tabellen werden diesem Arzt, gleich welcher speziellen Fachrichtung, die Diagnose erleichtern. Und wenn Sie sich im Folgenden die Ursachen und Therapien bei Fehlgeburten durchlesen, können Sie möglicherweise Ihre Optionen, doch noch zu einer gesunden Schwangerschaft zu kommen, besser beurteilen.

HÄUFIGE URSACHEN UND MÖGLICHE VORBEUGUNGSMASSNAHMEN

Chromosomendefekte

Die Mehrzahl von Fehlgeburten wird durch Chromosomen- oder Gendefekte beim Embryo ausgelöst. Die meisten dieser Anomalien nehmen bei Frauen im Alter von Ende dreißig bis Ende vierzig zu. Durch Aneuploidie, eine Genommutation, verändern sich Zahl und Position der Chromosomen in der Eizelle. Die Folge ist ein Embryo, der nicht lebensfähig ist.

Wie im letzten Kapitel erwähnt, gibt es das Verfahren der Präimplantationsdiagnostik (PID), durch das Ärzte Embryonen auswählen, bei denen die Chance für eine erfolgreiche Schwangerschaft am höchsten erscheint. Die PID lässt sich nur in Verbindung mit einer In-vitro-Fertiliation (IVF) durchführen.

In Deutschland ist das Diagnostikverfahren nur dann erlaubt, wenn aufgrund der genetischen Disposition der Eltern eine hohe Wahrscheinlichkeit für eine schwerwiegende Erbkrankheit beim Kind oder für eine Tot- oder Fehlgeburt besteht. Zuvor ist Beratung Pflicht, eine Ethikkommission muss der PID zustimmen. Sie darf nur an Zentren mit Lizenz vorgenommen werden.

Allerdings muss man bedenken, dass sich heute durch PID-Verfahren auch noch nicht jede Chromosomenstörung ermitteln lässt. Ebenso besteht ein geringes Risiko, dass normale Embryos irrtümlich als geschädigt identifiziert werden. Aber diese Technik entwickelt sich weiter, und für viele Paare überwiegen die Vorteile eindeutig die Kosten und Risiken.

Nicht alle Fehlgeburten sind jedoch durch Chromosomendefekte bedingt. Wenn Sie unter 35 Jahre alt sind, könnte eine Fehlgeburt auch durch eines der folgenden Probleme verursacht werden.

Infektionen

Erstaunlich ist, dass Infektionen bei Fehlgeburten häufig nicht als Ursache in Betracht gezogen werden. Wenn Sie während der Schwangerschaft eine heftige Erkältung, Grippe oder Fieber bekommen, ist das in aller Regel keine Gefahr für das Ungeborene. Das kann jedoch bei Infektionen, beispielsweise durch Mykoplasmen, Toxoplasmen, Chlamydien oder Listerien, ganz anders aussehen.

Darüber hinaus können Infektionen aus anderen Quellen zur Ursache einer Fehlgeburt werden, so zum Beispiel durch eine Zervixcerclage (operativer Verschluss des Gebärmutterhalses zur Verhinderung von Frühgeburten), bei der ein zu schwacher Muttermund verschlossen wird, oder durch Prostaglandine, die sich bereits beim Geschlechtsverkehr im Sperma befinden. Wenn durch eine Zervix- oder Samenprobe eine Infektion nachgewiesen wird, können Ihnen oder Ihrem Partner Antibiotika verabreicht werden.

Auch bestimmte Vireninfektionen können Fehlgeburten auslösen, wie die berüchtigten Röteln, Herpes (sofern die Ansteckung in den ersten 20 Schwangerschaftswochen erfolgt), ebenso Mumps, Masern, Hepatitis A und B sowie der Parvovirus.

Endokrine (hormonelle) Probleme

Eines der häufigsten hormonellen Probleme, das zu frühen Aborten führen kann, ist das einer abnormen Lutealphase. Wie beschrieben, muss der Gelbkörper *(Corpus luteum)* normalerweise die zweite Phase eines Zyklus mindestens zehn Tage aufrechterhalten, damit sich eine befruchtete Eizelle einnisten und heranreifen kann. Darüber hinaus muss er so lange bestehen, bis die sich entwickelnde Plazenta die Funktion, den Embryo zu ernähren, übernehmen kann. Der Gelbkörper muss dazu bis zu etwa zehn Wochen nach der Empfängnis erhalten bleiben. Wenn es bei Ihnen also in den ersten Wochen der Schwangerschaft zu einer Fehlgeburt gekommen ist, wird für den Arzt Gelbkörpermangel eine der wahrscheinlichsten Ursachen sein.

Natürlich würden Sie selbst schon ein mögliches Problem vermuten, wenn Ihre Morgentemperatur auf eine Lutealphase von weniger als zehn Tagen hinweist. Wenn dem so ist, wird Ihr Arzt zur Absicherung wahrscheinlich einen Bluttest und eine Endometrium-Biopsie durchführen.

Falls sich bei Ihnen tatsächlich ein Problem der Progesteron-Produktion in der zweiten Zyklusphase ergibt, kann der Arzt Ihnen ein Progesteron verordnen, das ab dem Eisprung in jedem Zyklus eingenommen wird. (Aber denken Sie daran, dass ein Progesteron-Mangel am zuverlässigsten durch einen Test sieben Tage nach dem Eisprung oder durch einen Progesteron-Mischprobentest nachgewiesen wird; siehe Seite 219) Viele Ärzte verordnen auch ovulationsfördernde Wirkstoffe wie Clomifen in der ersten Zyklusphase. Damit soll es zu einem optimalen Eisprung und einem gesunden Progesteron-Spiegel nach dem Eisprung kommen.

Gebärmutteranomalien

Eine der häufigsten Ursachen von Fehlgeburten im zweiten Schwangerschaftstrimester wird als Zervixinsuffizienz oder auch Muttermundschwäche bezeichnet. Der Muttermund ist dabei zu weich und neigt dazu, sich schon zu weiten, bevor der Fötus voll ausgereift ist. Daneben gibt es Frauen mit angeborenen Anomalien der Gebärmutter; so kann sie etwa so geformt sein, dass sie dem Baby nicht ausreichend Platz zum Wachsen bietet, was bewirkt, dass der Muttermund sich öffnet.

Vermutet Ihr Arzt, dass wiederholte Fehlgeburten durch derartige Gebärmutterprobleme verursacht werden, kann dies durch ein Hysterogramm geklärt werden – im Prinzip eine Röntgenaufnahme mit Kontrastmittel, um die Gebärmutterform erkennen zu können. Zwei weitere Diagnoseverfahren zur Betrachtung der Gebärmutter sind die Laparoskopie, bei der eine dünne Röhre durch den oder nahe am Nabel eingeführt wird, und die Hysteroskopie, bei der ein ähnliches Instrument durch Scheide und Muttermund geführt wird. Beide Verfahren ermöglichen dem Arzt den Blick ins Innere der Gebärmutter.

Eine der am wenigsten invasiven Behandlungsformen, vor allem bei Muttermundschwäche, ist das Umschlingen des Muttermunds, um seine vorzeitige Öffnung und damit eine Fehlgeburt zu verhindern. Bei einer Verformung oder bei Verklebungen der Gebärmutter ist ein operativer Eingriff jedoch in der Regel die einzige erfolgreiche Behandlung.

Zu guter Letzt: Wenn Sie Myome in oder auf der Gebärmutter haben, sind Sie nicht allein: Myome kommen bei 40 Prozent aller Frauen um die vierzig vor. Normalerweise müssen sie nicht behandelt werden – es sei denn, sie wachsen extrem schnell oder führen zu heftigen Periodenblutungen oder starkem Beckendruck. In der Regel wird ein dazu raten, nichts zu tun, in der Hoffnung, dass die Myome keinen Einfluss auf eine Schwangerschaft haben, denn der Eingriff zur Entfernung steht oft nicht im Verhältnis zum Nutzen.

Antikörper und andere Risikofaktoren des Immunsystems

Eine der schwerwiegendsten Ursachen für wiederholte Fehlgeburten ist die Bildung mütterlicher Antikörper, die sich letztlich gegen den Fötus richten. Durch Bluttests, Gewebetypisierung oder Endometrium-Biopsie kann der Arzt feststellen, ob Sie solche Antikörper bilden. Nach der präzisen Diagnosestellung kann er für die gesamte Schwangerschaft niedrig dosierte Acetylsalicylsäure (ASS) gegen die Bildung von Blutgerinnseln oder entzündungshemmende Mittel gegen Autoimmunerkrankungen wie Rheuma oder Lupus verordnen. In den letzten Jahren wurde intensiv zu der Rolle geforscht, die Zellen mit der Bezeichnung »natürliche Killerzellen« (NK-Zellen) in Zusammenhang mit wiederholten Fehlgeburten spielen. Es ist bekannt, dass sie maßgeblich bestimmen, wie Fötus und Mutter auf biologischer Ebene interagieren. Behandlungsoptionen sind:

- Immunglobuline, die diese überschüssigen Killerzellen aufnehmen;
- Weist das Immunsystem einen erhöhten Anteil an NK-Zellen auf, gilt eine Therapie mit Intralipidinfusionen als Erfolg versprechend. Intralipid ist eine auf Sojabohnenöl basierende Emulsion, die ursprünglich zur intravenösen Ernährung entwickelt wurde.
- Bestimmte Steroide, die an NK-Zellen anbinden und sie daran hindern, die Bildung überschüssiger Blutgefäße zu fördern.

Medizinische Störungen

Und schließlich kommt es häufiger bei Frauen zu Fehlgeburten, die an Erkrankungen wie unbeherrschtem Diabetes, Schilddrüsenerkrankungen, Bluthochdruck oder Herzerkrankungen leiden. Wenn eine solche Krankheit bei Ihnen diagnostiziert wird, kann der Arzt Sie zur Behandlung zunächst zu einem Internisten überweisen, bevor Sie versuchen, schwanger zu werden.

EXPERTENRAT

Das Problem der Fehlgeburten zu lösen bleibt eine der großen Herausforderungen der Reproduktionsmedizin. Aber in der Behandlung ihrer wesentlichsten Ursachen weist die Medizin beständige Fortschritte auf. Wenn Sie also wiederholt mit Fehlgeburten fertigwerden müssen, empfehle ich Ihnen dringend, nach einem Spezialisten für die Behandlung von Fehlgeburten Ausschau zu halten. Das ist angesichts eines so komplexen Problemkreises Ihr wichtigster Schritt zu einer Lösung und hoffentlich zu Ihrem Wunschkind.

ARTEN DES SCHWANGERSCHAFTSVERLUSTS

Es ist zur Empfängnis gekommen — Es kam zu einer Empfängnis, die jedoch nicht zu einer Geburt führte

Falsch-positiv	Luteinisierter unruptierter Follikel (LUF)	Ektopische Schwangerschaft (Eileiterschwangerschaft)	Biochemische Schwangerschaft (Fruchtresorption)	Windei (Abortivei)	Molenschwangerschaft	Stiller Abort	Fehlgeburt	Geburt
Ein seltenes Vorkommnis; dabei zeigt der Schwangerschaftstest fälschlicherweise eine Schwangerschaft an.	Ein Follikel, der wächst und reift, jedoch keine Eizelle freisetzt.	Schwangerschaft, bei der sich die befruchtete Eizelle außerhalb der Gebärmutter festsetzt (meist in einem Eileiter) und dort anfängt zu wachsen.	Schwangerschaft in einem so frühen Stadium, dass sie nur durch einen Urin- oder Bluttest festgestellt werden kann, bevor sie in einer frühen Fehlgeburt (Frühabort) endet.	Befruchtete Eizelle, die sich in der Gebärmutter einnistet, sich jedoch nicht zu einem Embryo entwickelt.	Seltenes Vorkommnis, bei dem es zu einer Empfängnis kommt, wobei die Eizelle sich jedoch nicht zum Embryo entwickelt; es entwickelt sich stattdessen abnormes Gewebe.	Schwangerschaft, bei der zwar Plazenta- und Embryogewebe in der Gebärmutter vorhanden ist, sich jedoch kein Embryo entwickelt bzw. dieser stirbt.	Spontaner Verlust einer Schwangerschaft vor der 20. Woche.	gesundes Baby!

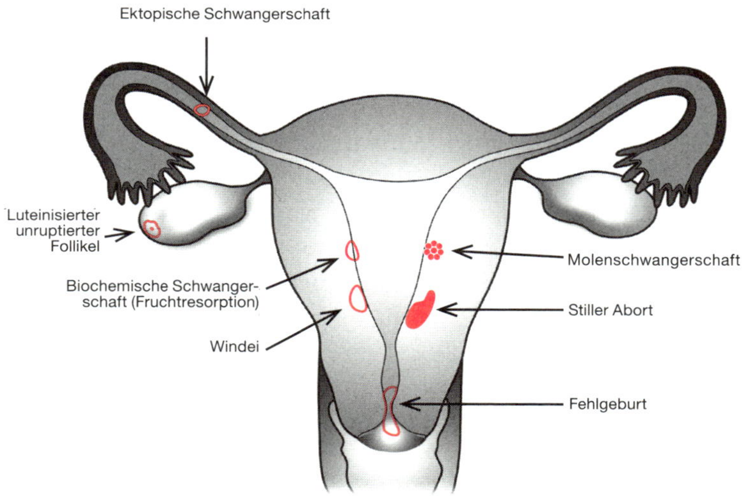

KAPITEL 17

Idiopathische Infertilität: Wenn keiner weiß, woran es liegt

Diagnosen wie die der idiopathischen Infertilität können bei Kinderwunsch niederschmetternd sein. Übersetzen ließe sich die idiopathische Infertilität auch mit: »Wir wissen nicht, woran es liegt.« Oft kann dies bedeuten, dass die diagnostischen Tests nicht umfassend genug durchgeführt wurden, um zugrunde liegende Ursachen feststellen zu können. Unfruchtbarkeit ist oft das Ergebnis ganz verschieden gelagerter Probleme, das heißt, eines davon ist bei Ihnen vielleicht behandelt worden, aber danach wurden Sie trotzdem nicht schwanger. Das ist mit ein Grund, weshalb die Ursachen für Kinderlosigkeit oft selbst den besten Fachärzten entgehen. Führende Experten haben einige Störungen ausgemacht, die sie für die vermeintliche Ursache bei den meisten ungeklärten Fällen halten.

Dieses Kapitel beschäftigt sich mit Störungen, die vielleicht bei Ihnen übersehen wurden, bzw. mit Abweichungen, die bei all den Tests, die Sie schon hinter sich haben mögen, nicht erkannt wurden. Die meisten haben wir in diesem Buch bereits angetippt. Sie sollen aber im Zusammenhang mit der ungeklärten Unfruchtbarkeit genauer betrachtet werden.

Wir werden im Folgenden fünf mögliche Ursachen einer idiopathischen Infertilität besprechen:

- vorzeitige Eierstockalterung (POA) und
  Primäre Ovarialinsuffizienz (POI)
- Störungen einer (scheinbar normalen) Ovulation (Eisprung)
- Endometriose
- Eileiterprobleme
- immunologische Unfruchtbarkeit

VORZEITIGE EIERSTOCKALTERUNG (POA)

Schon Frauen mit Anfang dreißig oder noch jünger erhalten manchmal die Auskunft, dass sie nicht mehr schwanger werden können, weil ihre FSH-Werte zu hoch sind. Der Spiegel an Follikelstimulierendem Hormon (FSH) schwankt bekanntermaßen von Zyklus zu Zyklus, wenn Frauen älter werden. Genau weiß man nur, dass Frauen nicht mehr fruchtbar sind, wenn sie die Menopause hinter sich haben. Diese wird definiert als Ausbleiben der Periode über ein ganzes Jahr. Bei einer Frau mit hohen FSH-Werten besteht also immer noch Hoffnung, solange sie menstruiert, selbst wenn das unregelmäßig geschieht.

Das vorzeitige Altern der Eierstöcke ist einer der am häufigsten übersehenen Befunde für Unfruchtbarkeit. Im Prinzip bedeutet dies, dass im Verhältnis zur normalen Zahl in einer bestimmten Altersstufe zu wenige Eizellen vorhanden sind. Wie in Kapitel 15 erklärt, werden die verbliebenen funktionstüchtigen Eizellen in den Eierstöcken als Eizellreserve bezeichnet. Diese Reserve sinkt mit steigendem Alter, aber es kommt auf den Grad der Abnahme bei *jüngeren* Frauen an, ob man hier von einer vorzeitigen Eierstockalterung (*Prematurely Aging Ovaries*; POA) spricht, von der etwa zehn Prozent der Frauen betroffen sind.

Eine vorzeitige Eierstockalterung möglichst früh zu erkennen ist entscheidend, denn wenn die Eizellreserve erst beginnt abzunehmen, sinken die Chancen auf eine Schwangerschaft drastisch. Schließlich ist oft sogar eine Empfängnis mit den Techniken assistierter Fortpflanzung unmöglich. Die Diagnose wird meist anhand altersbezogener Hormonspiegel gestellt.

Vorzeitige Eierstockalterung wird bei Frauen vermutet, wenn die FSH-Spiegel zu hoch oder der Wert für das Anti-Müller-Hormon (AMH) zu niedrig ist. Tatsächlich wird der AMH-Spiegel besonders bei jüngeren Frauen als aussagekräftiger für die Funktionsreserve angesehen.

Beispiel: Eine Frau von vierzig Jahren kann einen AMH-Spiegel haben, der für ihr Alter normal ist, bei einer 28-Jährigen würde er jedoch auf vorzeitige Eierstockalterung hinweisen. Bei einem Alter von über 42 Jahren verliert dieser Hormonwert leider seine Aussagekraft. Beruhigend zu wissen ist, dass Frauen nach einer genaueren Diagnose überraschend gut auf einen umfassenden Behandlungsansatz ansprechen, der in der Regel die drei folgenden Elemente umfasst:

- DHEA-Ergänzungsgabe (Seite 480)
- proaktive Eierstockstimulation
- Behandlung anderer Störungen, die mit der vorzeitigen Eierstockalterung einhergehen

Damit dieser Ansatz erfolgreich ist, müssen Aufbau und Dauer des DHEA-Ergänzungsprogramms und die Eierstockstimulation auf die Bedürfnisse jeder Frau abgestimmt werden. Wichtig ist vor allem eine genaue Diagnose, denn es gibt in diesem Zusammenhang eine Störung, die oft mit der vorzeitigen Eierstockalterung verwechselt wird. Wir wollen sie hier nur kurz ansprechen.

Primäre Ovarialinsuffizienz (POI)

Bei der Primären Overialinsuffizienz bzw. primärem Eierstockversagen kommt es ebenfalls zum Verlust der Eierstockfunktion bei unter 40-jährigen Frauen; es kann sogar schon Jugendliche betreffen. Im Gegensatz zur vorzeitigen Eierstockalterung (POA) wird die Diagnose einer POI jedoch meist gestellt, wenn die Werte des Follikelstimulierenden Hormons (FSH) bei zwei Messungen im Abstand von mindestens zwei Monaten über 40 Mikroeinheiten pro Milliliter (mE/ml) liegen. Eine POI ist jedoch selten eine unerkannte Ursache der Unfruchtbarkeit, da Frauen, die mit vierzig keine Periode mehr bekommen oder schon Wechseljahrsymptome haben, meist einen Arzt zur Abklärung aufsuchen.

Frauen mit POI erhalten oft eine Hormontherapie bis zum Alter von etwa fünfzig, denn das schwerwiegendste Symptom bei POI ist fehlendes Östrogen, was mit einem erhöhten Osteoporoserisiko und Herzkrankheiten einhergeht.

Anders als die vorzeitige Eierstockalterung kann sich die POI plötzlich entwickeln. Dabei kommt es zu unregelmäßigen Zyklen und typischen Wechseljahrzeichen wie Hitzewallungen und Scheidentrockenheit. Leider ist eine Schwangerschaft mit eigenen Eizellen bei Frauen mit POI nur selten möglich.

Vorzeitige Eierstockalterung (POA)	**Primäre Ovarialinsuffizienz (POI)**
Unter 40 Jahre	Unter 40 Jahre; kann sogar bei Jugendlichen auftreten
FSH hoch, aber unter 40 mE/ml	FSH über 40 mE/ml
Oft symptomlos	Unregelmäßiger oder völlig fehlender Zyklus; Hitzewallungen oder trockene Scheide
Ohne Behandlung höchste Fehlgeburtenrate aller Fruchtbarkeitsstörungen	Die Chancen, schwanger zu werden, sind gering.
Schwangerschaft möglich durch Ergänzungsgabe von DHEA vor der IVF.	Gute Chance, mit Spender-Eizellen (in Deutschland verboten) schwanger zu werden.

STÖRUNGEN BEI EINER (SCHEINBAR NORMALEN) OVULATION

Wie Sie inzwischen wissen, können Zyklusaufzeichnungen Ihnen helfen, das Wesentliche Ihres Zyklus zu erkennen, besonders also: ob Sie einen Eisprung haben, ob das Zervixsekret »fruchtbar« ist und ob Ihre Lutealphase nach dem Eisprung lang genug anhält. Wenn eine Frau jedoch nicht schwanger wird, obwohl die Zyklustabellen und diagnostischen Tests einen Eisprung anzeigen, sollte man an eine mögliche Ovulationsstörung denken.

Ein regelmäßiger Zyklus bedeutet in der Regel, dass die Ovulation normal verläuft, aber das muss nicht immer so sein. Bei bis zu 50 Prozent der Frauen, die bei scheinbar normalem Zyklus nicht schwanger werden, liegt eine Ovulationsstörung vor. Daher sind die klassischen Anhaltspunkte und Tests für eine Ovulation für diese Frauen nicht ausreichend. Wie Sie sich erinnern sind dies:

- zweiphasiger Verlauf der Morgentemperaturkurve
- positives Ergebnis mittels Ovulationstest-Set
- Progesteron-Spiegel in der Mitte der Lutealphase
- normales Ergebnis einer Endometrium-Biopsie

Für eine umfassendere Suche nach einer verdeckten Ovulationsstörung müssen Sie eventuell einen Radiologen aufsuchen, der sich mit der Diagnose von Problemen auskennt, die speziell die Funktionstüchtigkeit von Follikeln betreffen. Solche Probleme sind: nicht intakte Follikel und mangelnde Reifung sowie das Ausbleiben des »Springens« der Follikel. Eizellen, die nicht »springen«, nennt man luteinisierte unrupturierte Follikel (LUF). Sie können irritierend sein, weil die Zyklustabellen bei unrupturierten Follikeln so aussehen, als ob ein Eisprung stattgefunden hätte, auch wenn das nicht der Fall ist. Mehr zu diesem Thema finden Sie auf Seite 129.

Zusätzlich zu den verschiedenen Follikelproblemen können andere Störungen der Lutealphase bestehen. Eine Lutealphase von weniger als zehn Tagen wurde schon als weithin anerkannte Ursache für Unfruchtbarkeit angesprochen; sie lässt sich leicht in Ihrer Zykluskurve erkennen. Diese kann allerdings auch normal aussehen, obwohl Sie zu wenig Progesteron oder Östrogen während der gesamten post-ovulatorischen Phase oder auch an den entscheidenden Tagen produzieren. Auf jeden Fall helfen verschiedene Bluttests und tägliche Ultraschallaufnahmen während der Zeit des zu erwarteten Eisprungs, das Problem aufzudecken. Und wenn es genau identifiziert wurde, können Arzneimittel wie Clomifen es erfolgreich beheben.

ENDOMETRIOSE

Wie Sie in Kapitel 8 gelesen haben, ist Endometriose eine tückische Erkrankung: Zellen der Gebärmutterschleimhaut haften irgendwo an, wo sie nicht hingehören, meist außerhalb der Beckenhöhle. Besonders problematisch ist die Endometriose bei Frauen, die schwanger werden wollen – und das zum Teil auch, weil die Diagnose nicht immer einfach ist. Es treten zahlreiche Ungereimtheiten und Widersprüchlichkeiten auf. Zunächst einmal ist die Intensität der Schmerzen, die Sie vielleicht empfinden, völlig unabhängig vom Ausmaß der Erkrankung. So können mikroskopisch kleine Endometriose-Herde bereits sehr heftige Menstruationskrämpfe auslösen. Im anderen Fall kann Ihr gesamtes Becken mit Endometriose-Einsprengseln bedeckt sein, ohne dass Sie etwas spüren. Verwirrend ist auch, dass manche Frauen bei kleinsten Endometriose-Herden vergeblich versuchen, schwanger zu werden, während das Becken anderer Frauen, die Kinder bekommen, von Endometriose-Herden übersät ist. Hinzu kommt die Tatsache, dass Operationen, die zur Bekämpfung der Schmerzen und der Unfruchtbarkeit durchgeführt werden, oft weitere Vernarbungen nach sich ziehen, die die Erkrankung später verschlimmern.

Bei Unfruchtbarkeit gehört die Endometriose zu den ersten möglichen Ursachen, die abgeklärt werden sollten – auch wenn Sie frei von Symptomen sind. Selbst wenn bereits eine Laparoskopie durchgeführt wurde, muss man in Betracht ziehen, dass die teils winzigen Endometriose-Herde leicht übersehen werden können, wenn der Arzt, der die Laparoskopie durchführt, nicht so versiert darin ist, die vielen Erscheinungsformen dieser Erkrankung zu erkennen, oder in der Kontakt-Laparoskopie nicht bestens geschult ist (Seite 135).

Auswirkungen der Endometriose auf die Fruchtbarkeit

Bereits eine leichte Endometriose kann die Fruchtbarkeit beeinträchtigen. Am häufigsten kommt es dabei zu Eileiterverklebungen. Schon die geringste Vernarbung dieser zarten Gebilde kann verhindern, dass sie die Eizelle auffangen. Überdies werden häufig toxische Substanzen freigesetzt, die entweder das Einnisten des befruchteten Eis verhindern oder das Fehlgeburtrisiko erhöhen. Am schwerwiegendsten wirkt sich vermutlich aber auf die Fruchtbarkeit aus, wenn die Eierstockreserve und -funktion durch Anhaften von Endometriumzellen an den Eierstöcken beeinträchtigt sind. Paradoxerweise riskieren Frauen bei einer OP zur Entfernung von Endometriose-Herden an den Eierstöcken eine weitere Verringerung der Eierstockreserve sowie eine vorzeitige Eierstockalterung.

Die entscheidende Frage: Wie lässt sich Unfruchtbarkeit bei Frauen mit Endometriose behandeln?

Ginge es bei der Therapie der Endometriose allein um das Thema Schmerzlinderung, wären Hormone hilfreich, die den Zyklus – wenn auch mit möglichen Nebenwirkungen – beeinflussen. Aber damit würde man lediglich Symptome bekämpfen und das Wiederauftreten der Beschwerden verzögern. Die zugrunde liegende Erkrankung wird dadurch jedoch nicht geheilt. Für Frauen mit Kinderwunsch wäre dies außerdem keine gangbare Lösung. Doch es gibt noch andere Möglichkeiten:

Fruchtbarkeitsfördernde Medikamente mit und ohne IUI (Intrauterine Insemination)

Wirkt sich die Erkrankung auf den Zyklus aus, kommen verschiedene Medikamente wie zum Beispiel Clomifen infrage. Dies allein kann als Maßnahme bereits ausreichen, um eine Schwangerschaft herbeizuführen. Davon abgesehen, ist das Alter der Frau ausschlaggebend dafür, wie zügig man eine weitere Option in Angriff nehmen sollte.

Wenn Sie innerhalb einiger Monate der rein medikamentösen Behandlung nicht schwanger geworden sind, wird Ihr Arzt vielleicht dazu raten, es mit demselben Medikament in Verbindung mit einer IUI (Intrauterine Insemination) zu versuchen. Einer der Gründe ist, dass unter Clomifen das Zervixsekret austrocknet, sodass die Spermien nicht zur Eizelle schwimmen können. Eine IUI würde dieses Problem umgehen, und die Spermien hätten eine bessere Chance.

OP und IVF (In-vitro-Fertilisation)

Einige Fruchtbarkeitsspezialisten sind der Meinung, dass man bei einer Endometriose »schnell, aber zurückhaltend« handeln sollte. Mit anderen Worten: Wurde Endometriose diagnostiziert, müssen Sie bedenken, dass sie sich mit der Zeit eher verschlimmert. Daher kann es besser sein, sie energisch anzugehen. Gleichzeitig muss man jedoch bei jedem chirurgischen Eingriff, der mit massiver Narbenbildung speziell an den Eierstöcken einhergeht, vorsichtig sein.

Bei manchen Frauen wird sowohl eine medikamentöse als auch eine chirurgische Behandlung nötig sein. Bei Kinderwunsch sollten Sie allerdings versuchen, innerhalb von sechs Monaten nach Abschluss der Behandlung schwanger zu werden, denn die Endometriose kann schnell wieder genauso ausgeprägt sein wie zuvor. Aber auch wenn Sie auf keine der oben genannten Therapien ansprechen, haben Sie immer noch eine Chance, mithilfe der In-vitro-Fertilisation schwanger werden.

Eine Sache des Abwägens

Noch einmal: Ist ein Chirurg erfahren in der Entfernung von Endometriose-Herden, kann eine Operation Ihre beste Option sein. Viele Ärzte propagieren allerdings, dass man eine OP umgehen und gleich zur IVF übergehen sollte, wenn die Eierstöcke selbst von Endometriose befallen sind, denn dadurch ließe sich weitere Narbenbildung vermeiden. Natürlich kann die Endometriose selbst das IVF-Verfahren beeinträchtigen, sodass für einen Erfolg mehrere Versuche nötig sind, als dies im Durchschnitt der Fall ist. Wie Sie sehen, gibt es bei diesem Befund weder eine Ideallösung noch ein risikofreies Vorgehen.

EILEITERPROBLEME

Wenn Sie dieses Kapitel lesen, wurde bei Ihnen vielleicht schon per Hysterosalpingografie (HSG) abgeklärt, ob Ihre Eileiter durchgängig sind. Auch wenn das Ergebnis positiv ausgefallen ist, blieb bei Ihnen vielleicht dennoch das Problem »idiopathische Infertilität« bestehen. Es gibt noch eine weitere Untersuchung, die schwer zu entdeckende Eileiter-Störungen eventuell ermitteln kann.

Bevor wir diese besprechen, möchte ich kurz rekapitulieren, was eine HSG ist. Bei diesem Verfahren wird die Gebärmutter mit Kontrastmittel gefüllt, das schließlich in die Eileiter übertritt und alle Anomalien, wie etwa Myome oder Verklebungen, sichtbar macht. Fließt das Kontrastmittel durch die Eileiter, werden die meisten Ärzte den Test als erfolgreich ansehen, und für die meisten Frauen ist er das auch. Wenn Sie aber immer noch nicht schwanger werden, nachdem eine HSG durchgeführt wurde, sollten Sie mit Ihrem Arzt besprechen, ob der nachstehende Test zur weiteren Abklärung sinnvoll wäre.

Messungen durch Eileiterperfusion und das komplexere Bild

Tritt bei der Hysterosalpingografie (HSG) Kontrastmittel aus der Gebärmutter und fließt durch die Eileiter, heißt das lediglich, dass sie durchgängig sind. Wichtig zu wissen ist aber auch, ob sie tatsächlich normal funktionieren, denn offene Eileiter können ebenfalls Störungen haben, die es unmöglich machen, die Eizelle aufzufangen und nach innen zu leiten. Zur Abklärung genau dieser Frage gibt es Verfahren zur Messung des Eileiter-Perfusionsdrucks (TPP).

Sind Ihre TPP-Ergebnisse abnorm hoch, kann dies darauf hindeuten, dass die Eileiter zwar offen, jedoch zu starr oder anderweitig beeinträchtigt sind. So kann beispielsweise der Fimbrienbesatz der Eileiter die freigesetzte Eizelle nicht einfangen und in die Eileiteröffnung leiten. Eine Empfängnis ist dadurch nicht möglich (siehe Abbildung im Farbbildteil, Seite 4). Als vielversprechendste Option bei Kinderwunsch bleibt hier eine In-vitro-Fertilisation (IVF).

Es gibt viele Ursachen für blockierte oder dysfunktionale Eileiter, beispielsweise eine Becken- oder auch eine Blinddarmentzündung; am häufigsten aber wird die Fimbrienfunktion durch eine Endometriose beeinträchtigt. Ungeachtet dessen, sollten entsprechende Tests eben nicht nur ermitteln, ob Ihre Eileiter durchgängig sind, sondern auch, ob sie tatsächlich funktionstüchtig sind.

IMMUNOLOGISCHE INFERTILITÄT

Ungeklärte Unfruchtbarkeit kann auch immunologische Ursachen haben wie etwa eine Autoimmunerkrankung (AI). Solche Befunde beeinträchtigen nicht nur die Empfängnis, sondern machen es auch schwerer, eine gesunde Schwangerschaft aufrechtzuerhalten, wenn es zu einer Empfängnis gekommen ist.

Autoimmunkrankheiten sind gravierende chronische Erkrankungen, die zwar beide Geschlechter betreffen können, häufiger jedoch bei Frauen, und zwar meist im gebärfähigen Alter, auftreten. In aller Regel funktioniert der Schutz zahlreicher Organe durch das Immunsystem. Gelegentlich aber entgleist das System und greift genau diese Organe an. Es gibt über 80 chronische Autoimmunkrankheiten, die Nerven, Muskeln oder Bindegewebe sowie das endokrine System und den Verdauungstrakt schädigen können.

Häufigere Formen von AI sind Multiple Sklerose, Colitis ulcerosa, Psoriasis, rheumatoide Arthritis sowie Lupus-Erkrankungen. Diese Leiden sind komplex und in vielen Bereichen rätselhaft. Klar scheint aber, dass Hormone eine Rolle spielen. Es besteht zwar eine starke Vererbungskomponente, allerdings ergibt ihre Häufung in Familien keinesfalls ein eindeutiges Bild. So kann eine Großmutter zum Beispiel an Colitis ulcerosa leiden, ihre Tochter an rheumatoider Arthritis und ihre Enkelin an Psoriasis.

Die Schwierigkeit bei der Diagnose dieser Krankheitsbilder liegt zum Teil darin, dass die frühen Symptome und Laborergebnisse oftmals nicht eindeutig sind, auch wenn eine AI-Erkrankung prinzipiell anhand offenkundiger Symptome, einer körperliche Untersuchung sowie Labortests festgestellt wird. Zudem kann Unfruchtbarkeit selbst einer der ersten Anhaltspunkte für das Frühstadium einer solchen Erkrankung sein.

Die Tatsache, dass die Ursachen für diese chronischen Leiden heute (noch) nicht völlig bekannt sind, erschwert ihre Behandlung. Dies gilt ganz besonders im Hinblick auf Fruchtbarkeitsprobleme und Fehlgeburten.

Wenn eine Autoimmunkrankheit bei Ihnen festgestellt wurde, ist es für Sie grundlegend wichtig, einen Arzt zu finden, der Erfahrung mit der intensiven medizinischen Behandlung hat. Vielleicht können Sie ja Mut aus der Tatsache schöpfen, dass die meisten Patientinnen mit Autoimmunerkrankungen trotzdem schwanger werden und einem gesunden Baby das Leben schenken.

Klarheit schaffen!

Dieses Kapitel habe ich in der Hoffnung geschrieben, dass Ihnen dieses Basiswissen Sicherheit und Zuversicht gibt. Als ersten Schritt sollten Sie sich nach verschiedenen Untersuchungsverfahren erkundigen, die dazu beitragen, die Ursachen für Ihre Unfruchtbarkeit aufzudecken. Wenn nötig, holen Sie dazu eine zweite oder sogar eine dritte Meinung von Ärzten ein, die für unterschiedliche Ansätze offen sind.

Ich bin der festen Überzeugung, dass bei einer ungeklärten Unfruchtbarkeit eine gründlichere Untersuchung und das Abklären verschiedener Ursachen die Chancen deutlich erhöhen, die zugrunde liegende Störung zu finden, die entsprechende Behandlung einzuleiten und schließlich Ihren Kinderwunsch – vielleicht sogar ohne ein invasives und teures In-vitro-Verfahren – zu erfüllen.

TEIL 6

VORTEILE DER ZYKLUSAUFZEICHNUNG JENSEITS VON FRUCHTBARKEITS-FRAGEN

KAPITEL 18

Was Sie für Ihre gynäkologische Gesundheit tun können

Haben Sie schon einmal darüber nachgedacht, dass die intimsten Angaben über Ihren Körper in Arztpraxen abgelegt sind? Warum sollten Sie auf solche Daten nicht selbst zugreifen und sie nutzen? Frauen, die Zyklustabellen führen, haben den Überblick über alle Facetten ihrer Gesundheitsversorgung – von den Vorsorgeergebnissen bis zu den Symptomen, die Anlass geben, medizinischen Rat einzuholen. Bei den meisten Frauen geht es um Befunde, die medizinisch als normal gelten, ihnen aber besorgniserregend oder problematisch erscheinen, weil sie zu wenig über den gesunden weiblichen Körper wissen. Überdies gibt es Frauenkrankheiten, die sich durch die Aufzeichnungen leichter feststellen lassen, wie:

- Scheideninfektionen
- Blutungen außerhalb der Regel
- Prämenstruelles Syndrom (PMS)
- Knoten in der Brust
- Endometriose
- PCOS

Weil das Thema überaus wichtig ist, möchte ich wiederholen, warum Ihre Aufzeichnungen so wertvoll für *Ihre* gynäkologische Gesundheit sind. Ein Punkt, den ich am Anfang des Buchs bereits herausgestellt habe, ist, dass Frauen ihren Körper durch das Führen von Zyklustabellen unmittelbar kennenlernen. So ist sich eine Frau durch die tägliche Beobachtung ihres Körpers bewusst, was für sie selbst normal ist. Treten Unregelmäßigkeiten und Symptome auf, kann der Arzt mithilfe der Aufzeichnungen leichter die richtige Diagnose stellen. Im Folgenden widmen wir uns der Frage, wie Sie die FAM-Tabellen einsetzen können, um normale und nicht normale Befunde voneinander zu unterscheiden.

DER UNTERSCHIED ZWISCHEN GESUNDEM ZERVIXSEKRET UND AUSFLUSS BEI SCHEIDENINFEKTIONEN

Gesundes Zervixsekret

Der Vorteil, die verschiedenen Phasen des eigenen Zervixsekrets zu kennen, besteht unter Gesundheitsaspekten ganz offensichtlich darin, dass Sie feststellen können, ob und wann es zu einer Scheideninfektion gekommen ist.

Marsha ist eine amerikanische FAM-Kursleiterin in Israel. Während ihres Studiums der Gesundheitswissenschaften führte sie Zyklustabellen und hatte einen Arztbesuch mit einem Pap-Abstrich für die Zyklusmitte geplant, denn bei leicht geöffneter Zervix würde der Abstrich weniger unangenehm sein.

Natürlich war zu diesem Zeitpunkt Ihres Zyklus auch reichlich »fruchtbares« Zervixsekret vorhanden. Als der Arzt bei der Untersuchung das Spekulum zurückzog, runzelte er die Stirn und meinte: »Sie haben eine Infektion!« »Wie bitte?«, fragte Marsha ungläubig nach. »Mir geht's bestens, und ich habe überhaupt keine Symptome.« Der Arzt zeigte ihr den Abstrich-Spatel mit Zervixsekret mit den Worten: »Schauen Sie sich doch mal diesen Ausfluss an.« Marsha erwiderte: »Ja ich weiß, ich habe meine fruchtbaren Tage, das ist nur mein ›fruchtbares‹ Sekret.« Die Schwester stand hinter dem Arzt und nickte Marsha zustimmend zu. Der aber erwiderte knapp: »Nun, das können wir nicht genau wissen. Ich werde den Abstrich auf Geschlechtskrankheiten wie Gonorrhö, Syphilis und Chlamydien untersuchen lassen.« Dann verschrieb er Marsha eine Wochenkur Antibiotika zur Überbrückung, bis die Ergebnisse aus dem Labor vorlägen.

Marsha nahm die Antibiotika nicht ein – und auch die Testergebnisse aus dem Labor ergaben keine Infektion. Marsha seufzte: »Ich war mir absolut sicher, dass das Zervixsekret für mich normal ist.« Aber was machen in so einem Falll die Frauen, die die FAM nicht kennen und wenig über die natürlichen Vorgänge in ihrem Körper Bescheid wissen?

Die Werbung für Vaginalspülungen und Intimsprays verstärkt die Verwechslung von gesundem Zervixsekret mit tatsächlichen Scheideninfektionen. Wen wundert es, dass Frauen sich oft »schmutzig« fühlen und »Ausfluss« durch Spülungen und Sprays bekämpfen? Millionen von Euro werden im Jahr für derartige Hygieneartikel ausgegeben. Dabei sind Spülungen und Sprays unnötig und potenziell sogar infektionsfördernd.

Natürlich kann man sich eine Scheideninfektion zuziehen. Eine beginnende Infektion wird Ihnen aber rasch auffallen, wenn Sie die unterschiedlichen Phasen Ihres eigenen Zervixsekrets während des Zyklus kennen. Entsprechend schnell kann man sie behandeln. Einer der Gründe, weshalb es wie bei Marsha im Fallbeispiel oft zu Fehldiagnosen kommt, liegt darin, dass das, was in einer bestimmten Zyklusphase ein »Symptom« sein kann, in einer anderen Phase nichts weiter als ein Fruchtbarkeitszeichen ist. Ein flüssiges Sekret in der Mitte des Zyklus ist zum Beispiel völlig normal, kann aber in einer späteren Phase Zeichen einer Infektion sein. (Eine Ausnahme wird auf Seite 374 besprochen.)

Symptome einer Scheideninfektion

Wenn Sie die verschiedenen Phasen Ihres Zervixsekrets kennen, können Sie tatsächliche Infektionen erkennen, denn diese sind nahezu immer durch eine Reihe unangenehmer Begleiterscheinungen gekennzeichnet. Scheideninfektionen umfassen ein breites Spektrum. Dazu gehören zum Beispiel sexuell übertragene Infektionen durch Chlamydien und Herpesviren, verschiedene Formen der Vaginitis – und natürlich Pilzinfektionen.

Anfälliger für Scheideninfektionen können Frauen sein, bei denen eine Zervixeversion besteht. Bei dieser gutartigen Störung verlagern sich Zellen, die den Gebärmutterhals auskleiden, aus diesem nach unten. Da diese Zellen zarter sind, kommt es leichter zur Infektion. Von einer Zervixeversion sind oft junge Mädchen, Frauen, die die Pille nehmen, und Schwangere betroffen.

Es würde den Rahmen dieses Buchs sprengen, die einzelnen Anzeichen und Therapien für all diese Störungen zu beschreiben. Die folgenden Symptome aber zeigen deutliche Abweichungen von einer gesunden Zervixsekretion und sollten umgehend von einem Arzt abgeklärt werden:

- Jucken, Stechen Schwellung, Rötung
- unangenehmer Geruch
- Blasen, Warzen, Geschwüre
- abnormer Ausfluss (siehe unten)

Bei einigen Frauen kommt es zu zähem oder gelbem Ausfluss, der dickflüssig ist und abreißt wie alter Kitt. Das kann normal sein, aber ebenso auf eine Entzündung der Zervix (Zervizitis) hindeuten.

Ein klarer oder weißlicher Ausfluss kann Zeichen einer Zervixerosion sein, bei der sich die Epithelzellen des Muttermunds zu schuppigen Zellen verändern. Sie sollten beide Formen unbedingt von Ihrem Arzt untersuchen lassen, um Erkrankungen auszuschließen.

Infektionen vermeiden

Um Scheideninfektionen zu vermeiden, sollten Sie einige grundsätzliche Vorkehrungen treffen. Neben den offensichtlichen Folgen von Scheidenspülungen sollte Ihnen auch bekannt sein, dass Kleidung, die feucht oder zu eng ist, ein ungesundes Scheidenmilieu begünstigen kann. Wenn Sie auf Gesundheit Wert legen, dann meiden Sie zum Beispiel eng anliegende Leggings. Stellen Sie auf jeden Fall sicher, dass Ihre Unterwäsche, mindestens jedoch der Zwickel, aus Baumwolle ist und dass Dessous Ihren Körper atmen lassen.

NORMALE ZERVIXZYSTEN ODER ABNORME ZERVIXPOLYPEN?

Zervixzysten (*Ovula nabothi*)

Diese Zysten sind relativ häufig. Es sind kleine Erhebungen auf der Zervixoberfläche, die durch verstopfte Drüsenausgänge entstehen können. Frauen, die nie von ihnen gehört haben, geraten oft in Panik, wenn sie sie das erste Mal bemerken, weil sie nicht wissen, dass sie an sich völlig harmlos sind. Oft wird man auf sie aufmerksam, wenn man die Zervix untersucht oder ein Diaphragma bzw. eine Portiokappe einführt.

Die Zysten verschwinden meist von selbst. Wenn nicht, sollten Sie sie beim nächsten Vorsorgetermin mituntersuchen lassen, um andere Erkrankungen auszuschließen. Tragen Sie die Zyste in Ihrer Zyklustabelle unter der Rubrik »Verschiedenes« ein, wie im Beispiel auf Seite 390, damit Sie sie im Blick behalten.

Abnorme Zervixpolypen

Polypen sind kleine, tränenförmige Gebilde, die aus der Schleimhaut des Gebärmutterhalses (Zervixkanals) herauswachsen. Anders als Zervixzysten, die recht hart sind, fühlen sich Polypen eher schwammig an. Sie werden zwar als Anomalien betrachtet, sind aber fast immer gutartig. Sie würden sie vielleicht gar nicht bemerken, wenn es nicht zu einem ihrer Symptome kommt: ungewöhnliche Blutungen. Das hängt mit ihrer exponierten Position in der Scheide zusammen, wo sie angestoßen werden können, speziell beim Geschlechtsverkehr. Sie bereiten üblicherweise keine Schmerzen, können aber durch Reizung der Schleimhautdrüsen eine gesteigerte Produktion an Zervixsekret verursachen. Wenn Sie Polypen vermuten, sollten Sie sich an einen Arzt wenden.

NORMALE ZYKLUSBEDINGTE SCHMERZEN ODER UNNORMALE SCHMERZEN?

Normale zyklusbedingte Schmerzen

Ja, die Bauchschmerzen der Frauen können manchmal sehr verwirrend sein. Manche, die während des Zyklus auftreten, sind völlig normal, beispielsweise der *Mittelschmerz*. Bei ihm geht man von einer Reihe von Ursachen aus:

- Anschwellen der Follikel in den Eierstöcken
- die Passage der Eizelle durch die Wand des Eierstocks
- Kontraktion der Eileiter
- eine geringe Menge Blut, die beim Eisprung austritt und die Beckenwand reizt.

All das ist normal und stellt sogar ein sekundäres Fruchtbarkeitszeichen dar. Wenn Sie einen *Mittelschmerz* spüren, können Sie ziemlich sicher sein, dass der Eisprung bevorsteht oder gerade stattfindet.

Auch zyklusbedingte Kopfschmerzen treten auf – am ehesten in der postovulatorischen, also der Lutealphase. Ohne Zyklusaufzeichnungen merkt eine Frau vielleicht gar nicht, dass sie zyklusbedingt sind und kein anderes Problem dahintersteckt. Wenn sie anhand ihrer Zykluskurve entdeckt, dass die Kopfschmerzen nur zu ganz bestimmten Zeiten ihres Zyklus auftreten, kann sie mit mehr Zuversicht davon ausgehen, dass sie hormonell bedingt sind.

Wie auch immer: Sie können all diese Symptome in Ihren FAM-Aufzeichnungen dokumentieren, wie Maddie das in der Tabelle unten getan hat.

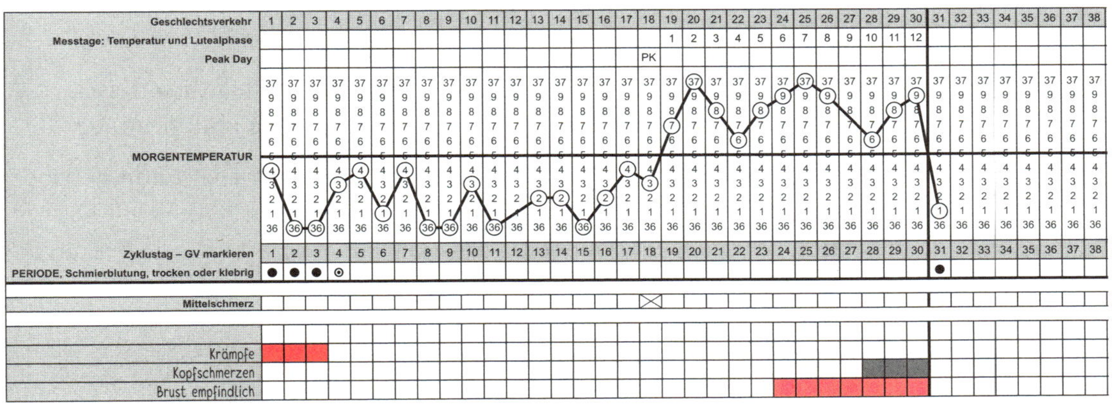

Maddies FAM-Tabelle. Unterschiedliche Schmerzen während des Zyklus. Farben können verwendet werden, um Zyklusschmerzen oder andere Symptome festzuhalten. Wie Sie sehen, hat Maddie die Symptome, die sie nachverfolgen möchte, in Spalte 1 eingetragen. (Ein weiteres Beispiel finden Sie auf Seite 8 des Farbbildteils.)

Schmerzen, die nicht normal sind

Wenn Sie Beckenschmerzen spüren, die heftig sind oder sich zu Zykluszeiten entwickeln, in denen dies ungewöhnlich ist (also kein Mittelschmerz oder Menstruationsschmerz), ist das ein Symptom, das bei verschiedenen Störungen auftreten kann. Falls die Möglichkeit besteht, dass Sie schwanger sind und einen scharfen, stechenden Beckenschmerz empfinden, sollten Sie sofort einen Arzt aufsuchen, da dies ein Zeichen für eine **ektopische Schwangerschaft** (Eileiterschwangerschaft) sein könnte. Eine solche Schwangerschaft ist lebensbedrohlich, wenn es zum Durchbruch und damit zur inneren Blutung kommt. Sie bedeutet, dass sich eine befruchtete Eizelle außerhalb der Gebärmutter einnistet, meist in einem Eileiter. Außer zu den oben genannten Schmerzen kann es zu folgenden Symptomen kommen:

- ausbleibende Periode
- ungewöhnliche Vaginalblutung
- positiver Schwangerschaftstest
- Ohnmachtsanfall
- Schulterschmerzen, möglicherweise aufgrund innerer Blutungen

Ein anderer Schmerztyp mit möglicherweise ernsten Auswirkungen ist mit der **entzündlichen Beckenerkrankung** verbunden, das heißt einer Infektion und Entzündung der oberen Fortpflanzungsorgane. Dies ist die häufigste Ursache für Unfruchtbarkeit aufgrund weitreichender Narbenbildung insbesondere der Eileiter. Es kommt vor, dass Frauen symptomfrei sind. Meist tauchen bei einer Entzündung jedoch folgende Beschwerden auf:

- Unterleibsschmerzen
- Ausfluss
- Schmerzen beim Verkehr
- Fieber
- Schmerzen beim Wasserlassen
- unregelmäßige Blutungen

Die schwerwiegendste Schmerzquelle ist möglicherweise **Endometriose**. Wie Sie sich sicher erinnern (wenn Sie Kapitel 17 gelesen haben), handelt es sich dabei um Zellen der Gebärmutterschleimhaut *(Endometrium)*, die außerhalb der Gebärmutter wachsen; oft heften sich die Zellen dabei in anderen Zonen des inneren Fortpflanzungsapparats an. Es kann zu Verklebungen und Narbenbildung kommen, die möglicherweise die Fruchtbarkeit beeinträchtigen oder zu Unfruchtbarkeit führen. Ein typisches Symptom sind Beckenschmerzen vor und während der Periode und während des Geschlechtsverkehrs (eine Liste anderer Symptome findet sich auf Seite 133).

Symptome eines Ovarialkarzinoms (Eierstockkrebs)

Eierstockkrebs zählt zu den gefürchtetsten Krebsformen bei Frauen, denn bis ein Tumor diagnostiziert wird, hat er häufig schon gestreut. Es gibt einige Symptome, die auf diese schwerwiegende Erkrankung hinweisen. Sind Frauen im Einklang mit ihrem Körper und führen sie Zyklusaufzeichnungen, kann dies ein großer Vorteil sein, den Krebs frühzeitig zu erkennen.

Wenn Sie Symptome wie die nachstehenden während mindestens drei Wochen, speziell während der ersten drei Wochen eines Zyklus bemerken, sollten Sie einen Arzt aufsuchen:

- Bauchschmerzen
- aufgetriebener Bauch
- häufiges Wasserlassen
- Völlegefühl auch nach leichten Mahlzeiten
- veränderte Darmtätigkeit
- Appetitlosigkeit
- irreguläre Blutung
- Bluten beim Geschlechtsverkehr
- Schmerzen im Bein (durch Druck des Eierstocks auf die Nerven)

Vaginismus, Vulvodynie, Vestibulitis

Gelegentliche Scheidenschmerzen oder ab und an ein Stechen sind normal. Vielleicht haben Sie bei nur geringer Blutung einen Tampon entfernt und dadurch wurde die Scheide etwas aufgeschürft. Oder Sie haben eine Scheideninfektion oder hatten während weniger Stunden mehrmals Sex (dann ist ein Brennen beim ersten Wasserlassen danach kein Wunder).

Wenn Sie aber permanent Schmerzen haben, ein Stechen verspüren oder Geschlechtsverkehr immer mit Beschwerden verbunden ist, sollten Sie unbedingt Ihren Arzt aufsuchen. Es könnte sein, dass Sie an Vaginismus, Vulvodynie oder Vestibulitis leiden. Bevor ich die drei »Vs« erläutere, sollten Sie wissen, dass Ihre Beschwerden häufig sind. Haben Sie keine Scheu: Besprechen Sie sie mit Ihrem Arzt! Sie können sicher sein, dass Gynäkologen tagtäglich damit konfrontiert sind.

Vaginismus (Scheidenkrampf)

Dies bezeichnet in erster Linie Scheidenprobleme beim Sex wie Brennen oder Schmerzen, unangenehme Scheidenengstellung und Penetrationsprobleme, die sogar jeden Geschlechtsverkehr unmöglich machen. Bei einem Scheidenkrampf kommt es zur unwillkürlichen Anspannung des Beckenbodens (speziell der Schambein-Steißbein-Muskeln). Frauen sind sich oft nicht bewusst, dass dies der Grund für Penetrationsprobleme oder Schmerzen ist.

Vulvodynie (Schmerzen im Intimbereich)

Dies ist leider ein häufiges Leiden, bei dem es zu chronischen Schmerzen um die Scheidenöffnung herum kommt, für die es keine erkennbare Ursache gibt. Schmerzen, Brennen oder Reizung können so unangenehm werden, dass Sex oder sogar längeres Sitzen nahezu unerträglich werden.

Vestibulitis (Schmerzen im Scheideneingang)

Sie ähnelt hinsichtlich der Beschwerden und Schmerzen im Vaginalbereich der Vulvodynie, manifestiert sich jedoch oft in heftigen Schmerzen an der Scheidenöffnung. Der Bezirk ist empfindlich und umfasst die Harnröhre und die Bartholin-Drüsen, die ein Sekret als natürliches Gleitmittel absondern.

Ohne ärztliche Behandlung können alle drei Störungen chronisch werden. Es gibt keine einzelne Therapieform, die bei allen Frauen wirkt, aber es gibt ein breites Spektrum an Behandlungsmöglichkeiten: von der lokalen Anwendung von Gel und Cremes angefangen, bis hin zur physiotherapeutischen Therapie und zu Kortisonspritzen. Noch mal: Wenden Sie sich bei diesen Symptomen an einen Gynäkologen!

Ein Beckenschmerz, der meist weniger heftig ist, lässt sich auch auf **Eierstockzysten** zurückführen. Wie in Kapitel 8 beschrieben, spürt man dabei zumeist ein anhaltendes Ziehen aufgrund der Geschwulst oder einen scharfen, meist einseitigen Schmerz, wenn die Zyste aufgeht. Die Schmerzen, die eine solche Zyste verursacht, lassen sich möglicherweise nur mit einer Progesteron-Injektion vertreiben. Die sogenannten Luteinzysten bilden sich meist von selbst zurück, doch ist es in jedem Fall besser, an Tag 5 des folgenden Zyklus zu kontrollieren, ob sie sich tatsächlich aufgelöst haben.

WAS UNTERSCHEIDET HARMLOSE BRUSTZYSTEN VON KREBSKNOTEN?

Harmlose Brustzysten

Zyklusaufzeichnungen können helfen, zwischen normalen zyklischen Brustveränderungen und anomalen Brustknoten zu unterscheiden. Brüste von Frauen mit fibrozystischen Veränderungen können recht knotig verhärtet sein, besonders in der post-ovulatorischen Phase. Wenn Sie wissen, wann diese Phase begonnen hat, lässt sich feststellen, ob es sich um normale zyklische Veränderungen der Brust handelt oder nicht. Der Arzt kann dementsprechend Maßnahmen treffen, um diese Beschwerden zu lindern.

Viel Unterstützung für den Gebrauch einer Progesteron-Creme in der Lutealphase kommt von Verfechtern der Naturheilverfahren. Wenn der/die Brustverhärtungen jedoch während des ganzen Zyklus bestehen bleiben, kann die Entwicklung mithilfe Ihrer Zyklusaufzeichnungen nachverfolgt werden.

Zyklustag	1	2	3	4	5	6	7	8	9	10	11	12	13	14	15	16	17	18	19	20	21	22	23	24	25	26	27	28	29	30	31	32	33	34	35	36	37	38
Bemerkungen							BSU																															

Mollys FAM-Tabelle. Aufzeichnung der Brust-Selbstuntersuchung (BSU). Molly nimmt die BSU an Tag 7 in jedem Zyklus vor, trägt sie in die Tabelle ein und markiert sie mit einem Kreis.

Tägliche Zyklusaufzeichnungen sind auch eine effektive Erinnerung an die monatliche Brust-Selbstuntersuchung (BSU), die Sie an Zyklustag 7 durchführen sollten. (Siehe BSU-Symbol in der Zeile »Bemerkungen« der FAM-Tabelle links unten.) Tag 7 gilt als der hormonell günstigste Zeitpunkt im Zyklus, denn Ihre Brüste neigen dann am wenigsten zu einer Progesteron-bedingten Knotenbildung und Schmerzempfindlichkeit. Markieren Sie den BSU-Eintrag nach Abschluss der Selbstuntersuchung, wie in der Tabelle links unten.

Wie Ihre Selbstuntersuchung sollte übrigens auch eine Mammografie in der prä-ovulatorischen Phase stattfinden, wenn Ihre Brüste nicht empfindlich oder eventuell fibrozystisch sind.

Krebsknoten

Brustkrebs – schon das Wort ist für die meisten Frauen angsteinflößend. Eines sollten Sie aber wissen: Jeder neu aufgetretene Knoten in der Brust ist abklärungsbedürftig! Bei Brustkrebs gilt: »Früherkennung rettet Leben!« Die Tatsache, ob Brustkrebs heilbar ist, hängt unmittelbar damit zusammen, ihn möglichst frühzeitig zu erkennen.

Sie selbst können die Früherkennung beeinflussen, wenn Sie ein möglichst gesundes Leben führen, regelmäßig zur gynäkologischen Vorsorgeuntersuchung gehen, einmal monatlich Ihre Brüste selbst untersuchen und bei verdächtigen Symptomen unverzüglich den Arzt konsultieren.

Die folgenden Warnzeichen für abnorme Verhärtungen in der Brust sollten Sie kennen. Dabei ist es wichtig, darauf zu achten, ob die Symptome bestehen bleiben oder ob sie mit Beginn eines neuen Zyklus wieder verschwinden. Alle Veränderungen, die bestehen bleiben, sollten untersucht werden:

- Brustknoten oder Verdickungen (besonders auf die harten, nicht beweglichen Knoten ist zu achten; sie sind meistens schmerzlos)
- Knoten in der Achselhöhle oder über dem Schlüsselbein
- Schwellung unter dem Arm
- Grübchen- oder Dellenbildung in einem Brustbereich
- anhaltende Hautreizungen, Schuppung, Rötung oder auch Schmerzempfindlichkeit einer Brust
- plötzliche Veränderung der Brustwarzenposition (z. B. auch Einstülpung der Brustwarze)
- blutiger Brustwarzenausfluss

BRUST-SELBSTUNTERSUCHUNG AN TAG 7 JEDES ZYKLUS

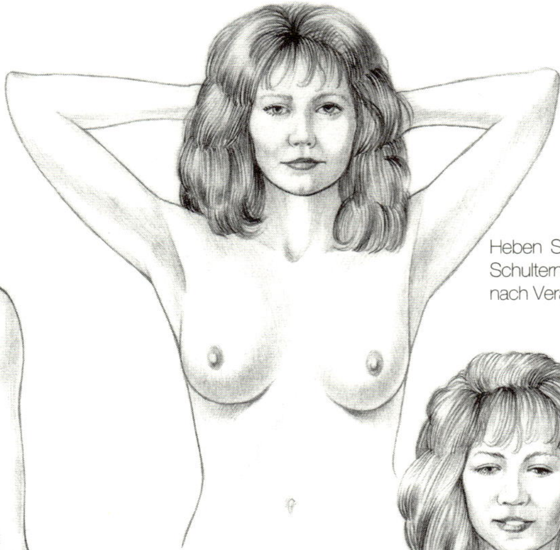

Heben Sie die Arme über die Schultern und schauen Sie nun nach Veränderungen.

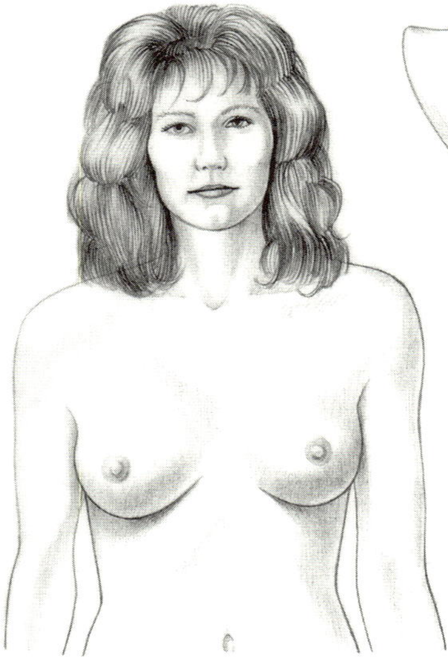

Stellen Sie sich vor einen Spiegel, um zu kontrollieren, ob die Brüste Hauteindellungen zeigen, die Brustwarzen verändert sind oder eine Rötung oder Schwellung zu sehen ist.

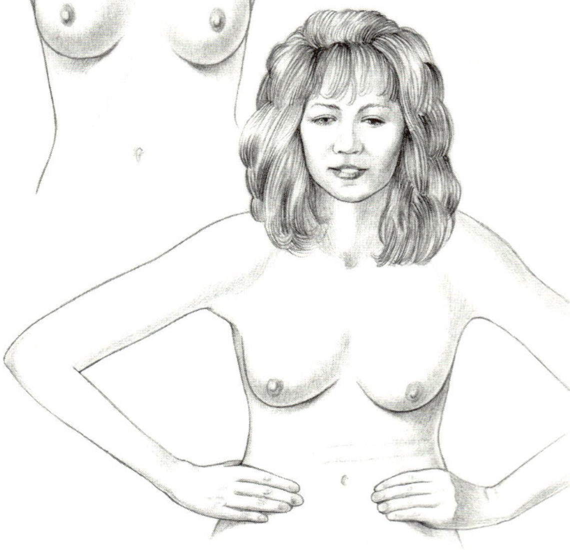

Stemmen Sie die Arme in die Seiten, und beugen Sie sich leicht nach vorne.

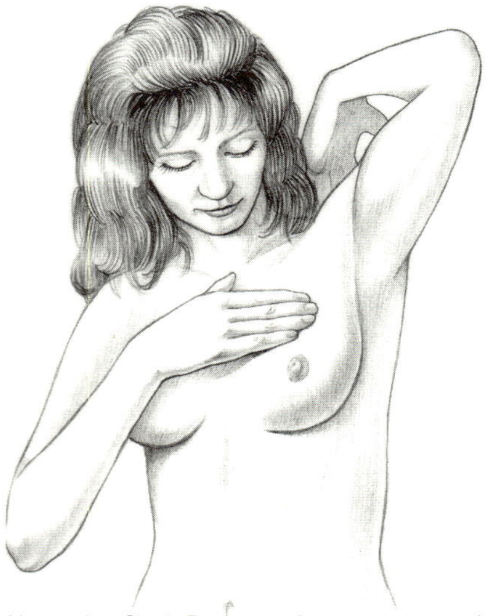

Untersuchen Sie die Brüste beim Duschen; eingeseifte Hände gleiten leichter über die Brüste.

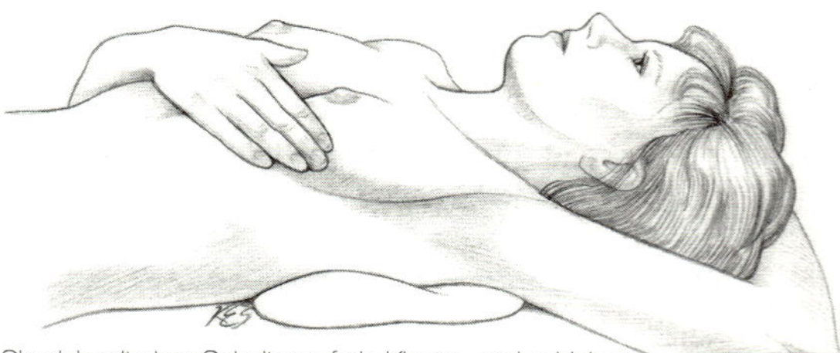

Legen Sie sich mit einer Schulter auf ein Kissen, und schieben Sie einen Arm unter den Kopf. Tasten Sie nun mit den Fingerkuppen der freien Hand nach Knötchen oder Verdickungen.

BESTE ZEITPLANUNG FÜR UNTERSUCHUNGEN, ANPASSUNG MECHANISCHER VERHÜTUNGSMITTEL, IMPFUNGEN UND OPERATIONEN

Zyklusaufzeichnungen können Sie auch nutzen, um die günstigste Zeit für Untersuchungen, das Anpassen von Verhütungsmitteln, Impfungen und Operationen zu ermitteln. Der beste Termin für einen *Pap-Test* bei einer Vorsorgeuntersuchung ist beispielsweise um die Mitte des Zyklus, wenn die Zervix natürlicherweise leicht erweitert ist. Insbesondere beim *Anpassen eines Diaphragmas oder einer Portiokappe* kann der falsche Zeitpunkt entscheidend sein! Da sich die Zervix zur Zeit des Eisprungs eindeutig verändert (siehe »Fruchtbarkeitszeichen«, Kapitel 6), ist es sinnvoll den Empfängnisschutz dann anzupassen, wenn ein Versagen der Schutzmethode am wahrscheinlichsten wäre. Denken Sie daran: An den fruchtbaren Tagen ist die Zervix weich, sitzt hoch und ist leicht geöffnet; das ist logischerweise die beste Zeit für eine Anpassung.

Wie die Brust-Selbstuntersuchung sollte auch die *Vorsorge-Mammografie* etwa an Zyklustag 7 vorgenommen werden, und zwar aus demselben Grund: Das Brustgewebe ist in der Zeit vor dem Eisprung weniger fest. Und wenn Ihre Brüste schon zwischen zwei Platten gequetscht werden müssen, sollte das zu einer Zeit passieren, in der es so wenig Beschwerden wie möglich verursacht.

Die beste Zeit für eine *Rötelimpfung* ist die direkt nach einer Monatsblutung, weil dann ausgeschlossen werden kann, dass eine Schwangerschaft vorliegt. Dies ist bei Rötelimpfstoff ganz entscheidend, denn das Rötelvirus kann für einen Embryo/Fötus verheerend sein.

Einige Studien scheinen zu belegen, dass eine *Brustkrebs-Operation* nach dem Eisprung die Chancen auf längeres Überleben ohne Rückfall erhöht. Eine Erklärung für den Unterschied im Verlauf ist, dass das Östrogen der ersten Zyklusphase das Wachstum der Krebszellen stimulieren könnte. Bedenken Sie jedoch, dass es für diese Ergebnisse keine allgemeine Übereinstimmung gibt.

Manche Experten gehen davon aus, dass die Rezidivrate bei *Endometriose* gesenkt werden kann, wenn die laparoskopische Entfernung von Endometriose-Herden vor dem Eisprung vorgenommen wird.

Weitere Forschungen werden vielleicht die Vermutung bestätigen, dass die Chancen für ein positives Ergebnis steigen, wenn ein OP-Termin auf eine bestimmte Zyklusphase abgestimmt wird. Daher sollten Sie vor einer Operation Rücksprache mit Ihren Arzt halten. Bei einem kleinen chirurgischen Eingriff mag das nicht so wichtig sein. Hängt aber Ihr Überleben davon ab, würde ich raten, sich kritischen Auges mit den neuesten Studien auseinanderzusetzen.

Jährliche Vorsorgeuntersuchung

Arzt

Dr. Maria Freundlich

Cholesterin	186	Quotient	3,4	HDL	55	LDL	131	Datum:	20.09.2014
Triglyzeride	140							Zyklustag	15
Großes Blutbild	43%							Größe	1,69 m
Erythrozyten	4,9	Leukozyten	6,700					Gewicht	63,5 kg
Urinstatus	o. B.	Pap-Test	o. B.					Blutdruck	118/70
Chlamydientest (optional)	o. B.	HPV (humane Papillomviren) optional	⊕!					Impfungen	
Andere Tests									Tetanus

	Status	Bemerkungen
Brustuntersuchung 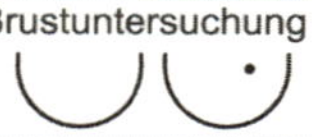	sehr kleiner Knoten	Dr. F. stimmte zu, dass der Knoten, den ich bei meiner Selbst-untersuchung ertastet habe, vermutlich nichts Ernstes ist; sie setzte aber einen Mammographie-Termin an, um das sicher auszuschließen.
Mammografie 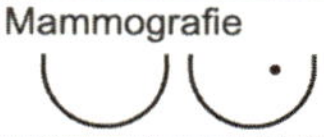	o. B.	Die Mammographie bestätigte, dass es sich bei dem Knoten nur um einen Milchgang handelt. Werde ihn beobachten um sicherzustellen, dass er von alleine zurückgeht.
Zervix	o. B.	Sie zeigte mir einen ca. 10 cm langen Faden aus klarem Zervixsekret und fügte hinzu, dass der Muttermund offen sei.
Gebärmutter	Zyste	Sie fand eine winzige Eierstockzyste links und meinte, die werde sich von alleine zurückbilden.
Eierstöcke	o. B.	
Herz	o. B.	
Lunge	o. B.	
Muttermal auf dem Rücken		Sie war nicht besorgt, da die Farbe einheitlich und die Ränder glatt seien. Sie überwies mich jedoch zur Abklärung an eine Hautärztin.

Verordnungen –

Empfehlungen: Empfahl mir, viele Calcium-haltige Nahrung für den Knochenaufbau zu mir zu nehmen, um späterer Osteoporose vorzubeugen.

Überweisungen: Frau Dr. Sicher, Dermatologin

Bemerkungen: Frau Dr. F. riet mir, besonders auf regelmäßige Pap-/HPV-Tests zu achten, da HP-Viren bei mir diagnostiziert wurden.

ZWEIHÄNDIGE TASTUNTERSUCHUNG UND PAP-ABSTRICH

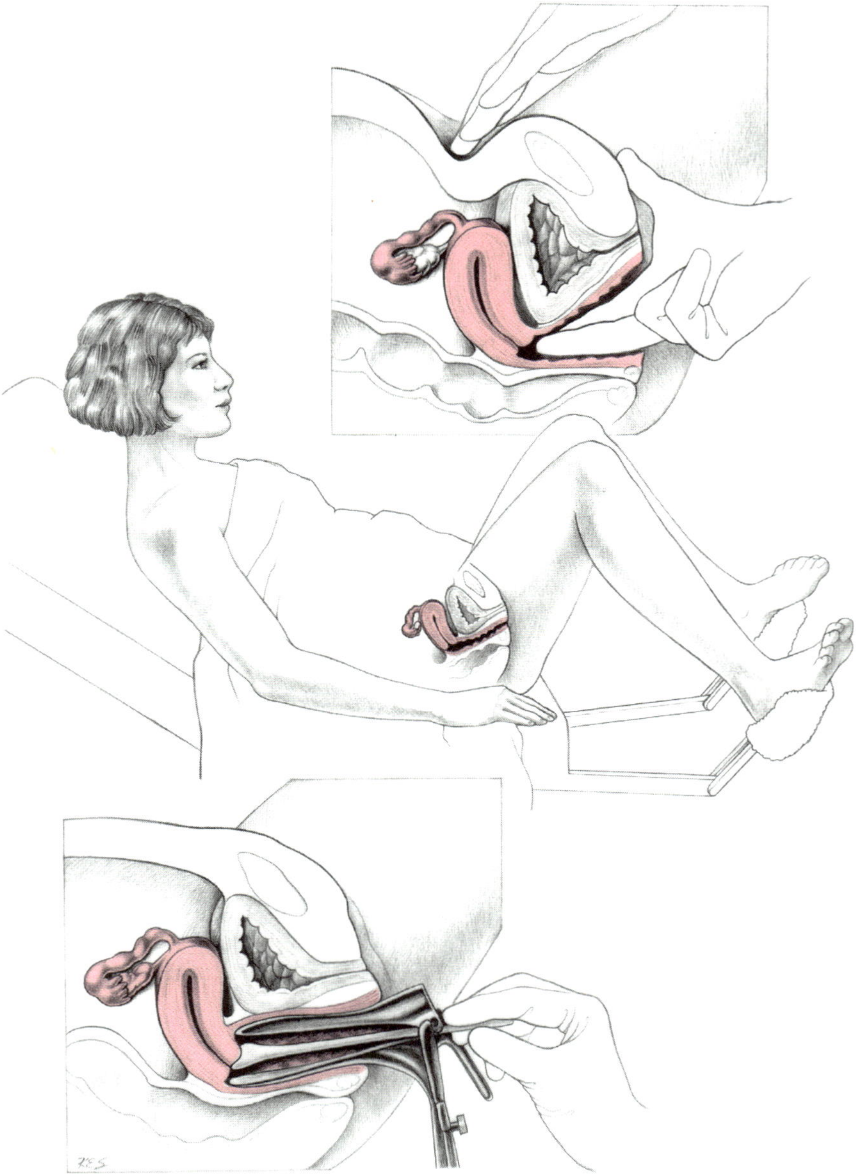

Eine Tastuntersuchung des Beckens bei einer gynäkologischen Vorsorgeuntersuchung wird normalerweise zweihändig durchgeführt und umfasst auch einen Pap-Abstrich. Zur Untersuchung führt der Arzt einen Finger in die Scheide ein, um die Gebärmutter von innen zu stabilisieren, während er sanft den Unterleib herunterdrückt, um Gebärmutter und Eierstöcke von außen abzutasten. Ein Pap-Abstrich wird vorgenommen, um die Zervix auf präkanzeröse Zellen (Vorstufen von Krebszellen) zu untersuchen.

GESUND UND INFORMIERT BLEIBEN

Dieses Kapitel sollte Ihnen Hilfestellung dabei leisten, zwischen Beobachtungen und Symptomen zu unterscheiden, die normal und zyklusbedingt sind, und solchen, die ärztlich abgeklärt werden sollten.

Genaue Zyklusaufzeichnungen können auch Ihrem Arzt helfen festzustellen, ob weitere Untersuchungen nötig sind, um die Ursache für Schmerzen oder Beschwerden zu diagnostizieren. Sie sollten jedoch Ihren Körper so weit kennen, dass Sie in der Lage sind, normale Zyklusschmerzen von abnormen zu unterscheiden, denn diese weisen mit höherer Wahrscheinlichkeit auf ein gesundheitliches Problem hin. (Seite 8 des Farbbildteils; hier sehen Sie, wie Sie in Ihrer FAM-Tabelle verschiedene Farben zur Nachverfolgung von Symptomen einsetzen können.)

Die Mustertabelle auf Seite 533 können Sie als Datenblatt für Ihre Vorsorgeuntersuchungen benutzen. Sie werden sehen, wie praktisch und hilfreich es ist, Gewicht, Blutdruck und Ihre allgemeine gynäkologische Gesundheit inklusive der eigenen Brustuntersuchung (BSU), Mammografie, Pap-Test sowie mögliche Beschwerden/Symptome auf einen Blick nachverfolgen zu können.

WANN IST EINE BLUTUNG NORMAL UND WANN NICHT?

Wenn Sie mir bis hierher gefolgt sind, wissen Sie schon, dass dem Thema Blutungen ein eigenes Kapitel gewidmet ist.

KAPITEL 19

Irreguläre Blutungen

Irgendwann in ihrem Leben hat wahrscheinlich jede Frau einmal eine irreguläre Blutung, das heißt eine Blutung, die sich von ihrer normalen Monatsblutung, die sich im Zyklus etwa zwei Wochen nach dem Eisprung einstellt, unterscheidet.

Die Monatsblutung: zurück zum Basiswissen!

Um eine irreguläre Blutung von einer nomalen unterscheiden zu können, müssen Sie zuerst einmal wissen, was eine normale Blutung eigentlich ist. Der weibliche Zyklus dauert 21 bis 35 Tage, die Periode durchschnittlich drei bis fünf Tage (wobei Blutungen zwischen zwei und sieben Tagen als normal gelten).

Eine Periode verläuft in der Regel nach einem der beiden Muster:

leicht → stark → mäßig stark → leicht → sehr leicht
oder
stark → stark → mäßig stark → mäßig stark → leicht

Überdies ist eine reguläre Periode oft mit leichten körperlichen Beschwerden verbunden wie prämenstrueller Empfindlichkeit der Brüste, leichten Krämpfen im Unterbauch oder Kreuzschmerzen.

NORMALE BLUTUNGEN

Wie Sie wissen, kann es außerhalb der Monatsblutung zu Zwischenblutungen kommen. Dabei ist die normale Zwischenblutung oft bräunlich, da das Blut mehr Sauerstoff ausgesetzt ist, wenn es aus dem Körper tröpfelt. Frauen denken häufig, dass jede Blutung eine Periode ist. Die echte Menstruation aber tritt zwölf bis 16 Tage nach Freigabe einer Eizelle ein, jede andere Blutung ist entweder eine normale Zwischenblutung, eine anovulatorische Blutung – oder aber Symptom eines gesundheitlichen Problems.

Zwischenblutung bei Eisprung

Einfach gesagt, haben einige Frauen um die Zeit des Eisprungs für ein oder zwei Tage eine leichte Blutung. Diese Zwischenblutung ist nicht nur normal, sondern sogar ein indirektes Fruchtbarkeitszeichen, das Frauen hilft zu bestimmen, an welchem Punkt des Zyklus sie sich befinden. Grund ist der plötzliche Östrogen-Abfall vor dem Eisprung. Eine Zwischenblutung kommt bei langen Zyklen tendenziell häufiger vor.

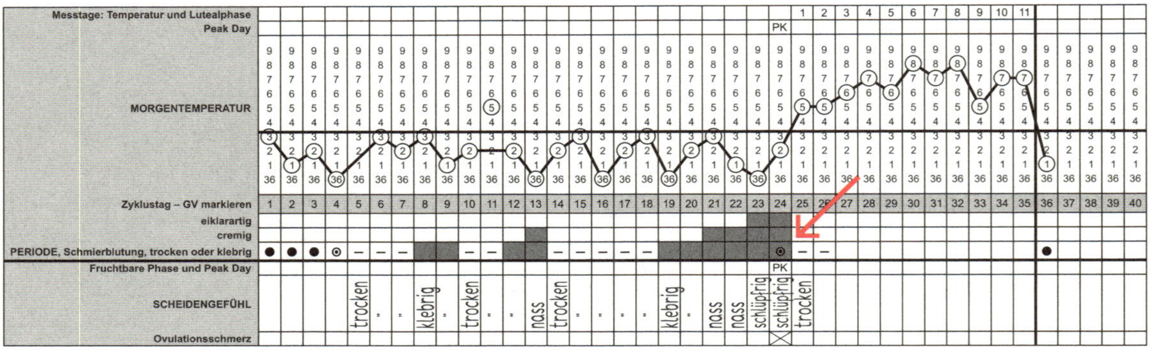

Gretchens FAM-Tabelle. Zwischenblutung bei Eisprung. Eine Schmierblutung um die Zeit des Eisprungs ist völlig normal. Bei Gretchen kam es an Tag 24 dazu (der Eisprung fand laut Temperaturanstieg an Tag 25 statt). Lägen einige Tage zwischen Eisprung und Blutung, würde dies auf eine unnormale Blutung hinweisen).

Eine Fruchtbarkeitsberaterin hat mir erzählt, dass sie ein Diaphragma benutzte, bevor sie eine natürliche Verhütungsmethode kennenlernte. Ab und zu sah sie darin etwas Blut und wässriges Sekret. Sie fand das merkwürdig und fragte sich, ob ihr Partner ihre Zervix beim Geschlechtsverkehr verletzt haben könnte. Erst Jahre später wurde ihr klar, dass sich in dem Diaphragma lediglich Blut aus der Zwischenblutung gesammelt hatte.

Anovulatorische Blutung und Schmierblutung

Gelegentlich kommt es nicht zum Eisprung, weil zum Beispiel der Östrogen-Spiegel nicht erreicht wird, der für eine Freisetzung der Eizelle nötig ist. In diesem Fall reicht der Östrogen-Abfall aus, um eine geringe Absonderung von Endometriumzellen auszulösen. Es kann auch sein, dass Östrogen weiterhin den Aufbau des Endometriums stimuliert – und zwar so weit, dass dieses nicht mehr ausreichend von den Blutgefäßen versorgt werden kann und in einer Durchbruchblutung abgestoßen wird. Bei Frauen über vierzig ist eine verminderte Empfindlichkeit gegenüber Follikelstimulierendem Hormon (FSH) und Luteinisierendem Hormon (LH) oft Grund für eine anovulatorische Blutung. Es findet dann häufig kein Eisprung statt, und damit fehlt auch die Produktion von Progesteron. Ohne Progesteron aber, das das Endometrium erhält, geht die Zellschicht unter: Es kommt zur Blutung oder Schmierblutung. In diesen Fällen handelt es sich nicht eigentlich um eine Menstruationsblutung. Feststellen lässt sich ein Eisprung, wenn Sie Ihre Morgentemperaturen aufzeichnen, da sich bei einem ovulatorischen Zyklus meist ein klassisches Muster ergibt: niedrige Temperaturen vor dem Eisprung und höhere danach.

Einnistungsblutung

Eine Frau, die schwanger werden will und ab etwa einer Woche nach dem Temperaturanstieg eher eine Schmierblutung als eine normale Monatsblutung hat, sollte einen Schwangerschaftstest machen, da es sich bei der Blutung um eine Einnistungsblutung handeln könnte. Dazu kann es kommen, wenn sich die befruchtete Eizelle in die Schleimhaut einpflanzt.

Schmierblutungen in der Stillzeit

Bei Frauen, die gerade entbunden haben, kann es nach dem Wochenfluss (Wundheilungsblutung) etwa sechs Wochen nach der Geburt zu einer Schmierblutung kommen. Das liegt meist am Abfall der Hormone, die während der Schwangerschaft in hoher Konzentration im Körper zirkulieren. Während der Stillzeit können Hormonspiegel überdies entsprechend den unterschiedlichen Bedürfnissen des Babys schwanken. Dieses vorübergehende Hormonungleichgewicht kann zu einer Reihe anovulatorischer Blutungen führen.

Schmierblutungen nach ärztlichen Interventionen

Nach gynäkologischen Verfahren wie Pap-Abstrich, Zervixbiopsie, Kryochirurgie, Kauterisieren, Laserchirurgie, Beckenuntersuchungen und dem Einsetzen von Intrauterinpessaren kommt es oft zu einer Schmierblutung.

Hormontherapie (HRT)

Speziell in den ersten Monaten einer HRT sind leichte Blutungen normal. Es wäre trotzdem gut, sich mit Ihrem Arzt zu besprechen, um eine ungeeignete Dosierung oder mögliche Probleme von Anfang an auszuschließen.

Dunkelbraune oder schwärzliche Schmierblutung

Diese Art Blutung kann in den Tagen vor der Periode auftreten oder wenn diese abklingt. Das Blut fließt so langsam, dass es bis zum Austritt aus dem Körper Sauerstoff ausgesetzt wird, was zu der dunklen Färbung führt. Problematisch kann solch eine Blutung sein, wenn das Blut länger als zwei Tage austritt.

Gerinnung während der Menstruation

In gewisser Weise ist die Bildung von Blutgerinnseln das Gegenteil von dunklen Schmierblutungen. Der Körper setzt normalerweise Gerinnungshemmer frei, damit das Menstruationsblut nicht verklumpt. Wenn jedoch die Periode stark ist und das Blut schnell fließt, kann die Zeit für die gerinnungshemmende Wirkung zu kurz sein, und es bilden sich Gerinnsel. Sie kommen häufig vor und sind meist kein Problem. Wenn sie Sie beunruhigen, wenden Sie sich an Ihren Arzt, um einen ernsten Befund auszuschließen.

UNNORMALE BLUTUNGEN

Eine Monatsblutung folgt einem bestimmten Muster (Seite 293). Das Blut ist manchmal dickflüssig und der Blutfluss ist stark, was völlig normal sein kann. Wenn die Blutung bei Ihnen jedoch immer sehr stark ist – Sie brauchen beispielsweise mindestens einen Tampon pro Stunde –, dann sollten Sie ein Blutbild machen lassen, um eine Anämie durch zu hohen Blutverlust auszuschließen. Davon unabhängig: Wann immer Sie finden, dass etwas mit Ihrer Periode nicht stimmt, verlassen Sie sich auf Ihr Bauchgefühl, und gehen Sie zum Arzt!

Zervixerosion

Ein anhaltender weißlicher, leicht blutiger Ausfluss könnte Zeichen einer Zervixerosion sein, was selten ein ernsthafter Befund ist. Verursacht werden kann die Erosion der Zervix unter anderem durch den Gebrauch von Tampons oder durch mehrfache Entbindungen.

Lutealphasen-Insuffizienz

Wenn Sie schwanger werden wollen und eine sogenannte postmenstruelle braune oder schwärzliche Blutung haben (eine Schmierblutung an zwei oder mehr Tagen am Ende der Periode), kann diese merhrere Ursachen haben. Möglicherweise handelt es sich um ein irreguläres Abstoßen von Endometriumzellen und kleinen Mengen von Endometriumgewebe, meist als Folge einer suboptimalen Gelbkörperfunktion im *vorherigen* Zyklus. Theoretisch könnte diese Blutung über zwei oder mehr Tage aber auch auf eine drohende Fehlgeburt hindeuten. Denn damit die Eizelle sich einnisten kann, muss die Gebärmutterschleimhaut zunächst ausreichend entwickelt sein – ansonsten wird die Eizelle mit der Menstruation ausgestoßen. Bei beiden Störungen wird sich die Behandlung normalerweise auf die Unterstützung der Lutealphase oder des Eisprungs selbst konzentrieren.

Beckenentzündungen oder Geschlechtskrankheiten

Sie sollten besonders wachsam sein bei Symptomen wie Krämpfen bzw. Bauchschmerzen, abnormem Ausfluss, Fieber und Schüttelfrost sowie Schmerzen jeder Art beim Wasserlassen oder beim Geschlechtsverkehr. Eine gleichzeitige irreguläre Blutung kann das Merkmal verschiedener Erkrankungen sein: von Beckeninfektionen hin bis zu sexuell übertragenen Krankheiten.

Endometriose und andere Störungen

Oft sind prämenstruelle Schmierblutungen auch durch Endometriose bedingt, die ebenfalls heftige Monatsblutungen oder irreguläre Blutungen zwischen zwei Perioden verursachen kann. Bei anderen, nicht erklärbaren Blutungen sollten Sie sich unbedingt ärztlich untersuchen lassen, denn diese könnten durch hormonelle Störungen wie Schilddrüsenprobleme, einen Überschuss an Östrogen oder auch ein Polyzystisches Ovarialsyndrom (PCOS) ausgelöst sein. Glücklicherweise (wie man's nimmt!) kommen bei schwerwiegenden Störungen wie dem PCOS meist weitere Symptome zur irregulären Blutung hinzu; dadurch sollten sie etwas leichter zu diagnostizieren sein.

Myome

Auch wenn kleine Gerinnsel während der Periode oft normal sind, könnten sie auf Myome hindeuten, wenn sie plötzlich auftreten und vorher nicht vorhanden waren. Nehmen sie überhand, besprechen Sie eine Behandlung mit Ihrem Arzt. Und wenn Sie schwanger sein könnten und größere Gerinnsel zusammen mit grauem Gewebe abgehen, wenden Sie sich unverzüglich an Ihren Arzt. Es könnte sich hierbei um eine Fehlgeburt handeln.

Dysfunktionelle uterine Blutungen (DUB)

Bei der häufigsten Form der irregulären Blutung ist keine organische Ursache auszumachen. Sie wird oft als dysfunktionelle uterine Blutung (DUB) diagnostiziert, wenn alle organischen Störungen ausgeschlossen wurden. Man geht meist von einem hormonellen Hintergrund aus, wobei in 90 Prozent der Fälle ein fehlender Eisprung angenommen wird. DUB treten bevorzugt bei Frauen mit langen und unregelmäßigen Zyklen auf, wenn also zum Beispiel ein PCOS vorliegt. Sie betreffen entweder Frauen zu Beginn und Ende des gebärfähigen Alters, also in der Pubertät, oder wenn sich die Wechseljahre einstellen.

Da es für irreguläre Blutungen so viele mögliche Ursachen gibt, habe ich die häufigsten in der nachstehenden Tabelle zusammengefasst. Dabei werden die Blutungsstörungen in etwa in der Reihenfolge angegeben, in der sie ab der Periode während eines Zyklus auftreten.

URSACHEN IRREGULÄRER BLUTUNGEN WÄHREND DER VERSCHIEDENEN ZYKLUSPHASEN

STARKE MENSTRUATIONSBLUTUNG Verbrauch einer Damenbinde oder eines Tampons alle ein oder zwei Stunden während mindestens mehrerer aufeinanderfolgender Stunden.	
Submuköse Myome	Gutartige Geschwulste unter der Gebärmutterschleimhaut, die in die Gebärmutterhöhle wuchern. Sie können heftigere Blutungen begünstigen als andere Myomformen und sind schwerer zu behandeln (siehe Myomformen, Seite 10 im Farbbildteil).
Endometriose	Störung, bei der einige Gebärmutterzellen, die normalerweise bei der Periode ausgeschwemmt werden, sich an anderer Stelle des Körpers, meist im Becken, anheften.
Endometrium-Hyperplasie (Adenokarzinom)	Überwucherung von Endometriumdrüsen; bestimmte Formen *können* entarten.
Glandulär-zystische Hyperplasie	Überwucherung des Endometriums durch flüssigkeitsgefüllte Zysten.
Adenomyose	Störung, bei der Endometriumgewebe, das normalerweise die Gebärmutter auskleidet, stattdessen in die Muskulatur vorwuchert; kann zu starken Menstruationskrämpfen und heftigen Perioden führen.
Gerinnungsstörungen	Krankheiten wie systemischer Lupus erythematodes (SLE), bei denen die Blutgerinnung nicht wirksam gesteuert werden kann.
SCHMIERBLUTUNG AM ENDE DER PERIODE Zwei oder mehr Tage mit brauner oder schwärzlicher Schmierblutung bei ausklingender Periode.	
Endometritis	Infektion oder Entzündung von Endometriumzellen, die gelegentlich chronisch werden kann.
LÄNGERE BRAUNE SCHMIERBLUTUNG IM ANSCHLUSS AN DIE PERIODE Braune oder schwärzliche Schmierblutung, die Tage nach der eigentlichen Monatsblutung anhält.	
Gelbkörpermangel	Dunkle Schmierblutung für drei Tage oder länger.
Endometrium-Hyperplasie (Adenokarzinom)	Überwucherung von Endometriumdrüsen; bestimmte Formen können entarten.
Zystische Hyperplasie	Überwucherung des Endometriums durch flüssigkeitsgefüllte Zysten.
Adenomyose	Störung, bei der Endometriumgewebe, das normalerweise die Gebärmutter auskleidet, stattdessen in die Muskulatur vorwuchert; kann zu schmerzhaften und starken Perioden führen.
BLUTUNG IN DER FRÜHEN AUFBAUPHASE DES ZERVIXSEKRETS	
Endometrium-Polypen	Gestielte Ausstülpungen der Schleimhaut, die in die Gebärmutterhöhle hineinwachsen.
Endometrium-Hyperplasie (Adenokarzinom)	Überwucherung von Endometriumdrüsen; bestimmte Formen können entarten.

OVULATORISCHE BLUTUNG Hierbei handelt es sich um eine normale Blutung. Sie soll hier dennoch aufgeführt werden, da die Definition für eine irreguläre Blutung jede Blutung umfasst, die nicht die Monatsblutung ist.	
Östrogen-Durchbruchblutung	Schmierblutung *vor* dem »Peak Day« aufgrund eines Östrogen-Überschusses, der die Gebärmutterschleimhaut stimulierte.
Östrogen-Abfall	Schmierblutung, die innerhalb von drei Tagen *unmittelbar nach* dem »Peak Day« einsetzt und auf den plötzlichen Östrogen-Abfall kurz vor dem Eisprung zurückzuführen ist.
LÄNGERE PRÄMENSTRUELLE BLUTUNG (LUTEALPHASE)	
Endometritis	Infektion oder Entzündung von Endometriumzellen.
Submuköse Myome	Gutartige Geschwulste unter der Gebärmutterschleimhaut, die in die Gebärmutterhöhle wuchern. Sie können heftigere Blutungen begünstigen als andere Myomformen und sind schwerer zu behandeln (siehe Myomformen, Seite 10 im Farbbildteil).
Polypen	Gestielte Ausstülpungen der Schleimhaut, die in die Gebärmutterhöhle hineinwachsen.
PRÄMENSTRUELLE SCHMIERBLUTUNG (LUTEALPHASE) Drei Tage oder mehr mit heller oder brauner Schmierblutung, die vor dem ersten Tag der »roten« Monatsblutung einsetzt.	
Niedriger Progesteron-Spiegel	Progesteron-Spiegel ist nicht hoch genug, um den Aufbau der Schleimhaut zu unterstützen, sodass keine Kapillarisierung (Einsprossen neuer versorgender Gefäße) mehr stattfinden kann.
Endometriose	Störung, bei der einige Gebärmutterzellen, die normalerweise bei der Periode ausgeschwemmt werden, sich an anderer Stelle des Körpers, meist im Becken, anheften.

ANOVULATORISCHE BLUTUNG Dazu kann es auch nach der Menopause kommen.	
Östrogen-Durchbruchblutung	Helle oder braune Schmierblutung oder starke, lange Blutung als Folge eines Östrogen-Überschusses, der die Gebärmutterschleimhaut stimulierte, ohne dass aber aufgrund eines Eisprungs Progesteron vorhanden ist, das den Aufbau der Gebärmutterschleimhaut unterstützt. Charakteristisch bei PCOS.
Östrogen-Abfall	Blutung jeder Stärke – von heftig mit Gerinnseln bis zur bloßen Schmierblutung. Es kommt vor, wenn die Follikelreifung reicht, um Östrogen freizusetzen, dass die Gebärmutterschleimhaut verdickt, der Follikel aber zugrunde geht. Es kommt dann zu einem Östrogen-Abfall und zur Blutung.
Endometrium-Polypen	Gestielte Ausstülpungen der Schleimhaut, die in die Gebärmutterhöhle hineinwachsen.
Endometrium-Hyperplasie (Adenokarzinom)	Überwucherung von Endometriumdrüsen; bestimmte Formen können entarten.

Organische Ursachen irregulärer Blutungen

Dabei geht es um Blutungen, deren Ursache nicht in einer Störung des Hormonhaushalts liegt, sondern in anatomischen oder strukturellen Veränderungen der Gebärmutter. Diese irregulären Blutungen *können zu jeder Zeit des Zyklus einsetzen*. Die Tabelle oben erfasst einige dieser Probleme; sie sollen aber im Folgenden noch einmal zusammengefasst werden.

Endometrium-Polypen	Gestielte Ausstülpungen der Schleimhaut, die in die Gebärmutterhöhle hineinwachsen; meist gutartig.
Endometrium-Hyperplasie (Adenokarzinom)	Überwucherung von Endometriumdrüsen; bestimmte Formen können entarten.
Endometritis	Infektion oder Entzündung von Endometriumzellen.
Beckenentzündung	Beckeninfektionen, die irreguläre Blutungen und viele andere Symptome verursachen können, wie sie auf Seite 284 besprochen werden. Sie sollten unverzüglich behandelt werden, um Vernarbungen zu vermeiden, die zur Unfruchtbarkeit führen könnten.
Chronische Zervizitis	Chronische Entzündung des Gebärmutterhalses (Zervix) aufgrund einer Zervixeversion, einer Infektion, Verletzung der Zervix oder in seltenen Fällen krebsbedingt. Ihr kann eine Geschlechtskrankheit zugrunde liegen; sie kann aber auch nicht infektiöse Ursachen haben. Eine akute Zervizitis, die nicht behandelt wird, geht in eine chronische Zervizitis über, was zu starkem Scheidenausfluss, Blutungen zwischen den Perioden und Schmierblutungen nach Geschlechtsverkehr führen kann.
Myome	Gutartige Geschwulste in unterschiedlichen Bezirken der Gebärmutter. Sie können sehr groß werden; sowohl Größe wie Ort der Myome beeinflussen den Schweregrad der Blutung, die sie verursachen können.
Schilddrüsendysfunktion	Störung, bei der es neben zahlreichen anderen Symptomen zu irregulären Blutungen kommen kann (siehe Seite 296).
Adenomyose	Störung, bei der Endometriumgewebe, das normalerweise die Gebärmutter auskleidet, stattdessen in die Muskulatur vorwuchert; was zu starken Menstruationskrämpfen und heftigen Perioden führen kann.

Mehr zu irregulären Blutungen finden Sie im Farbbildteil auf Seite 11.

KAPITEL 20

Freuen Sie sich an Ihrer Sexualität, und pflegen Sie Ihre Beziehung

»Wie oft haben Sie Sex?«, fragten ihre Therapeuten. Alvy Singer dachte nach: »Eigentlich fast nie... vielleicht dreimal die Woche«, haderte er. »Andauernd... dreimal die Woche, denke ich!«, klagte Annie Hall. Er fühlte sich benachteiligt. Sie fühlte sich erschöpft.

SZENE AUS WOODY ALLENS
»DER STADTNEUROTIKER« (1977)

Seltsam, wie unterschiedlich die Wahrnehmung von Mann und Frau im Hinblick auf Sex sein kann. Die weibliche Sexualität muss nicht das Mysterium sein, für das sie so oft gehalten wird. Tatsächlich gibt es aber Punkte, in denen sich die weibliche und männliche Sexualität unterscheiden. Für Frauen ist Sex meist eine gefühlsmäßige und intime Erfahrung und nicht nur ein körperlicher Akt. Ihre Erregung baut sich eher auf, wenn sie in den Stunden oder auch Tagen vor dem Geschlechtsakt Vertrauen und Zuneigung erfahren. Bei vielen Männern steuern vielmehr visuelle und andere Reize die Lust. Überdies unterscheidet sich die körperliche Erfahrung der Frau beim Sex deutlich von der des Mannes, da die Klitoris außerhalb der Scheide liegt. Diese Tatsache kann die emotionale und körperliche Lustempfindung dramatisch beeinflussen. Mein Freund Bill fand die beste Erklärung, als er nebenbei erwähnte, dass Mädchen es leicht haben:

»Wenn sie 16 Jahre alt sind, werden sie ihren Freund einmal an der entscheidenden Stelle berühren, und: bumm! Aha, so geht das also. Das Mädchen weiß nun Bescheid. Der Junge aber wird sich bei Frauen ein Leben lang fühlen, als ob er ins Cockpit einer 747 versetzt wäre: »Hier muss irgendwo ein Knopf sein, womit man sie einschaltet.«

Die Sexualität einer Frau wird zudem oft stark von ihrem Zyklus beeinflusst, was manchen gar nicht bewusst ist. Ist es da ein Wunder, dass Männer Frauen manchmal kompliziert finden? Viele Männer, die gemeinsam mit ihren Partnerinnen Zyklusaufzeichnung machen, behaupten jedoch, dass sie die weibliche Sexualität nun besser verstehen. Die nächsten Seiten bringen hoffentlich etwas Klarheit in das Geheimnis weiblicher Sexualität.

Thema Orgasmus: Was haben eigentlich die Frauen verpasst, die nie einen Orgasmus hatten?

Tatsächlich haben bis zu 15 Prozent der Frauen keinen Höhepunkt beim Sex – und auch nur etwa 25 Prozent aller Frauen kommen durch den bloßen Geschlechtsakt zum Orgasmus. Natürlich können Sie nicht erwarten, dass *er* genau weiß, wie er *Sie* dazu bringen kann, wenn Sie selbst nicht wissen, was Sie eigentlich dazu brauchen. In diesem Sinne: Viel Freude bei der Lektüre der nachstehenden Anregungen.

Dusche oder warmes Badewasser

Auf eine sanfte und wenig beklemmende Art lässt sich lernen, wie Sie am besten zu einem Orgasmus kommen können. Schaffen Sie sich im Bad eine intime, entspannte Atmosphäre. Einen warmer Strahl Wasser über die Klitoris laufen zu lassen kann zur richtigen Zeit und an einem ungestörten Ort einer der sinnlichsten Wege zum Höhepunkt sein.

Vibratoren

Sicher haben Sie schon von der Liebesbeziehung mancher Frauen zu ihren Vibratoren gehört. Dafür gibt es einen guten Grund. Während Männer allein schon durch die bloße Ansicht eines Frauenkörpers zum Orgasmus kommen können, braucht es bei Frauen etwas mehr Einsatz. Ein sicherer Weg zum Orgasmus ist bei Frauen der Vibrator.

Es gibt Dutzende verschiedene Vibrator-Modelle: Da sind zum einen die penisförmigen Vibratoren, die eingeführt werden. Dann gibt es gekrümmte, mit denen der G-Punkt (siehe weiter unten) erreicht werden soll. Andere Vibratoren wurden eigens für die Klitoris entwickelt, wieder andere sind winzig, diskret und werden speziell während des Geschlechtsakts für die Klitoris benutzt. Schließlich gibt es auch Kombiangebote: penisförmige Modelle mit außen angebrachtem Zubehör zur gleichzeitigen Stimulation von Klitoris und Scheide.

Wer mag, kann die Boutiquen für Sexspielzeug durchforsten, die es inzwischen in allen Großstädten gibt und die längst ihre Zwielichtigkeit verloren haben. Heute können Frauen oder Paare alle Arten von Sexspielzeug erkunden und erhellende Kurse zu allen Facetten der menschlichen Sexualität besuchen, ja sogar Orgasmus-Kurse.

Vorspiel per SMS

Wer hätte gedacht, dass die Erfindung des Handys das Sexualleben von Männern und Frauen bereichern könnte? Nutzen Sie Botschaften, um die Atmosphäre über den Tag langsam zum Knistern zu bringen, sodass Sie bereit sind, sich die Kleider vom Leib zu reißen, wenn Sie einander endlich sehen.

Erotische Bildsprache

Es gibt vermutlich wenige Frauen, die nicht von *Fifty Shades of Grey* als Buch oder Film gehört haben. Ihre Beliebtheit bezeugt, wie erotische Literatur oder Filme nicht nur Männer, sondern auch Frauen erregen können. Es gibt Videogenres, die speziell für Paare produziert wurden, und für viele Paare gibt es nichts, was anregender sein könnte, als in der Intimität ihres eigenen Heims Erotika anzuschauen, um in Stimmung zu kommen.

Aufreizen und hinhalten

Wenn es darum geht, einer Frau zum Orgasmus zu verhelfen, werden oftmals die naheliegendsten Dinge übersehen. Vielleicht ist es ja für viele von Ihnen das Einfachste und Aufregendste, wenn Ihr Partner ganz absichtlich nicht Ihre Vagina streichelt, sondern Sie überall sonst zärtlich berührt und immer mehr erregt, sodass Sie ihn schließlich quasi anflehen müssen, Sie zum Höhepunkt zu bringen.

Stimulation des »verflixten« G-Punkts

Und dann gibt es da noch den geheimnisumwobenen G-Punkt – zweifelsfrei ist er noch immer ein heiß diskutiertes Thema auf dem Gebiet der menschlichen Sexualität. Gibt es ihn wirklich, oder gibt es ihn gar nicht? Und wenn ja, wo liegt er? Als ich in den frühen 1990er-Jahren für die erste Auflage dieses Buchs recherchierte, war der G-Punkt, um den viel Medienwirbel gemacht wurde, eine derart nebulöse Sache, dass ich beschloss, ihn ganz bewusst nicht in mein Buch aufzunehmen. Natürlich ging ich zwanzig Jahre später davon aus, dass zwischenzeitlich durch zahlreiche wissenschaftliche Studien geklärt worden sei, ob er existiert. Falsch! Zum Teil rührt die Verwirrung daher, dass der G-Punkt im Gegensatz zur Klitoris erst noch als einzelne anatomische Struktur wissenschaftlich nachgewiesen werden müsste.

Obwohl viele Frauen intensive sexuelle Lust verspüren, deren Quelle in der oberen Vorderseite der Scheide liegt, konnte bisher noch niemand diese Stelle exakt belegen oder deren Größe und Aussehen beschreiben. Aber zum Zweck dieser Diskussion über die weibliche Lust wollen wir davon ausgehen, dass einige Frauen tatsächlich eine derartige Struktur haben oder zumindest eine *sehr* empfindliche Stelle – und wir wollen diese Stelle hier G-Punkt nennen.

Beschrieben wurde der G-Punkt als etwa pfenniggroße Stelle auf der Paraurethraldrüse (Drüse, die die Harnröhre umgibt), die anatomisch das weibliche Pendant zur männlichen Prostatadrüse darstellt. Sie befindet sich etwa fünf Zentimeter tief in der vorderen Scheidenwand. Ihre Beschaffenheit unterscheidet sich vom Rest der Scheide, da sie aus erektilem Gewebe besteht, das bei sexueller Erregung anschwellen kann. Mithilfe dieser Beschreibung wird es für Ihren Partner leichter, diese besondere Stelle nach ausgiebigem Vorspiel zu finden (Abbildung Seite 12, Farbbildteil).

Aufgrund seiner Lage in der oberen Scheidenvorderwand (siehe dazu auch Illustration im Farbbildteil, Seite 12) können Frauen den G-Punkt selbst nur schwer erreichen. Am besten geht das mit einem Vibrator, der speziell dazu entwickelt wurde. Natürlich kann auch Ihr Partner ihn leichter stimulieren, indem er seinen Zeige- oder Mittelfinger einführt, bis er die Zone gefunden hat, die im Gegensatz zum Rest der Scheidenwand leicht gerillt ist.

Da der G-Punkt innen liegt, kann es nötig sein, ein wenig daran zu reiben, damit Sie mehr spüren. Interessanterweise können angeblich ältere Frauen, bei denen das Scheidengewebe etwas dünner geworden ist, sodass der entscheidende Punkt mehr hervorsteht, stärker durch den G-Punkt erregt werden.

Davon abgesehen, gibt es einen einfachen Trick, wenn Sie nichts spüren sollten: Vielleicht verstärken sich Ihre Empfindungen, wenn Ihr Partner mit der anderen Hand gleichzeitig sanft auf Ihr Schambein drückt.

Oraler Sex (Cunnilingus)

Es ist einer der erregendsten und zuverlässigsten Wege zum Orgasmus der Frau, wenn ihr Partner sie durch oralen Sex mit seiner Zunge befriedigt. Für Ihren Partner ist es dabei ganz entscheidend, zu wissen, wie außerordentlich empfindlich die Klitoris auf direkte Berührung reagiert.

Wärmende Gleitmittel

Aufwallende Wärme in Ihrer Scheide und Klitoris ist sozusagen das Leitsymptom für den bevorstehenden Orgasmus. Wenn Sie ein wärmendes Gleitmittel zur Masturbation oder beim Geschlechtsverkehr verwenden, haben Sie also schon einen Vorsprung. Bei geeigneter Anwendung (nicht zu viel anwenden, damit es nicht zu heiß wird!) kann das Hilfsmittel Wunderbares auf dem Weg zum Orgasmus leisten. Man liebt oder hasst sie, aber eins ist sicher: Mit den altbekannten Gleitmitteln haben diese neuen Produkte nichts zu tun.

Warum es schwer sein kann, während des Geschlechtsakts einen Orgasmus zu erreichen

Bei manchen Frauen kann es schon eine Weile dauern, bis sie einen Orgasmus haben. Bevor Sie sich einer solchen Partnerin verschreiben, sollten Sie sicher sein, dass Sie bereit sind, sagen wir mal, den Monat Juni, abzuhaken...

BRUCE JAY FRIEDMAN, AMERIKANISCHER AUTOR UND SCHAUSPIELER

Der sexuell empfindlichste Teil des männlichen Körpers ist die Unterseite des Penis nahe seiner Spitze. Bei Frauen ist es die Klitoris. Da die Klitoris jedoch außerhalb der Scheide liegt, ist der Geschlechtsakt selbst in der Regel für Frauen nicht so intensiv wie für Männer. Tatsächlich lassen Studien vermuten, dass eine überwältigende Mehrheit der Frauen durch den Geschlechtsakt allein nicht zum Orgasmus kommt. Diese eine physiologische Tatsache und ihre Auswirkung auf die weibliche Sexualität müssen Männer verstehen, wenn sie mit ihrer Partnerin eine innige sinnliche Beziehung aufbauen wollen.

Viele kennen die Grundlagen der menschlichen Anatomie nicht. So ist das Bett zwangsläufig auch der Ort der Missverständnisse. Frauen täuschen oft einen Orgasmus vor, weil sie ihren Partner nicht verletzen wollen oder weil sie denken, dass es die nötige Extrazeit und -mühe nicht lohnt. Diese Art der Täuschung kann eine intime Beziehung vergiften. Das ließe sich leicht vermeiden, wenn beide Partner den Unterschied zwischen der männlichen und der weiblichen Physiologie besser kennen würden und ehrlicher miteinander umgehen würden, denn schließlich ist Kommunikation zwischen den Partnern der Schlüssel zu einer erfüllten und warmen sexuellen Beziehung.

Gut, dass wir nicht mehr im 19. Jahrhundert leben. Da wollte der Reiseschriftsteller John Davenport den Leuten tatsächlich glauben machen, dass Frauen keinen Orgasmus haben sollten. Wie er in seiner Abhandlung *Curiositates eroticae physiologiae* (1875) schreibt, führt der Orgasmus der Frau dazu, dass:

...sie entflammt werde und den empfangenen Samen austrockne, und sollte sie dennoch ein Kind empfangen, so sei es schlecht geformt und bliebe nicht neun Monate im Leib der Mutter.

Gut 150 Jahre sind seither vergangen, und wir wissen sicher, dass der weibliche Orgasmus keine Geburtsschäden verursacht. Dass Frauen allerdings mehr Zeit brauchen, um zum Höhepunkt zu gelangen, ist eine Tatsache. Sie kann nur dann wirklich frustrierend sein, wenn man nicht weiß, dass es ganz normal ist: Die Frau braucht einfach etwas länger.

Problematisch kann auch sein, dass viele Männer glauben, eine Frau sei bereit zur Penetration, sobald ihre Scheide feucht wird. Bei den meisten Frauen ist das nicht so. Das Feuchtwerden ist eines der ersten Zeichen der Erregung. Es signalisiert nur, dass sie allmählich an einem weiteren Vorspiel interessiert ist. Die meisten Frauen brauchen bis zur vollen Erregung immer noch einige Zeit und dabei sinnliche, im Gegensatz zu sexuellen Berührungen. Am häufigsten beklagen Frauen, dass ihre Partner schnell die nötigen Griffe absolvieren wollen und zu sehr auf die Genitalien anstatt auf den ganzen Körper fixiert sind.

Wie verbessern Sie Ihre Chancen auf einen Orgasmus während des Geschlechtsakts?

Für manche Frauen ist die Frage ihres Partners, ob sie während des Geschlechtsakts einen Orgasmus hatten, ein Zeichen dafür, dass er nicht wirklich verstanden hat, was sie erregt. In seinem Buch *Der erotische Mann* (1985) fordert Michael Castleman Männer auf, eine andere sexuelle Perspektive einzunehmen:

> *Stellen Sie sich vor, eine Frau hatte dank Ihrer Klitorisstimulation einen Orgasmus und würde danach den Mann fragen: »Bist du gekommen?« Viele Männer wären bei dieser Frage sehr wahrscheinlich empört: »Wie kannst du überhaupt fragen, ob ich gekommen bin? Ich war nur mit dir beschäftigt. Du hast mich doch gar nicht da berührt, wo ich's brauche!« Frauen empfinden das genauso.*

Dennoch gibt es einen kleinen Prozentsatz begünstigter Frauen, die allein durch den Geschlechtsakt zum Orgasmus gelangen. Erforscher menschlicher Sexualität sehen einen Grund dafür in einem kurzen Klitoris-Vagina-Abstand von unter 2,5 Zentimeter. Diese anatomische Voraussetzung führt demnach mit höherer Wahrscheinlichkeit zur Stimulation der Klitoris durch den Penis.

Wichtig zu wissen ist auch, dass die Sexualität einer Frau steten Veränderungen unterworfen ist und sich dieser Prozess von Frau zu Frau individuell gestaltet. So kann Ihr sexuelles Verlangen je nach Zyklusphase nicht nur tagtäglich schwanken, sondern auch von Zyklus zu Zyklus. Aber ein Mann kann ja nicht hellsehen. Darum müssen Sie Ihrem Partner Ihre Bedürfnisse mitteilen, damit er Ihnen beim Liebesspiel oder beim Geschlechtsakt selbst zum Höhepunkt verhelfen kann.

Ist dann ein Orgasmus erreicht, kommt es kurz danach viel leichter zu einem zweiten. Frauen erreichen den Höhepunkt oft viel schneller durch oralen Sex als durch den klassischen Akt. So kann Ihr Partner Sie bis kurz vor dem Höhepunkt oral stimulieren und dann zum Geschlechtsakt übergehen – idealerweise in einer Stellung, die die günstigste für Ihren Orgasmus ist.

Stellungen beim Sex, die Sie am besten stimulieren

Frauen steigern ihre Chance auf einen Orgasmus, indem sie herausfinden, welche Stellungen ihre Klitoris am besten stimulieren. Frauen, die während des Geschlechtsakts zum Höhepunkt kommen können, empfehlen, rittlings auf dem Partner zu sitzen, wobei einer von beiden die Klitoris manuell stimuliert. Die Mehrzahl der Frauen findet die Missionarsstellung unbefriedigend.

Enge Wiegebewegung

Wie eine Beschreibung zum Schnürsenkelbinden ist auch die Beschreibung einer Stellung beim Geschlechtsakt alles andere als anschaulich. Die Stellung mit der unglücklichen Bezeichnung »Koitus-Angleichungstechnik«, der ich hier nun einen neuen Namen gegeben habe, ist der Missionarsstellung ähnlich; aber statt der horizontalen Stoßbewegung wiegen sich die Partner eher vertikal auf und ab, wobei der Mann nur wenig eindringt.

Dies geht am besten, wenn der Mann etwa zehn Zentimeter höher liegt, wobei sein Oberkörper dann teilweise auf ihrem ruht. Der Vorteil liegt nicht nur darin, dass er so ihre Klitoris mit Peniswurzel und Schambein stimuliert, sondern dass er sich selbst auch länger unter Kontrolle halten kann. Mit etwas Übung finden beide Partner zu der Wiegebewegung, die sich natürlich anfühlt und Ihnen schließlich zum Orgasmus verhelfen kann.

Für diejenigen unter Ihnen, die diese Stellung zu ungelenk finden, gibt es eine Variante. Wenn der Mann in die Frau eingedrungen ist, schließt sie fest ihre Beine zwischen seinen, wodurch der Penisschaft ihre Klitoris stimuliert.

Zunächst wollte ich sehr gern ein Bild dieser Stellung einfügen. Aber dann habe ich mich bewusst entschieden, diese Stellung Ihrer Fantasie zu überlassen.

Stellungen, die den G-Punkt stimulieren

Im Hinblick auf den Orgasmus ist die traditionelle Missionarsstellung für eine Frau die am wenigsten zielführende, denn durch sie werden ihre beiden erogensten Zonen, Klitoris und G-Punkt, kaum stimuliert (außer die Frau gehört zu denen, die sowohl einen feststellbaren G-Punkt als auch einen Partner haben, dessen Penis nach oben gekrümmt ist).

Andernfalls ist die beste Stellung zur Erregung des G-Punkts die vaginale Penetration von hinten. Denn dabei kann die Frau sich so nach vorne beugen, dass es zu einem maximalen Kontakt des Penis mit der Vorderwand ihrer Scheide kommt. Der G-Punkt kann ebenfalls stimuliert werden, wenn die Frau auf ihrem Partner sitzt, allerdings funktioniert dies nicht so leicht, und der Effekt ist weniger direkt.

Übungen zur Stärkung Ihrer Scheidenmuskulatur

Viele Frauen sind sich gar nicht bewusst, dass ihre Scheide aus Muskeln besteht, die genauso gestärkt werden können wie die anderen Muskeln auch. Männer und Frauen finden, dass Sex befriedigender ist, wenn die Frau ihre Scheidenmuskeln kontrollieren kann. Wie auf Seite 83 beschrieben, können diese durch Kegel-Übungen oder Scheidenkontraktionen trainiert werden.

Bereits durch einfaches Anspannen und Loslassen der Muskeln mehrmals täglich können Sie nach einiger Zeit Ihren Lustgewinn und den Ihres Partners spürbar erhöhen. Die klassischen Kegel-Übungen lassen sich in jeder Kombination anwenden, die Ihnen angenehm ist.

Ein Hauptvorteil dieser Übungen besteht darin, dass sie sich jederzeit und überall durchführen lassen, ohne dass andere dies bemerken. Sie können die Muskeln trainieren, während Sie einkaufen oder an der Bushaltestelle warten – kein Mensch bekommt etwas mit. Üben Sie so oft wie nötig, um Ihre Scheidenmuskulatur gesund und stark zu erhalten. Es wird Ihnen zugutekommen.

Die weibliche Ejakulation

Auch einige Frauen ejakulieren beim Orgasmus, allerdings ist dies eine klare, geruchlose Flüssigkeit aus der Harnröhre. Sie ist wesentlich wässriger als Sperma und besteht überwiegend aus Glukose und sauren Phosphaten. Wenig überraschend ist, dass Frauen, die eine Ejakulation erleben, oft auch völlig sicher sind, dass sie einen G-Punkt haben.

Ein solcher Orgasmus stellt sich häufiger bei manueller Stimulation oder einem hochgekrümmten Vibrator ein, der den G-Punkt stimuliert, denn dabei sind mehr Druck und der richtige Winkel zur direkten Stimulation dieser Zone nötig. Wie besprochen, ist ja allerdings bereits ein regulärer Orgasmus beim normalen Geschlechtsakt ohne diese Zusatzstimulation oder direkte Klitorisstimulation für die meisten Frauen schwer zu erreichen.

Wenn Sie gern versuchen möchten zu ejakulieren, sollte Ihr Partner sich bemühen, Ihren G-Punkt zu ertasten – falls dieser überhaupt existiert (Details zum G-Punkt siehe Seite 304). Mit seinem gekrümmten Mittel- oder Zeigefinger sollte Ihr Partner den G-Punkt zunächst langsam und mit Ihrer steigenden Erregung intensiver streicheln.

Bei dieser Art von Orgasmus kommt es darauf an, völlig loszulassen, wenn Sie merken, dass Sie kurz vor dem Höhepunkt sind, und nichts zu unterdrücken oder hinauszuzögern. Ein praktischer Rat: Schützen Sie Ihre Bettbezüge mit Handtüchern.*

* Das ist deshalb ein guter Tipp, weil man bis vor Kurzem davon ausging, dass die Flüssigkeit, wenn überhaupt, wenig Urin enthält. Eine neuere Studie im *Journal of Sexual Medicine* hat dies jedoch widerlegt. Siehe Salama, Samuel u. a. »Nature and Origin of Squirting in Female Sexuality«, *J. Sex. Med.* 2015, 12: 661–666.

Warum sich Frauen in der Zyklusmitte oft sinnlicher fühlen

Üppig, köstlich, vollmundig, delikat... , so beschrieb Sheila Kitzinger, die bekannte englische Sozialanthropologin und Verfechterin der natürlichen Geburt, das »fruchtbare« Zervixsekret. Selbstverständlich bilden alle Frauen solch »fruchtbares« Sekret, wenn der Eisprung naht. Da es nass und gleitfähig ist, verbinden sie es automatisch mit sexueller Erregung. Aber die Fingerprobe zeigt: Das Gleitsekret bei sexueller Stimulation verfliegt an der Luft in Sekundenschnelle, während »fruchtbares« Sekret meist am Finger haftet.

Außer der Ähnlichkeit zwischen dem »fruchtbarem« Zervixsekret und dem Gleitsekret bei sexueller Stimulation gibt es aber einen Grund, weshalb Frauen in der Zyklusmitte mehr Lust auf Sex verspüren: der hohe Östrogen-Spiegel. Um die Zeit des Eisprungs, also der Zeit der Empfängnisbereitschaft, steigert das Östrogen bei vielen Frauen das sexuelle Verlangen. Aus demselben Grund können die Schamlippen an diesen Tagen voller sein und sich leicht öffnen.

Viele Frauen fühlen sich in dieser Zeit besonders sexy. Zugegeben, wenn Frauen während ihrer fruchtbaren Phase mehr Lust auf Sex haben, ist es logischerweise ungünstig, genau an diesen Tagen eine natürliche Verhütungsmethode anzuwenden. Viele Paare, die die FAM praktizieren, nutzen die fruchtbare Phase daher für besonders kreative Formen der Erotik, wohl wissend, dass sie in einer Woche wieder normalen Sex genießen (natürlich können Sie auch Verhütungsmittel während der fruchtbaren Phase nutzen; aber dann müssen Sie umsichtig sein und sollten am besten zwei Verhütungsmethoden kombinieren).

Warum der Geschlechtsakt in bestimmten Zyklusphasen unangenehm sein kann

Manchmal fühlen Sie beim Geschlechtsakt vielleicht einen heftigen Schmerz, oder bestimmte Stellungen sind unangenehm, speziell wenn Sie auf Ihrem Partner sitzen. Erinnern Sie sich: Sinkt Ihr Östrogen-Spiegel, insbesondere nach dem Eisprung, ragt der Muttermund etwas tiefer in die Scheide hinein, das heißt: Der Penis Ihres Partners kann den Muttermund tatsächlich berühren.

Auf Ihrem Partner zu sitzen begünstigt deshalb Beschwerden, weil der Muttermund in dieser Stellung sowieso tiefer sinkt. Das stimmt auch mit der Tatsache überein, dass Sie die Zervix am besten in der Hocke untersuchen, denn in dieser Stellung wird sie in die tiefste Position gedrückt. Das bedeutet nicht, dass Sie in dieser Stellung keinen Sex genießen können, sondern lediglich, dass der Muttermund in Ihrer unfruchtbaren Phase tiefer liegt und diese Stellung eben in dieser Zyklusphase unangenehm sein kann.

Wie sich Verhütung auf Ihre Sexualität auswirken kann

Es ist kein Geheimnis, dass das Thema Verhütung bei Paaren zu Spannungen führt. Keine Verhütungsmethode ist perfekt, und oft trägt die Frau allein die Bürde, sich darum zu kümmern, dass sie nicht schwanger wird. Wenn sie dann verärgert oder frustriert ist, weil die Pille zu Scheidentrockenheit und Libidoverlust führt oder sie sich durch das Diaphragma eine Harnwegsinfektion zugezogen hat, nimmt möglicherweise auch ihr Interesse an Sex stark ab – und das wiederum kann beim Partner auf Unverständnis stoßen.

Zur Harmonie innerhalb einer Partnerschaft trägt es bei, wenn der Partner einen Teil der Verantwortung für die Verhütung übernimmt und zum Beispiel der Frau bei den täglichen Zyklusaufzeichnungen hilft. Letztlich kann er durch seine Anteilnahme am Thema direkt bekunden, wie sehr er auf den Körper und das Wohlbefinden der Frau Rücksicht nimmt.

Unter meinen ersten Patienten war ein wirklich nettes junges Paar namens Amy und Alex. Als wir ihre Zyklusaufzeichnungen durchsahen, konnte ich die Schrift kaum entziffern. Da stand zum Beispiel etwas Unleserliches über ihre Menstruationskrämpfe. Ich konnte es beim besten Willen nicht entziffern. Als ich nachfragte, versuchte sie die Seite zu enträtseln, meinte dann aber zu Alex: »Schatz, was hast du da geschrieben? Ich kann's nicht lesen.« Es zeigte sich, dass er es war, der alles aufgezeichnet hatte – bis zu intimsten Details ihres Zyklus.

Wie Sie Ihren Partner an den Aufzeichnungen teilhaben lassen können – und warum ein einfühlsamer Mann das möchte

Männer fürchten Frauen.
Männer fürchten Frauen, die die Periode haben.
*Männer fürchten, dass Frauen keine Periode haben**

Männer werden häufig von Frauen kritisiert, weil sie keinen größeren Beitrag zur Verhütung leisten. Viele von ihnen würden aber durchaus Anteil nehmen und wären gern mehr am Thema beteiligt, wenn sie wüssten, wie. Die Fruchtbarkeitsmethode bietet diese Möglichkeit. Männer, die ihren Partnerinnen bei den Zyklusaufzeichnungen helfen, sind fast einhellig der Meinung, dass sie viel Neues über ihre Partnerin erfahren und dass die wenigen Minuten am Tag, die das Führen der Fruchtbarkeitstabellen kostet, für sie so erhellend sind, dass sie mehr Spaß als Mühen bereiten. Letztlich kann die FAM Paare auch näher zusammenbringen.

* Nach *Beyond Putting the Toilet Seat down* (1992) von Jack York und Brian Krueger.

Die FAM-Regeln wurden für die Fruchtbarkeit eines Paares konzipiert. Männer sind an jedem Tag fruchtbar, Frauen nur an wenigen Tagen ihres Zyklus. Der erste Teil der fruchtbaren Phase einer Frau gibt die Fruchtbarkeit des Mannes wieder (das Potenzial der Spermien, fünf Tage in »fruchtbarem« Sekret zu überleben). Der zweite Teil der fruchtbaren Phase bezieht sich auf die Fruchtbarkeit der Frau (das Potenzial der Eizelle, einen Tag zu überleben, wobei ein weiterer Tag für den Fall eines zweiten Eisprungs berücksichtigt wird). Kurz gesagt, hängt die fruchtbare Phase einer Frau von der Fruchtbarkeit beider Partner ab.

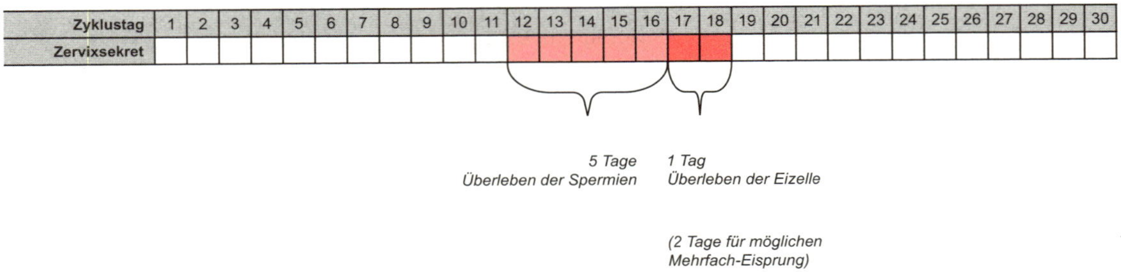

Die fruchtbare Phase wird von der Überlebensfähigkeit der Spermien UND der Eizelle bestimmt.

Männer, die sich über den weiblichen Zyklus informieren, sind oft von der Erkenntnis völlig überrascht, dass die Länge der Fruchtbarkeitsphase ihrer Partnerin von ihrer eigenen Dauerfruchtbarkeit abhängt. Sie fühlen sich daher gleichermaßen verantwortlich für die Verhütung und reagieren verständnisvoller und kooperativer auf das Thema, da sie nicht länger Ahnungslosigkeit vorgeben können. Vergessen sollte man nicht, dass viele ungeplante Schwangerschaften das Resultat mangelnder Kommunikation zwischen den Partnern sind. Die Fruchtbarkeitsmethode eignet sich wunderbar dazu, Mann und Frau in einen wesentlichen Aspekt ihres Lebens als Paar einzubinden. Die Fruchtbarkeitsmethode ermuntert gerdezu zur Kommunikation, denn sie ist wirksamer, wenn beide Partner sie verstehen. Wie im Fallbeispiel auf Seite 311 beschrieben, übernehmen Männer oft das Aufzeichnen selbst. Erfasst der Mann die Fruchtbarkeitszeichen, kann er, außer die Morgentemperatur einzutragen, nach allen Facetten ihres Zyklus fragen: Wie ist ihr Sekret beschaffen? Sind ihre Brüste schmerzempfindlich? Ist *sie* an diesem Tag vielleicht niedergeschlagen? Der Partner kann sich völlig auf die Biologie und Gefühlswelt seiner Partnerin einstimmen, indem er die Zyklusaufzeichnungen übernimmt und mit ihr zusammen die fruchtbare Phase interpretiert. Das Potenzial, das hierin für eine Intensivierung der Vertrautheit der Partner liegt, ist offenkundig. »Wenn man über Zervixsekret miteinander reden kann, kann man über alles reden!«, scherzte einmal einer meiner männlichen Patienten.

BESSERER SEX – EIN LEITFADEN FÜR IHN

»Jetzt bring endlich den verdammten Müll runter!« Jetzt ist es raus. Millionen Frauen auf der ganzen Welt werden dem zustimmen. Das große Mysterium beim Sex ist nicht die weibliche sexuelle Ansprechbarkeit. Männer sollten lediglich eine wesentliche Erkenntnis zur weiblichen Sexualität verinnerlichen:

Eine Frau wird mit viel höherer Wahrscheinlichkeit auf ihren Partner sexuell eingehen, wenn sie sich nicht wie seine Erziehungsberechtigte fühlt.

Das bringt uns zur ersten Erkenntnis:

Vorspiel

Studien haben bestätigt, was die meisten Frauen empfinden. Für viele von ihnen gibt es tatsächlich nichts Verführerischeres als einen Partner, der auch mal den Staubsauger findet und benutzen kann! Und die meisten Frauen werden wohl zugeben, dass ein Partner, der unaufgefordert den Geschirrspüler leert, ihr Herz höher schlagen lässt. Wer hätte das gedacht?

Ein Mann, der »frau« bei den Mühen und Pflichten des Alltags unterstützt, ist zweifellos anziehend, denn es ist weniger wahrscheinlich, dass sie am Abend wie tot ins Bett fällt, weil sie nach der Arbeit auch noch kochen, abspülen und Wäsche bügeln musste. Nein, jetzt kann sie sich entspannen, denn sie weiß, dass keine verkrustete Auflaufform mehr im Spülbecken liegt und kein Müll aus dem überfüllten Mülleimer quillt.

Fazit: Nichts erstickt das sexuelle Verlangen einer Frau so sehr wie das Gefühl, eine ewige Meckertante zu sein oder sich – noch schlimmer – wie die nörgelnde Mutter ihres Partners zu fühlen. Das Vorspiel zu allem, was in dieser Nacht passiert, beginnt also schon mit dem Runtertragen des Mülls.

Flirten

Eine Belohnung aufzuschieben fühlt sich nicht gut an. Aber beim Flirten bekommt das Aufschieben eine andere Dimension – dann nänlich, wenn eine Frau angeflirtet wird und der Flirt dann noch ein bisschen eindeutiger wird. Es geht beim Thema sexuelle Ansprechbarkeit folglich nicht nur um Technik im Bett, sondern darum, eine Erwartung aufzubauen. Anstatt gleich zur Sache zu kommen, sollten Sie sie schon Stunden vorher »anwärmen« durch über den Tag verstreute Zeichen der Zärtlichkeit. Und machen Sie sich klar: Auch im Bett geht es vielen Frauen nicht allein um den Geschlechtsakt – sondern um die Reise, die sie während des Tages dort hingeführt hat.

(Fortsetzung nächste Seite)

Nicht »gen Süden ziehen«, solange sie nicht völlig bereit ist.
Kaum etwas bremst die sexuelle Erregung einer Frau so aus, wie wenn ihr Partner ihre Klitoris berührt, bevor sie so weit ist. Zuallererst: Schmerzen beizufügen sollte nicht zu Ihrem Liebesrepertoire gehören (außer bei gelegentlichen SM-Sitzungen, aber das überlassen wir einem anderen Buch).

Vergessen Sie nicht: Selbst wenn Ihre Partnerin feucht wird, bedeutet das lediglich, dass sie beginnt, erregt zu sein – und nicht unbedingt, dass sie schon an der Klitoris berührt werden möchte. Wie können Sie wissen, wann sie bereit ist? Nun, am besten steigern Sie ihre Lust, indem Sie ihren ganzen Körper liebkosen, nur nicht ihre Klitoris, bis sie bettelt, sie dort zu berühren.

Bringen Sie sie zum Höhepunkt, bevor Sie selbst einen Orgasmus haben.
Es kann die Möglichkeit einer Frau, zum Höhepunkt zu kommen, ersticken, wenn ihr Partner sich zurückzieht, zur Seite rollt und schon schnarcht, bevor sie auch nur warm geworden ist. Es ist nun einmal so, dass ein Mann, der seinen Orgasmus hatte, nicht mehr so motiviert ist, seine Partnerin zu erregen.

Nutzen Sie Stellungen, bei denen die Klitoris besser stimuliert wird.
Da die Klitoris außerhalb der Scheide liegt, ist der Geschlechtsakt allein für die meisten Frauen nicht genug, um zum Höhepunkt zu kommen. Das ist natürlich nur ein Problem, wenn Ihre Partnerin während des Akts zum Orgasmus kommen will. Viele Frauen möchten vorher einen Orgasmus haben, da sie finden, dass es zu ablenkend und zeitaufwendig ist, wenn sie versuchen, während des Geschlechtsakts dazu zu kommen. Sie möchten sich lieber auf die Intimität konzentrieren, die sich im Sex ausdrückt.

♦ ♦ ♦ ♦ ♦ ♦

So weit, so gut... Wenn Sie das alles schon tun, müssen Sie eine unglaublich zufriedene und liebende Partnerin haben. Falls Sie aber doch ein oder zwei Dinge gelernt haben, steigt Ihre Chance deutlich, zu der Art Liebhaber zu werden, von dem Ihre Partnerin immer schon geträumt hat.

KAPITEL 21

Das Prämenstruelle Syndrom – alles Einbildung?

Das Prämenstruelle Syndrom: Die genaue Ursache für diesen Zustand, kurz PMS genannt, konnte trotz jahrzehntelanger Forschungen immer noch nicht geklärt werden. Die Hypothesen zum PMS sind dabei so zahlreich wie seine Symptome. Mal wird ein Progesteron-, mal ein Vitaminmangel propagiert, mal hängt das PMS mit den Prostaglandinen zusammen, mal an einem Ungleichgewicht im neuroendokrinen System. Warum die eine Frau davon betroffen ist und die andere bei identischer hormoneller Situation nicht, wirft immer noch viele Fragen auf. Bei Frauen, die unter einer besonders starken Form des PMS leiden, bezeichnet man das komplexe Beschwerdenbild als Prämenstruelle dysphorische Störung (PMDS; siehe Seite 317).

Was also ist das PMS? Der weibliche Zyklus wird durch ein Auf und Ab der Hormone bestimmt, was oft zu Schwankungen im körperlichen und seelischen Befinden führt. Im Grunde sind es regelmäßig wiederkehrende Beschwerden, eine ganze Palette an unangenehmen körperlichen und psychischen Symptomen, die unterschiedlich oft und intensiv, jedoch stets in der zweiten Zyklushälfte während der Lutealphase (nach dem Eisprung) auftreten. Bei den meisten Frauen setzt das PMS etwa in der Woche vor der Menstruation ein, kann aber jederzeit nach dem Eisprung auftreten. Betroffen sind in der Mehrheit Frauen, die über 25 Jahre alt sind. Die Beschwerden können sich mit zunehmendem Alter verstärken, besonders nach einer Entbindung. Der Zeitablauf der Symptome bleibt häufig bei jeder Frau konstant, so können Zyklusaufzeichnungen helfen, sich darauf einzustellen.

SELTSAME SYMPTOME

Schätzungen zufolge sind neun von zehn Frauen während ihres gebärfähigen Alters in irgendeiner Form vom PMS betroffen. Da nicht klar ist, wodurch es verursacht wird, werden ganz unterschiedliche Theorien zur Behandlung angeboten. Wenn Sie unter PMS leiden, rate ich Ihnen, die für Sie geeigneten Optionen genau zu erkunden. Es gibt viele Möglichkeiten zur praktischen Selbsthilfe, wie gesunde Ernährung und Bewegung, die die Beschwerden lindern.

Selbst auf eine Klassifizierung der PMS-Symptome können sich Mediziner nicht recht einigen. Im Folgenden beziehe ich mich auf das Schema von Elizabeth Lee Vliet, das sie in ihrem grundlegenden Buch *Screaming to Be Heard* in der Ausgabe von 2001 als die »Die sieben PMS-Symptomgruppen« vorstellt; sie sind in der folgenden Tabelle wiedergegeben:

DIE SIEBEN SYMPTOMGRUPPEN BEI PMS

emotionale Symptome	Depression, Reizbarkeit, Angstgefühl, Wut, schnelles Weinen, Panikgefühle
kognitiver Einfluss	Verminderte Konzentrationsfähigkeit, Gedächtnisstörungen, Wortfindungsstörungen, wirres und nebelhaftes Denken
verhaltensbezogen	Impulsive Handlungen, zwanghaftes Handeln, Unruhe, Lethargie, verminderte Motivation
somatische Symptome	Herzklopfen, Übelkeit, Verstopfung, Schwindelgefühl, Schwitzen, Zittern, Verschwommensehen, Hitzewallungen
Flüssigkeits-/Elektrolythaushalt	Blähbauch, Wassereinlagerung, Brustspannungsgefühl, Schwellung von Händen und Füßen
Haut	Akne, fettiges Hair, Pickel und Ausschlag, Herpes und allergische Reaktionen
Schmerzen	Migräne, Spannungskopfschmerz, Rücken-, Muskel- oder Gelenkschmerzen, Brustschmerzen und Nackensteifigkeit

PRÄMENSTUELLE DYSPHORISCHE STÖRUNG (PMDS)

Wenn Ihre Beschwerden in der zweiten Zyklushälfte so gravierend sind, dass sie alle Facetten Ihres Alltags stark beeinträchtigen, leiden Sie vermutlich an einer Prämenstruellen dysphorischen Störung (PMDS) – einer heftigen Form des PMS. Treten bei Ihnen mindestens fünf der nachstehenden Symptome auf (darunter eines der ersten vier), spricht das für eine PMDS:

- Traurigkeit, Hoffnungslosigkeit, selbstherabsetzende Gedanken
- Anspannung, Angst und nervöse Rastlosigkeit
- deutliche Stimmungsschwankungen mit häufigen Tränenausbrüchen
- ständige Reizbarkeit, Wutausbrüche, vermehrt zwischenmenschliche Konflikte
- vermindertes Interesse an üblichen Aktivitäten, was auch mit einem Rückzug aus sozialen Beziehungen verbunden sein kann
- Konzentrationsschwierigkeiten
- Gefühl der Abgeschlagenheit, Lethargie oder des Energieverlusts
- Appetitveränderungen (Heißhungerattacken, Verlangen nach ganz bestimmten Lebensmitteln)
- erhöhtes Schlafbedürfnis oder Schlaflosigkeit
- Gefühl des Überwältigtseins oder Gefühl, außer Kontrolle zu geraten
- Körperliche Symptome wie Brustempfindlichkeit oder -schwellung, Kopf-, Gelenk- oder Muskelschmerzen, aufgetriebener Leib, Gewichtszunahme

Für die Diagnose der PMDS müssen diese Symptome in der Lutealphase auftreten und sich innerhalb einiger Tage nach Beginn Ihrer Periode auflösen. Wenn Sie jedoch auch vor dem Eisprung unter diesen Symptomen leiden, handelt es sich wohl eher nicht um das PMS oder eine PMDS. In jedem Fall sollten Sie Ihre Beschwerden weiter ärztlich abklären lassen.

DAS PMS DIAGNOSTIZIEREN UND AUFZEICHNEN

Das wichtigste Kriterium für die Diagnose Prämenstruelles Syndrom ist die Feststellung, dass die Symptome an Ihren Zyklus gekoppelt sind. Die ständige Wiederkehr der Beschwerden lösen die hormonellen Veränderungen aus, die mit jedem Ovulationszyklus einhergehen. Das heißt: Frauen, die keinen Eisprung haben, dürften demnach auch nicht von den klassischen PMS-Beschwerden betroffen sein. Dazu würden also auch Mädchen vor der Pubertät (ca. 10 bis 12 Jahre) sowie Schwangere und Frauen nach der Menopause zählen. Zu erwarten wäre in diesem Zusammenhang, dass Frauen, die die Pille nehmen, kein PMS bekommen, da sie ja ebenfalls keinen Eisprung haben. Aus unerklärlichen Gründen verstärken sich aber gerade bei diesen Frauen oft sogar die Symptome.

Um herauszufinden, ob Sie ein PMS haben, sollten Sie Ihre Symptome zusammen mit Ihren Fruchtbarkeitszeichen über einen längeren Zeitraum aufzeichnen. Dadurch können Sie feststellen, ob die Beschwerden zyklisch auftreten und wodurch sie ausgelöst werden könnten. Viele Frauen stellen in jedem Zyklus dieselben Symptome fest. Am besten lässt sich der zeitliche Verlauf der Symptome nachverfolgen, wenn Sie sie in die linke Spalte Ihrer Zyklustabelle eintragen, wie das Hannah in ihren FAM-Aufzeichnungen unten getan hat.

Die Farbcodierung von einzelnen Symptomen kann dabei einen schnellen Überblick schaffen, wann sie jeweils im Zyklus auftreten. Nehmen Sie am besten für die Symptome verschiedene Farben, die Sie mit der jeweiligen Beschwerde assoziieren. Wenn Sie leicht reizbar sind, wählen Sie beispielsweise eine grelle, unangenehme Farbe wie Neongrün. Oder:

deprimiert, niedergeschlagen	Blau
Kopfschmerzen	Rot
Brustempfindlichkeit	Rosa
Heißhunger auf Schokolade	Braun

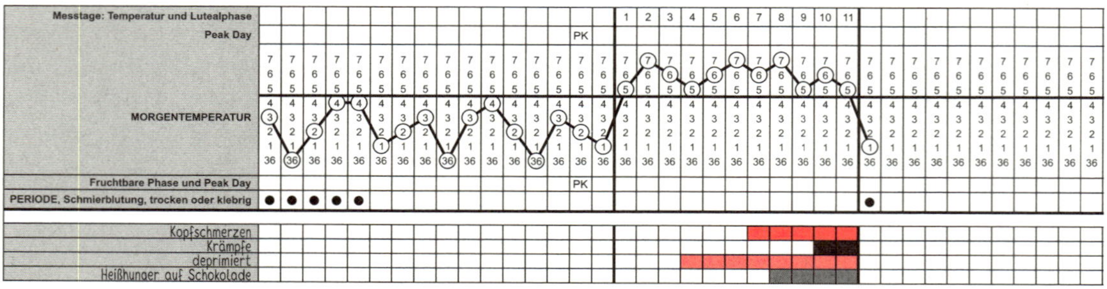

Hannahs FAM-Tabelle. Aufzeichnung der PMS-Symptome. Hannah hält mehrere PMS-Zeichen anhand verschiedener Farben im unteren Teil ihrer Zykluskarte fest. So kann sie schnell erkennen, ob die Symptome zyklusabhängig sind oder ob sich ein Problem dahinter verbergen könnte, das ärztlicher Abklärung bedarf.

BEHANDLUNG DES PMS

Wenn Sie aufgrund Ihrer Aufzeichnungen festgestellt haben, dass sich die Symptome eines PMS zyklisch einstellen, sollten Sie über geeignete Maßnahmen entscheiden. Viele Frauen finden, dass bereits das Wissen, wann die Beschwerden genau auftreten, es leichter macht, mit ihnen fertigzuwerden. Wenn Sie feststellen, dass bei Ihnen Niedergeschlagenheit, Reizbarkeit oder Kopfschmerzen lediglich anzeigen, dass Ihre Periode bald einsetzt, schafft das auch etwas Entlastung und mehr Akzeptanz, denn oft verursachen die Symptome eines PMS Frauen unnötige Ängste, »durchzudrehen« oder ernsthaft erkrankt zu sein.

Es gibt Selbsthilfe-Therapien für Frauen, die an PMS leiden, die wirksam zu sein scheinen. Wenn Sie aber an schwerwiegenden Symptomen leiden, würde ich unbedingt zu einer ärztlichen Untersuchung raten, bevor Sie sich durch Veränderung der Essgewohnheiten oder die Einnahme von Vitaminen selbst zu behandeln versuchen. Ein schweres PMS, beispielsweise mit lähmender Depression oder Panikattacken, kann auch auf tiefer liegende Probleme hinweisen.

Sie sollten für sich und Ihre Situation die beste Lösung finden. Die Behandlungsoptionen reichen von alternativen Heilmethoden bis zur Verabreichung von Medikamenten. Irgendwo dazwischen liegen Ansätze zur Selbsthilfe.

Möglichkeiten zur Selbsthilfe

Selbsthilfe-Therapien zielen darauf ab, ein PMS zu vermeiden, statt bloß Symptome zu behandeln. Dieses Ziel werden Sie nicht immer erreichen können. Wenn Sie Ihren Zyklus aufzeichnen, achten Sie auf den Temperaturanstieg; ab diesem Zeitpunkt können die folgenden Hinweise besonders hilfreich sein.

Ausgewogene, gesunde Ernährung

PMS-Symptome lassen sich über die Ernährung positiv beeinflussen. Fachleute betonen immer wieder, wie wichtig eine ausgewogene Ernährung mit Vollkornprodukten, Obst und Gemüse einschließlich Hülsenfrüchten bei PMS ist.

Fest steht: Die Symptome lassen sich deutlich durch den weitgehenden Verzicht auf bestimmte Nahrungsmittel (vermutlich sind es genau die, die Sie besonders gern essen) gelindert werden. Dazu zählen die meisten Lebensmittel mit einem hohen Gehalt an Zucker, Salz und ungesunden Fetten. Alkohol, Nikotin, Koffein – und ja, Schokolade (allerdings nur die mit weniger als 70 % Kakaogehalt) – sollten Sie ebenfalls meiden. Die Heilung scheint also schlimmer als das Leiden selbst, klagen Sie? Ich weiß, wovon Sie reden. Immerhin könnten

Sie ja einmal versuchen, mehr komplexe Kohlenhydrate bei häufigeren kleineren Mahlzeiten zu sich zu nehmen und die Eiweißaufnahme etwas zu verringern. Probieren Sie es einfach aus! Es schadet ja nicht!

Viele Ernährungexperten sind der Meinung, dass Vitamine, Mineralien und Kräuter – insbesondere Vitamin B 6, Vitamin E, Kalzium, Magnesium und Nachtkerzenöl – zur Linderung von PMS-Symptomen beitragen können. Außerdem scheinen Frauen ausgezeichnete Erfahrungen mit Nahrungsergänzungsmitteln zu machen.

Sport und Yoga

Aufforderungen zu mehr Bewegung entkommt man heutzutage nicht – ob Sie nun abnehmen, den Cholesterinspiegel senken oder Ihre Herz-Kreislauf-Gesundheit erhalten wollen... Auch wenn es um die Linderung von PMS-Beschwerden geht: Immer gilt das Grundprinzip, dass Sport eine ausgezeichnete Therapie ist. Bewegung aktiviert die Bildung von Endorphinen, die körpereigene Stimulanzien sind. Das erklärt auch, warum man sich nach sportlicher Betätigung in der Regel wohler fühlt. Damit Körperübungen Ihnen so gut wie möglich tun, sollten Sie drei- bis fünfmal in der Woche ein Übungsprogramm für etwa 30 Minuten einhalten.

Außer intensiver Bewegung ist auch Yoga eine ausgezeichnete Quelle der Linderung für viele PMS-Betroffene. Yoga-Anhänger werden Ihnen versichern, dass es für die Gesundheit auf allen Ebenen – körperlich, psychisch, emotional und spirituell – nichts Besseres als Asanas gibt.

Ruhe und Schlaf

Nach Ihren Übungen müssen Sie sich natürlich ausreichend ausruhen, um bei bester Gesundheit zu bleiben. Allgemein heißt es, dass der Mensch mindestens sieben bis acht Stunden Nachtschlaf braucht – manche auch mehr. Letztendlich wird Ihr Körper Sie wissen lassen, wie viel Schlaf er nötig hat. Manche Frauen machen die Erfahrung, dass etwas so Heilsames, wie Einfach-früher-schlafen-Gehen bereits hilft, PMS-Symptome zu lindern.

Stress verringern und entspannen

Wer von uns erlebt nicht mindestens gelegentlich Stress? Manchmal ist er leider unvermeidbar. Tun Sie trotzdem, was Sie können, um diesen Energiekiller so gut es geht aus Ihrem Leben herauszuhalten, beispielsweise durch entspannende Massagen, Bäder, Yoga und Meditation, Spaziergänge, Tanzen oder auch einen Kinobesuch. Was immer Sie für Ihre Entspannung tun: Denken Sie daran, dass Stress in der Lutealphase die PMS-Symptome verschlimmern kann.

Gefühle akzeptieren

Einer der erschreckendsten Aspekte des PMS ist für viele Frauen, dass ihre Gefühlswelt in jedem Zyklus außer Kontrolle zu geraten scheint – als ob ihre Emotionen auf das Zehnfache ansteigen würden. Das kann belastend für Frauen sein, die es gewohnt sind, sich selbst als liebevolle und warmherzige Menschen zu sehen. Sie haben oft die Empfindung, dass ihre Wut, Angst oder Niedergeschlagenheit überhaupt nicht zu ihnen gehören. Aber vergessen Sie nicht: In unserer Gesellschaft werden Frauen konditioniert, nett zu sein. Sie sind die Kümmerer, die immer geben und nie Unzufriedenheit zeigen. Vielleicht wäre es besser, Ihre prämenstruellen Gefühle als Hinweis zu sehen, dass nun die Zeit ist, in der Sie sich erlauben, die Frustrationen zu zeigen, die Sie unterdrücken.

Wenn Sie allerdings finden, dass die Heftigkeit Ihrer Gefühle in dieser Zeit Ihren Alltag zu stark beeinträchtigt oder für Ihre Beziehungen schädlich ist, könnte ein Therapeut zusätzlich zum Arztbesuch hilfreich sein. Ein Therapeut kann dabei helfen, abzuklären, ob Ihr Problem tatsächlich hormonell bedingt ist. Denken Sie daran: Das PMS verursacht keine Emotionen, sondern steigert das, was an Potenzial schon in Ihnen vorhanden ist.

Rezeptfreie Heilmittel

Es gibt eine Reihe von rezeptfreien Mitteln, die zur Behandlung bestimmter PMS-Symptome eingesetzt werden. Dazu gehören verschiedene Schmerzmittel, Antihistaminika und Diuretika (entwässernde Mittel), die sich gegen Symptome wie Gebärmutterkrämpfe, Kopfschmerzen und Brustempfindlichkeit bewährt haben. Ich empfehle Ihnen jedoch, dazu weiterführende Abschnitte in Fachbüchern zum Thema PMS zu lesen oder sich von einem Heilpraktiker beraten zu lassen, welche Naturheilmittel für Sie geeignet sind. Letztlich sollte klar sein, dass Arzneimittel zwar viele Beschwerden lindern können, ein abgestimmtes Vorgehen durch gesunde Ernährung und intensive Körperübungen aber wird Ihnen langfristig positive Effekte bescheren.

Komplementärmedizin

In Kapitel 9 zum natürlichen Ausgleich des Hormonhaushalts habe ich bereits erwähnt, dass die Traditionelle Chinesische Medizin (TCM) und naturheilkundliche Behandlungsformen bei einem PMS Linderung bringen können. Konsultieren Sie am besten einen naturheilkundlich orientierten Arzt, der Sie umfasssend als Gesamtperson untersucht und sich nicht allein auf Ihre Symptome beschränkt. Die alternative Medizin bietet eine Vielfalt an Maßnahmen und Therapien. So unterschiedlich diese auch sein mögen, ihr Ziel ist immer dasselbe:

Es geht um die Aktivierung und die Stärkung der Selbstheilungskräfte Ihres Körpers. Manche Naturheilkundler wenden bei PMS-Patientinnen erfolgreich Akupunktur oder Akupressur an; bei beiden wird das PMS als Ausdruck eines Ungleichgewichts oder einer Blockade der Lebensenergie gesehen.

Auch Osteopathie, manuelle Therapie, Fußreflezonenmassage oder Aromatherapie können bei PMS hilfreich sein. Um herauszufinden, ob diese Ansätze für Sie passend sind, wenden Sie sich an entsprechende Fachleute. Auch in vielen Büchern mit dem Schwerpunkt PMS werden Theorie und Praxis der komplementärmedizinischen Behandlung detailliert besprochen.

Alternative Therapien und Medikamente kombinieren

Auch wenn es Ihnen mehr zusagt, Ihre PMS-Symptome mit alternativen Heilmethoden anzugehen, müssen Sie bei gravierenden Beschwerden eventuell eine klassische Behandlung mit Medikamenten in Betracht ziehen. Es gibt aber eine gute Nachricht: Alternative Heilmethoden und medikamentöse Therapie schließen sich nicht aus. Bei heftigen Symptomen können Sie Medikamente anwenden, gleichzeitig aber Ihre Lebensführung ändern, um PMS-Symptome in Zukunft zu vermeiden. Möglicherweise können Sie ja nach einiger Zeit die Medikamente absetzen und ausschließlich natürliche Mittel einsetzen.

Klassische medikamentöse Therapie

Bei PMS gibt es eine ganze Reihe von medikamentösen Standardtherapien, auf die man zurückgreifen kann. Wieder gilt hier als Empfehlung: Für Ihren Arzt sind die Aufzeichnungen Ihrer Symptome über mehrere Zyklen hinweg eine Hilfestellung, damit er eine möglichst genaue Diagnose stellen und eine für Sie passende Therapie zusammenstellen kann.

Diuretika

Viele Ärzte verordnen entwässernde Medikamente (Diuretika), wenn das PMS aufgrund von Wassereinlagerung zu einer Gewichtszunahme, aufgetriebenem Leib und Brustempfindlichkeit führt. Allerdings denken einige Ärzte, dass zunächst der Hormonhaushalt angegangen und die Ernährung optimiert werden sollte, damit die Symptome selbst weniger ausgeprägt sind.

Hormonbehandlung

Leider sind Hormontherapien so unterschiedlich wie die Theorien zur Entstehung des PMS. Mediziner, die die Ursache für die Beschwerden den niedrigen Östrogen-Spiegeln in der Lutealphase zuordnen, verschreiben Frauen mit schwerem PMS häufig ein orales Verhütungsmittel mit einem sehr geringen Gehalt an Progestin. Hält der Arzt einen Progesteron-Mangel für den Auslöser, wird die Anwendung von Cremes mit natürlichem Progesteron (und nicht synthetischem Progestin) in den letzten zwei Wochen des Zyklus empfohlen.

Bevorzugen Sie den natürlicheren Wirkstoff, sollten Sie einen Arzt aufsuchen, der mit der Anwendung der neuesten Progesteron-Cremes vertraut ist. Sie sind im Allgemeinen leicht anzuwenden und haben so gut wie keine Nebenwirkungen. Die Progesteron-Therapie ist inzwischen weitgehend als eine Behandlung akzeptiert, die vielen Frauen mit PMS-Beschwerden Erleichterung bringt.

Tranquilizer, Antidepressiva und Stimmungsstabilisatoren

Bei einem stark ausgeprägten PMS, also dem PMDS (Prämenstruelle dysphorische Störung), das mit post-ovulatorischen Angstzuständen und schwerer depressiver Verstimmung einhergehen kann, ist es angeraten, einen Nervenarzt aufzusuchen. Ärzte verordnen in diesen Fällen Tranquilizer oder Antidepressiva, insbesondere Serotonin-Wiederaufnahmehemmer (SSRI), die eine gewisse Linderung der Symptome bringen.

Manche dieser Psychopharmaka wirken durch Erhöhen der Konzentration von Neurotransmittern wie Serotonin oder Norepinephrin – Substanzen im Gehirn, die zum Beispiel Verhalten, Stimmung, Schlaf und Appetit beeinflussen.

Prostaglandinhemmer

Vermutlich sind Gebärmutterkrämpfe das schmerzhafteste Symptom des PMS. Inzwischen weiß man, dass die Krämpfe durch ein Ungleichgewicht der Prostaglandine verursacht werden, die in der Gebärmutterschleimhaut *(Endometrium)* gebildet werden und deren Konzentration vor der Menstruation steigt. Es gibt Arzneimittel wie Ibuprofen, die gegen die Krämpfe wirksam sind.

Konventionelle Medizin und langfristige Besserung der Symptome

Eines sollten Sie bedenken: Bei der Einnahme von Arzneimitteln kann es immer zu Nebenwirkungen kommen. Auch wenn sich PMS-Symptome durch einige Medikamente effektiv reduzieren lassen, so hält diese Linderung nur so lange an, wie Sie die Medikamente einnehmen. Da das PMS sich jedoch mit den Jahren verschlimmern kann, bedeutet dies für Frauen, die an einer schweren Form leiden, oft Jahre der Arzneimittel- oder Hormontherapie.

Ernährungsvorschläge, Alltagsempfehlungen oder natürliche Heilmethoden, wie ich sie Ihnen in diesem Kapitel kurz vorgestellt habe, sind bei PMS zumindest eine flankierende Maßnahme – und manchmal stellen sie sogar eine Alternative zur Einnahme von Medikamenten dar.

STABIL DURCH DEN ZYKLUS

Das PMS ist für viele Frauen eine unangenehme Tatsache und für einige sogar ein Zustand, der ihre Lebensfreude einschränkt. Es gibt jedoch Behandlungsmöglichkeiten – und Sie selbst haben einen gewissen Einfluss darauf, die Symptome einzudämmen. Eine Hilfe kann es für Sie sein, durch Zyklusaufzeichnungen Ihrem eigenen PMS-Muster auf die Spur zu kommen. Das hat den entscheidenden Vorteil, dass Sie sich auf mögliche Symptome einstellen können, noch bevor sie überhaupt einsetzen. Sie könnten dann zum Beispiel auch Ihren Partner vorwarnen, damit er für Ihre zyklusabhängigen körperlichen und emotionalen Veränderungen sensibilisiert ist. Vielleicht wächst bei ihm dann das Verständnis dafür, warum Sie an bestimmten Tagen deprimiert oder wenig ansprechbar sind. Durch sein Wissen würde das PMS nicht verschwinden, aber wenn Sie beide auf Ihren Zyklus eingestellt sind, kann das unter Umständen schon einen Teil der Auswirkungen minimieren.

KAPITEL 22

Mysterium Menopause?

Vielleicht verhelfen uns das Wissen und die richtige Perspektive einmal dazu, die Menopause nicht mehr als eine Krise oder sogar »den Umbruch« zu sehen, sondern sie vielmehr als »weitere Veränderung« zu begreifen. Denn das Leben ist eine fortwährende Veränderung.

KATHRYN MCGOLDRICK, EHEM. CHEFREDAKTEURIN DES *JOURNAL OF THE AMERICAN MEDICAL WOMEN'S ASSOCIATION*

Menopause. Das Wort löst gemischte Gefühle bei Frauen aus – die ganze Bandbreite von Befürchtungen und Ängsten bis hin zu Erleichterung. Noch vor einigen Jahrzehnten sprach man nur hinter vorgehaltener Hand darüber. Diese Zeit im Leben einer Frau wurde in der Gesellschaft einfach nicht thematisiert. Vielleicht empfand man sie als Stigma. Glücklicherweise hat sich in der Zwischenzeit viel geändert. Die Rolle der Frau hat sich erweitert. Frauen haben ein völlig neues Selbstbewusstsein entwickelt und definieren sich heute nicht allein über ihr Muttersein und die Fähigkeit, Kinder zu gebären.

Neue Studien belegen interessanterweise, dass eine Wechselbeziehung zwischen dem Alter einer Frau bei Erreichen der Menopause und dem Alter besteht, in dem ihre Mutter in die Menopause kam. Wenn die Mutter die Menopause früh erreicht hat, kann das auch bei der Tochter so sein (verminderte Eierstockreserve, siehe Seite 238). Allein das Wissen um diese eine wissenschaftliche Tatsache kann Frauen bei der zeitlichen Planung einer Schwangerschaft helfen.

Das Thema Menopause ist derart umfassend, dass ich ihm in einem einzigen Kapitel nicht gerecht werden kann. Daher empfehle ich Ihnen, sich spezielle Lektüre zu beschaffen. Tatsache ist, dass das Thema Menopause und insbesondere die damit zusammenhängende Hormontherapie* durchfortwährend neue wissenschaftliche Erkenntnisse im steten Wandel begriffen ist. Daher bedarf es ernsthafter Recherche und einer guten ätzlichen Beratung, um die besten Entscheidungen für Ihre Gesundheit in dieser Lebensphase zu treffen.

WAS IST DIE MENOPAUSE GENAU?

»Ich dachte, das ist, wenn bei Frauen die Periode aufhört.«
»Ist das nicht, wenn Frauen keine Eizellen mehr haben?«
»Ich glaube, das ist, wenn Frauen so ungefähr fünfzig werden.«

In jeder dieser Aussagen steckt ein Körnchen Wahrheit, aber ich möchte zunächst ein paar Begriffe klären:

Menopause	Streng biologisch gesehen, bezieht sich der Begriff auf das Ende der Menstruation aufgrund fehlender Follikelaktivität – es bedeutet also »die letzte Monatsblutung«.
Prämenopause	Dies bezeichnet die Zeit vor der bevorstehenden Menopause, also die sogenannten Wechseljahre. Es kann aber auch einfach für jede Zeit vor der Menopause einer Frau stehen.
Perimenopause	Das ist die Zeit kurz vor der Menopause bis ein Jahr danach, oder wie ich gern sage »die guten Zeiten«.
Klimakterium	Veralteter Begriff für den Übergang der reproduktiven Jahre in die nicht mehr reproduktive Phase; dauert im Allgemeinen fünf Jahre.
Wechseljahre	Dieser Begriff soll die Veränderungen anklingen lassen, die Frauen während dieser Übergangszeit auf emotionaler, geistiger und körperlicher Ebene durchleben.
Primäre Ovarialinsuffizienz	Korrekte Bezeichnung heute, wenn der Funktionsverlust der Eierstöcke vor einem Alter von vierzig Jahren eintritt.
Vorzeitige Menopause	Dieser Begriff wurde inzwischen durch die korrektere Bezeichnung Primäre Ovarialinsuffizienz (POI) für den Funktionsverlust der Eierstöcke ersetzt, der vor einem Alter von vierzig Jahren einsetzt.

* Die Hormontherapie wurde früher als Hormonersatztherapie (HET) bezeichnet.

Kurz gesagt, der Weg zur Menopause durchläuft etwa ein Jahrzehnt, in dem die Eierstöcke nach und nach ihre Funktion einstellen und schließlich nicht mehr auf die Hormone reagieren, die letztendlich den Eisprung bewirken. Es ist wichtig, festzuhalten, dass der Prozess bei manchen Frauen bereits viel früher als mit vierzig Jahren einsetzt; in dem Fall können die klassischen Wechseljahressymptome bereits lange, bevor Sie sie erwartet haben, auftreten. Frauen mit dieser sogenannten Primären Ovarialinsuffizienz (POI), die man früher auch als vorzeitige Menopause bezeichnete, erhalten oft bis zu einem Alter von fünfzig Jahren eine Hormontherapie, da der Östrogen-Mangel unter anderem ein erhöhtes Risiko für Osteoporose und Herzerkrankungen mit sich bringt.

Wenn Sie glauben, dass eine Primären Ovarialinsuffizienz bei Ihnen vorliegt, Sie aber noch schwanger werden wollen, empfehle ich Ihnen erst einmal, sich auf Seite 269 über Ihre Optionen zu informieren.

Davon unabhängig ist die Menopause eine ganz individuelle Erfahrung. Manche Frauen gleiten fast beschwerdelos durch diese Zeit und nehmen kaum eine Veränderung wahr. Andere benötigen oft medizinische Hilfe, um mit den Herausforderungen dieser Phase körperlich und emotional fertigzuwerden. Das Einzige, was sich definitiv sagen lässt, ist, dass Sie sich dann in der Menopause befinden, wenn keine Monatsblutung mehr eintritt – und das findet im Leben einer Frau im Durchschnitt mit etwa 51 Jahren statt.

Eines Tages können Sie den Staffelstab vielleicht an Ihre Tochter oder Nichte weitergeben. Ich hatte dieses Privileg mit 55 Jahren, als die Tochter meines Bruders 17 Jahre alt war. Meine Nichte Sabrina und ich reisten zusammen zu lieben Freunden, und ich hatte ein symbolisches Geschenk für sie eingepackt, das ich ihr um Mitternacht des 27. August überreichen wollte. Das war der Moment, an dem meine letzte Periode genau zwölf Monate zurück lag, wie ich meinen Zyklusaufzeichnungen entnahm. Und damit hatte ich die Wechseljahre offiziell hinter mir. Es war also Zeit, den obigen Stab in Form eines Tampons feierlich an Sabrina und die nächste Generation zu überreichen. Während wir beide uns also kichernd umarmten, übergab ich ihr dieses symbolträchtige Geschenk mit einem roten Schleifchen. Was diese Nacht noch spezieller machte, war die Tatsache, dass wir auch den Tag feiern konnten, an dem Sabrinas erste Periode genau fünf Jahre her war.

ZEICHEN DER BEVORSTEHENDEN MENOPAUSE

Anhaltspunkt für die bevorstehende Menopause sind die drei klassischen Zeichen, die sich bei den meisten Frauen in unterschiedlicher Intensität einstellen:

- unregelmäßiger Menstruationszyklus
- Hitzewallungen
- Scheidentrockenheit

Mediziner nennen diese drei Zeichen gern Symptome, aber Zeichen oder Begleiterscheinungen sind wohl angemessenere Begriffe – schließlich sind Symptome Krankheitszeichen, aber die Menopause ist ja lediglich eine Übergangsphase im Leben. Viele Frauen wollen sie als eine natürliche Phase ihres Daseins begreifen. Gail Sheehy, die Autorin des bahnbrechenden Buchs *Wechseljahre, na und?* (1998) beschreibt, wie sie die Aufklärung anderer über diesen universellen Übergang erlebt hat:

> *Als ich auf Vortragsreisen durch die USA war und an Fernseh- und Radio-Talkshows teilnahm, musste das Gespräch über das Thema Menopause jedes Mal von null aufgebaut werden. Dabei war die Reaktion der männlichen Talkshow-Moderatoren manchmal echt drollig. »Menopause…«, schluckte ein Moderator in Cleveland: »Ist das so was wie… Impotenz?« »Äh, nein«, murmelte ich, »…Glatzköpfigkeit, ist ja schließlich auch keine Demenz.«*

Unregelmäßiger Menstruationszyklus

Eines der ersten Anzeichen der nahenden Menopause ist eine Veränderung in Ihrem Zyklus. Etwa 80 Prozent aller Frauen erleben schon bis zu sieben Jahre vorher solche Veränderungen. Typisch sind zunächst heftigere und häufigere Perioden bei kürzeren Zyklen. Doch schließlich werden die Perioden deutlich schwächer und weniger häufig, während ihr Zyklus länger wird und der Eisprung häufiger ausbleibt. Diese letzteren Veränderungen sind auf die immer geringeren Östrogen-Spiegel zurückzuführen.

Wenn Sie bemerken, dass Ihre Periode ungewöhnlich heftig wird, gibt es ein paar Tipps: Versuchen Sie, sehr heißes Duschen und Baden während der Periode zu vermeiden. Meiden Sie außerdem während des gesamten Zyklus Alkohol und Schmerzmittel wie ASS (z. B: Aspirin®), denn beide hemmen die Blutgerinnung. Vor allem aber sollten Sie regelmäßig Bewegung und Sport in

Ihren Alltag einbeziehen, denn das hilft, das hormonelle Ungleichgewicht, das ja der eigentlich Verursacher der heftigen Blutungen ist, etwas zu korrigieren.

Natürlich können unregelmäßige oder heftige Blutungen auch Anzeichen verschiedener Störungen wie Beckeninfektionen oder auch Myome sein, die mit zunehmendem Alter recht häufig bei Frauen vorkommen. Daher ist es in dieser Zeit besonders sinnvoll, die Zyklusaufzeichnungen fortzuführen und verdächtige Abweichungen mit Ihrem Arzt zu besprechen.

Hitzewallungen

Vielleicht gehören Sie zu den wenigen Glücklichen, die ohne Beschwerden durch die Menopause kommen. Leider plagt sich aber die überwiegende Zahl der Frauen zumindest irgendwann während der Wechseljahre einmal mit Hitzewallungen. Sie beginnen schon, wenn ihr Zyklus noch regelmäßig ist, und oft bleiben sie Frauen noch bis etwa zwei Jahre oder mehr nach der letzten Periode erhalten. Diese unangenehmen Episoden dauern einige Sekunden oder manchmal auch mehrere Minuten; sie können Sie einmal in der Woche überkommen oder fast jede Stunde! Vielleicht spüren Sie von den »fliegenden Hitzen« nicht mehr, als wenn Sie für alle hörbar ins Fettnäpfchen getreten sind – das bekannte Erröten steigt in Gesicht und Oberkörper auf. Genauso gut können Sie aber schweißgebadet sein und dann frösteln. In seltenen Fällen extremer Intensität kann es zu Herzklopfen und Erstickungsgefühl kommen. Viele Frauen spüren kurz zuvor eine »Aura« – das untrügliche Gefühl, dass sich eine Hitzewallung anbahnt. Manche fühlen sich sogar eine kurze Zeit zuvor ängstlich, angespannt, schwindelig; sie empfinden Übelkeit oder ein Kribbeln in den Fingern.

Wissenschaftler sehen die Ursache für Hitzewallungen in Veränderungen des Hypothalamus, der unter anderem das Steuerzentrum des Gehirns für Körpertemperatur und Sexualhormone ist. Die Veränderungen führen zu sinkenden Östrogen-Spiegeln, was letzten Endes einen paradoxen Mechanismus zur Körperkühlung in Gang setzt. Hitzewallungen sind also letztlich der überschießende Versuch des Körpers, den natürlichen Thermoregler herunterzudrehen.

Sie können ganz praktische Dinge tun, um sich das Leben in dieser mehrjährigen Phase des Übergangs zu erleichtern. Tragen Sie zum Beispiel Kleidung aus leichter Baumwolle oder atmungsaktiven, feuchtigkeitstransportierenden Fasern, wie sie oft für Sportkleidung verwendet werden. Denn das Wichtigste ist, in jeder Hinsicht »cool« zu bleiben. Es gibt inzwischen zahllose Produkte, die Ihnen ein Wohlgefühl über Stunden ermöglichen (z. B. kühlende Multifunktonstücher für Hals oder Stirn). Meiden Sie am besten Hitze, oder stellen Sie zumindest den Zugang zu kaltem Wasser sicher.

Wie immer gilt: Wichtig sind viel Bewegung und eine ausgewogene Ernährung mit viel frischem Obst und Gemüse. Viele Frauen schwören auf Sojaprodukte. Soja ist eine natürliche pflanzliche Verbindung mit Östrogen-ähnlicher Struktur. Sie sollten sich allerdings eine gewisse Skepsis gegenüber dem Modetrend bewahren und Soja nur wenige Male pro Woche zu sich nehmen, denn es kann die Aufnahme wichtiger Nährstoffe blockieren. Dieser Nachteil wird durch Nahrungmittelformen wie Tofu, Tempeh und Miso reduziert.

Als medizinische Behandlung von Hitzewallungen wird häufig eine Hormontherapie (HT) verordnet. Sie ersetzt das stark abgefallene Östrogen und kann Hitzewallungen beinahe völlig ausschalten. Die HT wird allerdings kontrovers diskutiert; sie hat Nebenwirkungen und ist potenziell mit schwerwiegenden Risiken behaftet (siehe Seite 332).

Wenn Sie Zyklustabellen führen, zeichnet sich möglicherweise ein Muster für Ihre Hitzewallungen ab. Das kann Ihnen helfen, in gewissem Umfang die Kontrolle zu behalten, denn Sie sind auf die nächste Hitzewallung vorbereitet.

Scheidentrockenheit

Einen der häufigsten, jedoch am wenigsten diskutierten Auswirkungen der Menopause ist die Trockenheit des Scheidengewebes – auch dies ist dem immer weiter abfallenden Östrogen-Spiegel geschuldet. Frauen ist es meist zu peinlich, darüber zu sprechen, denn sie denken, nur sie hätten dieses Problem. Tatsache ist, dass die meisten Frauen, die auf die Menopause zugehen, das Gefühl haben, dass ihre Scheide sich beim Sex langsamer befeuchtet. Für manche können Stimulationen, die sie früher erregten, nun sogar unangenehm sein.

Auch wenn die Menopause oft mit Scheidentrockenheit verbunden ist, können Sie etwas tun, um die Scheide feucht zu halten; dazu gehören mehr Zeit für das Vorspiel und Gleitmittel auf Wasserbasis. Wenn Sie dann immer noch unter Scheidentrockenheit leiden, wodurch der Geschlechtsakt unangenehm oder schmerzhaft sein kann, können Sie eine Östrogen-Therapie in Cremeform versuchen. Das sollte Trockenheit oder Schmerzhaftigkeit schon innerhalb von ein bis zwei Wochen lindern. Cremes haben gegenüber Tabletten den Vorteil, dass sie mit weniger Nebenwirkungen und Risiken behaftet sind. Viele Ärzte glauben allerdings – und das sollten Sie wissen –, dass jede Anwendung von Östrogen durch Progesteron ausgeglichen werden sollte.

Verwechslung von unregelmäßigen Zyklen mit einer Schwangerschaft

Wenn Sie Ihre Zyklen nicht aufzeichnen, kann es während der Menopause schon mal zu Unsicherheiten kommen. So könnten Sie zum Beispiel vermuten, schwanger zu sein, denn Sie scheinen eine Periode zu überspringen (was aber, wie Sie jetzt wissen, nur sehr lange Zyklen während der Menopause sind). Solche »übersprungenen Perioden« sind in der Übergangsphase normal, könnten aber natürlich auch ein Schwangerschaftszeichen sein. Zyklusaufzeichnungen bieten zwei Möglichkeiten, das eine vom anderen zu unterscheiden:

- Sie sind vermutlich schwanger, wenn Ihre Temperatur die Schwellenlinie für mehr als 18 Tage in Folge überschreitet, dies besonders, wenn auch Ihre Brüste spannen und Ihnen übel ist. (Holen Sie sich die Bestätigung Ihres Arztes, ob eine Schwangerschaft vorliegt oder nicht, denn während der Prämenopause sind Selbsttests wegen der schwankenden Bildung von Hypophysenhormonen unzuverlässig!)
- Sie sind vermutlich nicht schwanger, wenn Ihre Temperaturkurve konstant niedrig bleibt oder ein verzögerter Eisprung anzeigt, dass es sich nur um einen langen Zyklus handelt. Solche verlängerten Zyklen sind umso wahrscheinlicher, wenn Sie auch an Hitzewallungen und Scheidentrockenheit leiden.

MENOPAUSE UND OVULATIONS-PROGNOSESETS

Ein bequemer Weg herauszufinden, ob Sie noch einen Eisprung haben, scheinen Ovulations-Prognosesets zu sein. Zu bedenken ist aber, dass diese Sets *unzuverlässig* sind, wenn Sie auf die Menopause zugehen, denn Frauen in der Prämenopause haben oft extrem hohe Spiegel an Luteinisierendem Hormon (LH), die aber nicht unbedingt einen Eisprung auslösen. Darüber hinaus lässt sich die Menopause mit diesen Sets nur schwer erkennen, denn ein Eisprung kann in dieser Zeit so selten sein, dass ihre Anwendung schon daran scheitern kann, dass man nicht weiß, wann man die Sets benutzen soll. Um herauszufinden, ob Sie noch einen Eisprung haben, sind Zyklusaufzeichnungen billiger, leichter und genauer.

HORMONTHERAPIE (HT)

Wenige Themen der Medizin provozieren mehr Verwirrung und Widersprüchlichkeiten als die Hormontherapie. Sollen Frauen in der Menopause synthetische Hormone nehmen oder nicht? Sind bioidentische Hormone der Königsweg? Oft ist die Debatte äußerst aufgeheizt und letztlich nicht aussagekräftig. Fest steht: Es gibt keine Standardantwort zum Thema, denn die Situation jeder Frau ist verschieden und muss umsichtig mit ihrem eigenen Arzt diskutiert werden.

Der HT-Streit geht zum Teil auf die Tatsache zurück, das sie erstmals in den 1930er-Jahren verordnet wurde, als man noch nicht viel über ihre möglichen Langzeitwirkungen wusste. Erst Jahre später entdeckte man, dass die Östrogen-Therapie, die damals angewandt wurde, das Gebärmutter- und Brustkrebsrisiko der Frauen erhöhte. In den 1970er-Jahren wies die Forschung nach, dass die Wahrscheinlichkeit, Endometriumkrebs zu entwickeln, bei Frauen, die Östrogen nahmen, um ein Mehrfaches erhöht war.

Pharmaunternehmen und viele Ärzte betonen, dass die Dinge heute völlig anders gelagert sind. Sie geben verschiedene Gründe für die Verordnung der neuen HT-Formen an – unter anderem, dass die neuen Präparate eine geringere Dosis Östrogen enthalten und mit Progestinen (synthetischem Progesteron) kombiniert sind, um die negativen Östrogeneffekte auszugleichen. Dennoch bleibt das Risiko für Brustkrebs, Schlaganfall und Herzinfarkt leicht erhöht.

Heute ist das meistverordnete Präparat Presomen (Premarin). Der Wirkstoff ist ein konjugiertes Östrogen, und es wird als das natürlichste verfügbare Östrogen angesehen. Und wie wird es gewonnen? Aus dem Urin trächtiger Stuten!*

Ein kurzer Blick auf bioidentische Hormone

Es leuchtet ein, dass der Begriff »natürlich« in der HT heute am engsten mit bioidentischen Hormonen verknüpft ist, die leider genauso durch Widersprüchlichkeiten und Verwirrung belastet sind wie die HT im Allgemeinen. Was sind bioidentische Hormone? Gängig ist vor allem die Definition, nach der es sich hierbei um »Verbindungen mit exakt derselben chemischen und molekularen Struktur wie die im menschlichen Körper gebildeten Hormone« handelt. Aber im Gegensatz zum körpereigenen Östrogen und Progesteron werden die bioidentischen Hormone meist aus Soja und wildem Yams gewonnen und oft auch individuell als Rezepturarzneimittel in der Apotheke hergestellt.Der Vorteil der in der Apotheke hergestellten Rezepturen liegt darin, dass der Arzt die Dosie-

* Bereits die Bezeichnung Premarin deutet dies an, denn sie steht für die englischen Wörter »pregnant« (schwanger), »mare« (Stute) und »urine« (Urin). Davon unabhängig, kann die Verwendung von »natürlich» und »synthetisch« irreführend sein. »Natürliche« Substanzen wie Premarin kommen bei Frauen nicht natürlich vor, während einige »synthetische« Hormone aus dem Labor, wie etwa 17ß-Östradiol, biologisch identisch sind mit der im menschlichen Körper vorhandenen Verbindung.

rung verordnen kann, die exakt auf den Hormonmangel der Patientin abgestimmt ist. Eine neue Generation zugelassener bioidentischer Präparate wird aber inzwischen auch von Pharmaunternehmen angeboten.

Unabhängig von der Herstellung, ist klar, dass Millionen Frauen sich für die bioidentischen Hormone interessieren, denn sie wünschen sich nichts mehr, als ihre Wechseljahrsymptome loszuwerden, ohne die Risiken und Nebenwirkungen der konventionellen HT in Kauf nehmen zu müssen. Aber auch wenn es glühende Verfechter gibt: Die Beweislage ist gemischt, und es ist nicht klar, ob bioidentische Hormone sicherer sind als die klassische HT.

Was ist das Richtige für mich?

Bei ihrer Entscheidung für oder gegen eine HT werden die meisten Frauen vom Schweregrad ihrer Wechseljahrsymptome geleitet. Sie sollten dabei jedoch auch die subtileren Faktoren beachten, die in Ihrem persönlichen Fall den Ausschlag geben. Abnehmende Knochendichte, Glukoseintoleranz oder auch erhöhtes Cholesterin sollten mit einem versierten Arzt besprochen werden. Das gilt auch für eine entsprechende familiäre Vorbelastung. Wenn Sie sich zu einer HT entschließen, müssen Sie bedenken, dass der Körper und die medizinischen Gegebenheiten bei jeder Frau anders sind und dass Menge und Art der Hormone, die Sie nehmen, auf Ihre speziellen Bedürfnisse abgestimmt sein sollten.

Was die Hormontherapie nicht kann

Frauen in der Menopause sind oft versucht, eine HT als die Zauberpille zu betrachten, die alle möglichen Probleme löst. Tatsache ist aber, dass Depressionen, faltige Haut und Gewichtszunahme durch eine Hormontherapie nicht verhindern werden können. Es ist leider wahr: Unser Stoffwechsel verlangsamt sich im Alter. Aber es ist ebenso eine Tatsache, dass Sie sich mit einer HT besser fühlen können, wenn es zum Beispiel um die Knochendichte, Glukoseintoleranz oder erhöhtes Cholesterin geht.

Was die Hormontherapie kann

Keine Frage, eine HT kann Hitzewallungen und Scheidentrockenheit lindern; sie unterstützt auch das saure Milieu der Scheide, wodurch sie widerstandsfähiger gegen Infektionen ist. Was aber viel wichtiger ist: Die meisten Wissenschaftler sind sich einig, dass eine HT hilfreich gegen Osteoporose ist. Es muss aber klar sein, dass die HT nur gegen diese Probleme hilft, solange Sie die Hormone einnehmen. Sobald Sie sie absetzen, kehren die Probleme oft zurück. Das gilt besonders für Hitzewallungen. Denken Sie auch daran, dass Hormone die Knochendichte nicht wieder auf die Werte vor der Menopause bringen können. Sie verhindern eine weitere Abnahme nur, solange Sie die Behandlung fortsetzen.

Risiken der Hormontherapie

Trotz der Kombination mit Progestinen zur Abwehr unerwünschter Effekte von Östrogen kann eine HT das Risiko von Infarkten, Blutgerinnseln und Brustkrebs bei manchen Frauen erhöhen. Die Gefahr wächst besonders bei den Frauen, die bereits ein erhöhtes Risiko tragen, wozu auch eine entsprechende Familienvorgeschichte sowie Diabetes oder deutliches Übergewicht zählen. Auch ältere Frauen jenseits der Menopause werden als Hochrisikopatientinnen eingestuft.

Trotzdem glauben viele Ärzte, dass eine HT für Frauen mit schwerwiegenden Wechseljahrsymptomen eine wichtige Rolle spielt – vorausgesetzt, dass diese die Menopause noch nicht erreicht haben, keine wesentlichen Risikofaktoren vorliegen und ihnen die korrekte Dosierung und Kombination von Östrogen und Progesteron verordnet wird.

Nebenwirkungen der Hormontherapie

Zusätzlich zu eventuell erhöhten medizinischen Risiken kann es auch zu unangenehmen Nebenwirkungen kommen. Häufig werden Übelkeit (speziell bei hochdosiertem Östrogen), Wassereinlagerung und ein vermehrtes Wachstum von Myomen beobachtet. Manche Frauen haben weiterhin zyklische Blutungen, die jedoch meist kürzer und leichter sind als die typische Periode.

Pro und Kontra – Abgleich der Daten

In der Praxis sieht es so aus, dass die möglicherweise ernsten Nebenwirkungen einer Hormontherapie gegen einige sehr reale und wesentliche Vorteile abgeglichen werden müssen – und zwar individuell für jede einzelne Frau.

Wenn Sie eine Hormontherapie in Erwägung ziehen, wenden Sie sich an einen Arzt, der erfahren auf diesem speziellen Gebiet ist. Hormone sind ein heikles und komplexes Thema, und ich rate Ihnen, sich unbedingt mit aktueller Lektüre auf dem Laufenden zu halten.

Bei einer Hormontherapie muss man viele Faktoren im Auge behalten. Sie können in Zusammenarbeit mit Ihrem Arzt eine vernünftige Entscheidung treffen, wenn Sie gut informiert sind.

MENOPAUSE UND SEXUALITÄT

Die Menopause hat einen paradoxen Effekt auf die weibliche Sexualität. Aber um eines gleich klarzustellen: Sie bedeutet nicht das Ende des Liebeslebens. Zwar führt sie zu Scheidentrockenheit, aber sie befreit Frauen auch von der Angst vor einer Schwangerschaft. Dieses Gefühl kann die Extraportion Einsatz, die nötig sein kann, damit sich die Scheide beim Geschlechtsakt befeuchtet, mehr als kompensieren. Viele Frauen finden sogar, dass ihr Liebesleben sich verbessert, wenn sie sich nicht mehr um das Thema Verhütung sorgen müssen.

TESTOSTERON FÜR FRAUEN?

Testosteron gilt als ein männliches Hormon. Tatsache ist aber, dass auch Frauen ab der Pubertät kleine Mengen davon produzieren. Bei Männern ist es zwar etwa die 20-fache Menge, aber die winzige Dosis, die Frauen bilden, trägt entscheidend zu ihrem Wohlbefinden bei. Leider fällt der Testosteronspiegel mit steigendem Alter und sinkt bei Erreichen der Menopause so stark ab, dass dies nicht nur trockene Haut und sprödes Haar, sondern auch folgende Symptome auslösen kann, wie:

- Verlust der Vitalenergie oder des Gefühls von Wohlbefinden
- Verlust des sexuellen Verlangens und der Empfindlichkeit
- Verlust der Denkschärfe
- Verlust des Muskeltonus
- Verlust des Schamhaars
- Kalziumverlust der Knochen (Osteoporoserisiko)
- Nachlassen des Muskeltonus in Blase und Becken (Harninkontinenz)

In den letzten Jahren hat die Testosteron-Ergänzung sich zu einer zunehmend beliebten Therapie für Frauen in den Wechseljahren und danach entwickelt. Auch Frauen mit generellem Testosteronmangel profitieren von einer solchen Ergänzungstherapie. Dazu zählen Frauen mit Hysterektomie (auch wenn die Eierstöcke erhalten blieben), Frauen, bei denen eine Chemotherapie zum Funktionsverlust der Eierstöcke führte, sowie Frauen, bei denen die Menopause vor dem Durchschnittsalter von 51 Jahren einsetzt.

Der Nachweis, dass Testosteron die oben aufgeführten Symptome behebt, ist nicht eindeutig; Ergebnisse für eine Steigerung der Libido scheinen aber ermutigend. Wenn Sie eine Testosteron-Ergänzung erwägen, müssen Sie einen Arzt suchen, der mit dieser Therapie vertraut ist, nicht zuletzt deswegen, weil die für Sie geeignete Dosierung von entscheidender Bedeutung ist.

NATÜRLICHE VERHÜTUNG IN DEN WECHSELJAHREN

Aufgrund der Zyklusunregelmäßigkeiten warnen Ärzte vor natürlicher Verhütung, wenn sich die ersten Anzeichen der Menopause einstellen. Es stimmt, dass Zyklen bei Frauen in den Vierzigern unberechenbarer werden, aber die Fruchtbarkeitsmethode funktioniert auch bei unregelmäßigen Zyklen. Das Kernmerkmal der FAM ist ja, dass jeder einzelne Tag auf seine Fruchtbarkeitszeichen hin beobachtet wird, das heißt: Die Konstanz der Zyklen ist nahezu unbedeutend.

Relevant ist allerdings, dass bei vielen Frauen vor der Menopause die Qualität des »fruchtbaren« Zervixsekrets zunehmend länger bestehen bleiben kann (manchmal tagelang prä-ovulatorisch »klebrig«). Das führt uns zu einer paradoxen Facette der Fruchtbarkeitswahrnehmung in den Wechseljahren. Denn aufgrund ihres chronologischen Informationsaufbaus kann die Methode aussagen, dass eine Frau an mehr Tagen als je zuvor fruchtbar ist, während tatsächlich jedoch ihre Fruchtbarkeit mit zunehmendem Alter schnell absinkt.

Die Anwendung der FAM ist während dieser Zeit entweder komplizierter oder einfacher zu handhaben – je nach Verlauf Ihrer Wechseljahre. So kann es Monate geben, an denen Sie nur »trockene«, unfruchtbare Tage erleben. Unabhängig davon, bietet die FAM in dieser Phase einen erstaunlichen Einblick in die Funktion Ihres Körpers auf der Reise in »eine weitere Veränderung«.

Wie stellen Sie fest, dass Sie in die Menopause kommen?

Während der Menopause muss die FAM eventuell etwas abgewandelt werden. Aber bevor Sie zu den Spezialanleitungen übergehen, müssen Sie erst einmal wissen, wie nahe Sie der Menopause wirklich sind. Wie bereits besprochen, werden Sie in der Regel durch bestimmte Zeichen darauf eingestimmt (Zyklusunregelmäßigkeiten, Hitzewallungen, Scheidentrockenheit), und Sie sind vermutlich in Ihren Vierzigern, wenn die Übergangszeit beginnt.

Als Alternative dazu können Sie auch den Test anwenden, der eigens zu dem Zweck entwickelt wurde, die verbliebenen Chancen auf eine Schwangerschaft zu ermitteln, nämlich den Test zur Bestimmung der Antralfollikelzahl (siehe Seite 156). Mit diesem Test soll zwar abgeschätzt werden, über wie viele Eizellen ein Eierstock noch verfügt (Eierstockreserve), die gewonnene Information kann aber auch für Sie während der Menopause – unabhängig davon, ob Sie noch schwanger werden wollen oder nicht – von Nutzen sein.

AUFZEICHNUNG DER FRUCHTBARKEITSZEICHEN IN DEN WECHSELJAHREN

Wenn Sie Ihre Zyklen während der Menopause zu Verhütungszwecken aufzeichnen wollen, können Sie die FAM immer noch erfolgreich benutzen, aber in dieser Phase wird es – zugegebenermaßen – ein bisschen komplizierter. Wie Sie sich auch entscheiden: Die Aufzeichnungen spiegeln in jedem Fall Ihre hormonellen Veränderungen wider und erlauben Ihnen eine gewisse Kontrolle über Ihren anscheinend unberechenbaren Körper. Sie sollten dabei auf Veränderungen in Ihrem normalen Fruchtbarkeitsmuster eingestellt sein. Jedes Fruchtbarkeitszeichen gibt die hormonellen Schwankungen wieder, zu denen es kommt, wenn Ihr Körper sich auf das Ende der ovulatorischen Zyklen vorbereitet.

Morgentemperatur (Basaltemperatur)

Mit am deutlichsten lässt sich Ihre abnehmende Fruchtbarkeit an den Morgentemperaturen ablesen. Anstatt des üblichen Temperaturanstiegs werden Sie Variationen sehen. Zunächst werden die Zyklen vielleicht kürzer, aber häufiger, und daher kommt es auch früher zum Temperaturanstieg. Überdies ist die Lutealphase verkürzt. Und schließlich kommt es zu mehr und mehr anovulatorischen Zyklen, in denen die Temperaturen niedrig bleiben, Sie also keinen Eisprung haben. Alle diese Variationen sind absolut innerhalb der Norm, wenn Sie auf die Menopause zugehen. Zyklusaufzeichnungen sind in dieser Zeit von Vorteil, wenn Sie wissen wollen, was mit Ihrem Körper gerade passiert.

> *Ich hatte das magische Alter von fünfzig Jahren erreicht, als ich zur jährlichen Vorsorgeuntersuchung ging. Als meine Ärztin fragte, ob ich noch normale Zyklen hätte, sagte ich ja, aber es kämen gelegentlich kurze Zyklen von 18 bis 22 Tagen vor. Das könne natürlich ein Problem sein, falls ich schwanger werden wollte, aber das wolle ich ja nicht. Dennoch war die Ärztin besorgt und empfahl eine Endometrium-Biopsie, um festzustellen, was die »dysfunktionalen Blutungen« verursacht. Hätte ich nicht meine Zyklusaufzeichnungen gehabt (das war schließlich mein 322. Zyklus), hätte ich mich einem völlig überflüssigen Eingriff unterzogen. Aber ich konnte der Ärztin glaubhaft versichern, dass nicht nur meine Zyklen normal waren, sondern ich auch zweifelsfrei Temperaturanstiege und normale Lutealphasen hatte. Das überzeugte sie davon, dass die Blutung durch den Eisprung und nicht etwa durch einen besorgniserregenden Befund zustande kam.*

Zervixsekret

Immer seltener kommt es zum Eisprung. Daher produzieren Sie weniger Östrogen, was wiederum die Menge an »fruchtbarem« Sekret reduziert. Wenn Sie im Zyklus normalerweise drei Tage mit »fruchtbarem« Sekret hatten, ist es jetzt vielleicht nur noch ein Tag – oder gar keiner. Da ohne Eisprung auch Progesteron fehlt, das das Sekret austrocknet, wird es schwer, den »Peak Day« zu ermitteln. Ihr Muster »fruchtbaren« Sekrets kann sich so verändern, dass es zu mehr Tagen mit trockenem, klebrigem oder nassem Sekret kommt, wobei Fruchtbarkeitsmerkmale wie »spinnbar« oder »glitschig« fehlen. Ihre Scheide kann sich ständig trocken oder klebrig anfühlen. Oder Sie beobachten Episoden mit nassem Sekret, solange Ihr Körper tapfer versucht, zum Eisprung zu kommen.

Lage der Zervix

In Phasen ohne Eisprung kann es hilfreich sein, die Zervix zu beobachten. Wenn Sie auf die Menopause zugehen, werden Sie vermutlich feststellen, dass sie öfter fest und geschlossen ist und tiefer sitzt, was Phasen der Unfruchtbarkeit bestätigt und Zweifel aufgrund des Sekrets oder des Temperaturverlaufs ausräumt.

Sekundäre Fruchtbarkeitszeichen

Neben den Veränderungen der drei primären Fruchtbarkeitszeichen werden Sie wahrscheinlich auch Veränderungen der sekundären Zeichen beobachten. Einige Fruchtbarkeitszeichen bemerken Sie vielleicht sogar zum ersten Mal:

Zwischenblutung

Schmierblutung zur Zeit des Eisprungs können jetzt auftreten. Das liegt daran, dass solche Blutungen eher bei langen Zyklen auftreten, und ein Kennzeichen von Wechseljahrzyklen ist ihre zunehmend längere Dauer.

Mittelschmerz

War der Mittelschmerz (Eisprungzeit) für Sie normal, werden Sie vielleicht bemerken, dass er kaum noch auftritt, da Sie seltener einen Eisprung haben.

Brustempfindlichkeit

Bei anovulatorischen Zyklen fällt in der Regel die post-ovulatorische Brustempfindlichkeit weg, denn es wird kein Progesteron mehr freigesetzt, das diese Beschwerden verursacht.

VERHÜTUNGSREGELN IN DEN WECHSELJAHREN

Wenn Sie sicher sind, dass sich tatsächlich die Menopause ankündigt, kann die Anwendung der FAM recht unkompliziert sein. Sie sollten den FAM-Standardregeln zur Verhütung folgen, wie sie in Kapitel 11 vorgestellt werden, sich aber nicht mehr auf die Regel der »ersten fünf Tage« verlassen.

In der Praxis bedeutet das: Zeichnen Sie Ihren Zyklus wie immer auf, gehen Sie aber nicht davon aus, dass die ersten fünf Zyklustage unfruchtbar sind, denn Zyklen in der Prämenopause sind hormonellen Schwankungen ausgesetzt, die einen drastisch früheren Eisprung mit sich bringen können. Allerdings geht es hier nur um graduelle Unterschiede. Es gibt zwar kaum Daten zum Thema, aber vermutlich können die ersten drei Tage der Periode als fast so sicher gelten, wie es die ersten fünf Tage waren, bevor Sie die erste Hitzewallung hatten.

Für höchste Sicherheit sollten Sie davon ausgehen, dass Sie fruchtbar sind, bis Sie einen »trockenen« Tag feststellen; aber das ist natürlich während einer Monatsblutung kaum möglich.

»Schwierige« Zyklen – »leichte« Zyklen

Gegen Ende der Wechseljahre erleben Sie vielleicht Monate ohne einen »trockenen« Tag. Stattdessen kann sich ein anhaltendes und verlängertes prä-ovulatorisches Muster von »klebrigen« Tagen entwickeln, gelegentlich unterbrochen von Episoden mit nassem Sekret.

Dieses Phänomen des über Tage unveränderten Zervixsekrets nennt man Grundmuster der Unfruchtbarkeit (BIP = Basic Infertile Pattern); es ist bei Frauen vor der Menopause häufig anzutreffen. **In diesem Fall sollten Sie sich unbedingt an die BIP-Regeln halten, siehe Anhang J.** Dadurch können Frauen mit »klebrigem« BIP mehr Tage als unfruchtbar definieren, als dies unter FAM-Standardregeln möglich wäre. BIP-Regeln sind zugegebenermaßen schwieriger zu befolgen, und, wie im Anhang J zu lesen, sind sie für Frauen in den Wechseljahren etwas riskanter.

Es ist nur zu verständlich, wenn Sie beschließen, dass sich der ganze Aufwand nicht lohnt. Bevor Sie sich aber endgültig entscheiden aufzugeben, möchte ich Sie dazu ermuntern, mit den Aufzeichnungen noch einige Monate fortzufahren. Neben der faszinierenden Dokumentation, die Sie zur Komplettumstellung Ihrer Fortpflanzungsorgane erhalten, ist mit großer Sicherheit anzunehmen, dass Ihre Zyklen immer länger und trockener werden, wodurch FAM leichter denn je anzuwenden ist, wie Sandys Kurven auf der nächsten Seite zeigen.

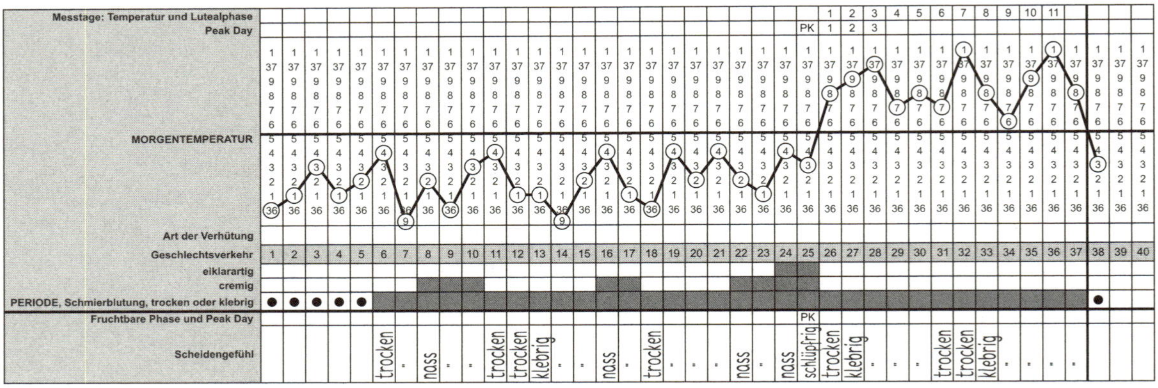

Sandys FAM-Tabelle Nr. 1: Schwieriges Grundmuster der Unfruchtbarkeit (BIP) in der Prämenopause. Sandy hat ein prämenopausales BIP mit mehreren »klebrigen« Tagen, dazwischen einige nasse Episoden.

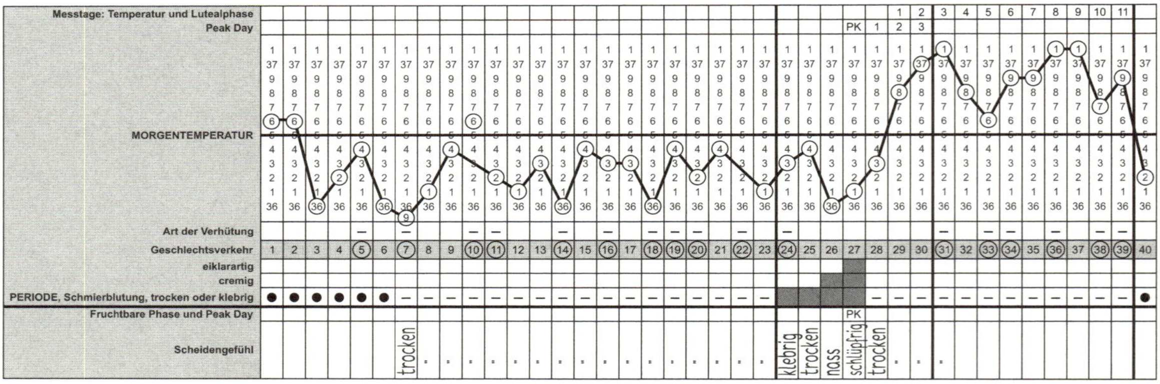

Sandys FAM-Tabelle Nr. 2: Leichtes Grundmuster der Unfruchtbarkeit (BIP) in der Prämenopause. Ein BIP mit vielen »trockenen« Tagen stellt sich ein. So wird die FAM als Verhütungsmethode unkompliziert.

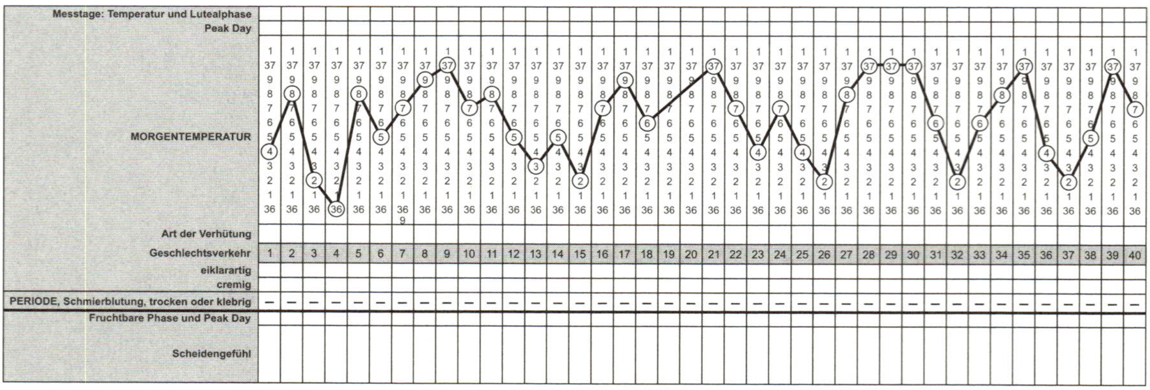

Sandys FAM-Tabelle Nr. 3: Das leichteste Muster der Prämenopause. Bei Sandy kommt es überhaupt nicht mehr zum Eisprung, wie die Dauerphase »trockener« Tage ohne charakteristischen Temperaturanstieg belegt.

Letzten Endes muss jedes Paar selbst entscheiden, was das Beste für beide ist. Vielleicht beschließen Sie, dass es nichts bringt, auf »leichtere« Zyklen zu warten. In dem Fall sollten Sie eine dauerhafte Verhütung in Erwägung ziehen. Persönlich finde ich, dass eine Vasektomie Ihres Partners die bessere Lösung ist als eine Eileiterunterbindung. Denn es ist das weniger invasive Verfahren mit geringeren möglichen Komplikationen. Was immer Sie auch als Verhütungsmethode wählen, denken Sie daran, dass Sie noch ein ganzes Jahr nach Ihrer letzten Periode potenziell fruchtbar sein können.

GESUND UND GELASSEN DURCH DIE WECHSELJAHRE

Letztlich bestimmen auch Ihre Erwartungen an diese Zeit zu einem großen Teil, wie unbeschwert Sie durch die Wechseljahre kommen. Die Begleiterscheinungen dieser Phase sind zwar manchmal unangenehm – traumatisierend müssen sie aber auf keinen Fall sein. Außerdem gibt es jede Menge hilfreiche Mittel gegen Wechseljahrbeschwerden. Ein guter Rat: Bewahren Sie sich Ihren Humor und denken Sie daran, dass Sie wahrlich nicht die einzige Frau auf der Welt sind, die in die Wechseljahre gekommen ist

Ihre Zyklusaufzeichnungen bieten Ihnen die einmalige Gelegenheit, Ihren Körper während dieser faszinierenden Umbauphase zu beobachten. Auch wenn Ihre Zyklen von drei Wochen auf drei Monate umschwenken, behalten Sie die hormonellen Turbulenzen mithilfe Ihrer Aufzeichnungen immer im Auge.

KAPITEL 23

Die Fruchtbarkeitswahrnehmung erhöht Ihr Selbstbewusstsein

Sobald wir eine Ausbildung hinter uns haben, heißt der erste Schritt zur Selbstachtung für die meisten nicht Lernen, sondern Verlernen.

ANONYM

Die meisten Frauen hören und lesen von der Pubertät bis mindestens zur Menopause jede Menge über gynäkologische Probleme, beispielsweise über Symptome häufiger Frauenkrankheiten, über Begleiterscheinungen der Menstruation, über Verhütungspannen, Schwangerschaftsbeschwerden oder über Hormonstörungen. Für viele Frauen sind diese Themen mit Ängsten und Unsicherheit behaftet – und viele müssen tatsächlich Unangenehmes und Schmerzhaftes durchleben. Hinter unseren Ängsten aber verbirgt sich Letztlich vor allem eines: Unwissenheit über die Vorgänge in unserem eigenen Körper.

Ich frage mich, wie es gewesen wäre, wenn ich als junge Frau Bescheid gewusst hätte, was für ein Wunderwerk der weibliche Körper ist und dass bei jedem Menstruationszyklus erstaunliche Veränderungen in mir ablaufen. Dieses Wissen hätte mir garantiert mehr Sicherheit und Selbstbewusstsein verliehen. Anstatt mich ständig zu sorgen, dass ich immer wieder einen infektiösen Ausfluss von mir gebe, hätte ich gesundes Zervixsekret als Zeichen meiner Fruchtbarkeit und Weiblichkeit gesehen. Ich wäre bei meinem Arzt als sachkundige Patientin aufgetreten und nicht als passive Patientin.

Da ich von der Bedeutung der Fruchtbarkeitsmethode überzeugt bin, habe ich folgende Vision: Was wäre, wenn Teenager bereits vor ihrer ersten Menstruation praktisches Wissen über ihren Zyklus und ihre Fruchtbarkeit erwerben würden? Bestimmt würde dies nicht nur ihr Selbstbewusstsein stärken, sondern sie könnten medizinische Probleme von normalen biologischen Abläufen unterscheiden und sich viel Angst und Verwirrung ersparen, die junge Menschen während der Pubertät oft belastet. Auch wenn sich die FAM *nicht* als Verhütungsmethode für Jugendliche eignet, so könnte das Wissen über die eigene Fruchtbarkeit doch ungeplante Schwangerschaften in einer Altersgruppe reduzieren helfen, in der manch einer leider immer noch denkt, dass man beim ersten Mal nicht schwanger werden kann.

Stellen Sie sich einmal vor, Sie könnten die Fruchtbarkeitszeichen Ihres Körpers als völlig natürliche, sichere und wirksame Verhütungsmethode nutzen und damit außerdem die gemeinsame Verantwortung und die Kommunikation zwischen Ihrem Partner und Ihnen fördern. Malen Sie sich aus, das Zusammenspiel Ihrer Hormone wäre Ihnen so vertraut, dass Sie auf den Punkt genau bestimmen könnten, an welchem Tag Sie schwanger werden möchten.

Stellen Sie sich einen Dialog von gut informierten Partnern vor, von denen einer ein Fruchtbarkeitsproblem hat. Sie, Ihr Partner und Ihr Arzt würden Ihre Zyklusaufzeichnungen zurate ziehen, um Ihren Kinderwunsch zu erfüllen, und das am wenigsten invasive Verfahren für Ihren besonderen Fall finden, bevor eine In-vitro-Fertilisation (IVF) als Lösung in Erwägung gezogen wird.

Und wäre es nicht wünschenswert, das PMS in einem neuen Licht sehen zu können, endlich zu verstehen, warum überhaupt zyklisch wiederkehrende Symptome auftreten? Es hilft ja bereits, zu wissen, dass Sie auf der Basis der PMS-Muster in Ihren Zyklusaufzeichnungen konkret etwas zur Linderung der Schmerzen und Beschwerden tun können, die im Zyklus autreten. Ihre FAM-Tabellen dienen Ihnen dann quasi als biomedizinische Datenbank, um beispielsweise das unangenehme Blähbauchgefühl, das sich etwa drei Tage vor der Periode einstellen kann, gegegebenenfalls durch Einnahme von Mönchspfeffer *(Vitex agnus-castus)* zu vermeiden.

Und was wäre, wenn die Menopause endlich als das angesehen würde, was sie tatsächlich ist: eine natürliche Übergangsperiode im Leben einer Frau? Würden Frauen darüber aufgeklärt, was sie in den Jahren vor ihrer letzten Periode erwartet, wären sie bestimmt nicht so verunsichert und erstaunt ob der Veränderungen, die sich in ihrem Körper abspielen. Faktisch lassen sich Frauen Ende vierzig hormonell mit einer Dreizehnjährigen vergleichen.

Aber selbst wenn Ihr Körper in der Menopause Kapriolen zu schlagen scheint: Frauen in den Wechseljahren können anhand von Zyklusaufzeichnungen die Kontrolle über diese letzte Phase ihrer langen und interessanten Phase der Fruchtbarkeit gewinnen.

Es gibt eine Redewendung, die auch im Zusammenhang mit dem Thema Weiblichkeit und Fruchtbarkeit so wahr wie passend ist:

Wissen ist Macht!

Leider befindet sich so vieles von dem, was Menschen eigentlich wissen sollten, in unzugänglichen Datenbanken von Regierungen, Unternehmen oder Universitäten gespeichert. Aber es gibt auch eine Fülle von praktischen Informationen, die Ihnen persönlich in vieler Hinsicht dazu dienen können, Ihre eigene Weiblichkeit zu definieren. Diese Informationen stehen Ihnen frei zur Verfügung, wann immer Sie wollen. Ja, darauf zuzugreifen kostet lediglich ein paar Minuten täglich – und Sie brauchen dazu keine besonderen beruflichen Kontakte und noch nicht einmal einen Computer.

Die FAM ist keine Hightech-Methode. Aber allen von Ihnen, die im fortpflanzungsfähigen Alter sind, kann das Wissen, das diese Methode liefert, eine völlig neue Welt eröffnen – eine Welt, die Ihnen vielleicht bisher verborgen geblieben ist: Sie selbst.

Nachwort

Eine Geschichte des Fortschritts: weibliche Gesundheit und das fehlende Puzzleteil

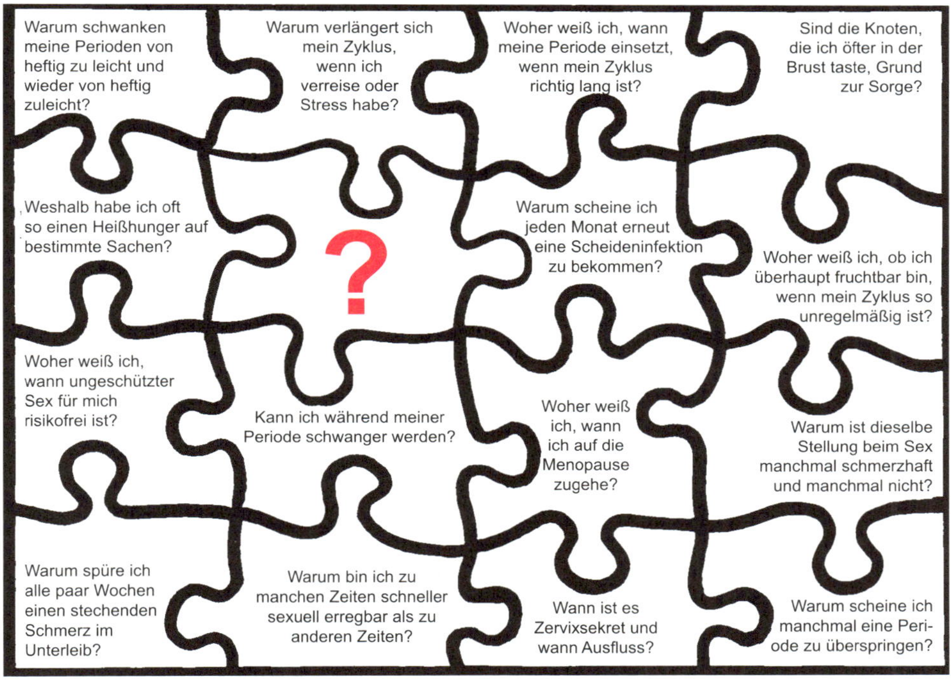

Viele Anthropologen kennen die Tradition der Bantufrauen in Ostafrika, die von Generation zu Generation von der Großmutter an die Enkelin weitergegeben wird: Um dem Nachwuchs die Beziehung zwischen Zervixsekret und Fruchtbarkeit klarzumachen, nimmt die ältere Frau einen glatten Stein und streift damit vorsichtig die kleinen Schamlippen des Mädchens entlang. Sie erklärt der Heranwachsenden, dass das Sekret auf diesem Stein ihr Auskunft geben wird über ihre Fruchtbarkeit oder Unfruchtbarkeit – auf magische Weise, Zyklus auf Zyklus.

Seit die erste Ausgabe meines Buchs in den 1990er-Jahren erschien, habe ich von Tausenden Leserinnen gehört, welchen Einfluss die Fruchtbarkeitswahrnehmung auf ihr Leben hatte. Was mich glücklich machte, war ihre nahezu einhellige Meinung, dass jede Frau das wissenschaftliche Grundprinzip der Fruchtbarkeitsmethode kennen sollte – nicht nur um ihre Empfängnischancen zu erhöhen oder eine Schwangerschaft zu vermeiden, sondern vielmehr, um endlich ihren eigenen Körper kennenzulernen und die alltäglichen Rätsel des Körpers zu entschlüsseln.

Kurz gesagt, bestätigen diese Frauen meine eigene Überzeugung, dass die Erziehung zur Fruchtbarkeitswahrnehmung zu einem der wichtigsten Kapitel in der Geschichte der Frauengesundheitsbewegung werden könnte – einer Geschichte, deren Grundzüge hier kurz erwähnt werden sollen, damit Sie die in diesem Buch angebotenen Informationen im historischen Kontext sehen.

DAS THEMA VERHÜTUNG UND DIE ANTIBABYPILLE

Von allen Kämpfen, die Frauen jemals für die Frauengesundheit ausgefochten haben, war der um das Thema Verhütung wahrscheinlich der längste und wichtigste. Dass in vielen Gesellschaften und zu allen Zeiten Kirche und Politik gegen Verhütungsmethoden vorgingen, ist bekannt. Erst im 19. Jahrhundert wurde das Thema Geburtenkontrolle auch öffentlich diskutiert. Dabei ist es dem Mut von Frauen wie der Amerikanerin Margaret Sanger zu verdanken, dass Anfang des 20. Jahrhunderts erstmals landesweit und mit dem Segen des Gesetzes Kondom und Diaphragma in den USA verwendet werden durften. Margaret

Sanger wurde verhaftet und schikaniert, weil sie in Informationsblättern einen Zugang zu Verhütungsmitteln forderte und 1916 die erste Klinik der USA für Geburtenkontrolle eröffnet hatte. Doch bei Frauen im ganzen Land fanden Sangers Aktionen Anklang, und in den frühen 1920er-Jahren zählte ihre Liga für Geburtenkontrolle bereits 37 000 Mitglieder. Diese und andere Organisationen erreichten es schließlich, dass gesetzliche Hürden beim Thema Verhütung schrittweise überwunden wurden.

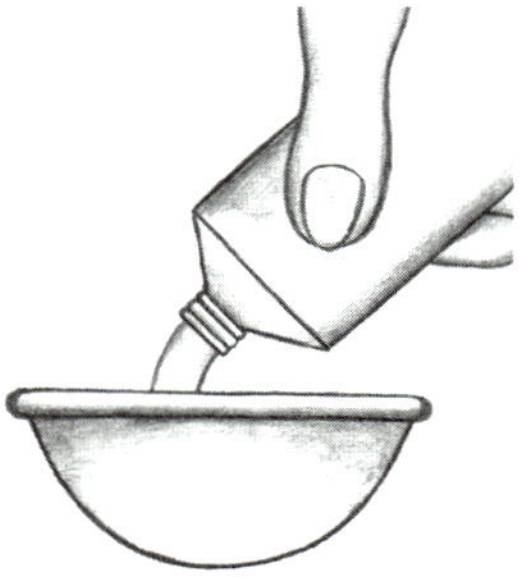

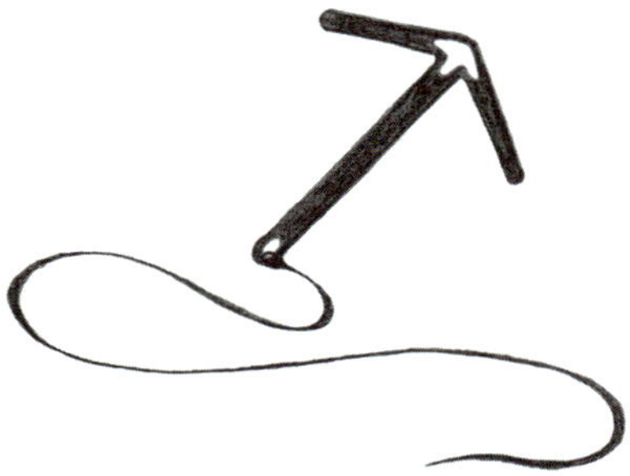

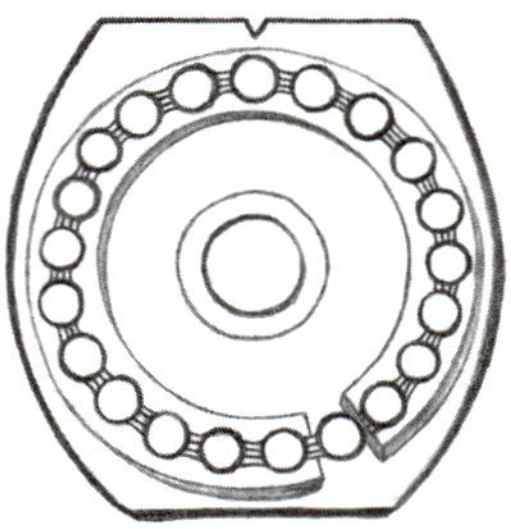

Die dramatischste Entwicklung in der Geschichte der modernen Verhütung folgte einige Generationen später mit der Antibabypille. Sie kam 1960 in den USA auf den Markt und wurde spätestens in den 1970er-Jahren auch in Deutschland zum meistverkauften Verhütungsmittel.

In den 1970er-Jahren hatten sich bereits weltweit Initiativen zu einer ganzen Reihe weiblicher Gesundheitsprobleme etabliert – angefangen vom Protest gegen die übermäßige Durchführung von Mastektomien bei Brustkrebs bis hin zur Forderung nach mehr Informationen zu Stilböstrol (DES) und seinen verheerenden gesundheitlichen Folgen für Kinder, deren Mütter es in der Schwangerschaft eingenommen hatten.

Angesichts der gut dokumentierten Risiken sowohl der Pille als auch späterer Intrauterinpessare, blieb die erste Sorge der Frauengesundheitsbewegung jedoch der Zugang zu sicheren und wirksamen Verhütungsmöglichkeiten. Und für viele bleibt das bis heute ein Schlüsselproblem weiblicher Gesundheit.

Geburt wird wieder Sache der Mütter

Schon bald hatte der allgemeine Tenor der Frauenbewegung der 1960er-Jahre auch andere Kernbereiche der Frauengesundheitsbewegung erfasst. So wurde in den rund zehn Jahren nach Einführung der Pille öffentliche Kritik an der Technikhörigkeit im Kreißsaal laut. Auch wenn die meisten Frauen eine Form moderner Narkose bei einer Geburt erwarteten, so begannen viele sich doch heftig gegen den routinemäßigen Einsatz von wehenfördernden Mitteln, einer chirurgischen Öffnung der Fruchtblase, Zangengeburten, Dammschnitte und ebenso gegen die übliche Praxis zu wehren, ein Baby nach der Geburt schnellstmöglich in das Säuglingszimmer zu expedieren.

Zum überzeugendsten Aufruf, den Geburtsvorgang samt der Mutter-Kind-Versorgung danach wieder menschlicher zu gestalten, wurde 1972 Suzanne Arms *Immaculate Deception*. Das Buch war ein echter Meilenstein, und an ihm entzündeten sich heftige Debatten sowohl bei Frauen als auch unter Medizinern. Dies besonders, weil Suzanne Arms die Meinung vertrat, Krankenhäuser seien nicht immer der sinnvollste Ort für eine Geburt, und es sollten die Hebammen, nicht die Ärzte, bei normalen Geburten ohne Notwendigkeit einer medizinischen Intervention, tonangebend sein.

Dank Suzanne Arms und anderer Pioniere der Frauengesundheitsbewegung planen Frauen heute selbst die Form der Entbindung. Sie treffen Entscheidungen wie Hausgeburt oder Krankenhaus, mit Hebamme oder Geburtshelfer, natürlich oder mit Einsatz von Arzneimitteln. Und obwohl viele Frauen heute nicht in jedem Fall eine vollständig natürliche Geburt wählen, scheint die Verlagerung der Entscheidung vom Arzt auf die Mutter einer der wesentlichsten Schritte zu sein, durch den Frauen die Kontrolle über einen fundamentalen Aspekt ihrer Fruchtbarkeit zurückerlangt haben.

Menopause und andere Tabus der Weiblichkeit

Anders als beim Thema Geburt war die gesellschaftliche Auseinandersetzung mit dem Thema Menopause nicht so sehr durch eine bestimmte soziale Bewegung oder einen medizinischen Durchbruch gekennzeichnet als vielmehr durch eine zunehmend offene und sachkundige Diskussion. Bis in die späten 1960er-Jahre wurde über die Menopause so gut wie gar nicht gesprochen. Aber nach und nach wurde Kritik an den üblichen Einstellungen und Verfahrensweisen des etablierten Medizinbetriebs laut. Vor allem Aktivistinnen in den USA wehrten sich gegen die herrschende Ansicht, die Wechseljahre seien eine Krankheit und müssten behandelt werden (psychologisch oder hormonell), und kritisierten den routinemäßigen Einsatz von Hormonersatztherapien vehement.

Der eigentliche Durchbruch der Frauengesundheitsbewegung beim Thema Menopause aber kam in den frühen 1990er-Jahren mit dem Klassiker *Wechseljahre – na und?* (1998) von Gail Sheehy. Dieses Buch begeisterte Millionen von Frauen und enttabuisierte die Menopause. Frauen sahen jetzt darin nicht nur einen Übergang zu einer neuen vitalen Phase des Lebens (anstatt lediglich das symptombeladene Ende ihrer fruchtbaren Jahre), sondern begannen mehr als je zuvor auch öffentlich über ihre wechseljahrbedingten Hoffnungen, Ängste und Sorgen zu sprechen.

Das Thema Menopause ist nur ein augenfälliges Beispiel für viele Bereiche der Frauengesundheit, die sich vom Tabu zum Thema von allgemeinem Interesse entwickelt haben. Dazu muss man sich nur einmal die Bildung von Selbsthilfegruppen zu PMS oder Hysterektomie ansehen, die öffentliche Aufklärung in den 1980er- und 1990er-Jahren zu Themen wie HIV oder die Bürgerinitiativen, die sich für die Brustkrebsforschung formieren, ja selbst die Bestseller zur Geschichte der Menstruation oder zur weiblichen Anatomie. Für diejenigen, die sich mit Unbehagen an das Unwissen und die Verklemmtheit erinnern, die vor zwei Generationen noch die Regel waren, sind das alles wunderbare Fortschritte.

VERSPRECHEN UND VERLOCKUNGEN DER MODERNEN REPRODUKTIONSMEDIZIN

Vielleicht das fesselndste Thema der sogenannten reproduktiven Gesundheit, das wahrscheinlich die Aufmerksamkeit von Frauen und Männern gleichermaßen auf sich gezogen hat, sind die atemberaubenden Fortschritte in der Reproduktionsmedizin. Angefangen 1977 mit der Geburt von Louise Brown, dem ersten »Retortenbaby« der Welt, über die Verbreitung der In-vitro-Fertilisation (IVF) in den 1980er-Jahren, bis zu den jüngsten Schlagzeilen zur Mikromanipulation von Spermien und zum Einfrieren von Eizellen, wurde die Welt Zeuge einer Revolution der Optionen, die Paaren mit Fruchtbarkeitsproblemen heutzutage in Aussicht gestellt werden, um ihren Kinderwunsch zu erfüllen.

Diese Hightech-Fortschritte in der Reproduktionsmedizin sind allerdings kein Allheilmittel für alle, die einen unerfüllten Kinderwunsch haben, denn die Erfolgsraten bleiben insgesamt eher befriedigend, aber nicht überwältigend, und aufgrund ihrer enormen Kosten und ihres hohen Zeit- und Gefühlsaufwands sind sie für die meisten Paare nicht unbedingt immer die ideale Wahl.

Natürlich kann man davon ausgehen, dass die Reproduktionstechnologie weiter verbessert und der damit verbundene physische und finanzielle Aufwand so weit verringert wird, sodass viele Paare sie als eine weitere Selbstverständlichkeit auf dem Weg zur erfolgreichen Schwangerschaft sehen werden. Soweit diese Techniken den Menschen weitere Optionen bieten, die sie wirklich brauchen, ist das natürlich als positive Entwicklung zu sehen.

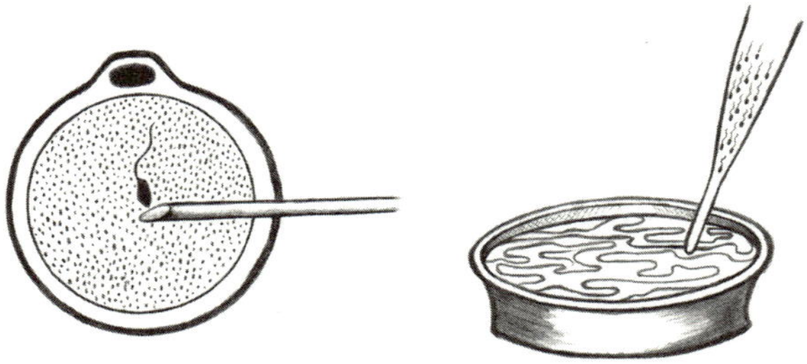

Dieser Fortschritt birgt jedoch ein ganz reales Risiko, wenn Paare mit Kinderwunsch in der Zukunft unbedacht die neuesten Reproduktionsverfahren nutzen, ohne sich zuvor das Wissen anzueignen, durch das man im Grunde auf natürliche Weise hätte Eltern werden können. Und bedenkt man dabei die verpasste Gelegenheit zur Bereicherung des eigenen Lebens, die solch ursprüngliches Wissen über den eigenen Körper und die weibliche Fruchtbarkeit mit sich bringen, dann wäre diese Entwicklung eine, wie ich finde, unglückliche – gleichgültig wie günstig und leicht verfügbar Hightech-Schwangerschaften zu haben wären.

Frauen haben über die letzten Generationen hinweg mehr und mehr Selbstbestimmung gewonnen. Dadurch sind sie häufig auch besser im Einklang mit ihrem eigenen Körper. Allerdings hat sich dieser Fortschritt nur sporadisch und stückchenweise vollzogen – und jede neue Bewegung, jeder Durchbruch betraf

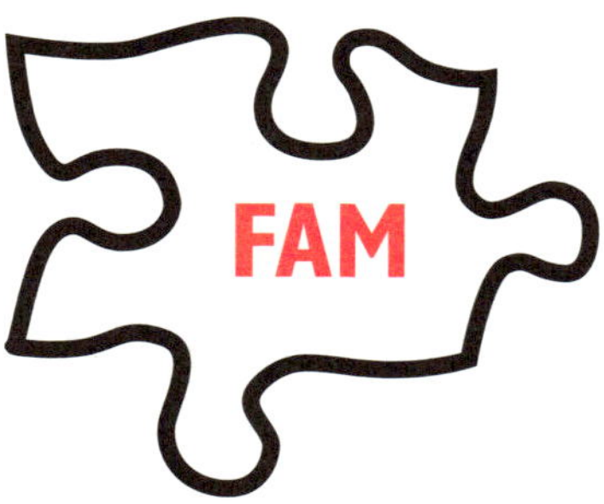

Die Methode der Fruchtbarkeitswahrnehmung ist das fehlende Puzzleteil in der Frauengesundheit!

nur zu einem kleinen Teil das große Lebensrätsels des weiblichen Zyklus. Die Fortschritte in puncto Mitbestimmung bei der Geburt oder dem Selbstverständnis in der Menopause haben das körperliche Wohlergehen von Frauen spürbar verbessert. Gleichzeitig bieten sich Frauen heute zahlreiche Optionen zur Verhütung – und jedes Jahr schnenken neuartige Verfahren Paaren neue Hoffnung, die um eine Schwangerschaft kämpfen.

Aber die einzelnen Verhütungsmethoden und Hightech-Fruchtbarkeitsbehandlungen spiegeln nur bestimmte Ziele verschiedener Frauen zu verschiedenen Zeiten wider. Und wenn Verhütung und Reproduktionsmedizin auch nur die zwei Seiten derselben Medaille »Fruchtbarkeit« sind, so lernen Frauen, die das eine oder ander Ziel verfolgen, oft doch nichts darüber, wie oder wann Empfängnis in jedem einzelnen Zyklus überhaupt stattfindet.

Angesichts der Entwicklung der Frauengesundheitsbewegung scheint es angebracht, an dieser Stelle kurz die Geschichte der Fruchtbarkeitsmethode zu umreißen. Sie gleicht einem kostbaren, universellen Wissensschatz für alle Frauen und steht ihnen während der gesamten Dauer ihrer fruchtbaren Jahre zur Verfügung. Das Buch *Unser Körper – unser Leben. Ein Handbuch von Frauen für Frauen* (1991) war ein entscheidender Schritt in die richtige Richtung und ein wichtiger Impulsgeber. Aber selbst dieses Standardwerk zur Weiblichkeit geht kaum auf die zunehmend akzeptierte Fruchtbarkeitsmethode ein, die in Europa schon in den 1960er-Jahren eine beachtliche Anhängerschaft hatte, die die Methode mehrheitlich als Verhütungsmethode anwendete.

Tatsächlich stammen die ersten umfassenden Studien zur symptothermalen Methode, die sowohl das Zervixsekret als auch die Morgentemperatur als Indikatoren für den Eisprung wissenschaftlich belegen, aus den 1950er-Jahren. Damals aber verwechselte man die symptothermale Methode weitgehend mit der wegen ihrer Unzuverlässigkeit berühmt-berüchtigten Rhythmus- oder Kalendermethode (Knaus-Ogino-Methode). Aus diesem Grund entwickelte sich die Fruchtbarkeitsmethode auch nicht zu einer bekannten Verhütungsoption.

Als ich in der Mitte der 1990er-Jahre die erste Auflage dieses Buchs verfasste, hatten immer mehr Frauen jedoch davon gehört, dass die Fruchtbarkeitswahrnehmung als natürliche Verhütungsmethode wirksam ist. Die Methode war zwar noch nicht sehr verbreitet, aber ich war zuversichtlicher denn je, dass dies nur eine Frage der Zeit sein würde.*

* Die zunehmende Akzeptanz der Fruchtbarkeitswahrnehmung ist vielen Menschen weltweit zu verdanken. In diesem kurzen Nachwort kann ich nicht alle Gründerpersönlichkeiten erwähnen. Doch möchte ich die Pionierarbeit der australischen Ärzte John und Evelyn Billings besonders würdigen. Deren Entwicklung der Billings-Methode/Zervixschleim-Methode in den 1960er-Jahren war der vielleicht wichtigste Anstoß für die Verbreitung der Idee, dass der weibliche Körper selbst zuverlässige Fruchtbarkeitszeichen liefert.

Wie die meisten meiner Leserinnen inzwischen wissen, ist die FAM ja weder ein Verhütungsroulette noch ein System zur Optimierung der Empfängnischancen. Frauen erhalten vielmehr durch diese Methode einen Einblick in alle Facetten ihrer Fruchtbarkeit. Und das ist das Grundwissen, das jede Frau besitzen sollte – ganz unabhängig davon, ob sie es zur Verhütung einsetzen möchte oder um schwanger zu werden.

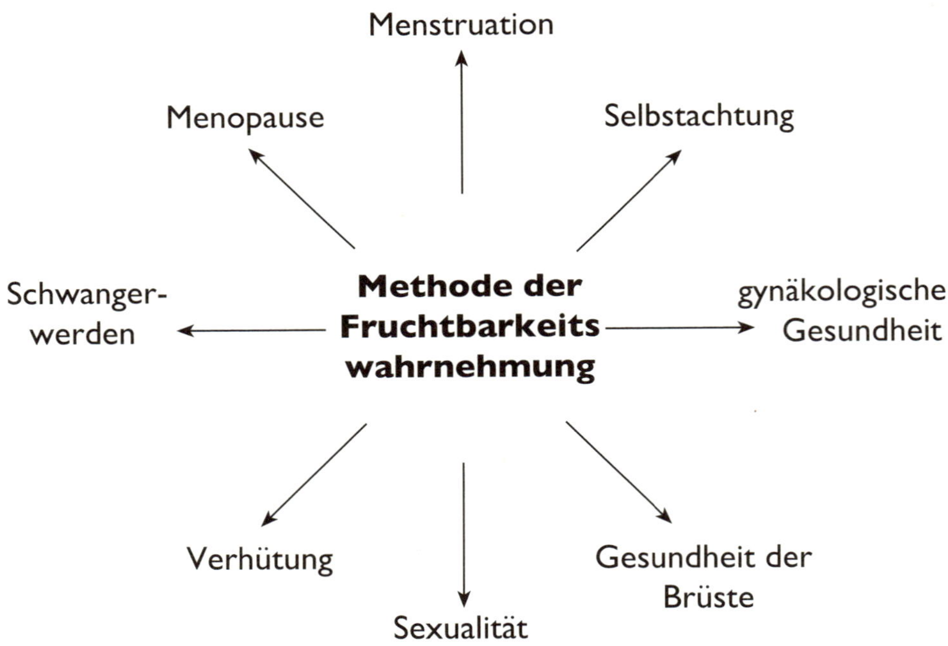

DER KREIS SCHLIESST SICH

Geschrieben habe ich dieses Buch als Handbuch für *alle* Frauen im gebärfähigen Alter. Der große Erfolg der ersten Auflage war jedoch in erster Linie einer großen Mehrheit von Leserinnen zu verdanken, die schwanger werden wollten. Zunächst hat mich dies verblüfft, denn bevor ich mich daransetzte, das Buch zu verfassen, waren meine Fruchtbarkeitsseminare besonders bei den Frauen sehr beliebt, die eine Schwangerschaft verhüten wollten. Im Nachhinein denke ich, trug der englische Originaltitel *Taking Charge of Your Fertility* dazu bei, dass viele Frauen dachten, es ginge in diesem Buch vorrangig um ihre Fruchtbarkeit *(fertility)* und das Erreichen einer Schwangerschaft.

Wie dem auch sei, faszinierend finde ich die Tatsache, dass ausgerechnet die anhaltenden Fortschritte in der Reproduktionsmedizin vielleicht sogar den Ausschlag für die Verbreitung der Fruchtbarkeitsmethode insgesamt geben. Das könnte daran liegen, dass immer mehr Paare, die sich mit dem finanziellen und emotionalen Aufwand für Hightech-Optionen beschäftigen, entdecken, dass die FAM der allererste und naheliegendste Schritt zu einer Schwangerschaft sein sollte, bevor man sich auf invasive Tests und Verfahren einlässt, die viel Geld, Zeit, Energie und Nerven kosten.

Meine Zukunftsvision ist nach wie vor, dass die Bewusste Fruchtbarkeitswahrnehmung zu einem Wissensschatz wird, der einmal die Grundkomponente jeder Sexualerziehung bildet. Ich wünsche mir, dass diese Methode den Kreis der weiblichen Gesundheitsrevolution schließt und eines Tages als genauso wichtig angesehen wird wie die Fortschritte in der modernen Reproduktionsmedizin oder die Grundlagen, die die Frauengesundheitsbewegung in der Vergangenheit durchgesetzt hat.

Im Grunde bildet die FAM sogar den logischen Höhepunkt einer Reihe von Bestrebungen der Frauengesundheitsbewegung – von den ersten Forderungen nach allgemeinem Zugang zu Verhütungsmitteln im 19. Jahrhundert bis zum relativ neuen und zunehmenden Interesse an natürlichen Alternativen zur Linderung der Wechseljahrsymptome. Viele Frauen lernen heute, dass die Fruchtbarkeitsmethode ein natürliches und befreiendes Instrument ist, um ihre Weiblickeit zu verstehen und zu erhalten. Und das gilt von der ersten Periode eines Mädchens bis hin zu ihrer letzten Periode etwa vierzig Jahre später.

Ich fühle mich tatsächlich privilegiert, an der Verbreitung von solch wesentlichem und aufbauendem Wissen beteiligt zu sein. Ja, es liegt eine gewisse Ironie in der Tatsache, dass Frauen mit unerfülltem Kinderwunsch, die über die Anwendung von Hightech-Verfahren nachdenken, ausgerechnet zu der Gruppe zählen, die die Methode der Fruchtbarkeitswahrnehmung am nachdrücklichsten ins Bewusstsein rücken. Denn wie Sie in diesem Buch immer wieder lesen, erfordert die Aufzeichnung der Fruchtbarkeitszeichen keine Technologie.

Da in unseren Zeiten auch für das Dokumentieren der Zyklen Computerprogramme und Apps immer beliebter werden, habe ich als Ergänzung zu diesem Buch eine App mitentwickelt. Sie finden sie auf *www.tcoyf.com*.

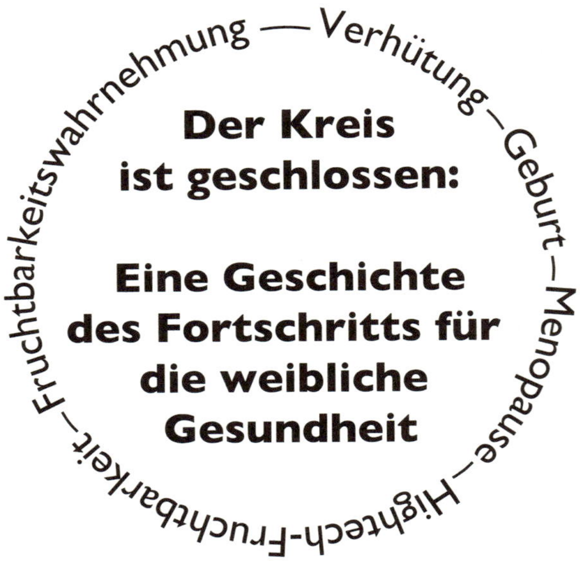
Fruchtbarkeitswahrnehmung — Verhütung — Geburt — Menopause — Hightech-Fruchtbarkeit —
Der Kreis ist geschlossen:
Eine Geschichte des Fortschritts für die weibliche Gesundheit

Es ist ein wenig verfrüht für eine Einschätzung, aber diese neuen digitalen Zyklusaufzeichnungen könnten durchaus zum entscheidenden Katalysator für die Verbreitung des FAM-Wissens werden. Und damit beschließe ich meine Vision: Eines Tages ist es vielleicht das Normalste der Welt, dass Frauen ihre Zyklusblätter am Tag vor einem Arzttermin ihrem Arzt mailen. Und anders als heute wäre jeder Arzt mit den Grundlagen der Fruchtbarkeitsmethode vertraut.

ANHANG

Wie Sie Zyklusprobleme erkennen und lösen

Wenn Sie anfangen, Zyklusaufzeichnungen zu führen, werden Ihnen bestimmt Situationen begegnen, die Fragen aufwerfen und einer weiteren Ausführung bedürfen. Die nachfolgend aufgeführten Problemfelder treten nach meiner jahrzehntelangen Erfahrung am wahrscheinlichsten auf. Sie sind einmal nach den unterschiedlichen Symptomen und den drei wichtigsten Fruchtbarkeitszeichen geordnet, zum anderen nach ihrem zeitlichen Auftreten im Zyklus.

Die Erläuterungen in diesem ergänzenden Kapitel bieten Ihnen hoffentlich wertvolle Hilfestellung, wenn Fragen auftauchen. Außerdem möchte ich Sie an dieser Stelle noch einmal zum Besuch eines Kinderwunschkurses oder zu einer zertifizierten NFP-Beratung (symptothermale Methode) ermutigen. Informationen hierzu finden Sie über die Websites auf Seite 473.

ZYKLUSPROBLEME – NACH SYMPTOMEN ODER FRUCHTBARKEITSZEICHEN GEORDNET

Blutungen

Zervixsekret

Morgentemperatur

Temperaturkurven mit problematischen Schwellenlinien

Manchmal kann es zu Temperaturanstiegen kommen, die das Ziehen einer Schwellenlinie erschweren. Anhang H behandelt diese Problemfälle:

Zervix

GEORDNET NACH DEM AUFTRETEN IM ZYKLUS

Während der Menstruation

In der Zyklusmitte

Nach dem Eisprung (Lutealphase)

Unmittelbar vor der nächsten Menstruation

Jederzeit im Zyklus

Morgentemperatur

Zervixsekret

Zervix

Geschlechtsverkehr

SCHMIERBLUTUNGEN VOR DER MENSTRUATION (AM ENDE DER LUTEALPHASE)

Prämenstruelle Schmierblutungen, begleitet von hohen Temperaturen, die am Tag der roten Blutung sinken, deuten oft auf einen gestörten Eisprung und in der Folge auf einen niedrigen Progesteron-Spiegel (Lutealphasen-Insuffizienz) hin. Der Gelbkörper beginnt zu früh seine Rückbildung, woraufhin eine vorzeitige Abstoßung der Gebärmutterschleimhaut einsetzt. Als erster Zyklustag gilt in jedem Fall der erste Tag einer echten roten Monatsblutung.

Treten die Schmierblutungen konstant vor dem 10. Tag Ihres Temperaturanstiegs auf, oder halten sie mindestens drei Tage an, so sollten Sie Ihren Arzt aufsuchen, um eine Reihe anderer Ursachen wie eine Störung der Schilddrüse, Myome, Endometriose und Endometrium-Polypen auszuschließen. Bei negativem Befund helfen Ihnen hoffentlich die in Kapitel 9 vorgestellten natürlichen Behandlungsweisen weiter.

Wenn bei Ihnen Schmierblutungen am Ende der Lutealphase auftauchen und Sie nicht auf natürliche Weise schwanger werden, dann steckt möglicherweise eine Störung dahinter, die weiterer medizinischer Maßnahmen bedarf.

Für die Einnistung der befruchteten Eizelle ist eine normale Lutealphase von mindestens zehn Tagen Dauer notwendig. Gängig ist bei einer Störung der Lutealphase etwa die Verordnung von Clomifen, um den Eisprung zu optimieren. In Kapitel 14 erfahren Sie mehr über ungenügende Lutealphasen.

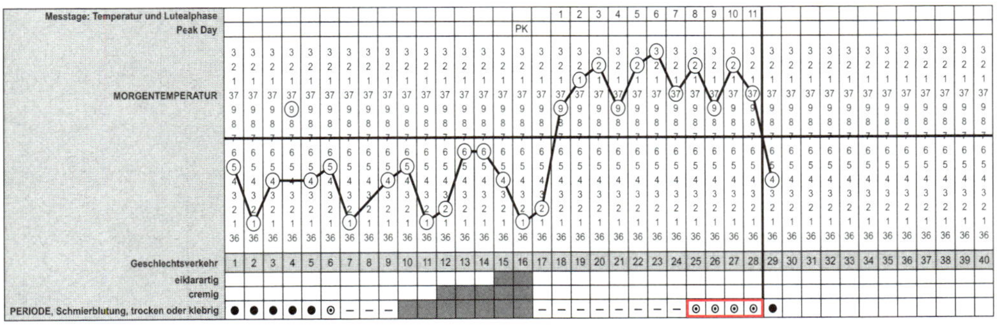

Prämenstruelle Schmierblutungen.

SEHR LEICHTE ODER STARKE BLUTUNGEN

Ungewöhnlich leichte oder starke Regelblutungen können durch einen anovulatorischen Zyklus bedingt sein, also einen Zyklus ohne Freisetzung einer Eizelle. (Das ist häufig bei Frauen mit langen und unregelmäßigen Zyklen und bei bevorstehender Menopause der Fall.)

Ob es während des Zyklus zu einem Eisprung kam, lässt sich anhand des Temperaturanstiegs oder des »Peak Day« etwa zwölf bis 16 Tage vor der Blutung feststellen. Bleiben diese Merkmale aus, kann man mit recht großer Sicherheit von einer anovulatorischen Blutung ausgehen.

Fachsprachlich stellt eine anovulatorische Blutung keine echte Menstruationsblutung dar, da sie nicht mit der Ausstoßung einer Eizelle erfolgt. Dennoch kann eine solche Blutung aber als Stichtag dienen und als Tag 1 eines neuen Zyklus gesetzt werden.

Egal, ob Sie die FAM zur Förderung oder zur Verhütung einer Empfängnis einsetzen – die Unterscheidung zwischen einer anovulatorischen Blutung und einer Mittelblutung ist in beiden Fällen eine wichtige Information für Sie.

Wenn Sie schwanger werden möchten und eines der folgenden Symptome haben, empfiehlt sich unbedingt die Abklärung durch einen Arzt:

- beständig starke Perioden, die unter anderem durch Myome oder eine Endometriose bedingt sein können
- mindestens drei Tage prä- oder postmenstruelle Schmierblutungen über Tag 5 des Zyklus hinaus. Diese Blutungen können Hinweis auf eine Lutealphasen-Insuffizienz sein.
- sehr leichte Perioden, möglicherweise durch einen ungenügenden Aufbau der Gebärmutterschleimhaut bedingt

Wie Tracys und Alis Zyklusaufzeichnungen auf der folgenden Seite deutlich machen, stellen sich anovulatorische Blutung und eine Mittelblutung in völlig unterschiedlicher Weise auf dem Papier dar.

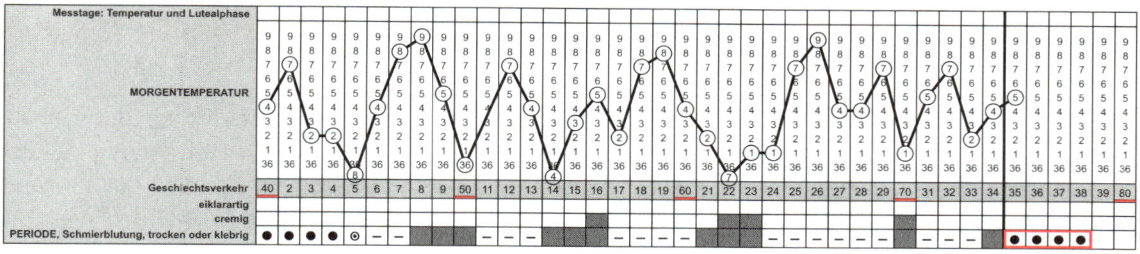

Anovulatorische Blutung. Bei Tracy tritt sporadisch immer wieder mal Zervixsekret auf, während ihr Körper sich um die Ausstoßung der Eizelle bemüht. Der fehlende Temperaturanstieg weist jedoch auf das Ausbleiben des Eisprungs hin, weshalb die »Periode« eigentlich eine anovulatorische Blutung ist. Tracy wiederholte daher den 35. Tag auf dem nächsten Blatt als ersten Tag eines neuen Zyklus.

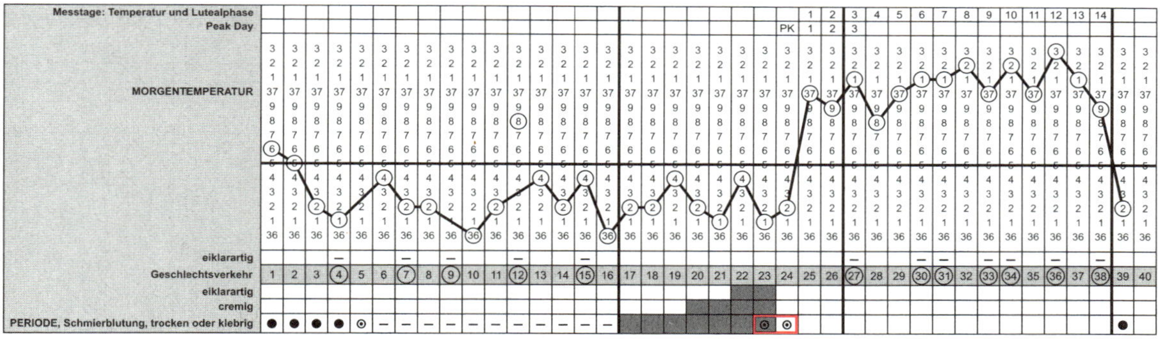

Mittelblutung (bei Eisprung). Ali hat oft lange Zyklen mit Zwischenblutungen in der Zyklusmitte. Ohne ihre Aufzeichnungen würde sie wahrscheinlich davon ausgehen, dass sie eine Zyklusdauer von nur 22 Tagen mit einer sehr leichten, zweitägigen »Periode« hat.

DUNKELBRAUNE ODER SCHWÄRZLICHE SCHMIERBLUTUNGEN VOR UND NACH DER PERIODE

Ursache hierfür kann eine ungenügende hormonelle Versorgung der Gebärmutterschleimhaut sein, die durch ein Lutealphasen-Defizit im letzten Zyklus oder vielleicht auch durch eine Endometritis bedingt ist. Dauert die Blutung länger als zwei Tage an, so finden Sie auf Seite 296 weitere mögliche Ursachen.

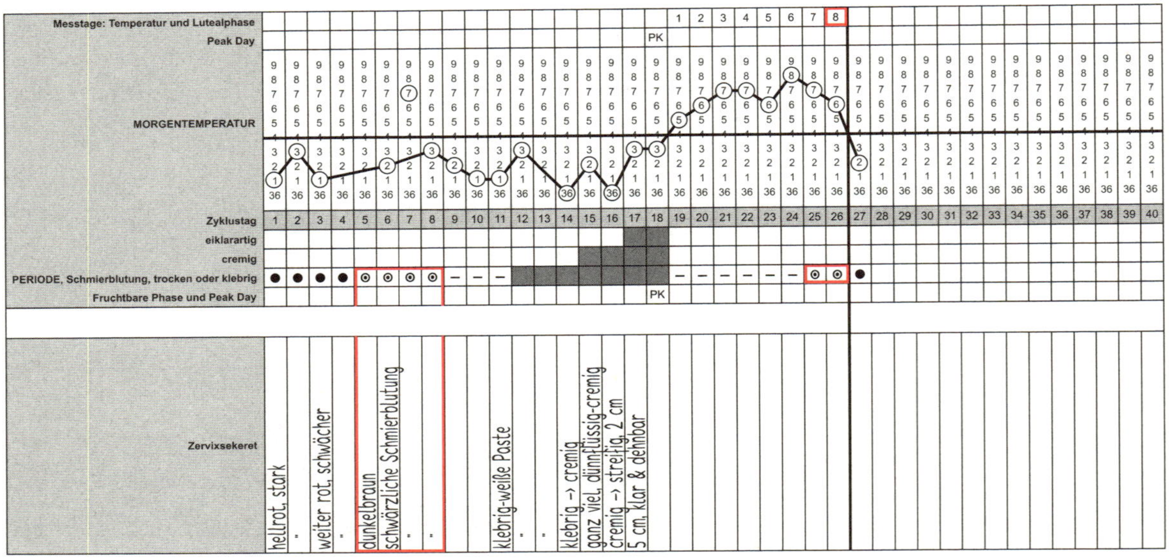

Dunkelbraune, schwärzliche Schmierblutungen. Lindsey hat nach ihrer Periode oft mehrere Tage lang dunkelbraune bis schwärzliche Schmierblutungen, dazu eine kurze Lutealphase mit mehrtägigen Schmierblutungen vor der Periode. Dies ist oftmals ein Hinweis auf eine ungenügend lange Lutealphase, die sich vor und nach der Menstruation auf die Gebärmutterschleimhaut auswirkt. Lindseys Lutealphase dauerte in diesem Zyklus nur acht Tage, wie die oberste Zeile zeigt.

UNGEWÖHNLICHE BLUTUNGEN

Kennen Sie Ihren Zyklus erst einmal gut, so sind gelegentlich auftretende Schmierblutungen etwa einen Tag vor Ihrer Periode oder um den Eisprung herum kein Grund zur Sorge. Doch bei rotem Blut oder Tagen mit braunschwarzer Schmierblutung zu »verwirrenden« Zeiten im Zyklus sollten Sie einen Arzt konsultieren. Kapitel 19 geht auf mögliche Ursachen ein.

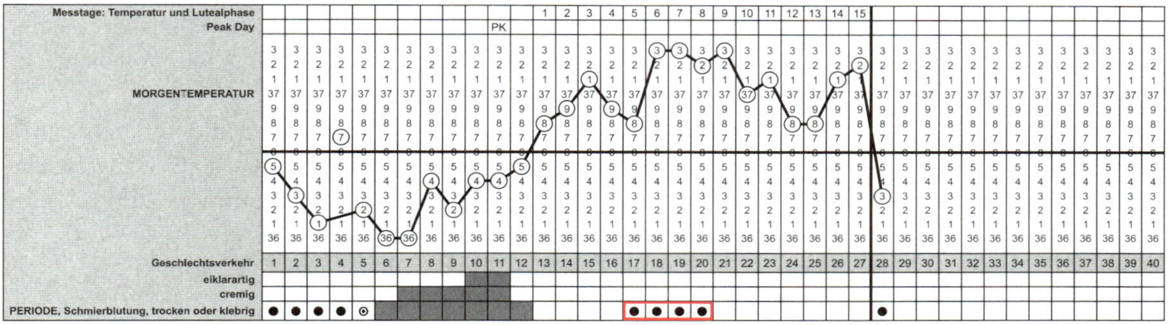

Blutungen, die ärztliche Hilfe erfordern. Beachten Sie die Anzahl der Tage und das zeitliche Auftreten im Zyklus. Da die Blutungen etwa eine Woche nach dem »Peak Day« einsetzen, ist keine Mittelblutung anzunehmen. Es könnte jedoch im Fall einer Empfängnis eine Einnistungsblutung sein (siehe Seite 367). Liegt keine Schwangerschaft vor, sollten Sie bei dieser Art von Blutung einen Arzt aufsuchen.

MITTELBLUTUNG

Gelegentlich treten ein- oder zweitägige Schmierblutungen um die Zyklusmitte, zur Zeit des Eisprungs, auf. Vielleicht färbt sich auch das »fruchtbare« Sekret (vor allem in Eiklarqualität) braun, rosa oder rot, weil es sich mit der Schmierblutung vermischt. Das Sekret gilt als sehr »fruchtbar« und wird meist durch den abrupten Östrogen-Abfall ausgelöst, der dem Eisprung vorausgeht. Sie können die Blutung als ein gutes sekundäres Indiz auf Ihrem Zyklusblatt vermerken. In langen Zyklen kommt sie generell häufiger vor. Ob es sich dabei um eine Mittelblutung handelt, erkennt man daran, dass sie mit einem mehrtägigen Temperaturanstieg einhergeht (Kurve A).

Bei längerem Andauern, hellroter Farbe oder Auftreten zu anderen Zeiten im Zyklus, die nicht mit dem Eisprung oder der bevorstehenden Periode zusammenfallen (Kurve B), könnte eine solche Blutung jedoch Hinweis auf Probleme sein, die medizinisch abgeklärt werden sollten (siehe Kapitel 19). Eine Ausnahme bildet die mitunter auftretende Schmierblutung als frühes Anzeichen einer Schwangerschaft, wie in der Tabelle auf der Seite gegenüber.

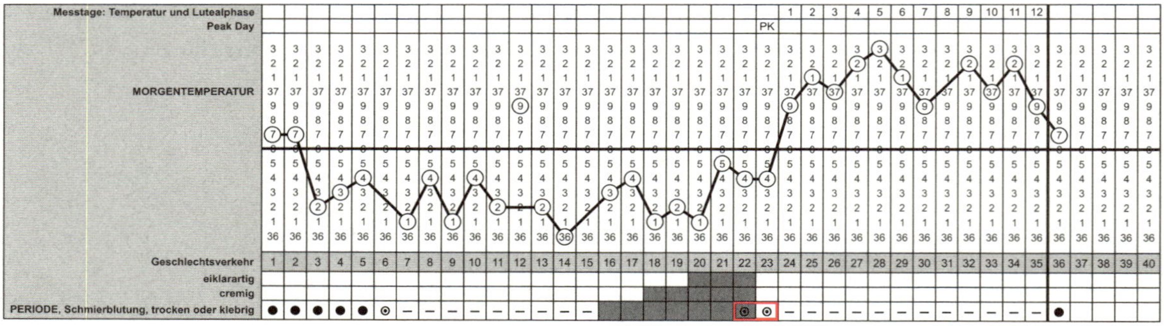

Kurve A. Mittelblutung (bei Eisprung).

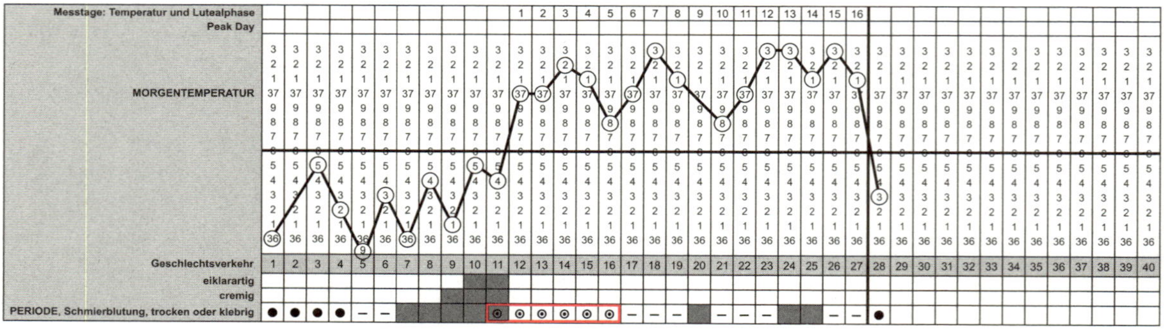

Kurve B. Schmierblutungen, die ärztliche Hilfe erfordern.

SCHMIERBLUTUNGEN AB EINER WOCHE NACH DEM EISPRUNG BIS ZUR ERWARTETEN PERIODE (EINNISTUNGSBLUTUNG)

Solche Schmierblutungen sind möglicherweise Hinweis auf eine Schwangerschaft. Die Einnistung der Blastozyste in der Gebärmutterschleimhaut kann eine sogenannte Einnistungsblutung hervorrufen. Besteht Grund zur Annahme einer Schwangerschaft, dann achten Sie speziell darauf, ob die Temperaturen mindestens 18 Tage oberhalb der Schwellenlinie bleiben oder um die Zeit der Schmierblutungen herum sogar auf eine dritte Ebene ansteigen. Dies wird als Dreiphasenmuster bezeichnet und auf Seite 200 behandelt.

Wenn Sie einem Schwangerschaftstest den Vorzug geben, sollten Sie bedenken, dass selbst der empfindlichste Test erst nach zehn höheren Temperaturmessungen ab dem Eisprung zuverlässig ist. In Drogerien erhältliche Sets erreichen nicht die Nachweisgrenze für die geringfügigen HCG-Mengen, die der Embryo anfangs bildet – daher sind sie erst ein paar Tage später einsetzbar als die gängigen Bluttests zur Schwangeschaftsbestimmung.

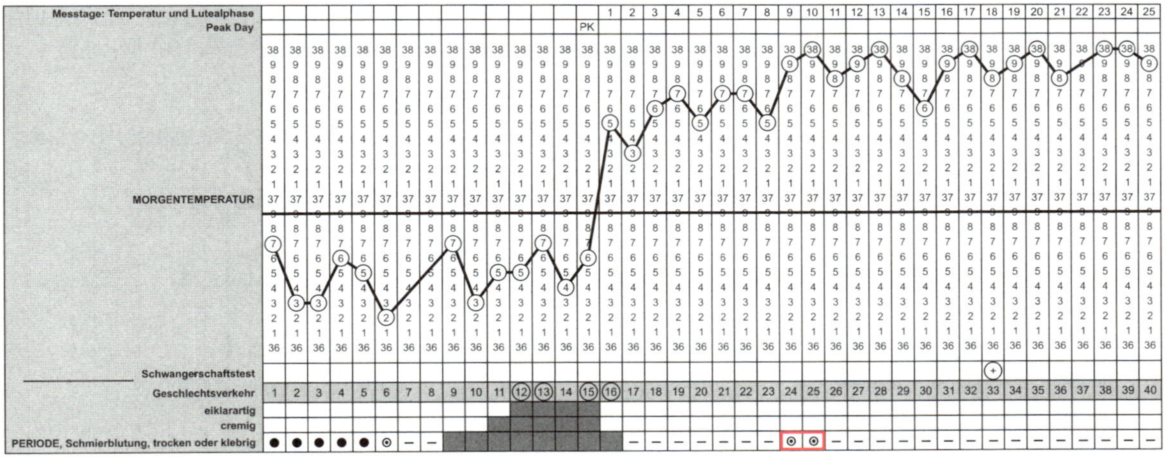

Einnistungsblutung.

STÄNDIGES KLEBRIGES ZERVIXSEKRET TAG FÜR TAG (BIP)

Manche Frauen registrieren nie »trockene« Tage im Anschluss an ihre Periode und haben stattdessen ein beständig anhaltendes, unveränderliches Sekret. Zunächst einmal sollten Sie eine Infektion oder Erkrankung der Zervix ärztlich ausschließen lassen. Ist bei Ihnen der Gebärmutterhals gesund, dann gehört das oben beschriebene Zervixsekret zu Ihrem Grundmuster der Unfruchtbarkeit, dem sogenannten BIP *(Basic Infertile Pattern)*.

Hierbei tritt gewöhnlich Tag für Tag klebriges oder gleichbleibendes Sekret auf, bis ein Umschwung den in einigen Tagen bevorstehenden Eisprung ankündigt. Zur Feststellung Ihres BIP dokumentieren Sie das Zervixsekret sehr genau und verzichten anschließend an Ihre Periode bis zu zwei Wochen lang auf Sex, um jede Beeinträchtigung durch Sperma, Spermizide oder was Ihre Beobachtungen sonst behindern könnte, auszuschließen.

Haben Sie Ihr Grundmuster der Unfruchtbarkeit erkannt, werden alle Tage in ihm als trocken gewertet, gleich, ob Sie verhüten oder schwanger werden möchten. Der Trick liegt darin, den Umschlagspunkt hin zu einem dünnflüssigeren »fruchtbaren« Sekret erkennen zu lernen. Eine umfassende Anleitung, wie Sie mit der FAM bei einem BIP im normalen ovulatorischen Zyklus verhüten, lesen Sie auf Seite 171.

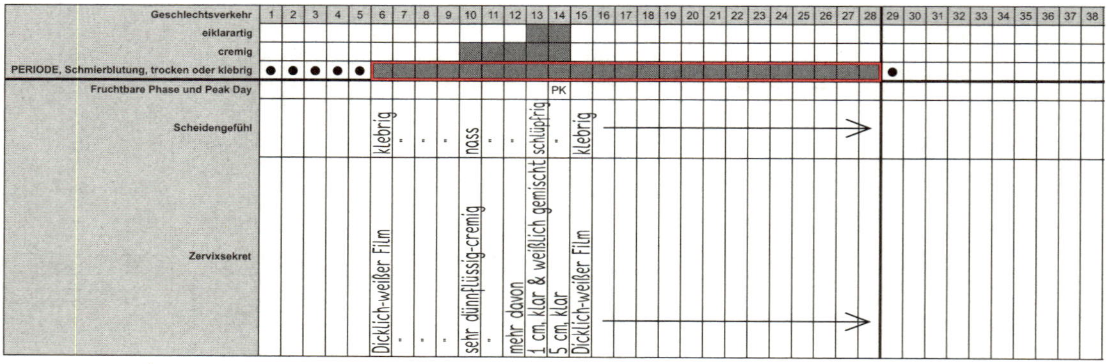

Grundmuster der Unfruchtbarkeit (BIP) mit klebrigem Zervixsekret.

STÄNDIGES NASSES ZERVIXSEKRET TAG FÜR TAG

Zervixsekret von nasser oder eiklarartiger Konsistenz, das über mehrere Wochen anhalten kann, ist unter anderem vielleicht Hinweis auf einen zu hohen Östrogen-Spiegel infolge eines PCOS oder einer Fehlfunktion der Schilddrüse.

Ein ebenso häufiger Befund für längere Phasen mit dünnflüssigem Sekret, oftmals in Verbindung mit einem verzögerten »Peak Day«, sind Eierstockzysten (Follikel im Eierstock, die vor dem Eisprung ihre Entwicklung einstellen, Flüssigkeitsansammlungen an der Eierstockwand bilden und nach einigen Wochen meist spontan verschwinden). Oft sind sie symptomlos, können aber einen chronischen dumpfen Schmerz (meist nur einseitig), Regelbeschwerden oder Schmerzen beim Geschlechtsakt auslösen. Zum Glück sind sie meist durch Abtasten oder eine Ultraschalluntersuchung zu diagnostizieren und in der Regel durch eine Progesteron-Injektion zu therapieren, die den Schmerz löst und dazu führt, dass fünf bis zehn Tage später eine Blutung einsetzt.

Eine Ursache für ständiges nasses Sekret kann auch Stress sein. Gewöhnlich besteht das klassische stressbedingte Muster aus Episoden mit nassem Sekret, während der Körper wiederholt versucht, den Eisprung einzuleiten. Ein Temperaturanstieg bestätigt das tatsächliche Eintreten des Eisprungs. In der Stillzeit kann Ihr Körper im Bemühen um den Eisprung etliche Male neu ansetzen, sodass sich die fruchtbare Phase in Ihrem Zyklusmuster verlängert. Wer mit der FAM verhütet, findet in Anhang J eine Anleitung zur Dokumentation von sporadisch auftretendem Zervixsekret.

Schließlich könnte diese Art des Sekrets auch durch eine Scheideninfektion ausgelöst sein. Wenn Sie eines der folgenden Symptome in Verbindung mit anhaltend dünnflüssigem Sekret bemerken, sollten Sie einen Arzt aufsuchen:

- anormaler Ausfluss
- Juckreiz, Brennen, Schwellung und Rötung
- unangenehmer Geruch
- Bläschen, Warzen oder Geschwüre

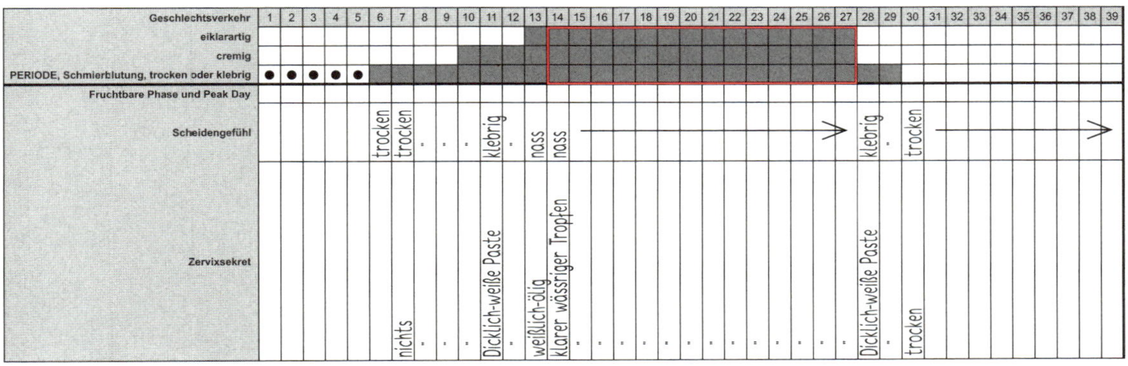

Lange Phase mit nassem Zervixsekret.

KEIN ZERVIXSEKRET IN EIKLARQUALITÄT ODER NUR SEHR NASSES SEKRET

Womöglich registrieren Sie nur selten, wenn überhaupt, das Aufreten von eiklarartigem Sekret. Oder Sie bemerken lediglich einen sehr wässrigen, bisweilen auch rinnenden Ausfluss, der fettarmer Milch ähneln kann. Dieses Zervixsekret ist als »fruchtbar« anzusehen, weil die Übergänge zwischen den Konsistenzen fließend sind, wobei die Sekretqualitäten »klar«, »dehnbar« oder »glitschig« für eine Empfängnis als ideal gelten.

Vermerken Sie deshalb die möglichst genaue Beschaffenheit des Sekrets, wie etwa »wässrig«, »klar« oder »milchig«, in der entsprechenden Zeile in Ihrem Zyklusblatt. Mitunter folgt dieser Typ sofort auf den letzten Tag mit Sekret von »glitschig«-spinnbarer Konsistenz. In jedem Fall ist er als Eiklarqualität zu werten und entspricht dem »Peak Day«, sofern er die letzte dünnflüssige Phase vor dem Trockenwerden bildet.

Nach einem kryochirurgischen Eingriff oder einer Konisation des Muttermunds kann die Produktion von Zervixsekret stark nachlassen. Ein möglicher Grund ist, dass im Zuge des Eingriffs viele der sekretbildenden Zervixkrypten entfernt wurden. Auch die Antibabypille kann die Krypten schädigen, oder Infektionen des Gebärmutterhalses beeinträchtigen womöglich die Sekretbildung.

Für eine Empfängnis kann dieses nasse Zervixsekret durchaus ausreichend sein – vielleicht fehlt ihm aber auch die notwendige Viskosität, die die Spermien zum Schwimmen benötigen. Sollte bei Ihnen die Zervixsekretbildung für eine Empfängnis auf natürlichem Weg nicht ausreichen, so bestehen weitere Optionen, die in Kapitel 14 und 15 behandelt werden.

Die beiden Kurven auf der Seite gegenüber zeigen, wie sich diese Arten von Zervixsekret dokumentieren lassen.

Zyklustag	1	2	3	4	5	6	7	8	9	10	11	12	13	14	15	16	17	18	19	20	21	22	23	24	25	26	27	28	29	30	31	32	33	34	35	36	37	38
eiklarartig																																						
cremig																																						
PERIODE, Schmierblutung, trocken oder klebrig	●	●	●	●	⊙	–	–							–	–	–	–	–	–	–	–	–	–	–	–	–	●											
Fruchtbare Phase und Peak Day													PK																									
Scheidengefühl					trocken	trocken	.	.	klebrig	.	nass	nass	nass	trocken	.	.																						
Zervixsekret								weißlicher Film	klebrig-weiß, 0,5 cm	dicklichere Paste	1 cm, dünnflüssig-ölig	ganz dünnflüssig, weißlich	sehr wässrig, es rinnt																									

Es tritt sehr nasses Zervixsekret auf.

Zyklustag	1	2	3	4	5	6	7	8	9	10	11	12	13	14	15	16	17	18	19	20	21	22	23	24	25	26	27	28	29	30	31	32	33	34	35	36	37	38
eiklarartig																																						
cremig																																						
PERIODE, Schmierblutung, trocken oder klebrig	●	●	●	●	●	–	–							–													●											
Fruchtbare Phase und Peak Day																																						
Scheidengefühl						trocken	.	klebrig	.	nass	nass	nass	nass	trocken																								
Zervixsekret								Weißlich-pastos, 0,5 cm	mehr davon, ganz klebrig	weißlich-ölig	ganz viel davon, 1 cm	noch viel mehr	klumpig-weiß, cremig																									

Kein nasses Zervixsekret in Eiklarqualität festzustellen.

EPISODEN MIT NASSEM ZERVIXSEKRET, DIE SICH ÜBER LANGE ZYKLEN VERTEILEN

Ob Sie nun eine Schwangerschaft vermeiden oder fördern möchten: Bei sehr unregelmäßigen oder langen Zyklen mit Episoden von »glitschig«, »spinnbarem« Zervixsekret empfiehlt sich eine medizinische Untersuchung etwa auf PCOS oder eine Schilddrüsenerkrankung. Ein solches Muster könnte theoretisch auch durch intensiven Stress bedingt sein, wie Samanthas Kurve auf der Seite gegenüber beweist.

In verschiedenen Phasen im Leben, wenn der Eisprung weniger häufig erfolgt, kann Ihr Körper mehrere Versuche einer Ovulation unternehmen, bis sie dann tatsächlich eintritt. Nach oft wochen- oder gar monatelangen »Fehlstarts« in Form von sporadisch beobachtetem Zervixsekret lässt sich das endgültige Stattfinden des Eisprungs schließlich an einem Temperaturanstieg festmachen.

Dieses Übergangsmuster kann beim Verhüten mit der Fruchtbarkeitsmethode insofern frustrierend sein, als die Episoden den fruchtbaren Tagen zuzurechnen sind. Und da die symptothermalen Regeln in diesem Zeitraum Enthaltsamkeit oder die Verwendung von Barrieremethoden von Ihnen verlangen, folgt so eine Pufferzone nach der anderen. In diesem Fall dürfen Sie jedoch die Episodenregel von Seite 455 anwenden.

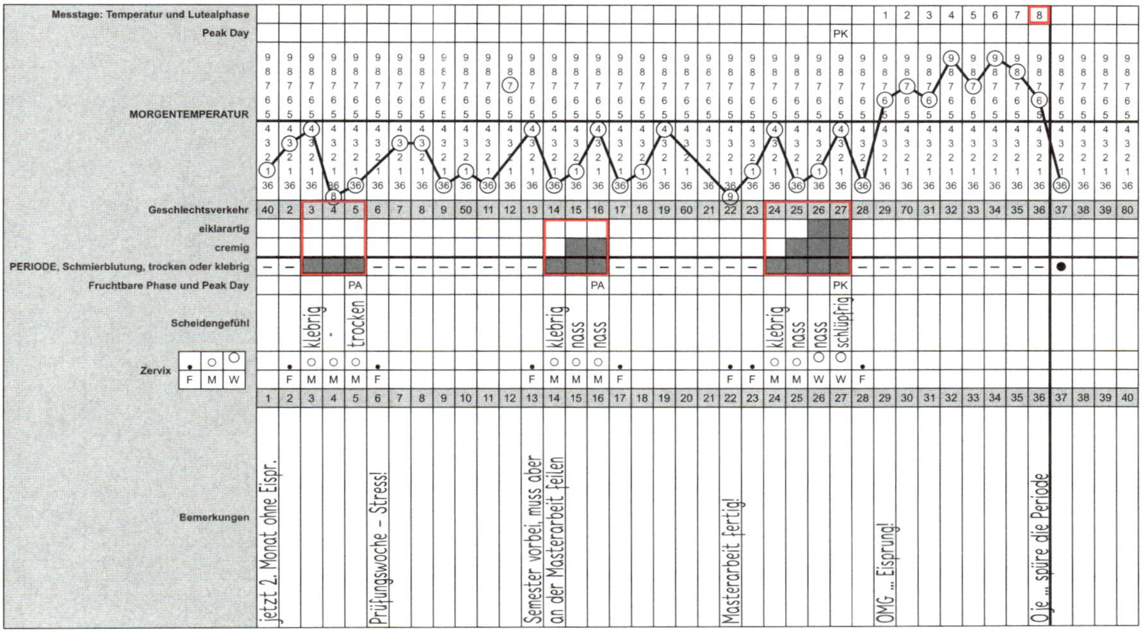

Samanthas FAM-Tabelle – ein typischer Stresszyklus. Samantha legte ihre Masterprüfung in einem sehr schwierigen Studiengang ab, sodass Dauerstress angesagt war. Außerdem ernährte sie sich nicht besonders gesund, hat deshalb deutlich Gewicht verloren, und der Eisprung blieb aus. Da im vorherigen Zyklus die Periode bis zum 40. Tag nicht eingetreten war, geht dieses Zyklusblatt eigentlich mit dem 41. Tag weiter. Wann immer sie sporadisches Zervixsekret bemerkt, notiert Samantha am jeweils letzten Tag ein EP für »Episode«.

Samantha sah endlich Licht am Ende des Tunnels, als das Semester endete und sie nur noch letzte Hand an ihre Masterarbeit legen musste. Tatsächlich bemerkte sie nach Abgabe der Arbeit, dass das nächste sporadische Zervixsekret einige Tage lang eiklarartige Konsistenz annahm, gefolgt von einem Anstieg der Temperatur am 69. Tag ihres Zyklus. Die Lutealphase war jedoch kurz, weil sich ihr Körper bei diesem ersten Eisprung nach mehreren Monaten Pause erst wieder darauf einstellen musste.

NASSES ZERVIXSEKRET DEUTLICH NACH DEM EISPRUNG

Nach dem Eisprung kommt es in der Lutealphase zu einem zweiten und kleineren Östrogen-Schub, der ein oder zwei Tage lang das Fließen von nassem Zervixsekret auslösen kann. Dies geht oft mit einem kurzen Abfall der Temperatur einher und ist kein Anzeichen für erneute Fruchtbarkeit. Wer verhüten möchte, kann unbesorgt sein – vorausgesetzt, die Regeln zum Temperaturanstieg und »Peak Day« haben den Eisprung eindeutig bestätigt. Bei Unsicherheit sollten Sie aber kein Risiko eingehen.

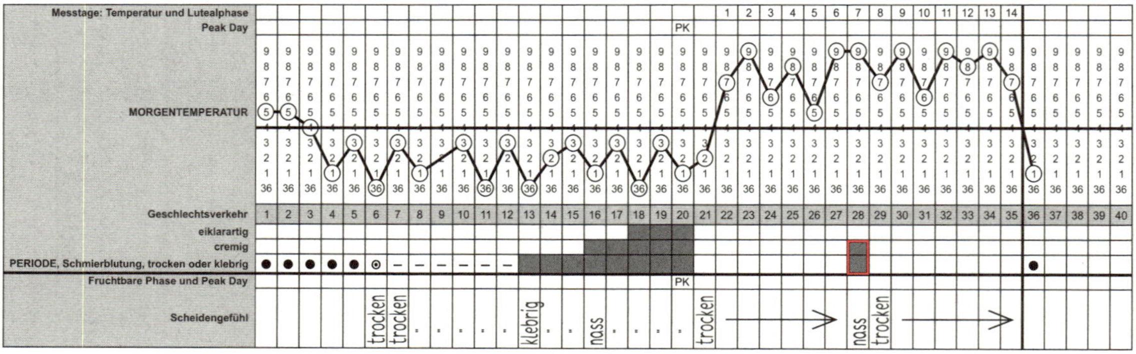

Nasses Zervixsekret gegen Mitte der Lutealphase.

FEUCHTES GEFÜHL ODER NASSES SEKRET VOR DER PERIODE

Ein feuchtes Empfinden am Scheidenausgang oder das Auftreten einer klaren, nassen Substanz etwa einen oder zwei Tage vor Ihrer Periode ist völlig normal: Es ist nur ein Hinweis darauf, dass die Auflösung des Gelbkörpers begonnen hat, auf den die Menstruation folgt.

Als Erstes fließt nach dem Progesteron-Abfall meist das Wasser ab, das sich in der Gebärmutterschleimhaut eingelagert hat. Diese wässrige Substanz ist jedoch nicht mit dem »fruchtbaren« Zervixsekret zu verwechseln und hat keinen Einfluss auf Ihre Fruchtbarkeit. Wenn diese Flüssigkeit also unmittelbar vor der Periode aus der Scheide rinnt und Sie sich nachweislich in Ihrer unfruchtbaren Phase befinden, sind Sie an diesem Tag nicht fruchtbar.

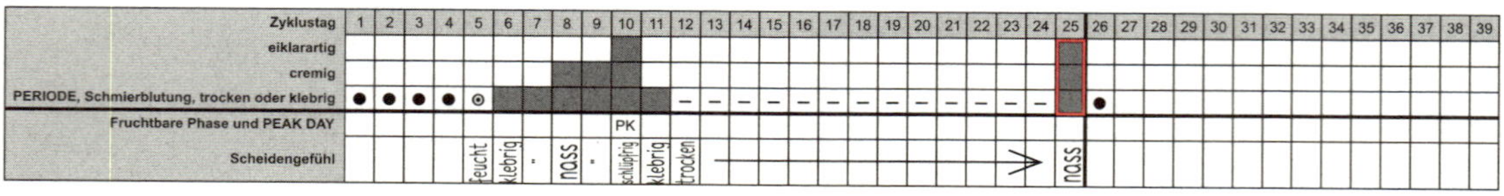

Feuchtes Gefühl wie etwa einen Tag vor der Periode.

EINE INFEKTION VERFÄLSCHT DAS ZERVIXSEKRET

Scheideninfektionen sind lästig und sehr unangenehm, außerdem können sie die Qualität des Zervixsekrets verfälschen. Die meisten Infektionen unterscheiden sich von gesundem Sekret durch das Auftreten von wenigstens einem der folgenden unangenehmen Symptome:

1. echter Ausfluss, der grau, grün, schaumig oder quarkähnlich sein kann
2. Juckreiz oder Brennen
3. übler oder ungewöhnlicher Geruch
4. Verfärbung der Scheide, etwa eine Rötung
5. eventuelles Anschwellen von Scheide und Scheidenöffnung

Bei Verdacht auf eine Infektion sollten Sie ein Fragezeichen in der Zeile eintragen, die sich auf die Qualität des Zervixsekrets bezieht, und einen Arzt konsultieren. Es ist unabdingbar, dass Sie für die Dauer der Behandlung der Infektion auf Sex verzichten, um Ihrem Körper die Chance zur Heilung zu geben und so eine wechselseitige Neuansteckung durch den Partner zu verhindern. Nicht zuletzt kann Geschlechtsverkehr während einer Infektion auch äußerst schmerzhaft für Sie sein.

Zyklustag	1	2	3	4	5	6	7	8	9	10	11	12	13	14	15	16	17	18	19	20	21	22	23	24	25	26	27	28	29	30	31	32	33	34	35	36	37
eiklarartig																																					
cremig									?	?	?	?	?	?	?	?																					
PERIODE, Schmierblutung, trocken oder klebrig	●	●	●	●	●	⊙	–	–												–	–	–	–	–	–	–	–	–	–	–	–	●					
Fruchtbare Phase und Peak Day																		PK																			
Scheidengefühl						trocken	trocken	·	·	·	·	·	·	·	·	·	schlüpfrig	schlüpfrig	klebrig	trocken																	
Zervixsekret									viele weiße Bröckchen	· riecht nach Hefe	· noch mehr Bröckchen	· irgendwie eklig	(Gynäkologe)	(Pilzmittel)	wird besser	·	streifig, weißlich/klar, 2 cm	glasklar, 8 cm!																			

Scheideninfektion?

NASSES SEKRET AN DER ZERVIX, ABER NICHT AM SCHEIDENEINGANG

Beim Prüfen des Zervixsekrets stellen Frauen mitunter fest, dass es direkt am Muttermund feuchter und reichlicher aufzutreten scheint als bei gleichzeitiger Beobachtung am Scheideneingang. Dies ist logisch, weil das Herabrinnen des Sekrets mehrere Stunden dauern kann.

Bedenken Sie: Bei einer inneren Untersuchung bleibt stets etwas Feuchtigkeit oder ein leichter Film, der nicht mit dem Zervixsekret zu verwechseln ist, auf Ihrem Finger zurück. Wedeln Sie ihn einfach einige Sekunden lang in der Luft. Trocknet der Finger, so wissen Sie, dass es vermutlich nur Feuchtigkeit aus der Scheide selbst war. Wenn Sie eine dünne weiße, filmartige Substanz auf dem Finger finden und die Scheide sich dabei trocken anfühlt, können Sie diesen Tag als »trocken« werten. Denn meist bedeckt ein Belag aus abgestorbenen Zellen das Innere der Scheide, auch wenn sie äußerlich trocken erscheint; dies gilt als ein Zeichen geringer Fruchtbarkeit. In Anhang G erfahren Sie mehr über die Zervixuntersuchung.

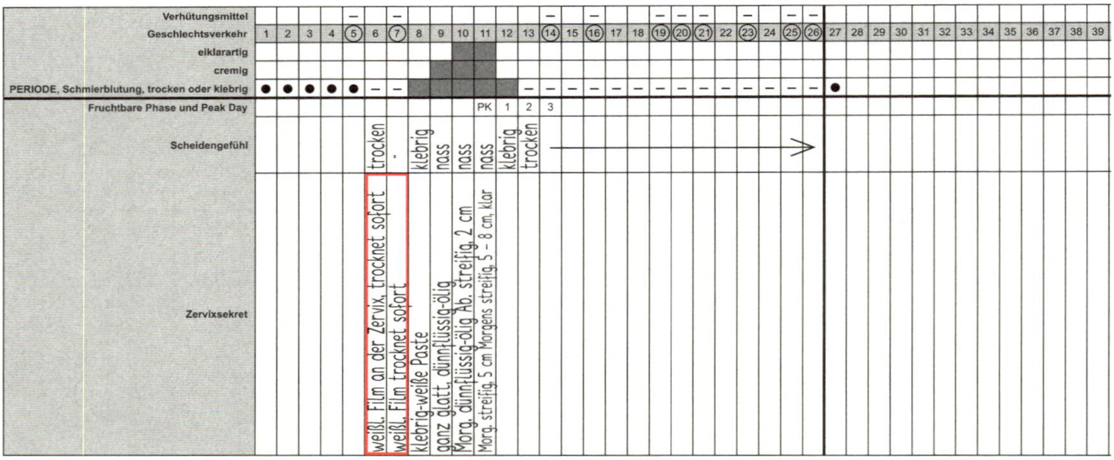

Abweichungen beim Zervixsekret. Wenn das Sekret direkt an der Zervix dünnflüssiger auftritt als außen, können Sie dies ebenso wie jede filmartige Substanz im Zyklusblatt vermerken. Die rote Markierung in der Rubrik, die das Zervixsekret beschreibt, sollte jedoch Ihre Beobachtungen am Scheideneingang wiedergeben.

HOHE TEMPERATUREN WÄHREND DER PERIODE

Höhere Temperaturwerte über mehrere Tage während der Periode sind relativ normal. Meist werden sie durch Restprogesteron aus dem letzten Zyklus verursacht oder durch Hormonspiegelschwankungen während der Menstruation.

Ziehen Sie eine punktierte Linie zwischen der letzten hohen und der normalen niedrigen Temperatur. Die hohen Werte liegen wahrscheinlich oberhalb der Schwellenlinie, können aber nach der Faustregel (siehe Seite 94) außer Acht gelassen werden. Denken Sie daran: Nur die letzten sechs Messungen vor Ihrem Temperaturanstieg sind relevant für das Ziehen der Schwellenlinie.

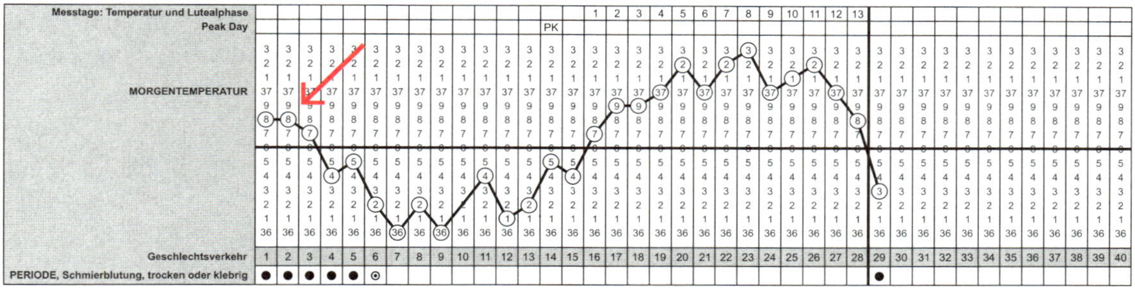

Hohe Temperaturen während der Periode infolge von Restprogesteron.

ÜBER- ODER UNTERDURCHSCHNITTLICHE MORGENTEMPERATUREN

Zu den offenkundigsten Symptomen einer möglichen Schilddrüsenerkrankung gehört ein Muster sehr hoher oder sehr niedriger Morgentemperaturen. (Vor dem Eisprung liegen die Werte meist zwischen 36,1 und 36,5 °C, nach dem Eisprung darüber.) Bei einem durchgängigen Muster mit prä-ovulatorischen Temperaturen unter 36,3 °C halten einige Mediziner eine Untersuchung für angebracht. Wenn Sie eine Kombination aus den unten genannten Symptomen feststellen, sollte zumindest die Schilddrüse untersucht werden.*

Sie sollten sich im Klaren darüber sein, dass eine korrekte Diagnose bei Schilddrüsenstörungen problematisch sein kann (Seite 149). Oft sind die Befunde »normal«, während die Schilddrüse in Wirklichkeit nicht optimal funktioniert. Daher rate ich dazu, einen Spezialisten (Endokrinologen) zu befragen.

Hyperthyreose, oder Überaktivität der Schilddrüse:

- hohe Morgentemperaturen (vor dem Eisprung 36,9 °C und mehr)
- kurze Zyklen
- spärliche Regelblutungen
- kurze Lutealphasen
- mögliche Milchbildung in der Brust ohne Stillen
- Unfruchtbarkeit

Hypothyresose, oder Schilddrüsenunterfunktion:

- niedrige Morgentemperaturen (vor dem Eisprung)
- anovulatorische Zyklen (ohne Temperaturanstieg)
- lange Zyklen
- starke oder lange Regelblutungen
- längere Phasen mit weniger »fruchtbarem« Zervixsekret
- kurze Lutealphasen
- Unfruchtbarkeit unbekannter Ursache oder Fehlgeburten

Aus der gegenüberliegenden Seite geht hervor, wie sich diese Störungen jeweils auf dem Zyklusblatt darstellen.

* Eine eingehendere Erörterung von Schilddrüsenerkrankungen bieten u. a. Datis Kharrazian: *Schilddrüsenunterfunktion und Hashimoto anders behandeln* (2013). *The Thyroid Solution* von Dr. Ridha Arem (2000), *The Thyroid Hormone Breakthrough* von Mary Shomon (2006) oder *Why Do I Still Have Thyroid Symptoms When My Labs Are Normal?* von Datis Kharrazian (2010).

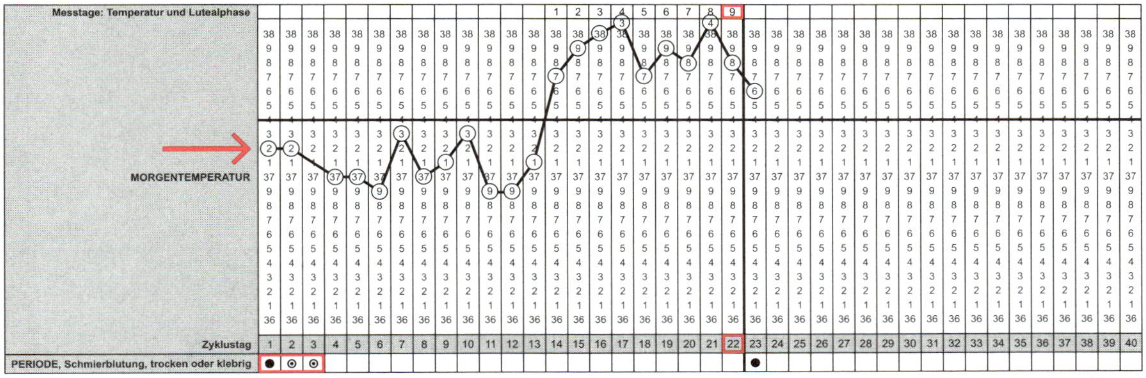

Temperaturkurve bei einer möglichen Schilddrüsenüberfunktion. Susi vermutete eine Hyperthyreose, da ihre Morgentemperaturen vor dem Eisprung eher hoch sind (um 37, 3 °C) und danach bis 38,4 °C steigen. Die kurzen Lutealphasen dauern weniger als zehn Tage, ihre Zyklen sind kurz und ihre Perioden sehr leicht.

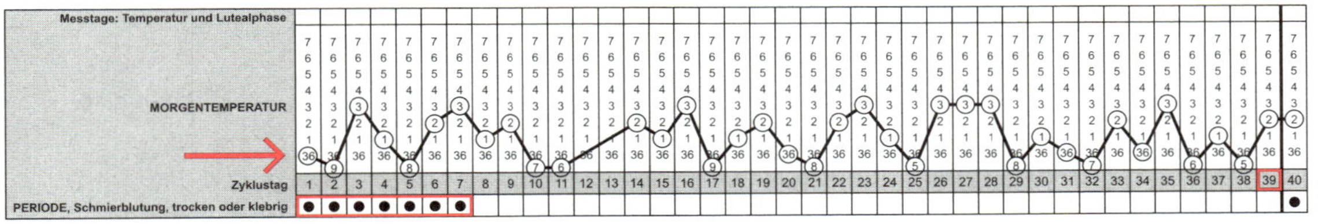

Temperaturkurve bei einer möglichen Schilddrüsenunterfunktion. Molly vermutete eine Hypothyreose, weil ihre Morgentemperatur sehr niedrig ist (oft unter 36 °C). Sie hat selten einen Eisprung (am fehlenden Temperaturanstieg zu erkennen), ihre Zyklen sind lang mit starken Perioden (die eigentlich keine sind, da ihnen ja zwei Wochen zuvor selten ein Eisprung vorausging).

UNEINDEUTIGE TEMPERATURANSTIEGE

Bisweilen sind die Muster in den Temperaturkurven nicht eindeutig, was das Ziehen der Schwellenlinie erschweren kann. Unten finden Sie einige Beispiele. Nähere Ausführungen hierzu und zu weiteren problematischen Schwellenlinien bietet Anhang H.

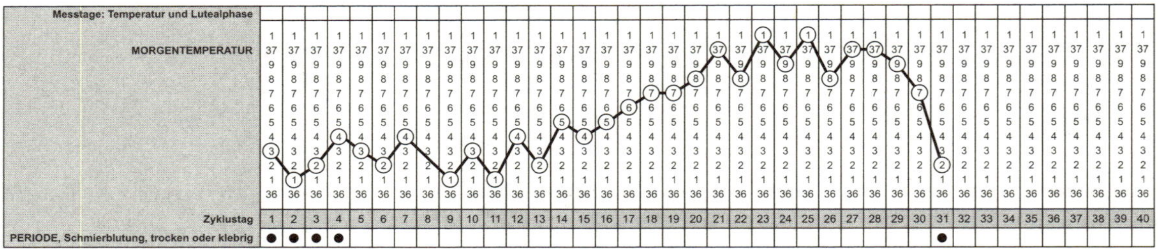

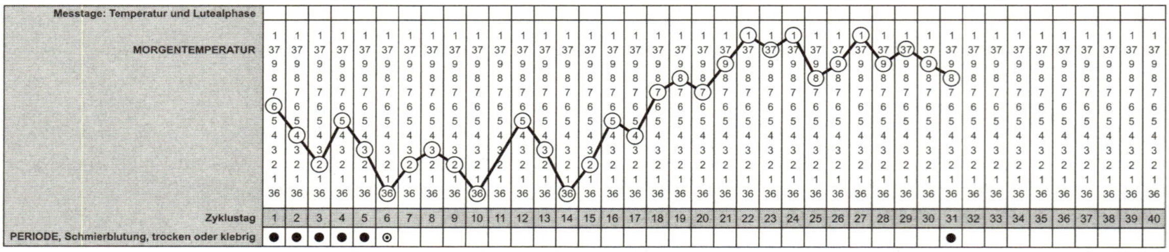

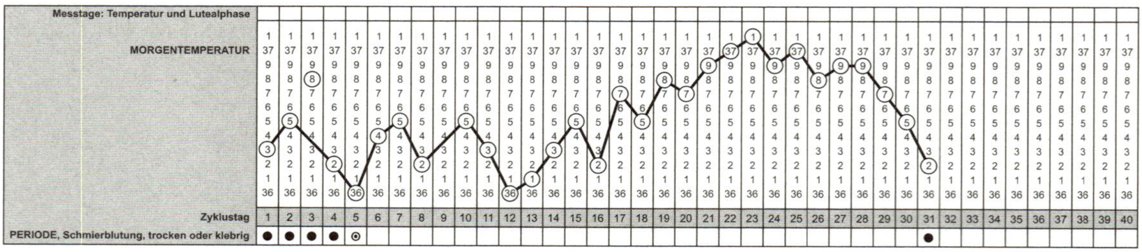

DIE TEMPERATUR FÄLLT VOR DEM ANSTIEG

Womöglich gehören Sie zu den wenigen glücklichen Frauen, in deren Temperaturkurve sich ein auffälliger Tiefpunkt vor dem Anstieg abzeichnet. Oder dieses Muster macht sich nur gelegentlich bei Ihnen bemerkbar. So oder so geht man davon aus, dass der Temperaturabfall meist auf den Tag des Eisprungs fällt und durch einen hohen Östrogen-Spiegel bedingt ist.

Wer eine Empfängnis vermeiden möchte, für den ändert sich bei diesem Kurvenmuster nichts – es gelten weiterhin die Verhütungsregeln für die Zeit vor dem Eisprung. Bei einem Kinderwunsch wäre dies aber ein hervorragender Tag, um Sex gezielt einzuplanen (vorausgesetzt natürlich, es tritt an dem Tag auch »fruchtbares« Zervixsekret auf). In jedem Fall sollten Sie noch bis zum Tag des Temperaturanstiegs weiterhin Verkehr haben, um die Chancen auf eine Schwangerschaft zu erhöhen.

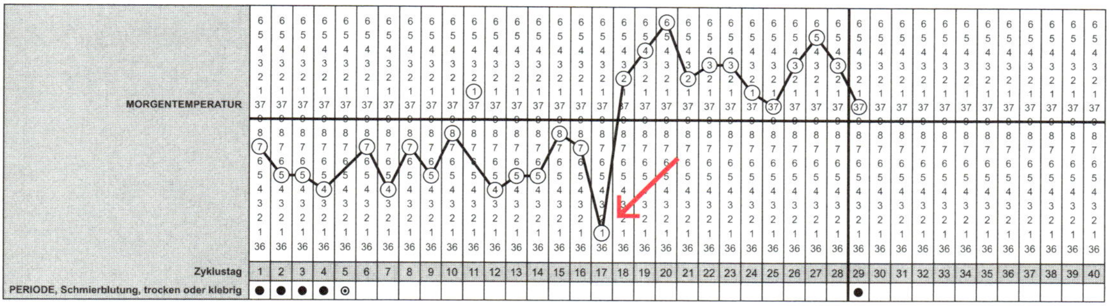

Ein Temperaturtiefpunkt. Die Morgentemperatur fällt an Tag 17 deutlich unter die anderen prä-ovulatorischen Messwerte, was oft ein Hinweis auf den Eisprung ist.

DIE TEMPERATUR FÄLLT DEUTLICH NACH DEM EISPRUNG UNTER DIE SCHWELLENLINIE

Nach dem Eisprung kommt es in der Lutealphase zu einem zweiten, kleineren Anstieg des Östrogen-Spiegels, der einen vorübergehenden Abfall der Temperatur auslösen kann. Oft geht er ein oder zwei Tage lang mit nassem Zervixsekret einher. Kein Grund zur Unruhe – dies ist kein Anzeichen erneuter Fruchtbarkeit. Die Eizelle ist zwischenzeitlich längst abgestorben.

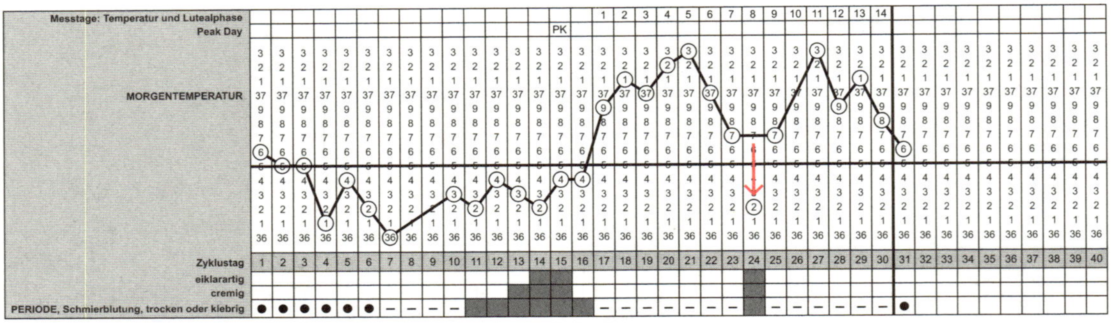

Temperaturabfall gegen Mitte des Lutealphase.

DIE TEMPERATUR FÄLLT AM TAG, BEVOR DIE PERIODE EINSETZT

Mitunter werden Sie an dem Tag vor dem Einsetzen der Periode einen deutlichen Temperaturabfall bemerken. Er kommt seltener vor als am Tag der Menstruation selbst, wird aber noch der Lutealphase zugerechnet (Ursache für den plötzlichen Temperaturrückgang ist der Zerfall des Gelbkörpers).

In jedem Fall beginnt der neue Zyklus mit dem ersten Tag der eigentlichen Blutung – und nicht mit dem Tag des Temperaturrückgangs. Die Lutealphase dauert somit vom ersten Tag des Temperaturanstiegs in der Mitte des Zyklus bis einschließlich dem letzten Tag vor Einsetzen des roten Menstruationsblutung.

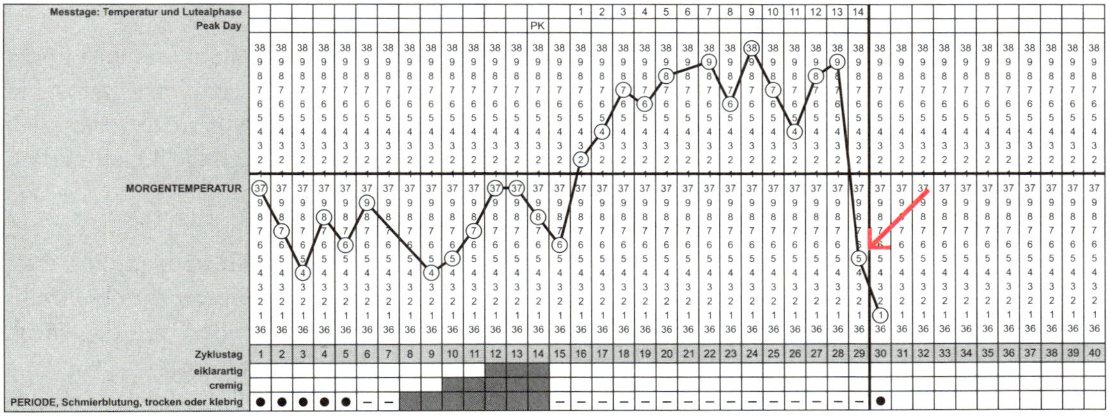

Temperaturabfall vor der Periode. Man sieht, dass Sandies Lutealphase 14 Tage lang ist, denn sie reicht vom 16. bis einschließlich 29. Tag – ungeachtet der Tatsache, dass die Temperatur an jenem Tag rapide abgefallen ist. Der neue Zyklus beginnt mit der Blutung am darauffolgenden Tag.

WENIGER ALS ZEHN TAGE MIT HOHEN TEMPERATUREN ÜBER DER SCHWELLENLINIE

Wenn die hohen Temperaturwerte nach dem Eisprung durchgängig weniger als zehn Tage über der Schwellenlinie bleiben, kann dies Folgendes anzeigen:

1. Ein Lutealphasen-Defizit, wie in der Zyklustabelle von Morgan auf der gegenüberliegenden Seite oben zu sehen.

2. Ihre Temperatur reagiert um ein paar Tage verzögert auf den Eisprung, wie Christys Kurve auf der gegenüberliegenden Seite unten zeigt.

Hier kann die Ermittlung Ihres »Peak Day« weiterhelfen, denn meist findet der Eisprung ein oder zwei Tage nach ihm statt. Bei einem großen Zeitabstand zwischen dem »Peak Day« und dem Temperaturanstieg können Sie vermutlich davon ausgehen, dass der Körper nach dem Eisprung erst einige Tage braucht, bis sich der Temperaturanstieg einstellt.

Die definitive Bestätigung, dass tatsächlich ein Eisprung stattgefunden hat, bietet letztlich eine Ultraschalluntersuchung (was natürlich kein praktikabler Weg ist). Dennoch kann es bei einem solchen Temperaturmuster durchaus einmal sinnvoll sein, sonografische Kontrolluntersuchungen an den wenigen Tagen um den Eisprung herum vorzunehmen, um in Erfahrung zu bringen, wie lang Ihr Körper für den Temperaturanstieg in Reaktion auf die Ausschüttung von Progesteron benötigt.

Sollte bei Ihnen ein Lutealphasen-Insuffizienz vorliegen, dann schlagen Sie noch einmal auf Seite 218 nach – unabhängig davon, ob Sie schwanger werden möchten oder verhüten.

Wenn Sie mit der Fruchtbarkeitsmethode verhüten, dann geben Ihnen die Lage und der Zustand Ihrer Zervix am »Peak Day« plus 4 (nicht 3!) außerdem Aufschluss über den Fruchtbarkeitsstatus jenes Tages. Ist die Zervix fest, tief und geschlossen (Abbildung Seite 1, im Farbbildteil und zusätzlich Abschnitt über die Zervixlage auf Seite 99 ff.), so können Sie entscheiden, ob Sie nur die beiden Fruchtbarkeitszeichen Zervixsekret und Zervixlage heranziehen wollen und den Anstieg der Morgentemperatur in diesem Fall außen vor lassen. Klar muss Ihnen aber sein, dass damit ein geringfügig größeres Risiko, schwanger zu werden, verbunden ist.

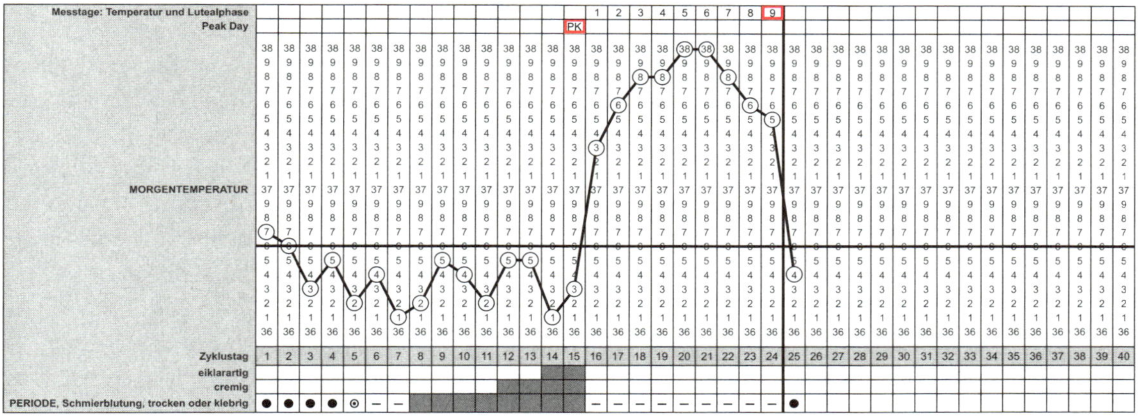

Morgans FAM-Tabelle. Eine kurze Lutealphase. Die Temperaturwerte von Morgan sind vermutlich Hinweis auf eine echte kurze Lutealphase (in diesem Fall neun Tage), weil der Anstieg mit dem Höhepunkt des Zervixsekrets (»fruchtbar«, »eiklarartig«) zusammenfällt. Hier erfolgte der Eisprung höchstwahrscheinlich an Tag 15, denn meist tritt er am »Peak Day« oder am darauffolgenden Tag auf.

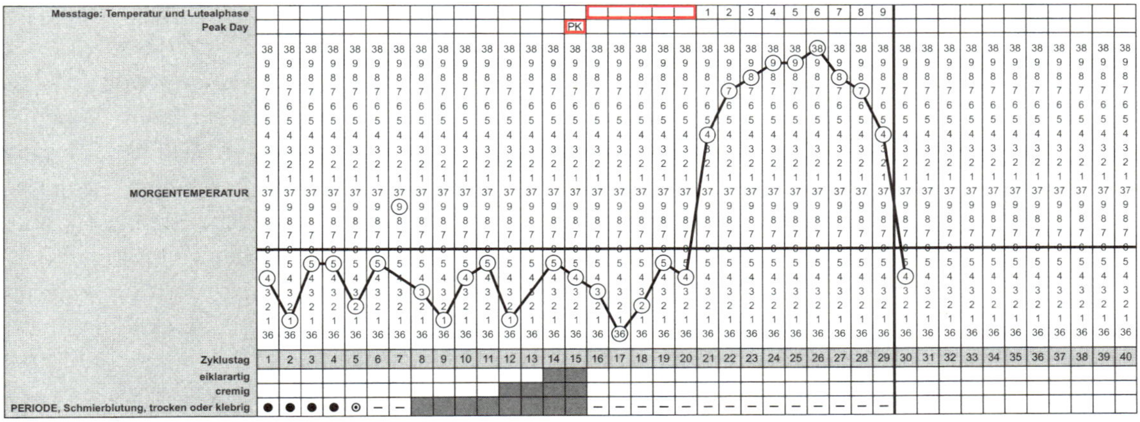

Christys FAM-Tabelle. Vermutlich eine normale Lutealphase. Christys Aufzeichnungen verraten, dass der Eisprung vermutlich schon etwas früher stattfand, als die Temperaturkurve es anzeigt, denn der »Peak Day« des Zervixsekrets war an Tag 15 des Zyklus, doch erst am 21. Tag erfolgte der Temperaturanstieg. Christys Körper benötigt scheinbar einige Tage, um auf den post-ovulatorischen Ausstoß von Progesteron zu reagieren, und demzufolge wäre die Länge ihre Lutealphase ganz im Rahmen.

NCH DEM EISPRUNG 18 ODER MEHR TAGE HOHE TEMPERATUREN

Temperaturwerte, die an 18 aufeinanderfolgenden Tagen über der Schwellenlinie bleiben, ohne dass eine Periode auftritt, sind fast immer Hinweis auf eine Schwangerschaft. Die »Hochtemperaturlage« ist dadurch verursacht, dass der Gelbkörper über seine typische Lebensspanne von zwölf bis 16 Tagen hinaus erhalten bleibt und weiter Progesteron ausschüttet. Hierdurch ergibt sich bei vielen Schwangeren ein Temperaturmuster mit einem Anstieg auf eine dritte Ebene (dreiphasiges Muster), wie auf der Seite gegenüber zu sehen.

Der Punkt ist, dass die meisten Frauen eine gleichbleibende Lutealphase (Zeit vom Eisprung bis zur Menstruation) haben. Dauert bei Ihnen also die Lutealphase normalerweise etwa 13 Tage, aber Ihre Temperatur ist 16 Tage lang erhöht, sind Sie mit großer Wahrscheinlichkeit schwanger. Entscheidend ist die Festellung, ob die »Hochlage« über die für Sie normale Zeit hinaus anhält.

Eine weniger wahrscheinliche Ursache für 18 erhöhte Messwerte in Folge ist eine Eierstockzyste bedingt durch das Syndrom des luteinisierten unruptierten Follikels (LUFS) oder eine Corpus-luteum-Zyste. In beiden Fällen bleibt der Gelbkörper länger als die üblichen zwölf bis 16 Tage lang bestehen – auch ohne eine Schwangerschaft. Er gibt weiterhin Progesteron ab, weshalb die Temperatur hoch bleibt. Ohne sinkenden Progesteron-Spiegel aber unterbleibt die Abstoßung der Gebärmutterschleimhaut während der Menstruation, sodass dem Anschein nach eine Schwangerschaft besteht.

Es können auch eine schwache Schmierblutung und ein leichter Schmerz um die Zeit der voraussichtlichen Periode auftreten. Bei einem positiven Schwangerschaftstest ist eine Eierstockzyste in der Regel auszuschließen, aber wenn Ihr Test negativ ist und Sie anhaltend höhere Temperaturen bemerken, sind eine Abtastung und eine sonografische Untersuchung der Gebärmutter angeraten. Immerhin lautet die gute Nachricht, dass sich Eierstockzysten meist spontan auflösen (siehe Kapitel 8).

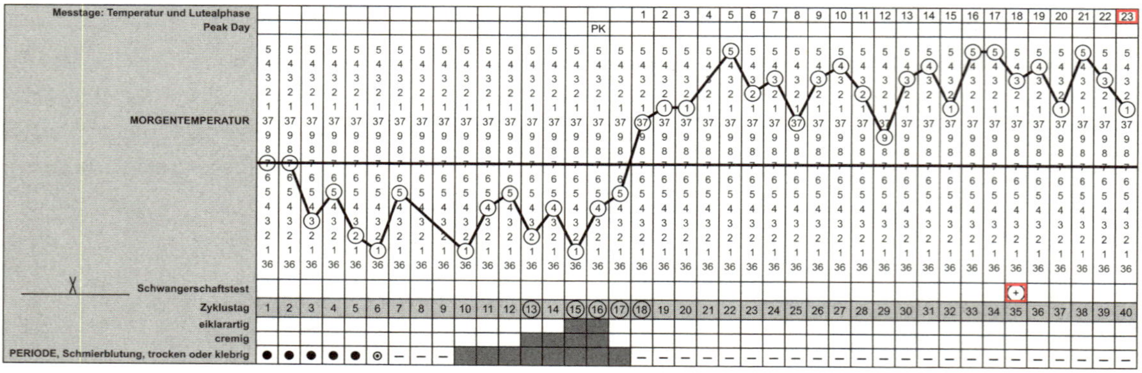

Hohe Temperaturwerte, die eine Schwangerschaft anzeigen.

DREIPHASIGES MUSTER IN DER TEMPERATURKURVE

Wie auf der vorhergehenden Seite erwähnt, entwickeln viele Schwangere ein dreiphasiges Temperaturmuster. Vermutlich geht es auf das zusätzlich im Körper der Frau vorhandene Progesteron zurück, dessen Konzentration um die Zeit der Einnistung, ungefähr eine Woche nach Befruchtung der Eizelle, ansteigt.

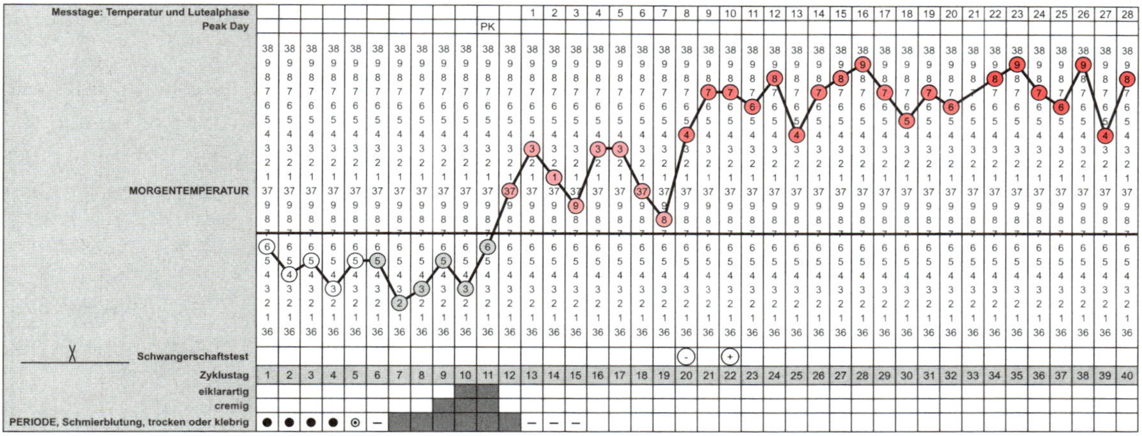

Dreiphasiges Schwangerschaftsmuster.

DIE TEMPERATUR FÄLLT NACH 18 HOHEN WERTEN

Wenn sich bei Ihnen eine Schwangerschaft bestätigt – sei es durch 18 höhere Temperaturmessungen in Folge oder durch einen Schwangerschaftstest – und Sie stellen danach einen Rückgang der Temperatur fest, sollten Sie Ihren Arzt aufsuchen. Sinkende Messwerte sind oft ein starkes Indiz für eine drohende Fehlgeburt. In gesunden Schwangerschaften werden die Werte zumindest in den ersten drei Monaten fast immer hoch bleiben, was durch die anhaltende Wirkung des Progesterons bedingt ist.

Treten Schmierblutungen auf, müssen diese nicht zwangsläufig auch ein Warnzeichen für einen Spontanabort sein. Tatsächlich stellen viele Frauen sieben bis zehn Tage nach dem Eisprung eine normale Einnistungsblutung fest (siehe Seite 295). Bei signifikant darüber hinausgehenden Blutungen ist allerdings eine ärztliche Untersuchung geboten.

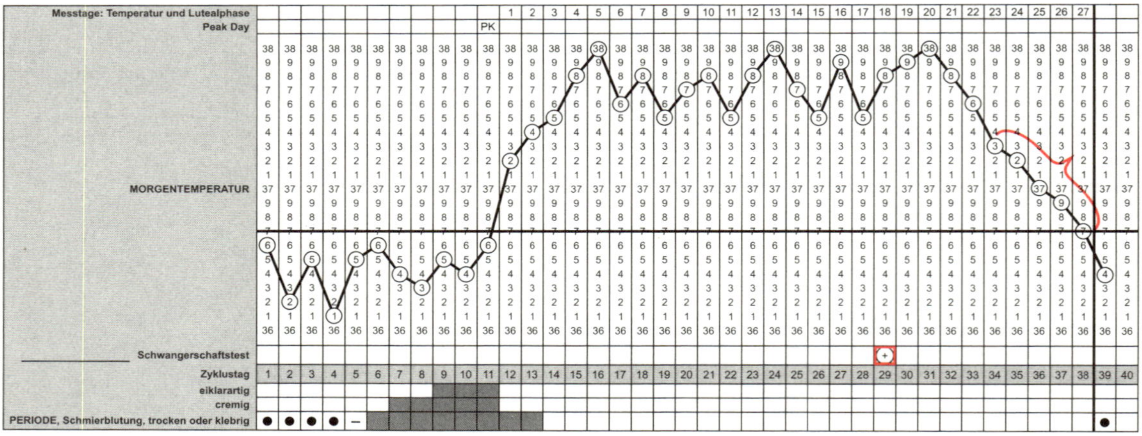

Warnzeichen für eine mögliche Fehlgeburt.

DIE ZERVIX LÄSST SICH NICHT ERTASTEN

Selbst wenn Sie Ihre Zervix bei einer Selbstuntersuchung partout nicht ertasten können: Sie ist da! Naht der Eisprung, steigt der Muttermund manchmal so hoch, dass er sich nicht mit den Fingern erreichen lässt. Vertrauen Sie einfach Ihrem Körper. Ließ sich die Zervix zuvor ertasten, so signalisiert ihre Nichtauffindbarkeit wahrscheinlich nur eine hochfruchtbare Zeit. In diesem Fall tragen Sie an diesen Tagen ein Fragezeichen an entsprechender Stelle der Tabelle ein.

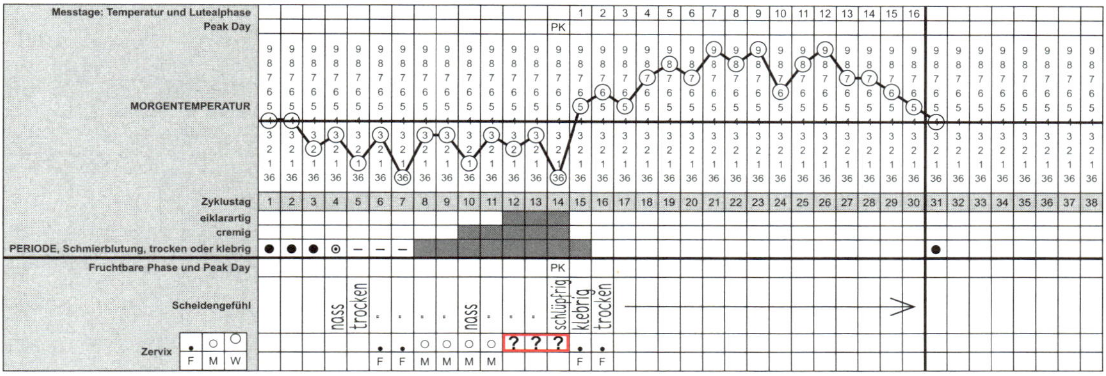

Nicht ertastbare Zervix.

DIE ZERVIX IST NIE GANZ GESCHLOSSEN

Bei Frauen, die vaginal entbunden haben, wird die Zervix in der unfruchtbaren Phase nie ganz geschlossen sein. An diesen Tagen fühlt sie sich weniger grübchenartig als vielmehr wie ein leicht geöffneter waagerechter Schlitz an. Nach und nach lernen Sie zwischen den subtilen Veränderungen des Muttermundes zu unterscheiden, die sich bei Herannahen des Eisprungs einstellen.

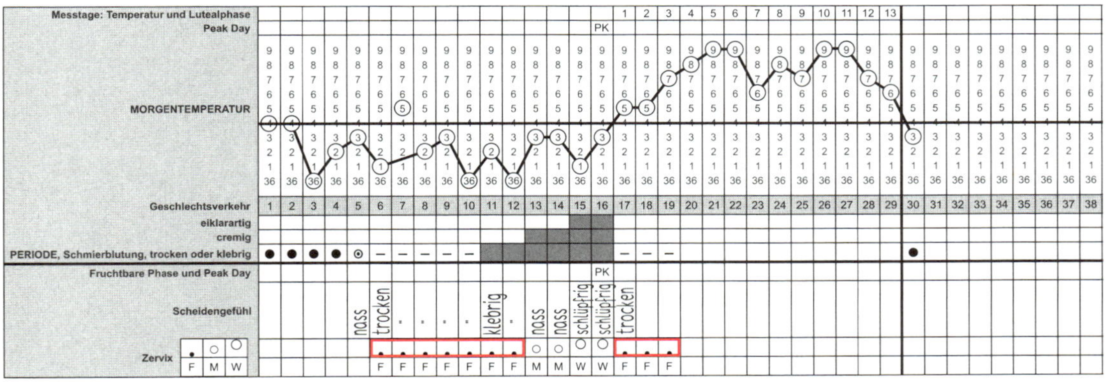

Teilweise geöffnete Zervix.

KNÖTCHEN AN DER ZERVIXOBERFLÄCHE

Unter Umständen bemerken Sie beim Ertasten der Zervix Knötchen so hart wie Sandkörner direkt unter der Zervixhaut. Erschrecken Sie nicht! Diese Verhärtungen sind sogenannte Nabothsche Zysten. Sie entstehen durch Hautzellen, die sekretbildende Drüsen nahe der Zervixoberfläche verstopfen. Für gewöhnlich gelten sie als harmlos und verschwinden von selbst wieder. Dennoch sollten Sie beim erstmaligen Auftreten Ihren Verdacht ärztlich abklären lassen. Manche Frauen stellen ein Kommen und Gehen der Zysten mit dem Zyklus fest. Ohne eine Untersuchung der Zervix bleiben sie zumeist unbemerkt.

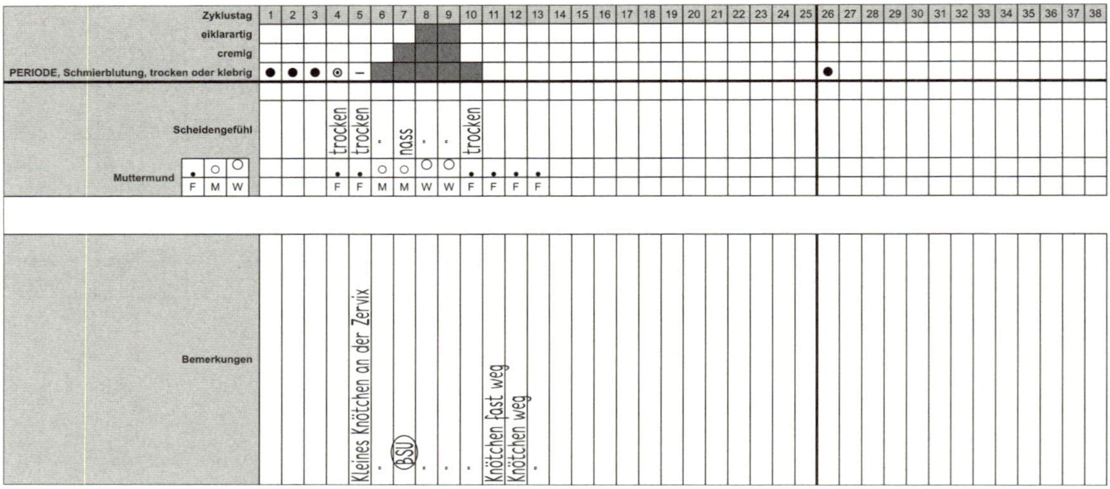

Nabothsche Zysten an der Zervix.

SCHMERZEN ODER BRENNEN BEIM GESCHLECHTSVERKEHR

Es können schon mal Schmerzen beim Intimverkehr auftreten, je nach der gewählten Stellung und dem Zeitpunkt im Zyklus. In der unfruchtbaren Phase der Frau erreicht die Zervix ihren tiefsten Punkt und kann während des Verkehrs sogar vom Glied des Partners berührt werden. Das geschieht vor allem dann, wenn die Frau auf dem Partner sitzt, denn in dieser Position wird die Zervix tief nach unten gedrückt. Schon das geringste Anstoßen des vor dem Follikelsprung schon empfindlichen Eierstocks oder der vollen Harnblase kann dann Schmerzen beim Sex verursachen. Achten Sie einfach auf den Höhenstand Ihrer Zervix, und vermeiden Sie sexuelle Stellungen, die Unbehagen bereiten könnten.

Ein tiefer und intensiver Schmerz kann möglicherweise auch Anzeichen für eine Eierstockzyste sein, die sich in sich selbst verdreht. Auch Verwachsungen durch eine Endometriose rufen derartige Beschwerden hervor.

Bei Schmerzen oder einem Brennen in der Vagina kommen zudem eine Scheideninfektion, mangelnde Scheidenfeuchtigkeit oder eine Allergie gegen Latex, Spermizide oder Seife in Betracht. Vielleicht gibt es auch andere Ursachen wie etwa Vaginismus, Vulvodynie und Vestibulitis (Seite 285), die mehr Genauigkeit und Geduld bei der Diagnosestellung und Therapie erfordern.

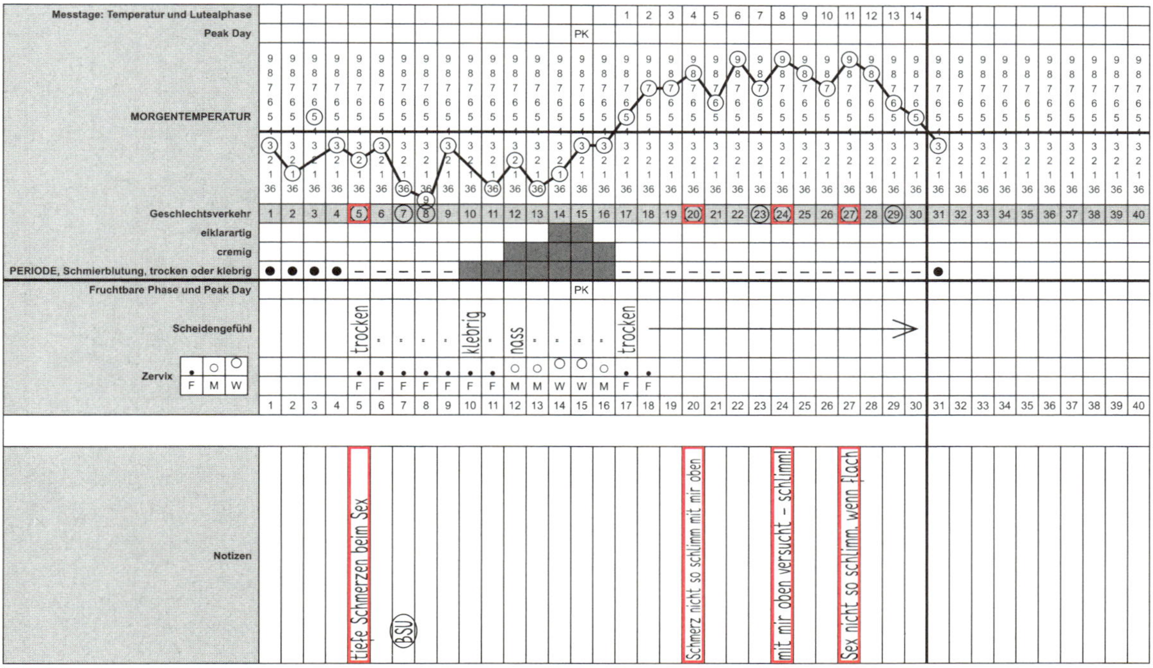

Beschwerden beim Geschlechtsverkehr.

SCHMIERBLUTUNGEN NACH DEM GESCHLECHTSVERKEHR

Mitunter stellten Frauen nach dem Sex eine Schmierblutung fest. Hervorgerufen wird sie meist durch Stöße des Penis gegen den Muttermund, vor allem wenn dieser nach dem Eisprung seinen Tiefstand erreicht und äußerst berührungsempfindlich ist. Weitere mögliche Ursachen sind Erkrankungen wie eine Zervizitis (Zervixentzündung), Zervixpolypen (eine häufig auftretende Wucherung am Gebärmutterhals) oder eine Scheideninfektion. Diese Erkrankungen sind alle verhältnismäßig gutartig. Dennoch ist eine ärztliche Untersuchung angeraten, insbesondere bei starken und häufigen Blutungen, um gravierende Befunde wie ein Zervixkarzinom auszuschließen.

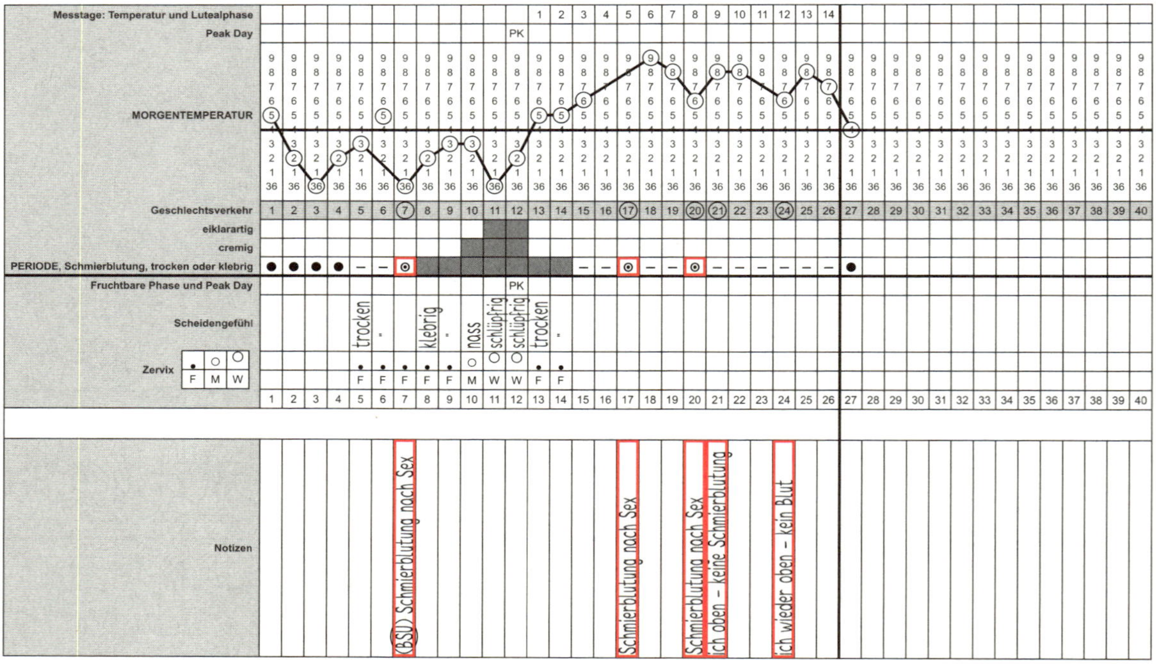

Schmierblutungen nach dem Verkehr.

Häufig gestellte Fragen

In meinen Kursen wurde ich im Lauf der Jahre so gut wie mit jeder Frage hinsichtlich des Themas Fruchtbarkeit konfrontiert. Die häufigsten Fragen der Kursteilnehmer sollen hier in diesem Anhang angesprochen werden. Sie sind thematisch geordnet und werden in den relevanten Textabschnitten im Buch weiter vertieft. Insofern sind diese Seiten eine Art Überblicksdarstellung und können durchaus als Einführung für Interessierte dienen, die mehr über einen so grundlegenden Aspekt ihres Lebens wie ihre Fruchtbarkeit wissen möchten.

DIE BEWUSSTE FRUCHTBARKEITSMETHODE (FAM)

EISPRUNG

FRUCHTBARKEIT UND ZYKLUS

DIE BEWUSSTE FRUCHTBARKEITSMETHODE (FAM)

WIE WIRKSAM IST DIE FAM ZUR EMPFÄNGNISVERHÜTUNG?

Die Fehlerrate bei Anwendung der FAM-Regeln schwankt, je nach Kenntnisstand der Anwenderin und der Konsequenz der Partner. *Bei korrekter Anwendung in jedem Zyklus* und Enthaltsamkeit in der fruchtbaren Phase liegt der Pearl-Index, der als Maß für die Wirksamkeit bzw. Zuverlässigkeit von Methoden zur Empfängnisverhütung gilt, bei 0,3 für die symptothermale Methode. Sterilisation (Tubenligatur) und hormonelle Methoden wie die Depotspritze und die Antibabypille weisen eine noch geringere »Versagerquote« auf. Barrieremethoden wie das Kondom dagegen liegen bei 2 bis 12. Wenn sich ein Paar in der fruchtbaren Phase für Sex mit einer Barrieremethode entscheidet, liegt die Gesamtfehlerrate naturgemäß nicht unter jener der gewählten Barrieremethode.

Die Sicherheit lässt sich jedoch erheblich verbessern, wenn Sie beim Sex zwei Barrieremethoden verwenden, also »doppelt« verhüten. Studien belegen in der Praxis eine erhebliche Schwankung bei der Fehlerquote von Barrieremethoden von bis zu 20 Prozent im Jahr, wobei die Varianz in direktem Zusammenhang mit der Motivation der beteiligten Paare zu sehen ist. Anhang D geht genauer auf die Wirksamkeit der FAM als Verhütungsmethode ein.

WAS IST DER UNTERSCHIED ZWISCHEN FAM UND RHYTHMUS-METHODE?

Treffender wäre die Frage: Was haben FAM und Rhythmus-Methode gemeinsam? Einzig und allein die Tatsache, dass sie beide natürliche Verhütungsmethoden sind. Die Rhythmus-Methode, auch als Knaus-Ogino-Methode bekannt, ist eine heute überholte Praktik, die auf ineffiziente Weise fruchtbare Phasen im Zyklus bestimmt, indem sie statistische Vorhersagen zur künftigen Fruchtbarkeit auf Grundlage der bisherigen Zyklen trifft.

Ganz anders dagegen die wissenschaftlich validierte Fruchtbarkeitsmethode. Sie umfasst die Beobachtung der drei primären Fruchtbarkeitszeichen: Morgentemperatur, Zervixsekret und optional die Lage des Muttermunds und der Zervix. Im Gegensatz zur Rhythmus-Methode ist die FAM sehr zuverlässig, da sie die Fruchtbarkeit der Frau an jedem einzelnen Zyklustag ermittelt.

IST DIE FAM FÜR ALLE GEEIGNET?

Als Verhütungsmethode ist die FAM nicht für jeden geeignet. Angesichts von Gefahren wie Aids und anderer sexuell übertragbarer Erkrankungen wird die FAM als natürliche Methode einer Schwangerschaftsverhütung nur Paaren in einer festen Beziehung empfohlen. Auch verlangt sie von den Anwenderinnen eine gewisse Disziplin – bei der Aneignung der Methode ebenso wie bei der Befolgung der einmal erlernten Regeln.

Im Fall eines Kinderwunsches sollte die FAM jedoch der erste Schritt eines Paares sein – zum einen, um Empfängnisschancen zu maximieren, aber auch, um eventuelle Beeinträchtigungen der Fortpflanzungsfähigkeit festzustellen.

Die FAM ist zudem von großem Nutzen für alle Frauen, die mehr über ihren eigenen Körper erfahren möchten. Sie liefert Basiswissen, um selbst auf die gynäkologische Gesundheit zu achten und Signale des Körpers zu »lesen«.

AN WIE VIELEN TAGEN MÜSSEN SIE BEI DER VERHÜTUNG MIT DER FAM ABSTINENT SEIN?

Wenn Sie mit der FAM verhüten, müssen Sie an keinem Tag auf Sex verzichten. Trotzdem sollten Sie bei Sex in der fruchtbaren Zeit idealerweise mit zwei Barrieremethoden gleichzeitig arbeiten. Die Länge der fruchtbaren Phase variiert, aber in der Praxis bedeutet das, dass ein Paar acht bis zehn Tage im Zyklus oder während gut 30 Prozent der Zeit auf Barrieremethode zurückgreifen muss.

BESTEHT DAS RISIKO EINER SCHWANGERSCHAFT, WENN DAS ZERVIXSEKRET NUR »KLEBRIG« (UND NICHT DÜNNFLÜSSIG) IST?

Ja! Zwar ist das Risiko, bei »klebrigem« Sekret schwanger zu werden, deutlich geringer als bei »cremigem« oder »eiklarartigem« Sekret, aber eine Empfängnis ist bei Verkehr vor dem Eisprung durchaus möglich. Deshalb gilt auch »klebriges« Sekret vor dem Eisprung als »fruchtbar«.

HABEN FRAUEN ÜBERHAUPT ECHTE »TROCKENE« TAGE?

Beim Führen der Zyklusaufzeichnungen beurteilt eine Frau ihr Zervixsekret anhand des Feuchtigkeitgrads. Tritt an der Scheidenöffnung kein Sekret auf, so vermerkt sie das mit einem Strich auf dem Zyklusblatt. Dieser Strich bezieht sich auf den Bereich außerhalb der Scheide, nicht aber auf die innere Scheidenfeuchtigkeit, die in gewissem Maße immer vorhanden ist.

Zervixsekret und Scheidenfeuchtigkeit lassen sich leicht unterscheiden. Das Sekret bleibt mehrere Minuten lang auf dem Finger, während die Feuchtigkeit aus der Scheide ebenso wie jene aus dem Mund in Sekundenschnelle vom Finger verdunstet. Bei fehlendem Zervixsekret stellt sich meist auch ein deutliches Gefühl von Trockenheit an der Scheide ein.

WIE VIEL ZEIT ERFORDERT DAS ERLERNEN UND ANWENDEN DER FAM?

Das hängt von der einzelnen Frau ab. Meine Hoffnung ist, dass viele sich das nötige Wissen beim gründlichen Lesen dieses Buchs aneignen. Zusätzlich haben Sie die Möglichkeit, eine Fruchtbarkeitsberatung in Anspruch zu nehmen oder einen Kurs zur symptothermalen Methode, auf der die FAM beruht, zu besuchen, woran sich oft auch Einzelberatungen anschließen. In der Regel dauert es zwei bis drei Zyklen mit der Beobachtung der Fruchtbarkeitszeichen, bis Sie genügend Selbstvertrauen für eine Verhütung mit der FAM erworben haben.

Das Führen der Zyklusaufzeichnungen nimmt nicht mehr als zwei Minuten am Tag in Anspruch: etwa eine Minute für das Temperaturmessen nach dem Aufwachen mit einem digitalen Thermometer, und eine Minute für das Prüfen und Notieren der weiteren Fruchtbarkeitszeichen. Sollten Sie sich für die in Kapitel 12 beschriebenen Kurzformen entscheiden, reicht die Dokumentation von gut zehn Tagen im Zyklus, ohne die Verhütungseffizienz zu beeinträchtigen. Aus Gründen der Kontinuität möchte ich Ihnen aber persönlich das tägliche Aufzeichnen der Fruchtbarkeitszeichen (außerhalb der Menstruation) ans Herz legen, vor allem in der Anfangszeit.

Außerdem möchte ich darauf hinweisen, dass manche Frauen vielleicht kein digitales Thermometer benutzen können, wenn sich der Eisprung nicht in einem erkennbaren Temperaturmuster niederschlägt. Hier empfiehlt sich für das Messen der Morgentemperatur ein Basalthermometer aus Glas, mit dem nach dem Aufwachen etwa fünf Minuten lang gemessen wird.

MUSS ICH FÜR DIE TEMPERATURMESSUNGEN JEDEN TAG ZUR SELBEN ZEIT AUFWACHEN?

Die Messungen sollten so gleichbleibend wie möglich erfolgen. Im Allgemeinen steigt die Morgentemperatur langsam mit jeder weiteren Stunde, die Sie ausschlafen. Eine deutlich später vorgenommene Messung kann also dazu führen, dass der Messwert außerhalb des normalen Musters liegt. Wenn Sie früher aufwachen, können Sie sofort messen. Sollte aus der Temperaturkurve aber kein offenkundiges Muster hervorgehen, versuchen Sie, konstant die gleichen Messzeiten einzuhalten. Gelegentliche Ausreißer bei den Werten behandeln Sie nach der Faustregel auf Seite 94. Fallen Ihnen die Messungen sehr zur Last, können wie in Kapitel 12 beschrieben, die Kurzform verwenden.

WIE VERLÄSSLICH SIND TEMPERATURMESSUNGEN BEI FIEBER?

Es gibt mehrere Faktoren – von Fieber über Alkohol bis zu Schlafmangel –, die Ihre Morgentemperatur beeinflussen können. Dies mindert aber nicht die Aussagekraft Ihrer Aufzeichnungen, denn entscheidend sind nicht die Einzelmesswerte, sondern die Feststellung eines Musters hoher und tiefer Temperaturen. Ausreißer im Muster werden nach der Faustregel auf Seite 94 behandelt und können bei der Auswertung der Kurve meist ignoriert werden. Zudem haben Sie in unklaren Situationen immer die Möglichkeit, die anderen Fruchtbarkeitszeichen, Zervixsekret und Lage des Muttermunds, zur Kontrolle heranzuziehen.

LOHNT ES SICH, DIE LAGE DER ZERVIX ZU UNTERSUCHEN?

Für eine erfolgreiche Anwendung der FAM ist das Überprüfen der Zervixlage nicht notwendig, dennoch rate ich dazu, es zu erlernen (Seite 99). Zu Übungszwecken empfiehlt sich während der ersten Zyklen der Lernphase eine Untersuchung in den Tagen unmittelbar vor und nach dem Eisprung, wenn die Veränderungen an der Zervix am markantesten auftreten. Sowie Sie erkannt haben, was die Lage des Muttermunds über Ihren Fruchtbarkeitsstatus aussagt, kann diese als Gegenkontrolle dienen, wann immer Uneindeutigkeiten bei den anderen beiden Fruchtbarkeitszeichen auftauchen. Und schließlich gilt: Die Vertrautheit mit den zyklischen Veränderungen Ihrer Zervix wird Ihr Selbstvertrauen, mit dem Sie Ihre allgemeine gynäkologische Gesundheit beobachten, stärken. Da das Prüfen der Zervixlage nur Sekunden in Anspruch nimmt, kann ich es für die wenigen relevanten Tage im Zyklus mit Nachdruck empfehlen.

Damit kommen wir auf eine andere Frage, nämlich ob Frauen, die mit der FAM verhüten, ihr Zervixsekret am Muttermund untersuchen sollten. Ich finde das – kurz gesagt – unnötig. Falls Sie aber größere Vorsicht an den Tag legen wollen, als es die FAM-Regeln tun, oder Sie vorab Ihre Sekretkonsistenz erfahren möchten, informiert Anhang G über diese Vorgehensweise.

IST EINE EMPFÄNGNIS MÖGLICH, WENN KEIN ZERVIXSEKRET IN EIKLARQUALITÄT ZU BEOBACHTEN IST?

Bei einem Kinderwunsch dürfen Sie sich nicht entmutigen lassen, wenn bei Ihnen kein »eiklarartiges« Sekret zu sehen ist. Das bedeutet nicht unbedingt, dass etwas nicht stimmt. Solange dünnflüssiges Zervixsekret irgendeiner Art bei Ihnen auftritt, sollten die Spermien in der Lage sein, durch Ihre Zervix hindurch bis zur Eizelle zu gelangen. Für das Zervixsekret gilt, dass seine Übergänge in dem Spektrum zwischen Trockenheit und Eiklarqualität fließend sind, wobei dünnflüssiges Sekret den mittleren Bereichen entspricht. Wie Sie sich denken können, ist die nasse, »glitschige« Konsistenz ideal, da sie der männlichen Samenflüssigkeit am nächsten kommt. Wenn bei Ihnen keine Eiklarqualität des Sekrets zu bemerken ist, weist das wahrscheinlich nur auf ein kleineres »Fruchtbarkeitsfenster« hin als bei Frauen, bei denen das Sekret in dieser Form vermehrt auftritt. Dennoch können Sie viel tun, um Ihre Empfängnischancen zu erhöhen. Planen Sie Sex am Tag mit dem stärksten Empfinden von Nässe an der Scheide oder dem dünnflüssigsten Zervixsekret ein – auch wenn seine Konsistenz nur »cremig« sein sollte. Auf Seite 217 finden Sie praktische Tipps, wie sich Qualität und Fließvermögen des Sekrets verbessern lassen.

EISPRUNG

ERFOLGT DER EISPRUNG IMMER AM 14. TAG DES ZYKLUS?

Nein! Der Tag des Eisprungs kann von Frau zu Frau und überdies auch bei jeder einzelnen Frau variieren. Der Zeitabstand zwischen dem Eisprung und dem Eintreten der Menstruation ist dagegen gleichbleibend und beträgt fast immer zwölf bis 16 Tage. Bei den meisten Frauen verändert sich diese Spanne um höchstens einen oder zwei Tage. Anders gesagt: Wenn Schwankungen im Zyklus auftreten sollten, so betreffen sie die erste, die prä-ovulatorische Phase. Die zweite Phase (post-ovulatorische) bleibt im Allgemeinen konstant!

KANN MAN DEN EISPRUNG SPÜREN?

Einige Frauen können das. Der sogenannte *Mittelschmerz* ist ein vages Schmerz- oder Druckgefühl in der Eierstockgegend. Ausgelöst wird er vermutlich durch das Ausstoßen der Eizelle durch die Eierstockwand, vielleicht aber auch durch das Anschwellen der Eierstöcke vor dem Follikelsprung oder durch Austritt von etwas Blut, das anschließend an den Eisprung die Beckenwände reizt.

Das eindeutigste äußere Anzeichen für den herannahenden Eisprung ist die Zunahme von nassem, »glitschigem« Zervixsekret. Es kann sogar so reichlich auftreten, dass Frauen beim Gang auf die Toilette einen Sekretfaden herabhängen sehen. In diesem Fall können Sie davon ausgehen, dass der Eisprung in ein, zwei Tagen, vielleicht sogar schon wenige Stunden später, folgen wird. Das Zervixsekret zählt zu den *primären* Fruchtbarkeitszeichen.

Einige Frauen bemerken in regelmäßigen Abständen weitere, *sekundäre* Fruchtbarkeitszeichen wie etwa den oben erwähnten Mittelschmerz. Diese Zeichen treten nicht unbedingt bei allen Frauen oder in jedem Zyklus auf. Dennoch sind sie ungemein praktisch und geben zusätzlich Auskunft über fruchtbare und unfruchtbare Phasen.

Sekundäre Zeichen um die Zeit des Eisprungs sind unter anderem:

- Mittelblutung
- Schmerz oder Druckgefühl an den Eierstöcken
- gesteigerte Libido
- vollere Schamlippen
- Blähbauch
- Wassereinlagerungen
- gesteigerte Energie
- gesteigerter Seh-, Geruchs- und Geschmackssinn
- erhöhte Empfindlichkeit von Brüsten und Haut
- Spannen der Brüste

KANN EIN EISPRUNG MEHRMALS IM ZYKLUS AUFTRETEN?

Nein! Haben Sie schon einmal gehört, dass eine Frau am Montag, dann erneut am Freitag und zwei Wochen später noch einmal am Montag schwanger wurde? Ganz gewiss nicht, denn nach dem Eisprung ist der Körper im selben Zyklus nicht mehr in der Lage, weitere Eizellen freizusetzen. Allerdings kann sich der Follikelsprung selbst über einen Zeitraum von 24 Stunden erstrecken, wobei eine oder mehrere Eizellen ausgestoßen werden (so bei zweieiigen Zwillingen). Bis zum nächsten Zyklus ist aber die Freisetzung weiterer Eizellen unmöglich.

WAS IST EINE MEHRFACHOVULATION?

Mehrfachovulation bedeutet, dass in einem einzigen Zyklus zwei oder mehr Eizellen freigesetzt werden. Sie erstreckt sich über einen Zeitraum von höchstens 24 Stunden. Danach werden keine weiteren Follikel mehr ausgestoßen. So entstehen zweieiige Zwillinge, während eineiige Zwillinge aus einer einzigen, sich nach der Befruchtung teilenden Eizelle hervorgehen.

Mehrfache Eisprünge scheinen häufiger zu sein als bislang angenommen. Während bei natürlich empfangenen Kindern auf jede 60. Geburt ein zweieiiges Zwillingspaar kommt, liegt nach heutiger Erkenntnis die Zahl der Zwillingsempfängnisse weitaus höher, doch geht der zweite Fötus oft ab (»Syndrom des spurlos verschwundenen Zwillings«).

HABEN FRAUEN UM DIE ZEIT DES EISPRUNGS MEHR LUST AUF SEX?

Bei vielen Frauen ist dies durchaus der Fall. Da der Östrogen-Spiegel um den Eisprung herum seinen Höchststand erreicht, stellt sich oft ein »glitschiges« Empfinden am Scheidenausgang durch das Zervixsekret »fruchtbarer« Qualität ein. Das Sekret ähnelt dabei dem Vaginalsekret bei sexueller Erregung und kann das Lustgefühl steigern. Eine Verwechslung von Vaginal- und Zervixsekret brauchen Anwenderinnen der Fruchtbarkeitsmethode jedoch nicht zu befürchten, denn das Zervixsekret wird zu bestimmten Zeiten im Tagesverlauf untersucht und nicht zur Zeit sexueller Erregung.

KANN DER ORGASMUS EINEN EISPRUNG AUSLÖSEN?

Nein! Der Orgasmus und der Eisprung stehen in keinem Zusammenhang! Für einen Eisprung muss sich der Östrogen-Spiegel allmählich, meist über mehrere Tage hinweg, aufbauen. Orgasmen aber sind zu jeder Zeit im Zyklus möglich.

FRUCHTBARKEIT UND ZYKLUS

WELCHEN ANTEIL MACHEN DIE FRUCHTBAREN TAGE IM ZYKLUS AUS?

Die Antwort auf diese Frage ist nicht einfach. Generell lässt sich sagen, dass bei den meisten Frauen nur wenige Tage im Zyklus fruchtbar sind. Es kommen aber bei der fruchtbaren Phase der Frau mehrere Faktoren zum Tragen:

1. Die Eizelle ist nur 24 Stunden lebensfähig, und es werden zwei oder mehr Eizellen in maximal 24 Stunden freigesetzt. Demnach gäbe es rein rechnerisch nur etwa ein, zwei Tage, in denen die Eizelle(n) befruchtet werden könnte(n). Da jedoch die Spermien bis zu fünf Tage überdauern, beläuft sich die kombinierte Fruchtbarkeitsphase beider Geschlechter auf ungefähr eine Woche.
2. Die fruchtbare Phase der Frau dauert nur so lange, wie »fruchtbares« Zervixsekret vor dem Eisprung auftritt. Dies können mehrere Tage sein – oder weniger als 24 Stunden.
3. Zu Verhütungszwecken setzt die FAM Puffertage vor und nach der fruchtbaren Phase an, um ungeplante Schwangerschaften zu verhindern. Der Gesamtzeitraum der faktisch fruchtbaren Tage einer Frau beläuft sich demnach meist auf acht bis zehn Tage im Zyklus.

WIE HOCH SIND IHRE EMPFÄNGNISCHANCEN IM JEWEILIGEN ZYKLUS?

Bei einem durchschnittlichen, fruchtbaren Paar geht man von einer Empfängnischance von 25 Prozent während des Zyklus aus, je nach Alter, Häufigkeit des Verkehrs und anderen Faktoren. Eine deutliche Steigerung ist möglich, wenn das Paar mittels der FAM den Sex auf die fruchtbarste Phase der Frau abstimmt.

KANN EINE FRAU WÄHREND IHRER PERIODE SCHWANGER WERDEN?

Entscheidend ist die genaue Wortwahl: Eine *Empfängnis* ist während der Periode faktisch unmöglich, dennoch kann eine Frau in seltenen Fällen durch *Verkehr* während ihrer Periode schwanger werden. Da Samenzellen bis zu fünf Tage überdauern können, wäre es bei Sex am Ende der Periode denkbar, dass sie lang genug überleben, um einige Tage später eine Eizelle zu befruchten, sofern der Eisprung sehr früh eintritt. (Eine Empfängnis ist in solchen Fällen bei Verkehr gegen Ende einer sechs- oder siebentägigen Menstruation wahrscheinlicher.) Möglicherweise hatten Frauen, die glauben, während ihrer Periode schwanger geworden zu sein, in Wirklichkeit Verkehr während einer Mittelblutung.

STIMMT ES, DASS EINE FRAU JEDERZEIT SCHWANGER WERDEN KANN?

Nein. Schwanger werden kann eine Frau nur durch Verkehr während der Zeitspanne, in der »fruchtbares« Sekret vorhanden ist, also an den wenigen Tagen um den Eisprung. Dieser kann von Zyklus zu Zyklus variieren, aber nach dem Eisprung werden im restlichen Zyklus keine weiteren Eizellen mehr freigesetzt.

KANN EINE FRAU SCHWANGER WERDEN, OHNE IHRE PERIODE ZU HABEN?

Ja, doch ist dies nicht sehr wahrscheinlich. Die Ausstoßung der Eizelle geschieht zwölf bis 16 Tage *vor* der Menstruation. Demnach wäre eine Empfängnis auch ohne Regelblutung möglich. Bei Frauen, bei denen die Menstruationsblutung aus den verschiedensten Gründen ausbleibt (u. a. extrem niedriger Körperfettanteil, Stillzeit, Prämenopause usw.), besteht also stets die Wahrscheinlichkeit eines Follikelsprungs. Dies ist darin begründet, dass sich die ursächlichen Gründe für das Ausbleiben der Periode ändern können und es dann unerwartet zur Freisetzung einer Eizelle kommt.

Unter dem Strich heißt das, dass eine ausbleibende Menstruation keinen echten Verhütungsschutz darstellt. Der einzig praktikable Weg, einen bevorstehenden Eisprung zu erkennen, ist das Führen von Zyklusaufzeichnungen – und speziell die Beobachtung von Veränderungen an Ihrem Zervixsekret.

Paare mit Kinderwunsch sollten die Ursache, die die Blutung verhindert, unbedingt von einem Arzt abklären lassen. Bis dahin werden die Empfängnischancen eher gering sein, wie in Kapitel 7 erörtert.

KÖNNEN SIE EINEN ZYKLUS OHNE EISPRUNG HABEN UND TROTZDEM IHRE PERIODE BEKOMMEN?

Die schnelle Antwort lautet: eigentlich ja. Erhellender und biologisch korrekt wäre aber die Anmerkung, dass eine Blutung ohne vorheriges Ausstoßen einer Eizelle als anovulatorisch zu bezeichnen ist. Der Unterschied: Fachsprachlich handelt es sich bei der regulären Menstruation um eine Blutung, die zwölf bis 16 Tage im Anschluss an den Eisprung eintritt. Ist der Eisprung jedoch ausgeblieben, folgt keine echte Periode, sondern eine anovulatorische Blutung. Es besteht ein beträchtlicher Unterschied zwischen Zyklen mit Eisprung, aber ohne Blutung, und solchen Zyklen, in denen zwar eine Blutung auftritt, aber kein Eisprung stattfindet. Worin liegt er? Im ersten Fall ist die Frau beinahe mit Sicherheit schwanger, im zweiten liegt ein anovulatorischer Zyklus vor.

WIE FUNKTIONIERT DIE ANTIBABYPILLE?

Die Antibabypille manipuliert im Wesentlichen den normalen hormonellen Regelkreis und sorgt so dafür, dass der Körper nicht die notwendigen Hormone für eine Stimulierung der Eierstöcke zum Follikelsprung ausschüttet.

Ergänzend greift sie in weitere Aspekte des weiblichen Fortpflanzungssystems ein. Die Bildung von »fruchtbarem« Zervixsekret, das für die Fortbewegung und Überlebensfähigkeit der Spermien unerlässlich ist, wird ebenso gehemmt wie die Vorbereitung der Gebärmutterschleimhaut auf die Einnistung der Eizelle.

KANN SICH STRESS AUF IHRE FRUCHTBARKEIT AUSWIRKEN?

Die Rolle, die Stress für die Familienplanung spielt, ist recht komplex. An sich wird er nicht als Hindernis für eine Empfängnis angesehen, doch kann er den Eisprung verzögern, indem er die für seine Einleitung notwendigen Hormone unterdrückt. Orientiert sich ein Paar mit Kinderwunsch zum Beispiel am Mythos vom Eisprung am 14. Tag (siehe dazu auch Seite 399), verhindert dies möglicherweise eine Schwangerschaft, da das Paar den Sex am falschen Tag einplant. Erfüllt sich der Wunsch, schwanger zu werden, trotz Bemühungen nicht, kann sich ein Teufelskreis der vermeintlichen Unfruchtbarkeit in Gang setzen, der weiteren Stress auslöst. Zyklusaufzeichnungen bieten einem Paar in diesem Fall die Möglichkeit, selbstbestimmt ihre individuelle fruchtbare Phase zu ermitteln und die Empfängnis gezielt anzugehen.

WIE VIELE TAGE KÖNNEN SPERMIEN ÜBERLEBEN?

Normalerweise überdauern sie maximal fünf Tage im »fruchtbaren« Zervixsekret, das um den Zeitpunkt des Eisprungs abgesondert wird. Viel wahrscheinlicher ist aber, dass Samenzellen maximal drei Tage bestehen bleiben, und in trockeneren, weniger »fruchtbaren« Arten von Zervixsekret sind es sogar nur einige Stunden. Ohne Sekret sterben sie meist innerhalb weniger Stunden ab.

WIE LANGE KANN EINE EIZELLE ÜBERLEBEN?

Die meisten Eizellen bleiben noch etwa sechs bis zwölf Stunden nach dem Follikelsprung bestehen. Zu Verhütungszwecken geht die FAM aber von einer 24-stündigen Lebensdauer aus, ergänzt um weitere 24 Stunden, für den Fall einer Mehrfachovulation.

WORAUF SOLLTE ICH JETZT ACHTEN, UM MÖGLICHE FRUCHTBARKEITSSTÖRUNGEN IN DER ZUKUNFT ERKENNEN ZU KÖNNEN?

Wenn Sie später einmal schwanger werden möchten und eines der unten aufgeführten Anzeichen bei sich feststellen, sollten Sie einen Arzt aufsuchen, um eventuelle Erkrankungen, die medizinischer Behandlung bedürfen, abklären zu lassen. Die folgenden Anomalien werden in mehreren Kapiteln im Buch erörtert und können im Register nachgeschlagen werden:

- Anovulation (Ausbleiben des Eisprungs)
- starke Menstruationskrämpfe
- kurze Lutealphasen von weniger als zehn Tagen Dauer
- länger als zwei Tage anhaltende prämenstruelle Schmierblutungen oder postmenstruelle braune Blutungen
- unregelmäßige oder keine Zyklen, oftmals begleitet von Gewichtszunahme, Akne, starker Körperbehaarung und übermäßiger Absonderung von »fruchtbarem« Zervixsekret

Abläufe im Menstruationszyklus anhand des 28-Tage-Modells

In Kapitel 3 und 4 wurde die Funktionsweise des weiblichen Fortpflanzungssystems bereits in einer kurzen Zusammenfassung dargestellt. An dieser Stelle möchte ich genauer auf die Vorgänge des weiblichen Menstruationszyklus eingehen. Wer sich schon immer gefragt hat, wie und warum im Körper bestimmte Dinge ablaufen, erhält hier eine Einführung in das Thema.

Unser Körper ist ein hochkomplexes System aus ineinandergreifenden Rückkopplungsschleifen. Funktionieren sie reibungslos, dann entsteht durch die hormonelle Wirkung des Menstruationszyklus ein komplexer, sich selbst regulierender Temperaturregler. Seine Aufgabe ist bei Weitem ambitionierter als das Einpendeln der Raumtemperatur. In jedem Zyklus arbeitet der Körper daran, eine befruchtungsfähige Eizelle heranreifen zu lassen und die Voraussetzungen für ihre Versorgung während der Schwangerschaft zu schaffen.

Zum besseren Verständnis möchte ich im Folgenden die hormonellen Veränderungen im Körper anhand des prototypischen 28-Tage-Zyklus in chronologischer Abfolge skizzieren, ergänzt um die wichtigsten Fruchtbarkeitszeichen, sodass für Sie nachvollziehbar wird, wie sich alles zum Ganzen fügt. *Bedenken Sie, dass es sich um die Beschreibung eines idealtypischen 28-Tage-Zyklus handelt. Zyklen mit einer Dauer von 21 bis 35 Tagen sind absolut normal.* Tatsächlich belegen Studien, dass weniger als 15 Prozent aller weiblichen Zyklen exakt 28 Tage lang sind, und ebenso selten fällt der Eisprung genau auf den 14. Tag.*

* Selbst die mittlere Zykluslänge der fruchtbaren Frau beträgt vermutlich 29,5 Tage und nicht 28 Tage. Dies geht aus der bislang wohl umfassendsten zu diesem Thema vorgelegten Studie von Rudolf F. Vollman hervor, einem Schweizer Gynäkologen, der auf diesem Gebiet Grundlagenforschung geleistet hat.

DIE WICHTIGSTEN HORMONE

Zunächst sollen die fünf wichtigsten weiblichen Hormone mit ihren Hauptfunktionen und -quellen vorgestellt werden. Das Fortpflanzungssystem der Frau arbeitet mit mehr als einem Dutzend Botenstoffen – dies aber sind die fünf entscheidenden, die jede Frau kennen sollte:

1. Follikelstimulierendes Hormon (FSH): Dieses Hormon ist in jedem Zyklus für die Einleitung der Reifung einiger ausgewählter Follikel maßgeblich. Unter dem Einfluss von FSH entwickelt sich etwa ein Dutzend Follikel vom winzigen, unreifen (antralen und primordialen) Stadium zum relativ großen und teilweise reifen (vesikulären) Stadium. Dabei nähert sich die in jedem Follikel vorhandene Eizelle allmählich dem Zeitpunkt ihres Eisprungs. FSH wird im Vorderlappen der Hypophyse (Hirnanhangdrüse) gebildet und von FSH-Rezeptoren an der Follikelwand absorbiert. Die Hypophyse befindet sich an der Unterseite des Gehirns zwischen Stammhirn und Hypothalamus. Bei Einsetzen der Menstruation ist kaum FSH im System vorhanden.

2. Östrogen: Das wirkungsstärkste unter den drei wichtigen Östrogenen ist Östradiol; es wird von den Follikeln gebildet, die sich während der ersten Zyklushälfte in den Eierstöcken entwickeln. In jedem Zyklus ist es für die Reife von Eizellen und Gebärmutterschleimhaut verantwortlich sowie für die Absonderung von dünnflüssigem »fruchtbarem« Zervixsekret, wenn der Eisprung bevorsteht. Außerdem unterstützt es die Ausprägung der weiblichen Geschlechtsorgane und sekundären Geschlechtsmerkmale. Bei Beginn eines neuen Zyklus ist kaum Östrogen im System vorhanden.

3. Luteinisierendes Hormon (LH): Der andere wichtige im Vorderlappen der Hypophyse gebildete Botenstoff ist das Luteinisierende Hormon (LH). Es ist verantwortlich für die Stimulierung und den Abschluss des Follikelwachstums (im Zusammenspiel mit FSH) sowie für die Luteinisierung des geplatzten Follikels, heißt, die Umwandlung des Eibläschens (Follikel) nach dem Eisprung zum sogenannten Gelbkörper, der unter anderem das schwangerschaftserhaltende Hormon Progesteron bildet. Bekannt ist die »LH-Spitze«, der steile Anstieg des LH-Spiegels, der unmittelbarer Auslöser für den etwa einen Tag darauffolgenden Eisprung ist. FSH und LH werden auch als Gonadotropine bezeichnet. Bei Einsetzen der Menstruation ist kaum LH im System vorhanden.

4. Progesteron: Das die Körpertemperatur erhöhende Hormon wird vor allem vom Gelbkörper anschließend an den Eisprung gebildet. Es ist entscheidend für die Versorgung und Aufrechterhaltung der Gebärmutterschleimhaut in der post-ovulatorischen Phase. Beim sogenannten Gelbkörper handelt es sich um die Follikelhülle, die nach dem Eisprung in der Rindenschicht des Eierstocks verbleibt. Nach dem Zerfall des Gelbkörpers stellt sich nach einigen Tagen die Progesteron-Bildung ein, was unmittelbar die Menstruationsblutung auslöst.

5. Gonadotropin-Releasing-Hormon (GnRH): Der Botenstoff wird im Hypothalamus gebildet. Seine Sekretion veranlasst den Hypophysenvorderlappen, die Produktion von Gonadotropinen, speziell FSH und LH, zu steigern. Es wird angenommen, dass Stress und andere Umweltfaktoren die Länge des Menstruationszyklus stören können. Demnach beeinflussen sie unmittelbar den Hypothalamus und seine GnRH-Bildung, was wiederum die Ausschüttung von FSH und LH und somit den weiteren hormonellen Regelkreis verändert.

Der Kenntnisstand zu GnRH ist im Vergleich zu den anderen Hormonen spekulativ. Dies liegt daran, dass GnRH zwischen Hypothalamus und Hypophyse in den Hirninnenregionen wirkt und daher schwieriger zu überwachen ist. Wir wissen aber, dass seine Ausschüttung in Schüben erfolgt, die etwa eine Stunde andauern und (das ist durch Versuchsanordnungen belegt) die FSH- und LH-Bildung im Hypophysenvorderlappen anregen. Noch aber besteht Unsicherheit hinsichtlich der Intensität und des Zeitpunkts der Produktion des Botenstoffs im hormonellen Regelsystem.

DER WEG ZUM EISPRUNG (PRÄ-OVULATORISCHE PHASE)

Tag 1 eines jeden Zyklus ist der erste Tag der Menstruationsblutung. Wie Sie inzwischen wissen, ist er keineswegs der wichtigste, denn diese Ehre gebührt dem Tag des Eisprungs. Dennoch ist er für Frauen rund um den Globus sicher das augenfälligste Phänomen im Zyklus. Wie auch immer: wieso überhaupt diese Blutung – und wieso zu diesem Zeitpunkt?

Wie bei jedem wiederkehrenden Zyklus kann man seine Abläufe nicht von einem bestimmten Tag ausgehend erklären. Man muss zumindest darauf hinweisen, dass die Vorgänge von Tag 1 des Zyklus eine unmittelbare Folge dessen sind, was an den letzten Tagen des vorangegangenen Zyklus geschah.

In diesem Fall kam es zu einem plötzlichen Abfall des Hormons Progesteron, das die Gebärmutterschleimhaut versorgt und stabil hält. Dies löste die dramatischen Ereignisse der Menstruation aus, die die erste Phase des weiblichen Fortpflanzungszyklus prägen. Mit Beginn der Regelblutung ist im System keines der wichtigen Hormone in signifikanter Menge vorhanden. In den Tagen vor Eintritt der Menstruation hat die Gebärmutterschleimhaut *(Endometrium)* ihre volle Reife erreicht. Sie hat sich verdickt (8–13 mm), und es haben sich Drüsen und blutzuführende Gefäße gebildet, die die Versorgung einer Eizelle mit Nährstoffen im Falle einer Einnistung sicherstellen. Kurzum: Die Gebärmutterschleimhaut hat das für ihre Bestimmung notwendige Ziel erreicht: das geeignete Umfeld für die Versorgung einer befruchteten Eizelle bereitzustellen.

An Tag 1 des Zyklus setzt der Abbau der Gebärmutterschleimhaut ein, da weder Progesteron noch HCG (Humanes Choriongonadotropin), das ein eingenisteter Embryo bilden würde, vorhanden sind. Über einen Zeitraum von etwa fünf Tagen wird die Gebärmutterschleimhaut allmählich ausgeschwemmt, während die Blutgefäße, die ihr Nährstoffe und Sauerstoff zuführen, sich zu verengen beginnen. Das Menstruationsblut fließt aus dem Uterus durch den Gebärmutterhals hindurch und aus der Scheide heraus. Der Blutfluss enthält auch Reste der kollabierten Schleimhaut. Frauen verlieren während ihrer Menstruationsblutung normalerweise 30 bis 120 Milliliter Blut und andere Flüssigkeiten, wobei der Richtwert bei etwa 75 Milliliter zu liegen scheint.

Mit Einsetzen der Menstruation tritt das endokrine System Ihres Körpers in Aktion. Schon vor dem ersten Tag des neuen Zyklus hat die Hirnanhangdrüse mit der Absonderung kleiner, stetig zunehmender Mengen von Follikelstimulierendem Hormon (FSH) begonnen, das für die Reife von etwa einem Dutzend Follikeln im Eierstock sorgt, die einige Wochen später in einen Wettlauf um den Eisprung eintreten. Es wird angenommen, dass der sinkende Progesteron- und Östrogen-Spiegel in den letzten Tagen des vorigen Zyklus dafür sorgt, dass die FSH-Bildung zunimmt. Oder anders: Es war die hohe Konzentration von Progesteron (und in geringerem Maße von Östrogen), die die FSH-Bildung hemmte.

Etwa an Tag 5 des Zyklus oder gegen Ende der Menstruation beginnt die Hirnanhangdrüse mit der Ausschüttung kleiner, aber zunehmender Mengen von Luteinisierendem Hormon (LH). Man vermutet, dass die LH-Produktion in diesem Stadium des Zyklus um etwa drei Tage versetzt auf die FSH-Bildung folgt. Tatsächlich ist die Freisetzung von LH direktes Ergebnis einer positiven Rückkopplung, ausgelöst durch den vorhergehenden FSH-Ausstoß. Unter dem Einfluss von FSH beginnen die Ovarialfollikel (Eibläschen), die sich der Sprungreife annähern, mit dem Aufbau einer neuen Schicht von Granulosazellen, die wiederum erste Mengen Östrogen für den neuen Zyklus abgeben.

Das erneut ausgeschüttete Östrogen ist offenbar das Signal an den Hypothalamus, Gonadotropin-Releasing-Hormon (GnRH) auszustoßen, was wiederum die Sekretion von LH allmählich ansteigen lässt. Das LH fördert – im biochemischen Zusammenwirken mit FSH – die weitere Reifung der Follikel. Gegen Ende der Periode ist das hormonelle Planspiel also nun in vollem Gange, um die für den Eisprung notwendigen Voraussetzungen zu schaffen. Tatsächlich hat sich bereits während der Menstruation die Größe der verschiedenen Primordialfollikel, die in diesem Zyklus zu reifen begonnen haben, verdoppelt.

An Tag 7 oder 8 des Zyklus entwickelt sich einer der Follikel – aus noch nicht ganz geklärten Gründen – zum dominanten Follikel, während die anderen sich in einem Rückbildungsprozess (Atresie) aufzulösen beginnen. Nach Ansicht vieler Endokrinologen gibt der dominante Follikel etwa in der Woche nach der Menstruation (Tag 6 bis 12) so viel Östrogen ab, dass die Bildung von Luteinisierendem Hormon (LH) und Follikelstimulierendem Hormon (FSH) nachlässt. Man vermutet, dass der erhöhte Östrogen-Gehalt dem Hypothalamus signalisiert, seine Produktion von Gonadotropin-Releasing-Hormon (GnRH) zu senken, woraufhin sich auch die Produktion von LH und FSH verlangsamt. Dies führt zur Rückbildung der meisten Primärfollikel; allein der dominante Follikel reift nun weiter heran. (Im Fall einer Mehrfachovulation gelangen allerdings zwei oder mehr Follikel zur vollständigen Reife.) Während also in den Tagen 6 bis 12 die Bildung von LH und FSH stetig abnimmt, steigt die Östrogen-Auschüttung durch den verbliebenen dominanten Follikel dramatisch an. Das Östrogen wirkt sich auf die Gebärmutter aus. Mit seinem Anstieg beginnt der endometriale Zyklus aufs Neue durch die Ausbildung von Stroma- und Epithelzellen an der Innenseite des Uterus. Etwa gegen Tag 12 erreicht die Gebärmutterschleimhaut im Zuge ihres Aufbauprozesses bereits eine Stärke von bis zu sieben Millimeter, wohingegen eine Woche zuvor noch kein solches Gewebe existierte. Mit dem Fortschreiten dieser Entwicklung machen sich jetzt auch die spezifischen Fruchtbarkeitszeichen bemerkbar, die die Grundlage der Fruchtbarkeitsmethode bilden.

An Tag 8 oder 9 des Zyklus löst die Wirkung von Östrogen auf die Zervixdrüsen eine erste Absonderung von Sekret aus, das zu diesem frühen Zeitpunkt meist von klebriger Qualität ist.

An Tag 10 bis 13 des Zyklus erreicht die Östrogen-Bildung durch die in den Eierstöcken reifenden Follikel ihren Höchststand. Das Zervixsekret verändert seine Konsistenz allmählich zu »cremig« oder nass bis hin zu einer »eiklarartigen« Qualität. Sind die Östrogen-Spiegel am Tag 13 an ihrem Spitzenwert angelangt, hat das Sekret eine besonders »glitschige« und damit »fruchtbare« Konsistenz angenommen. Der Muttermund ist weich, hoch und offen.

An Tag 12 oder 13 des Zyklus geschieht Dramatisches im hormonellen Regelsystem. Wie erwähnt, vermutet man die vermehrte Östrogen-Bildung als Grund, weshalb die Bildung von Luteinisierendem Hormon (LH) und Follikelstimulierendem Hormon (FSH) vom sechsten bis zum 13. Tag relativ niedrig ist. Aus noch ungeklärten Gründen erreicht die Östrogen-Bildung ab einem bestimmten Punkt einen Schwellenwert, ab dem sich ihre hormonelle Wirkung auf die Hirnanhangdrüse abrupt umkehrt: Die Sekretion von Luteinisierendem Hormon (LH) durch den Hypophysenvorderlappen steigt unvermittelt auf das Sechs- bis Zehnfache des normalen Werts und erreicht zwölf bis 16 Stunden vor dem Eisprung den Spitzenwert. Binnen Stunden folgt ein Anstieg von Follikelstimulierendem Hormon (FSH). In Kombination bewirkt dies einen negativen Rückkopplungseffekt, der die Östrogen-Bildung im dominanten Follikel unvermittelt abbrechen lässt. Der Follikel ist nun ausgereift und 15 bis 20 Millimeter groß. Damit ist der Höhepunkt des 28-tägigen Kreislaufs erreicht: Der Eisprung steht unmittelbar bevor.

Etwa an Tag 14 des Zyklus beginnt der dominante Follikel unter Einfluss der steil ansteigenden Gonadotropinspiegel, Flüssigkeit aus einer Vorwölbung abzusondern, die sich an seiner Oberfläche gebildet hat. Gleichzeitig schwillt er an, was die Follikelwand erheblich schwächt. Irgendwann im Verlauf der nächsten Stunden platzt der Follikel, und die Eizelle in seinem Inneren wird durch die Eierstockwand hindurch in die Bauchhöhle ausgestoßen. Damit ist der Eisprung erfolgt (Abbildung im Farbbildteil, Seite 4). Sehr wahrscheinlich ist dies der letzte Tag mit »eiklarartigem« Zervixsekret (oder es hat bereits begonnen, auszutrocknen). Der Muttermund zeigt den Eintritt in die fruchtbarste Phase des Zyklus an, denn er ist weich, hoch und geöffnet. An diesem Morgen messen Sie sicher Ihre letzte niedrige Temperatur, bevor die Werte an den darauffolgenden Tagen ansteigen. Viele Frauen spüren an Tag 14 auch den sogenannten Mittelschmerz im Unterleib, ein sekundäres Fruchtbarkeitszeichen, das den kurz bevorstehenden oder bereits soeben erfolgten Eisprung bestätigt.

VOLLENDUNG DES ZYKLUS (POST-OVULATORISCHE PHASE)

Die ausgestoßene Eizelle wird behutsam von den Fimbrien am Ende des Eileiters aufgefangen und beginnt die Reise durch den Eileiter. Sofern keine Befruchtung durch eine Samenzelle stattfindet, wird sie sich in den folgenden sechs bis 24 Stunden wieder auflösen. Inzwischen aber tritt der körpereigene hormonelle Regelkreis nahtlos in die nächste Phase ein.

Im Eierstock, wo die Ovulation stattgefunden hat, werden die verbliebenen Granulosazellen des dominanten Follikels unter Einfluss des hohen LH-Spiegels rasch in luteinisierende Zellen verwandelt. Innerhalb weniger Stunden bilden sie den Gelbkörper in der Rindenschicht des Eierstocks aus, und sofort beginnt dieser mit der Abgabe hoher Mengen von Progesteron an den Körper. Das Ergebnis sehen Sie oft schon beim Aufwachen an Tag 15, wenn das die Körpertemperatur erhöhende Progesteron die Morgentemperatur steigen lässt.

Von Tag 15 bis etwa Tag 26 des Zyklus scheidet der Gelbkörper weiter große Mengen Progesteron sowie eine geringe Menge Östrogen aus. Aus diesem Zusammenwirken hormoneller Stimulanzien folgen mehrere Aktionen: Mit dem dramatischen Östrogen-Abfall, der unmittelbar vor dem Eisprung ausgelöst wurde, kehren sich die Fruchtbarkeitszeichen der Zervix um. An Tag 16 tritt normalerweise kein Zervixsekret mehr auf, und die Zervix ist wieder fest, niedrig und geschlossen (Abbildung im Farbbildteil, Seite 1).

Dennoch schüttet der Gelbkörper noch so viel Östrogen aus, um den Aufbau der Gebärmutterschleimhaut *(Endometrium)* fortzusetzen. Auch das Progesteron hält das Endometrium stabil und begünstigt seine Verdickung und Umbildung, sodass am 26. Tag eine Dicke von bis zu 16 Millimetern erreicht ist. Würde ab dem 21. Tag (der wahrscheinlich erste mögliche Tag, wenn der Eisprung eine Woche zuvor stattgefunden hat) eine befruchtete Blastozyste dorthin gelangen, wäre die Gebärmutter bereit zur Versorgung des Embryos.

In den Tagen nach dem Eisprung ergeben sich aus dem Zusammenwirken von hohem Progesteron- und niedrigem Östrogen-Spiegel weitere hormonelle Veränderungen. Am wichtigsten ist, dass der Hypophysenvorderlappen und der Hypothalamus durch das Progesteron angeregt werden, die Produktion von GnRH, LH und FSH stark zu drosseln. Ihre Konzentration bleibt somit ab dem Eisprung bis gegen Zyklusende oder etwa Tag 27 hin sehr niedrig. Inzwischen wächst der Gelbkörper unter dem anfänglichen Einfluss der LH-Spitze weiter und erreicht etwa eine Woche nach dem Eisprung seine maximale Größe. Am 21. Tag kann er bis zu fünf Zentimeter groß sein und ist meist ausgereift.

Ohne die Unterstützung durch Luteinisierendes Hormon (LH) kann der Gelbkörper nicht bestehen und beginnt zu schrumpfen. Er schüttet weiter große, aber abnehmende Mengen Progesteron aus (das die Gebärmutterschleimhaut aufrechterhält), bis die Sekretion um den 26. Tag herum eingestellt wird und die Rückbildung zügig fortschreitet.

Im Fall einer Befruchtung verhielte es sich anders: Dann würde die Abgabe von Gonadotropin-Releasing-Hormon (GnRH) durch den entstandenen Fötus dem Gelbkörper anzeigen, so lange weiterzubestehen, bis die Plazenta genügend herangereift ist, um seine Aufgabe zu übernehmen.

GELÄUFIGE BEZEICHNUNGEN FÜR PHASEN DES MENSTRUATIONSZYKLUS

prä-ovulatorisch:	post-ovulatorisch:
Östrogene Phase	Gestagene Phase
Follikelphase	Lutealphase
Proliferative Phase	Sekretionsphase

An Tag 27 des Zyklus sinkt somit der Ausstoß von Progesteron (und Östrogen), was den hormonellen Übergang zur nächsten Menstruation und den Beginn eines neuen Zyklus vorbereitet. Sowie der Gelbkörper abstirbt, kommt es durch das nun fehlende Eierstockhormon zum erneuten Aufbau von Follikelstimulierendem Hormon (FSH). Der sinkende Progesteron-Spiegel aber leitet nun – wie zuvor beschrieben – die Auflösung der Gebärmutterschleimhaut ein und somit den Beginn der nächsten Periode. Damit sind wir wieder am Ausgangspunkt des Kreislaufs angelangt.

DEN MENSTRUATIONSKREISLAUF NACHVOLLZIEHEN

Abschließend möchte ich ein weiteres Mal wiederholen, was im Buch hoffentlich schon deutlich wurde: Der prototypische 28-Tage-Zyklus ist ein nützliches Werkzeug zur Dokumentation von chronologischen Abfolgen und biologisch-ursächlichen Zusammenhängen, doch entspricht er nicht der regulären Zykluserfahrung. Wie Sie bereits wissen, variiert die normale Zykluslänge der Frauen zwischen 21 und 35 Tagen und kann auch bei der einzelnen Frau, bedingt durch Stress, Diäten und andere Faktoren, schwanken.

In Anbetracht all dieser Faktoren lässt sich die Länge der prä-ovulatorischen Phase unmöglich vorhersagen, und so ist meine Beschreibung der genauen Abfolge der Ereignisse verpflichtet, nicht aber dem tatsächlichen Tag ihres Auftretens. Meine Hoffnung ist, dass dieses Buch Sie zumindest gelehrt hat, wie wichtig das Führen von Zyklusaufzeichnungen ist, wenn Sie wissen möchten, in welcher Phase Ihres Zyklus Sie sich gerade befinden.

Die Wirksamkeit natürlicher Verhütungsmethoden

Die einzig »garantierte Verhütung« ist Abstinenz, und somit besteht für jede sexuell aktive Frau im fortpflanzungsfähigen Alter stets ein gewisses Schwangerschaftsrisiko. Bei der Wahl eines Kontrazeptivums ist daher die Frage nach dem Risikofaktor, den Sie persönlich akzeptabel finden, entscheidend. Außerdem sollte ein Paar, bevor es sich für eine bestimmte Verhütungsmethode entscheidet, deren Wirkweise genau kennen.

Als Verhütungsmethode ist die in diesem Buch vermittelte Fruchtbarkeitswahrnehmung (symptothermale Methode) äußerst zuverlässig – vorausgesetzt natürlich, sie wird korrekt angewendet. Wie hochwirksam die FAM ist, hängt allerdings auch von der Barrieremethode ab, die Sie einsetzen, wenn Sie in Ihrer fruchtbaren Phase Sex haben möchten. Darum rate ich Ihnen in dieser Zeitspanne zur Enthaltsamkeit oder zumindest zur Verwendung von zwei Barrieremethoden gleichzeitig.

Bei einer optimalen Anwendung der FAM und Abstinenz in der fruchtbaren Phase (wie bei der NFP) liegt die Wahrscheinlichkeit einer Schwangerschaft im Zeitraum eines Jahres etwa bei zwei Prozent. Diese Fehlerrate ist laut *Contraceptive Technology* (20. Auflage) niedriger als die jeder Barrieremethode mit Ausnahme des Kondoms, dessen Wert ebenfalls bei etwa zwei Prozent liegt. Dies bedeutet: Wird die Barrieremethode in der fruchtbaren Phase richtig angewendet, entspricht das Risiko, mit der FAM schwanger zu werden, in etwa der Methodenfehlerrate der gewählten Barrieremethode. Die Tabelle auf Seite 421 hilft, diese Angabe in den richtigen Kontext zu rücken.

Tatsächlich ist die Einordnung dieser Daten in eine biostatistisch-soziale Perspektive von großer Wichtigkeit und lohnt die paar Minuten, die das Lesen dieses Anhangs in Anspruch nimmt. Sie sollten wissen, dass die wissenschaftlich geführte Debatte zu Kontrazeptiva zwischen zwei verschiedenen Bewertungen der Wirksamkeit unterscheidet.

Die Erste – die »Methodenfehlerrate« – bezieht sich auf die Fähigkeit einer bestimmten Verhütungsweise, Schwangerschaften zu verhindern, wenn sie sachgemäß bei jedem Geschlechtsakt angewandt wird. Was als sachgemäße Anwendung gilt, ist gewöhnlich in genauen Herstellervorgaben definiert. Die korrekte Anwendung der FAM wird in Kapitel 11 dieses Buchs erläutert.*

Wichtiger als die Methodenfehlerrate ist in vielerlei Hinsicht die »Fehlerrate« der Anwender. Sie bezeichnet die Rate der ungewollten Schwangerschaften für die Bevölkerung im Ganzen, wobei die korrekte wie auch die inkorrekte Anwendung der Methode inbegriffen sind. So liegt der geschätzte Methodenfehler des Kondoms wie erwähnt bei etwa zwei Prozent, der Anwenderfehler dagegen bei eher 15 Prozent, unter anderem, weil das Kondom nicht immer sachgemäß übergestreift wird. Im Klartext heißt das: Im Verlauf des ersten Anwendungsjahres kommt es bei 15 Prozent der regulären Kondombenutzer zu einer Empfängnis. Dieser Wert sinkt jedoch bei nahezu allen Kontrazeptiva anschließend an die ersten zwölf Monate.

Bei einigen Verhütungsweisen sind die Quoten von Methoden- und Anwenderfehler fast identisch. Das trifft zu, wenn die Methode vom Anwenderverhalten unabhängig ist. Das beste Beispiel hierfür bildet die chirurgische Sterilisation von Mann und Frau, bei der das Methoden- und das Anwenderversagen jeweils deutlich unter ein Prozent fallen. Unterschritten werden sie von den Langzeithormonbehandlungen wie Implanon® (Hormonstäbchen) sowie die Dreimonatsspritzen Depo Provera und Depot-Clinovir®, die ungemein wirksam sind, sieht man einmal von ihren Gesundheitsrisiken und Nebenwirkungen ab.

* Die »Methodenwirksamkeit« wird im Gegensatz zur »Fehlerrate« als positive Zahl ausgedrückt, die angibt, wie viele sexuell aktive Frauen im Verlauf eines Jahres *nicht* schwanger werden, wenn die Methode optimal (d. h. jedes Mal korrekt) angewandt wird. Wenn also ein Diaphragmahersteller eine Methodenwirksamkeit von 94 Prozent angibt, besagt dies, dass im Zeitraum eines Jahres sechs Prozent der Anwenderinnen (bei korrekter Anwendung) wahrscheinlich schwanger werden. Es sei darauf hingewiesen, dass Hersteller naturgemäß die positive Angabe (Wirksamkeit von 94 %) gegenüber der negativen (Fehlerrate von 6 %) bevorzugen. Letztere aber ermöglicht eine genauere Auswertung von Verhütungsstatistiken. Der Grund hierfür ist, dass in der Praxis eine Fehlerrate von sechs Prozent nicht automatisch einer Erfolgsrate von 94 Prozent entspricht. Wieso? Weil auch ohne jede Verhütung nur etwa 85 Prozent der sexuell aktiven geschlechtsreifen Frauen im Verlauf eines Jahres schwanger werden würden. Bedenkt man, dass nur wenige Tage des weiblichen Zyklus fruchtbar sind, ist es ganz offenkundig, dass die Angaben zur Wirksamkeit von Barrieremethoden überbewertet sind. Darum ziehe ich stets die statistisch genaueren Fehlerraten heran.

Gängige Antibabypillen haben eine Methodenfehlerrate von unter 0,5 Prozent, wogegen die typischen Anwenderfehler, je nach Studie, bis auf fünf Prozent oder mehr steigen. Der Hauptgrund hierfür ist, dass die Einnahme der Pille schon mal vergessen wird. Barrieremethoden weisen insgesamt höhere Anwender- als Methodenfehlerraten auf. Das liegt daran, dass sie nicht sachgemäß eingesetzt werden oder aber der Umgang mit ihnen achtlos erfolgt. Das Kondom gilt hier als Barriere mit niedrigerer Methodenfehlerrate.

Wo steht nun aber die Natürliche Famililienplanung in puncto Sicherheit? (Im Folgenden werde ich mich ganz allgemein auf die NFP und nicht explizit auf die FAM beziehen!) Wie gesagt, wird die Methodenfehlerrate hier auf etwa zwei Prozent geschätzt. Die Anwenderfehlerrate dagegen ist weitaus schwieriger festzumachen, da es in der medizinischen Literatur nur so von Studienauswertungen mit differierenden Angaben wimmelt: Sie reichen von ein Prozent bis hin zu einem angeführten Wert von immerhin 20 Prozent.* Kann man den Regeln der NFP bei einer derart großen Schwankungsbreite der Werte überhaupt vertrauen? Ja! Erst aber sollen Sie erfahren, woher die oben genannten Daten stammen und wie sich ihre gar nicht so rätselhafte Diskrepanz erklärt.

NATÜRLICHE FAMILIENPLANUNG: SEHR WIRKSAM, DOCH BEI FALSCHER ANWENDUNG UNERBITTLICH

Korrekt angewendet, ist die NFP als Verhütungsmethode äußerst zuverlässig, aber unsachgemäßen Gebrauch und »Mogeln« verzeiht diese Methode weniger als jede andere. Wenn Sie ein Diaphragma oder Kondom falsch benutzen oder die Einnahme der Antibabypille einmal vergessen haben, bestehen gute Chancen, dass dies für den einzelnen Geschlechtsakt eher irrelevant sein wird, weil Sie ohnehin vielleicht nicht in der fruchtbaren Phase Ihres Zyklus sind. Bei der NFP jedoch verhält es sich gerade umgekehrt: Bei Missachtung der Regeln haben Sie ungeschützten Verkehr *genau* in der Zeit Ihrer potenziellen Fruchtbarkeit. Hierüber müssen Sie sich absolut im Klaren sein und – wichtiger noch – die nötige Motivation zur Vermeidung einer Schwangerschaft mitbringen. Ansonsten, so besagen die wichtigsten Studien, besteht faktisch eine Grundbereitschaft dazu, ein erhebliches Schwangerschaftsrisiko einzugehen.

* Diese Angaben beziehen sich speziell auf die symptothermale Methode – unter dieser Bezeichnung werden die in Kapitel 11 erläuterten natürlichen Verhütungsregeln zusammengefasst. Sie umfassen die Beobachtung von Morgentemperatur und Zervixsekret sowie optional auch der Zervixlage. Andere natürliche Verhütungsmethoden beschränken sich im Allgemeinen auf die Prüfung von Morgentemperatur oder Zervixsekret. Die Rhythmus-Methode (Kalendermethode) verzichtet ganz auf eine Beobachtung der Fruchtbarzeitszeichen.

Wie erwähnt, schwanken im realen Leben die NFP-Anwenderfehlerraten stark. Dennoch scheint ein Jahresdurchschnittswert von zehn bis zwölf Prozent dem in der medizinischen Literatur genannten Mittelwert für die symptothermalen Regeln nahezukommen.

Ebenso wichtig ist, was aus all den Studien klar hervorgeht: dass ein erheblicher Prozentsatz der Schwangerschaften, die trotz NFP-»Anwendung« zustandekommen, ihre Ursachen in einer Verletzung der Regeln haben. Das heißt: Viele Paare ohne ausreichende Motivation »mogelten«, und für etliche von ihnen hatte dies dann entsprechende Konsequenzen.* Ob diese Schwangerschaften in die Kategorie »Anwenderfehler« oder einfach der »Nicht-Anwendung« fallen, ist letzlich eine semantische Frage. Nachvollziehen lässt sich aber die Frustration von NFP- und FAM-Dozenten, wenn sie sich anhören müssen, die Methode sei »eigentlich nicht wirksam«. Gewiss, wenn der Mann mit übergestreiftem Kondom zu lang nach der Ejakulation in der Frau bleibt, kann dies mit Sicherheit als Anwenderfehler gesehen werden. Lässt er aber aus Faulheit nur einmal das Kondom in der Schublade – ist das ein Anwenderfehler? Ich plädiere dafür, dass ein bewusster Verzicht auf die Methode in die Kategorie »Nicht-Anwendung« fällt und keinen echten Anwenderfehler darstellt. Mehr als die eigentliche Methode wirkt sich der Beweggrund für die Vermeidung einer Schwangerschaft auf das Anwenderversagen aus. In einigen Studien wurden Testgruppen nach ihrer Motivation unterteilt – etwa in Paare ohne prinzipiellen Kinderwunsch, die mit der NFP verhüteten, und solchen Paaren, die die NFP lediglich für eine bessere Planung der Geburtenabstände nutzten. Wenig überraschend nahmen die »Familienplaner« per se ein höheres Schwangerschaftsrisiko in Kauf, sodass die Anwenderfehler dort auch deutlich höher lagen als bei den »Vermeidern«, wo die Rate gerade einmal zwei Prozent betrug. (Es wurden sogar Anwenderfehlerraten deutlich unter ein Prozent dokumentiert, dies aber in Verbindung mit einer strengeren Auslegung der prä-ovulatorischen Regeln als in diesem Buch – siehe dazu Anmerkung ‡‡ zur Tabelle, Seite 421.)

* Eine umfassende Studie im *American Journal of Obstetrics and Gynecology* (15. Oktober 1981, S. 368) berichtete ohne Ironie, dass »Paare, die angaben, die fruchtbare Phase für einen Versuch, schwanger zu werden, genutzt zu haben, 9,8 Prozent ... der Schwangerschaften ausmachen. Da diese Paare ihren Schwangerschaftswunsch nicht im Voraus bekannt gegeben hatten, wurden die [Fälle] ... der jeweiligen Methode angelastet.« (!) Ebenfalls eindeutig ist, dass ein erheblicher Prozentsatz der restlichen Paare zwar keine Empfängnis anstrebte, aber dennoch gern bereit war, in der fruchtbaren Phase ein Risiko einzugehen. Dieser Artikel ist – wenn auch älteren Datums – ein gutes und repräsentatives Beispiel für die seither in medizinisch-wissenschaftlichen Fachzeitschriften angeführten Studien. In diesem speziellen Fall wurden insgesamt über 1600 Zyklen von über hundert sexuell aktiven Frauen überwacht, um Verhütungsfehler bei Anwendung der symptothermalen Methode aus diesem Buch zu untersuchen. Das wohl interessanteste Ergebnis war die aus intensiven Folgegesprächen hervorgegangene Erkenntnis der Autoren, dass kein Methodenversagen vorlag!

NATÜRLICHE FAMILIENPLANUNG – MOTIVATION UND VERANTWORTUNG

Ich möchte nicht behaupten, dass die medizinische Literatur (und die Massenmedien) grundsätzlich voreingenommen über natürliche Verhütungsmethoden berichtet. Fakt ist, dass uns die Zahlen durchaus Wertvolles mitteilen. Jede Frau sollte die Entscheidung für oder gegen natürliche Verhütung reiflich abwägen. Die breite Varianz bei den Angaben zum Anwender- und Methodenversagen zeigt, dass der Verzicht auf Hilfsmittel schnell dazu verleitet, das Ganze mental lockerer anzugehen. Tatsächlich ist die natürliche Familienplanung unkompliziert – und dabei gut zu erlernen. Leider kann man sie auch leicht falsch anwenden, was naturgemäß dem völligen Anwendungsverzicht gleichkommen kann.

Das Fazit zur Natürlichen Familienplanung: Wer den echten Wunsch hat, eine Schwangerschaft zu vermeiden, der sollte die Methode nur dann wählen, wenn er ihre Regeln verstanden hat und vor allem die nötige Disziplin zu ihrer korrekten und konsequenten Befolgung mitbringt. Falls Ihnen die im Buch vorgestellte FAM noch nicht ganz eingängig ist, empfehle ich nachdrücklich eine Schulung bei einer der auf Seite 473 aufgeführten Institutionen. Natürliche Kontrazeptiva sind letztendlich nur für Paare mit der nötigen Reife und Bedachtsamkeit geeignet, die nicht leichtfertig Risiken eingehen.

FRUCHTBARKEITSWAHRNEHMUNG, BARRIEREN UND DIE FRUCHTBARE PHASE: EINE RISIKOABSCHÄTZUNG

Im Zusammenhang mit den Wirksamkeitsraten gibt es weitere Aspekte, die kurz angesprochen werden sollen, um Paaren die Entscheidung für die am besten geeignete Verhütungsmethode zu erleichtern. Die Methodenfehler der Natürlichen Familienplanung werden zwar auf zwei Prozent geschätzt, doch sollten Sie sich darüber im Klaren sein, dass das Empfängnisrisiko steigt, wenn Paare in der fruchtbaren Phase Barrieremethoden einsetzen, statt abstinent zu sein. Bei Paaren, die sich in der fruchtbaren Phase für eine Barrieremethode anstelle von Enthaltsamkeit entscheiden, werden also die Methoden- und Anwenderfehlerraten in jedem Fall mindestens ebenso hoch sein wie jene der gewählten Barrieremethode. Paaren, die während der fruchtbarsten Tage nicht auf Sex verzichten möchten, empfehle ich, Kondome in Verbindung mit mindestens einem weiteren Verhütungsmittel zu benutzen. Kondome sind eine bessere Barriere als jedes andere Verhütungsmittel, wie die Tabelle auf Seite 421 zeigt.

Tatsächlich entsteht die überwiegende Mehrzahl der Schwangerschaften durch Verkehr in der Zeit mit dünnflüssigem, »eiklarartigem« Zervixsekret – also unmittelbar um den Eisprung herum, wenn die besten Überlebenschancen für Spermien bestehen. Sollte einmal eine Barrieremethode versagen, dann höchstwahrscheinlich zu diesem Zeitpunkt im Zyklus. Bei den meisten Frauen hält diese Phase nur drei oder vier Tage an. Für die Paare, die das Risiko einer Schwangerschaft möglichst gering halten möchten, empfehle ich, für diesen kurzen Zeitraum Alternativen zum Geschlechtsverkehr zu erwägen.

NATÜRLICHE VERHÜTUNGSMETHODEN UND DAS RISIKOKONTINUUM

Wie immer, wenn es um Regeln geht, ist die Spannbreite möglicher Verhaltensweisen groß, von diesen Regeln abzuweichen. Das betrifft auch die Verhütungsregeln, die mit der FAM verbunden sind.

Im Folgenden möchte ich das Risikokontinuum zur Sprache bringen, wann die meisten Paare versucht sind, zu »mogeln«. Meiner Erfahrung nach ist dies mit spezifischen Zeiten im Zyklus verbunden.

Ungeschützter Verkehr, wenn die beiden post-ovulatorischen Zeichen nicht übereinstimmen

Manche Frauen bemerken vielleicht, dass der Temperaturanstieg und der »Peak Day« in ihren Zyklusaufzeichnungen nicht immer »Unfruchtbarkeit« am selben Tag anzeigen. Der sicherste Weg ist, so lange anzunehmen, dass Sie fruchtbar sind, bis beide Regeln das Gegenteil besagen (die Linie »ganz rechts«; siehe Seite 177). In jedem Fall ist dies ein Zeitpunkt, an dem eine Untersuchung Ihrer Zervixlage hilfreich sein kann, um sich Klarheit zu verschaffen.

Ungeschützter Verkehr an prä-ovulatorisch »trockenen« Tagen vor dem Abend

Eine häufig gestellte Frage ist die nach dem Risiko, das sich mit ungeschütztem Verkehr an prä-ovulatorisch »trockenen« Tagen noch *vor dem Abend* verbindet. Durch das Abwarten bis zum Abend kann das Zervixsekret bekanntlich bis zum Scheideneingang hinabfließen. Damit soll verhindert werden, dass bei Verkehr am Morgen Spermien auf Zervixsekret treffen, das zu diesem Zeitpunkt noch gar nicht am Scheideneingang zu sehen ist, aber dünnflüssig genug ist, um die

Spermien mittags noch beweglich und am Leben zu erhalten. Leider habe ich keine Studie hierzu finden können (Sie können sich die logistischen Herausforderungen der Datenerhebung aber vorstellen!).

Meine jahrzehntelange Erfahrung als Dozentin für die FAM hat mich in der Meinung bestärkt, dass das Risiko im beschriebenen Fall nur geringfügig erhöht ist – sofern Sie sich vor dem Sex vergewissern, dass kein Sekret an der Zervix direkt auftritt und dass die Zervixlage sehr niedrig (unfruchtbare Phase) ist. Die physiologische Möglichkeit, dass Spermien in einem so trockenen Scheidenmilieu lang genug fortbestehen, bis die für ihr Überleben notwendigen Veränderungen an der Zervix und am Hormonspiegel eintreten, ist als minimal einzuschätzen. Daher würde ich bei ungeschütztem Sex an prä-ovulatorisch »trockenen« Tagen kein unangemessenes Risiko sehen. Bis jedoch meine persönlichen Überzeugungen wissenschaftlich bestätigt sind, muss ungeschützter Verkehr zu dieser Zeit des Zyklus noch als Regelverstoß gelten.

Ungeschützter Verkehr an »klebrigen« Tagen vor dem Eisprung

Eng mit der vorhergehenden Frage hängt die Frage nach dem Risiko von ungeschütztem Verkehr in der prä-ovulatorischen Phase zusammen, wenn »klebriges« Zervixsekret vorliegt. Die Empfängnischancen sind in dieser Zeit faktisch nur bei solchen Frauen geringfügig erhöht, die »klebriges« Sekret eindeutig als ihr Grundmuster der Unfruchtbarkeit (BIP) bestimmt haben (siehe Seite 79).

Für alle anderen Frauen gilt jedoch: Gehen Sie in diesem Fall auf Nummer sicher! Diese Zyklusphase mit »klebrigem« Sekret ist zwar nicht besonders fruchtbar, denn Spermien brauchen dünnflüssiges Sekret, um länger als ein paar Stunden überleben zu können, und bei »klebrigem« Sekret lässt der Eisprung vermutlich sogar noch einige Tage auf sich warten. Dennoch: Mit etwas Pech kann sich die klebrige Konsistenz des Zervixsekrets innerhalb von wenigen Stunden, bevor die Spermien absterben, in dünnflüssiges, nasses Sekret verwandeln und somit den Weg für eine Empfängnis in den nachfolgenden Tagen bereiten.

Ungeschützter Sex ist zu diesem Zeitpunkt daher die Art von mogeln, die das »Anwenderversagen« in allen FAM-Studien in die Höhe treibt. Ich würde argumentieren, dass ein solches Verhalten eine unsachgemäße Anwendung darstellt. Wenn Sie dieses erhöhte Risiko eingehen wollen, so rate ich eindringlich zu einer Kontrolle – vor dem Sex –, ob tatsächlich dünnflüssiges, nasses Zervixsekret am Muttermund vorhanden ist. Denn dann wäre Verkehr ohne eine Barriere tatsächlich riskant.

EIN WORT ZUR ZERVIXLAGE UND DER VERHÜTUNGSEFFIZIENZ

Inzwischen sollte Ihnen klar geworden sein, dass das Fruchtbarkeitszeichen »Zervixlage« eine wichtige Rolle für die Bestätigung Ihres Fruchtbarkeitsstatus spielen kann. Wenn Sie auf natürliche Weise verhüten und das Schwangerschaftsrisiko zugleich möglichst niedrig halten möchten, empfehle ich folgende Standardregel: Beschränken Sie den Verkehr auf die Zeit, in der Ihre Zervix den tiefsten Höhenstand erreicht (ohne dünnflüssiges Sekret am Muttermund).

Auch wenn keine Studien dazu vorliegen, bin ich der Überzeugung, dass eine solche Verhaltensregelung den NFP-Methodenfehler von zwei Prozent auf deutlich unter ein Prozent im Jahr senken würde. Zwar würde dies einen zusätzlichen Tag der Abstinenz bedeuten, aber zu einem solchen Zugeständnis wären Sie vielleicht sogar bereit, wenn sich damit die Sicherheit der Methode erhöht.

EINE ANMERKUNG ZUR BILLINGS-METHODE

Abschließend möchte ich noch erwähnen, dass viele Menschen auf der ganzen Welt eine vereinfachte Form der FAM praktizieren: die Billings-Methode. Sie unterscheidet sich von der hier verwendeten FAM vor allem darin, dass sie sich ausschließlich auf die Beobachtung von Zervixsekret zur Ermittlung der fruchtbaren Phase stützt und in dieser Zeit sexuelle Abstinenz erfordert. Da die Billings-Methode den Eintritt des Eisprungs nicht anhand der Morgentemperatur (Basaltemperatur) überprüft, liegen die Fehlerraten hier ein wenig höher.*

Problematisch sind eher die Anwenderfehler, die im Allgemeinen merklich höher liegen als bei der symptothermalen Methode. Daher empfehle ich nachdrücklich die Verwendung eines Basalthermometers – so können Sie die Verhütungseffizienz ebenso steigern wie die Anzahl der für den ungeschützten Verkehr als sicher geltenden Tage.

* *Contraceptive Technology* gibt als Methodenfehler nur etwa drei Prozent an.

TABELLE ZUR WIRKSAMKEIT VON VERHÜTUNGSMETHODEN*

	Typische Anwenderfehler	**Fehler in der Methode**
Risikobereitschaft	85 %	85 %
Spermizide (Schaum, Salben, Zäpfchen usw.)	28 %	18 %
Portiokappe† (mit spermizider Salbe oder Gel)	9 %	6 %
Verhütungsschwamm‡	12 %	9 %
Diaphragma (mit Gel/Schaum)	12 %	6 %
Coitus interruptus	22 %	4 %
Femidom (Reality)	21 %	5 %
Kondom (ohne Spermizide)	18 %	2 %
Antibabypille §	9 %	0,3 %
Intrauterinpessar (IUP)**	≤ 0,8 %	≤ 0,6 %
Sterilisation (bei Mann und Frau)	≤ 0,5 %	≤ 0,5 %
Depotspritze (Depo Provera)	6 %	0,2 %
NFP‡‡ (FAM mit den hier vermittelten symptothermalen Regeln und Enthaltsamkeit in der fruchtbaren Phase)	(Anmerkung‡‡)	2

* Alle Angaben stammen, sofern nicht anders vermerkt, aus der 20., überarbeiteten Auflage von *Contraceptive Technology* (2011).

† Für Frauen, die entbunden haben, sind die Werte wesentlich schlechter. Sie liegen bei 32 bzw. 26 Prozent. Die Angaben entstammen der Ausgabe von 2004, da sie in der Ausgabe von 2011 nicht aufgeführt sind.

§ Die Methodenfehler variieren je nach dem gewählten Pillentyp.

**Die Methodenfehler variieren je nach dem gewählten IUP-Typ.

‡‡ In der Ausgabe von 2007 nennt *Contraceptive Technology* für NFP-Methodenfehler der symptothermalen Regeln einen Wert von zwei Prozent, der in diese Tabelle übernommen wurde. Die Ausgabe von 2011 setzt den Wert noch niedriger mit 0,4 Prozent an, was daran liegt, dass er auf der Grundlage einer großen deutschen Metastudie entstand, deren prä-ovulatorische Regeln noch weitaus vorsichtiger gefasst waren als hier. (Um den ersten fruchtbaren Tag zu ermitteln, sehen sie etwa vor, dass sieben Tage vom frühesten Temperaturanstieg der letzten zwölf Zyklen abgezogen werden. Das Methodenversagen sinkt hierbei merklich, allerdings mit dem Nachteil, dass bei vielen Frauen fast keine Tage mehr vor dem Eisprung als unbedenklich gelten.)

Schauen Sie im Internet nach: *The Effectiveness of a Fertility Awareness Based Method to Avoid Pregnancy in Relation to a Couple's Sexual Behaviour During The Fertile Time: A Prospective Longitudinal Study* (Human Reproduction, 2007, Bd. 22, S. 1310–1319).

Die symptothermalen Anwenderfehler sind nicht aufgeführt. Verschiedenen Studien zufolge, die in der medizinischen Literatur angeführt werden, liegt die traditionell berechnete Anwenderfehlerrate scheinbar bei zehn bis zwölf Prozent. Nach Abzug der bewussten Verstöße gegen die Methodenregeln sinkt der Wert aber deutlich. Schließlich liegen die Methoden- und Anwenderfehler für andere Verhütungsweisen, die auf der FAM beruhen, aber nur eines der beiden primären Zeichen (Zervixschleim oder Basaltemperatur) heranziehen, etwas höher, wobei die geläufigste, die Billings-Ovulationsmethode (nur das Zervixsekret), eine allgemein anerkannte Methodenfehlerrate von etwa drei Prozent erreicht.

DIE UNTERSCHIEDE ZWISCHEN DI

Natürliche, auf der Fruchtbarkeitswahrnehmung basierende Methoden beobachten für die Beurteilung der fruchtbaren Phase im Zyklus zumindest eines der primären Fruchtbarkeitszeichen: Zervixsekret, Morgentemperatur und Zervixlage. Streng genommen, gehören daher die ersten drei in der Liste genannten Verhütungs-

	Rhythmus-Methode (Kalendermethode/ Knaus-Ogino-Methode)	**Standard-Days-Methode (SDM)**	**Zykluskette**	**Two-Days-Methode**
Fruchtbarkeits-zeichen	Keine	Keine	Keine	Zervixsekret
Anmerkungen	Veraltete Verhütungs-methode, die mittels einer mathematischen Formel künftige Fruchtbarkeit anhand bisheriger Zyklen vorhersagt.	Ähnelt der Rhythmus-Methode. Kein ungeschützter Verkehr in der mutmaßlich fruchtbaren Phase der Frau vom achten bis zum 19. Tag, sofern ihre Zyklen eine gleichbleibende Länge von 26 bis 32 Tage haben.	Hilfsmittel, das mit der Standard-Days-Methode (SDM) kombiniert werden kannn. Da die Perlen der Zykluskette aber kein Datum tragen, kann man sich leicht vertun. Es wäre also sinnvoller, einen Kalender zusammen mit der Standard-Days-Methode zu verwenden.	Vereinfachte Form der Billings-Methode. Sie fragt danach, ob Sie an diesem oder am vorhergehenden Tag Sekret beobachtet habe Wenn ja, gilt der Tag als fruchtbar. Es wird nicht zwischen Sekretqualitäten unterschieden. Einfach anzuwenden.
Wirksamkeit	Nicht sehr zuverlässig, da sie keine tägliche Beobachtung der Fruchtbarkeitszeichen vorsieht – ein unerwartet früh oder spät eintretender Eisprung bleibt also unberücksichtigt. Nicht zu empfehlen!	Bei gleichbleibender Zykluslänge durchaus wirksam. Es fehlt die tägliche Beobachtung von Fruchtbarkeitszeichen. Ein zu früh oder spät eintretender Eisprung bleibt unberücksichtigt. Nur für Frauen zu empfehlen, die den Zeitpunkt der Empfängnis planen oder mit einer ungeplanten Schwangerschaft einverstanden sind.	Es gilt dasselbe wie für die Standard-Days-Methode links.	Da nur das Sekret beobach wird, fehlt die Möglichkeit, Eintritt des Eisprungs anha eines Temperaturanstiegs festzustellen. Und da die Regeln weniger streng sind als bei anderen Methoden, die lediglich da Zervixsekret beobachten, is sie möglicherweise nicht so wirksam.

TÜRLICHEN VERHÜTUNGSMETHODEN

methoden (Rhythmus-Methode, Standard-Day-Methode und Zykluskette) nicht dazu. Sie werden aber gern in diesem Zusammenhang genannt, weil sie ebenfalls natürlich sind. Die FAM und die NFP (Natürliche Familienplanung) finden Sie unter der Rubrik »Symptothermale Methode«.

Billings- lationsmethode	Creighton Model System (CrMS)	Justisse-Methode	Basaltemperatur-methode	Symptothermale Methode (FAM/NFP)
Zervixsekret	Zervixsekret	Zervixsekret (optional Morgen-temperatur oder Zervixlage)	Basal- oder Morgen-temperatur	Zervixsekret und Morgentemperatur (optional Zervixlage)
sische und erste ütungsmethode, ausschließlich Zervixsekret bachtet.	Auch »Fertility Care System« genannt. Ähnelt der Billings-Methode, verwendet aber überaus präzise und standardisierte Beschreibungen für das Zervixsekret.	Ähnelt dem CrMS, weil es praktisch dieselben überaus präzisen und standardisierten Beschreibungen für das Zervixsekret verwendet. Bietet ein ganzheitliches Angebot für Menstruations-beschwerden.	Die Tage vor dem Eisprung sind für ungeschützten Verkehr nicht akzeptiert, weil der Temperaturanstieg erst nach dem Eisprung signalisiert, dass kein Risiko mehr besteht.	Mindestens zwei der drei primären Fruchtbarkeitszeichen werden beobachtet sowie optional sekundäre Anzeichen (wie etwa Mittelschmerz oder -blutung).
chaus wirksame hode, weil das ixsekret das itigste Prüfindiz natürlichen ütung ist. rdings fehlt die glichkeit, den ritt des Eisprungs and eines peraturanstiegs zustellen. Daher ie weniger ktiv als die ptothermale hode.	Wie die Billings-Methode ist CrMS durchaus wirksam, weil Zervixsekret das wichtigste Prüfindiz der natürlichen Verhütung ist. Aber auch hier fehlt die Möglichkeit, den Eintritt des Eisprungs anhand eines Temperaturanstiegs festzustellen. Daher ist sie weniger effektiv als die symptothermale Methode.	Ebenso wie bei der Billings-Methode ist sie durchaus wirksam, weil Zervixsekret das wichtigste Prüfindiz der Verhütung ist. Da die Methode auch die optionale Beobachtung von Morgentemperatur und Zervixlage lehrt, kann sie ebenso effektiv wie die symptothermale Methode sein.	Sie ist äußerst wirksam – aber erst nach dem Eisprung.	Sie gilt als umfassendste und zuverlässigste der natürlichen Methoden, weil die beiden primären Zeichen einander bestätigen müssen, bevor der Tag als unbedenklich gilt. Diese Methode wird im vorliegenden Buch vermittelt.

Verhütungsregeln, wenn Sie nur ein Fruchtbarkeitszeichen dokumentieren

Am effektivsten ist die natürliche Verhütung, wenn Sie sich auf die Beobachtung von mindestens zwei primären Fruchtbarkeitszeichen stützt, die einander bestätigen. In manchen Lebenslagen ist die Untersuchung von zwei Fruchtbarkeitsindizien jedoch nicht durchführbar. Für diese Fälle gibt es besondere Regeln für das Beobachten nur eines Fruchtbarkeitszeichens. Diese Regeln sind zwar entsprechend vorsichtig gefasst, dennoch kann das Beschränken auf nur ein Zeichen die Sicherheit reduzieren.

Bevor Sie weiterlesen, sollten Sie sicher sein, dass Sie die Ausführungen in Kapitel 6 und 11 verstanden haben, etwa wie man die Schwellenlinie zieht, sein Grundmuster der Unfruchtbarkeit (BIP) und den Umschlagspunkt erkennt, an dem das Sekret vor dem Eisprung in einen nassen, »wässrigen« Zustand übergeht. In Lebensphasen, in denen der Eisprung wochen- oder monatelang ausbleibt, empfiehlt sich zudem die Beachtung der Regeln in Anhang J.

WENN SIE NUR DIE MORGENTEMPERATUR MESSEN

TEMPERATURANSTIEGSREGEL

Der Abend des **dritten Tages**, an dem die Temperatur über der Schwellenlinie liegt, ist sicher, wenn der dritte Wert mindestens 0,3 °C darüber liegt.

Wenn Sie ausschließlich Temperaturmessungen vornehmen, dann gilt ungeschützter Verkehr erst *nach dem Eisprung* als unbedenklich, weil die Temperaturen den Eisprung nicht im Voraus ankündigen, sondern erst im Nachhinein.

Zudem bietet es sich an, erst den **vierten Abend** mit Temperaturen über der Schwellenlinie als sicher anzunehmen, da die Messungen nicht durch das Zervixsekret untermauert werden. Bauen Sie jedoch nie auf diese Regel, wenn Ihre Messwerte durch Fieber beeinträchtigt sein könnten oder keinen eindeutigen Temperaturanstieg zeigen, der auf den Eisprung hinweist.

WENN SIE NUR DAS ZERVIXSEKRET BEOBACHTEN

Bei Verzicht auf Temperaturmessungen sind *alle* unten genannten Regeln zu befolgen!

Vor dem Eisprung

REGEL BEI BLUTUNGEN

Verzichten Sie an allen Tagen mit Blutungen auf Sex.

Da Sie keinen Temperaturanstieg feststellen, wie er eine echte Menstruation begleitet, die zwölf bis 16 Tage nach dem Eisprung auftritt, gilt jede Blutung als Zeichen potenzieller Fruchtbarkeit. So verwechseln Sie keine Blutungen anderer Ursache mit einer Mittelblutung.

REGEL ZU DEN »TROCKENEN« TAGEN

Vor dem Eisprung ist der Abend eines jeden »trockenen« Tages sicher. Der folgende Tag jedoch gilt als potenziell fruchtbar, wenn Restsperma Ihr Zervixsekret überdecken könnte.

Warten Sie bis zum Abend, um neu gebildetes Sekret nicht zu übersehen. Am Tag darauf könnte restliche Samenflüssigkeit das Sekret verdecken – verzichten Sie also besser auf Sex!

Nach dem Eisprung

STRENGERE »PEAK DAY«-REGEL (SEITE 172)

Der Abend des **vierten Tages** nach Ihrem »Peak Day«, dem letzten Tag mit »eiklarartigem« Sekret oder einem nassen, »glitschigen« Gefühl an der Scheide, ist unbedenklich. Sollten jedoch erneut dünnflüssiges Sekret, Blutungen oder ein »glitschiges« Gefühl auftreten, müssen Sie ab dem »Peak Day« beginnen, neu zu zählen.

Innere Untersuchung des Zervixsekrets vor dem Eisprung

> Diese Art der Selbstbeobachtung ist nicht ganz einfach und aus einem Buch nur schwer erlernbar. Insofern empfehle ich den Besuch eines Kurses, einer Beratung oder auch eine telefonische Konsultation, die Ihnen Details der Selbstuntersuchung näherbringen. Die auf Seite 472 aufgeführten Institutionen vermitteln Ihnen Adressen.

Die Regeln für die symptothermale Methode der FAM beruhen auf einer *äußeren Untersuchung* des Zervixsekrets – also an Ihrem Scheideneingang. Entscheidend ist, wie Sie in den wenigen Tagen nach Ende der Regel den Umschlagspunkt erkennen, an dem das Sekret bei Herannahen des Eisprungs vom »trockenen« in den »nassen« Zustand übergeht. Fast alle Frauen besitzen ein Muster mit Übergangsformen von »klebriger«, »gummiartiger«, »klumpiger« oder einfach nur »nicht nasser« Konsistenz, bevor das Zervixsekret dünnflüssig wird.

Wenn Ihnen die Fruchtbarkeitsmethode zur Verhütung dient, könnten vor dem Eisprung auch einmal Situationen auftreten, in denen Sie das Zervixsekret am Muttermund zur Sicherheit selbst untersuchen möchten:

- Sie wünschen sich zusätzliche Gewissheit, dass Sie die Konsistenz Ihres Zervixsekret auch richtig deuten.
- Sie sind sich unsicher, ob Sie einen »trockenen« Tag vor dem Eisprung zutreffend erkannt haben.

- Sie sehen nicht viel Sekret am Scheideneingang und möchten deshalb überprüfen, was Ihre Zervix genau absondert.
- Es bestehen Unstimmigkeiten zwischen dem, was Sie fühlen und sehen (die Scheide fühlt sich vielleicht trocken an, aber dem widerspricht ein nasser runder Fleck in der Unterwäsche, oder die Scheide fühlt sich feucht an, ohne dass Sekret am Scheideneingang zu sehen ist).
- Sie sind tagsüber körperlich aktiv und schwitzen viel, was Ihr Empfinden am Scheideneingang verfälschen kann.
- Sie stillen, sind in der Prämenopause oder gerade in einer Phase ohne regelmäßig eintretenden Eisprung und verlassen sich ausschließlich auf die Beobachtung von Zervixsekret.

Eine innere Untersuchung der Zervix lohnt sich aber nur dann, wenn der Scheideneingang außen trocken ist und Sie lediglich eine Bestätigung brauchen, dass Sex vor dem Eisprung unbedenklich ist. Sowie außen aber *irgendeine Form von Sekret* auftritt, gilt der Tag als fruchtbar, sodass sich eine innere Untersuchung ohnehin erübrigt.*

Die meisten Frauen ertasten ihren Muttermund am leichtesten in der Hocke. Vielleicht stellen Sie aber lieber einen Fuß auf den Badewannenrand. Wählen Sie einfach die für Sie bequemste Position, und führen Sie erst Ihren Mittelfinger ein. Dann ziehen Sie ihn wieder heraus, führen ihn zusammen mit dem Zeigefinger erneut ein und legen die Finger sanft auf den Muttermund.

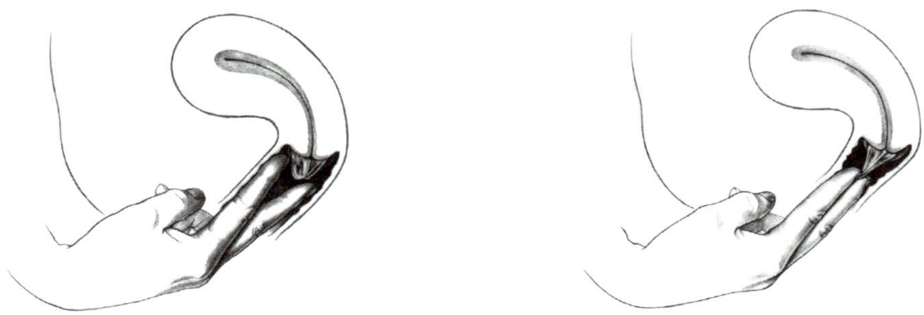

* Es gibt zwei Ausnahmen: zum einen, wenn Sie nie »trockene« Tage nach Ihrer Periode haben (Seite 171), zum anderen, wenn Sie nach zweiwöchiger Abstinenz Ihr Grundmuster der Unfruchtbarkeit (BIP) bestimmt haben, das Tag für Tag aus demselben unverändert zähflüssigen Zervixsekret besteht. Diese Tage werden dann behandelt, als wären sie »trockene« Tage (siehe Anhang J).

Sollte sich dies als schwierig erweisen, weil Ihre Scheide sehr trocken ist, wäre das allein schon ein Hinweis auf niedrige Östrogen-Spiegel und darauf, dass dieser Tag vermutlich nicht fruchtbar ist. In jedem Fall besteht der Trick aber darin, vorsichtig Sekret vom Muttermund abzunehmen, indem Sie ihn zwischen den Fingerspitzen fassen und danach die zusammengelegten Finger *mit dem Sekret dazwischen* herausziehen – mit einem Finger allein lässt sich kein Zervixsekret entnehmen.

Meist spüren Sie eine Form von Feuchtigkeit, da Ihre Scheide, so wie die Mundhöhle, eine gewisse Grundfeuchte aufweist. Nach der inneren Untersuchung verbleibt oft ein weißlich pastöser oder milchiger Film auf den Fingern. Das ist normal und wohl nur ein Belag abgestorbener Zellen, die zum Selbstreinigungsprozess der Scheide gehören. Nach dem Herausziehen der Finger spreizen Sie sie leicht, um zu sehen, was sich da zwischen den Kuppen befindet. Ist die Konsistenz nass, »cremig«, »klar«, »spinnbar«? Wedeln Sie Ihre Finger ein paar Sekunden: Verdunstet die Feuchtigkeit, war es kein Zervixsekret!

Möchten Sie regelmäßig eine innere Untersuchung vornehmen, dann sollten Sie sich gut mit den Unterschieden zwischen dem inneren und dem äußeren Zervixsekret vertraut machen (und vor allem damit, wie sich Ihre innere Scheidenfeuchtigkeit auf die äußere Beobachtung auswirkt), sodass Sie in Zukunft Vergleichswerte zur Hand haben. Vielleicht bietet sich ja die Mustertabelle auf Seite 535 für die innere und äußere Untersuchung an.

Wichtig ist vor allem, dass Sie vor dem Eisprung stets die dünnflüssigste, an diesem Tag aufgetretene Sekretbeschaffenheit notieren – egal, ob sie innen oder außen zu beobachten war. Wenn das Gefühl am Scheidenausgang also »trocken« ist, Sie aber ein nasses, »cremiges« Sekret direkt an der Zervix feststellen, sollten Sie eher vorsichtig sein und auf Grundlage dieser Beobachtung entscheiden, ob Sie diesen Tag als unbedenklich einstufen oder nicht.

Und noch einmal: Eine innere Untersuchung des Zervixsekrets ist weder erforderlich noch wird sie für eine effektive Verhütung mit der hier vermittelten symptothermalen Methode erwartet. Sie ist jedoch ein weiterer Schritt, um die Verhütungseffizienz zu steigern, vor allem in solchen Situationen, in denen Sie sich etwas mehr Sicherheit wünschen als nur die Beobachtung von äußerem Zervixsekret und Morgentemperaturen. Zudem bietet sich so die Möglichkeit, die Beschaffenheit des Muttermunds als weiteres Prüfindiz heranzuziehen.

Wie die Dokumentation der inneren Untersuchung des Zervixsekrets auf der Zyklustabelle aussieht, zeigt die gegenüberliegende Seite. Auf der Website *www.tcoyf.com* finden Sie unter *downloadable Charts/Birth Control Charts* eine Tabellenvorlage mit der Bezeichnung »Birth Control Internal/External« mit einer zusätzlichen Zeile für das Dokumentieren des inneren Zervixsekrets.

Geschlechtsverkehr	1	(2)	3	4	(5)	6	(7)	(8)	9	10	11	12	13	14	15	(16)	17	18	(19)	(20)	21	(22)	23	24	(25)	(26)	27	(28)	29	30	31	32	33	34	35	36	37	38
eiklarartig																																						
cremig																																						
PERIODE, Schmierblutung, trocken oder klebrig	●	●	●	●	–	–	–	–							–	–													●									
Fruchtbare Phase und Peak Day													PK	1	2	3																						
Scheidengefühl					trocken	"	"	"	"	klebrig	nass	nass	schlüpfrig	klebrig														nass										
Zervixsekret außen	Rot, zäh wie Sirup	Rot, mit Klümpchen	Rot, schwächer	Rot, ganz schwach	–	–	–	–	Klebriger, eher trockener Film	Klebrige Klümpchen	1 cm, weißlich-cremig	1 cm, streifig > 5 cm, klar	8 cm, glasklar!	Klebrig-weiß																								
Zervixsekret innen					Dünner feuchter Film	"	Klebrig-feuchter Film	"																														

Kendalls FAM-Tabelle. Innere Untersuchung von Zervixsekret. Kendall wollte sich noch einmal zusätzlich absichern und nimmt deshalb eine innere Untersuchung des Zervixsekrets vor an den Tagen 5 bis 8. Nach dem Herausziehen der beiden Finger bemerkt sie auf ihnen einen dünnen feuchten Film, wenngleich der Scheideneingang trocken ist. Da aber kein nasses Zervixsekret zu beobachten war, ist sie nun ganz sicher und beruhigt, dass diese Tage unbedenklich sind.

Nachdem Kendall den Beginn ihrer unfruchtbaren Phase bestimmt hat (Regel »Peak Day« plus 3, bestätigt durch drei höhere Temperaturwerte oberhalb der Schwellenlinie, die hier in der Tabelle nicht abgebildet ist), sieht Kendall die Zeit bis zum nächsten Zyklus als unbedenklich an und verzichtet auf die Prüfung des Zervixsekrets. Am 28. Tag, dem Tag vor ihrer Periode, stellt sich, wie bei ihr üblich, ein feuchtes Gefühl an der Scheide ein – ein weiterer Hinweis darauf, dass ihre Regelblutung unmittelbar bevorsteht.

ANHANG H

Problematische Schwellenlinien

Vielleicht rekapitulieren Sie erst einmal Kapitel 9 über das Hormongleichgewicht, bevor Sie dieses Kapitel lesen, denn uneindeutige Temperaturanstiege, wie wir sie hier vorstellen, könnten auch Hinweis auf eine leichte hormonelle Störung oder ein Lutealphasen-Defizit sein.

KEIN TEMPERATURANSTIEG

Hin und wieder haben Sie vielleicht einen anovulatorischen Zyklus, also einen Zyklus ohne Eisprung. Dann lässt sich natürlich auch kein Temperaturanstieg beobachten, denn es fehlt die Ausschüttung von wärmeerzeugendem Progesteron durch den Gelbkörper.

Es kann aber auch sein, dass Sie zu dem geringen Prozentsatz von Frauen gehören, deren Körper auf die Ausschüttung von Progesteron nicht mit einem Temperaturanstieg reagiert – obgleich der Eisprung erfolgt ist. Eine der wenigen Möglichkeiten, ihn definitiv festzustellen, wäre eine Ultraschalluntersuchung. Ansonsten könnten Sie bei wochenlangem Ausbleiben des Eisprungs auch den Progesteron-Spiegel im Blut untersuchen lassen. Der Bluttest ist jedoch weniger exakt als eine Ultraschalluntersuchung zur Zeit des Eisprungs.

Aufgrund verschiedener Ursachen wie Krankheit, Stress oder eine Follikelzyste (siehe Seite 127), kann der Eisprung vorübergehend ausbleiben. Treten viele anovulatorische Zyklen auf, dann liegt womöglich eine Erkrankung wie das in Kapitel 8 behandelte Polyzystische Ovarialsyndrom (PCOS) vor. Oder der ausbleibende Eisprung ist bereits ein Vorbote der Menopause.

Falls Sie tatsächlich aber zu den wenigen Frauen gehören, deren Eisprung sich nicht an der Temperaturkurve ablesen lässt, ist dennoch eine natürliche Verhütung mit der FAM möglich, indem Sie sich auf die Beobachtung des Zervixsekrets konzentrieren. Dies ist zwar weniger effektiv als die symptothermale Methode, doch mehr Sicherheit gewinnen Sie mit einer zusätzlichen Prüfung der Zervixlage, sodass bei Uneindeutigkeiten eine Möglichkeit zur Gegenprobe besteht. Auf Seite 424 werden die Regeln für die Dokumentation eines einzigen Fruchtbarkeitszeichens erklärt.

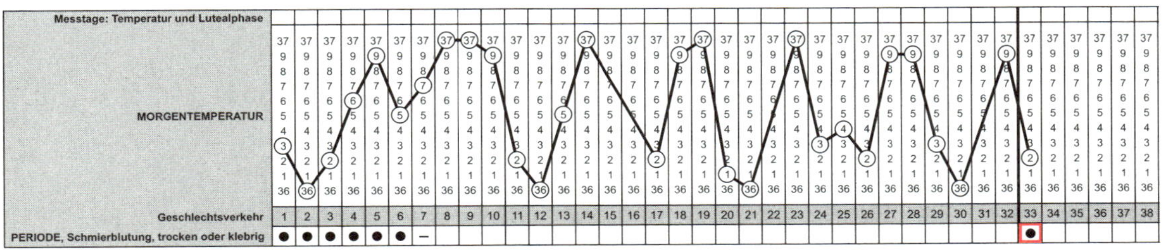

Zyklus ohne Temperaturanstieg. Die FAM-Tabelle zeigt kein eindeutiges Muster niedriger und hoher Temperaturen nach einem Eisprung an.

»AUSREISSER« IN DER TEMPERATURKURVE

Bei eindeutig abweichenden Messwerten, zum Beispiel infolge von Fieber, Alkoholgenuss am Abend zuvor oder eine nach dem Ausschlafen später als sonst vorgenommene Temperaturmessung, können Sie die Faustregel (Seite 94) anwenden und »Ausreißer« unter den Temperaturen ignorieren. Ziehen Sie dazu einfach eine gestrichelte Linie zwischen den normalen Temperaturwerten links und rechts der abweichenden Messwerte. Beim Berechnen der Schwellenlinie berücksichtigen Sie die sechs niedrigen Temperaturwerte vor dem eigentlichen Temperaturanstieg, ohne aber den Ausreißer mitzuzählen. Wenn ein ungewöhnlich niedriger Messwert nach dem Temperaturanstieg auftritt, können Sie ebenfalls nach der obigen Faustregel vorgehen.

Verhüten Sie mit der FAM, sollten Sie *niemals* eine niedrige Temperatur ignorieren, die sich während der Dreitagezählung nach dem Anstieg bemerkbar macht. Aus Sicherheitsgründen müssen Sie immer *drei reguläre Messwerte* oberhalb der Schwellenlinie abwarten, bevor der Tag als unfruchtbar einzustufen ist.

In diesem Fall bietet die zusätzliche Beobachtung von Zervixsekret und Zervixlage mehr Klarheit. Auf der rechten Seite sehen Sie zwei Beispiele für die Anwendung der Faustregel vor und nach dem Temperaturanstieg.

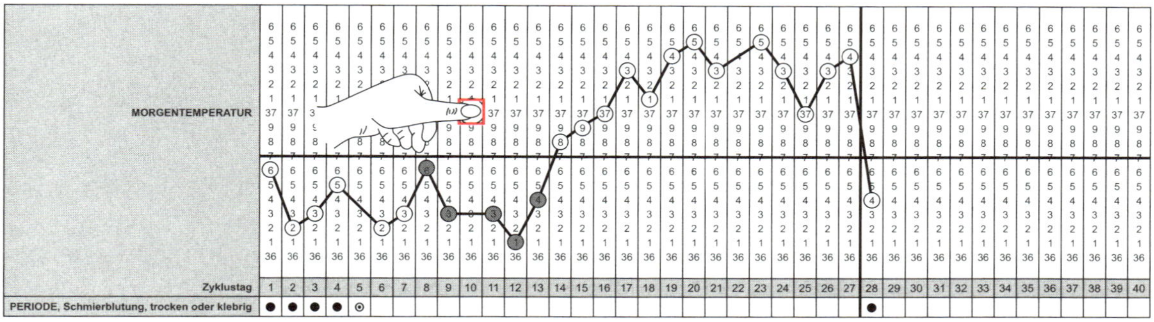

Lucys FAM-Tabelle. »Ausreißer« in der Temperaturkurve in den sechs Tagen vor dem Anstieg. Lucy zählt die sechs niedrigen Temperaturwerte vor dem Anstieg, berücksichtigt aber beim Ziehen der Schwellenlinie nicht die abweichende Messung, sondern wendet die Faustregel an.

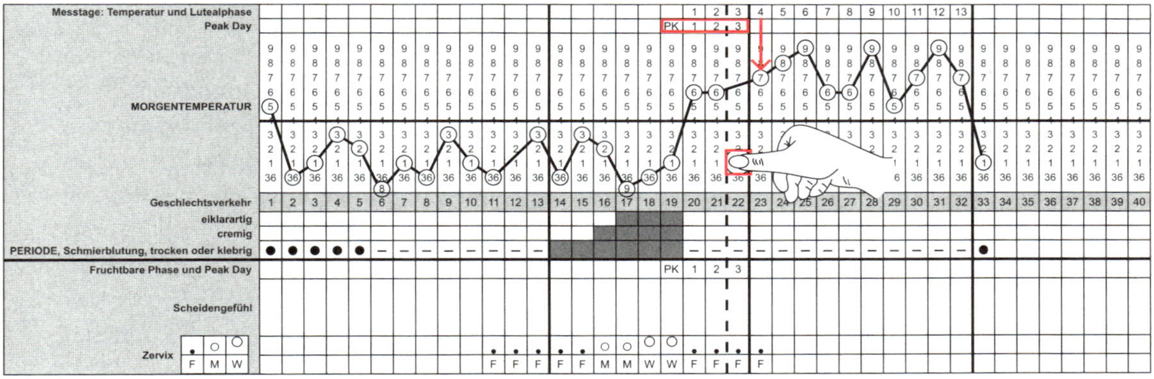

Laurens FAM-Tabelle. »Ausreißer« in den ersten drei Tagen nach dem Temperaturanstieg. Um zu verhüten, sieht Lauren erst den vierten Tag nach dem Temperaturanstieg als unbedenklich an, denn einer ihrer Messwerte sank während der Dreitagezählung unter die Schwellenlinie. Wollte sie besondere Vorsicht walten lassen, so könnte sie noch den dritten aufeinanderfolgenden Tag, an dem die Temperaturen über der Schwellenlinie liegen, abwarten. Aber in diesem Fall waren ihr »Peak Day« und die Zervixbeschaffenheit so aussagekräftig, dass der Abend des 23. Tages ohne Weiteres als sicher gelten konnte.

UNREGELMÄSSIGE TEMPERATURKURVEN

Wenn Sie feststellen, dass ihre Temperaturkurve nicht dem klassischen Muster mit »Hochlagen« und »Tieflagen« folgt, dann bietet sich Folgendes an:

1. Überprüfen Sie bei Verwendung eines digitalen Thermometers die Batterie.
2. Warten Sie beim Temperaturmessen nach dem Signalton noch eine zusätzliche Minute, bevor Sie den Wert ablesen.
3. Erwägen Sie die Anschaffung eines mechanischen Basalthermometers, da digitale Messungen nicht für alle Frauen geeignet sind. Achten Sie dann aber auf volle fünf Minuten Messzeit.
4. Unabhängig vom benutzten Thermometertyp, sollten Sie erwägen, Ihre Morgentemperatur vaginal statt oral zu messen. (Die gewählte Messweise sollte während des ganzen Zyklus beibehalten werden.)
5. Bedenken Sie, dass zum Beispiel Fieber, Alkoholgenuss am Abend zuvor oder Schlafmangel (weniger als drei zusammenhängende Stunden Schlaf) die Morgentemperatur ansteigen lassen können.
6. Versuchen Sie, in etwa dieselbe Messzeit einzuhalten, denn mit jeder Stunde Ausschlafen kann die Temperatur leicht ansteigen. Vermerken Sie die Messzeiten in der betreffenden Tabellenspalte, und wenden Sie bei abweichenden Temperaturen, die durch Ausschlafen bedingt sein könnten, die Faustregel von Seite 94 an. (Das verhindert, dass Sie eine hohe Temperaturmessung fälschlicherweise für einen Anstieg halten, noch bevor er tatsächlich erfolgt.)

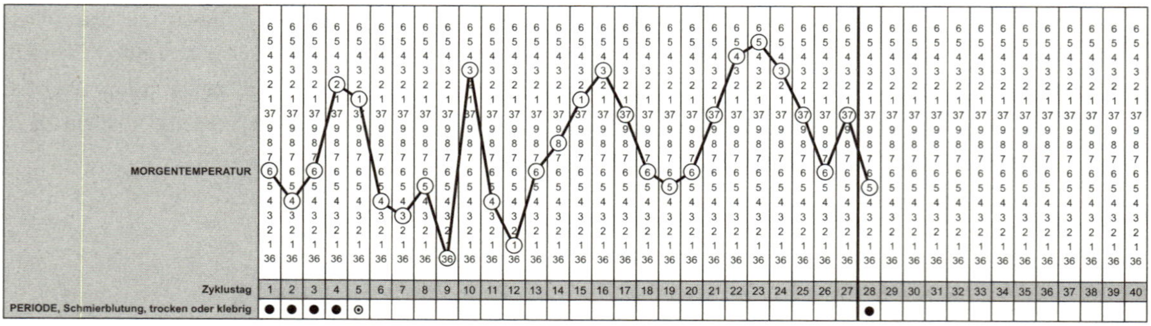

Unregelmäßige Temperaturen.

SCHWACHER TEMPERATURANSTIEG, DESSEN DRITTER WERT NICHT 0,3 °C ÜBER DER SCHWELLENLINIE LIEGT

Nicht alle Temperaturanstiege fallen eindeutig aus. Deshalb ist das Beobachten der anderen primären Fruchtbarkeitszeichen – Zervixsekret und Zervixlage – so eminent wichtig. In jedem Fall werden aber die hier abgebildeten FAM-Tabellen Ihnen eine Hilfe bei der Auswertung der eigenen Zyklusblätter sein.

Es ist grundlegend, dass Sie Ihren Temperaturanstieg richtig erkennen, um die dazugehörige Regel anwenden zu können. Diese Regel besagt, dass der Abend des dritten aufeinanderfolgenden Tages, an dem Ihre Temperatur über der Schwellenlinie liegt, dann *sicher* ist, wenn der dritte Wert die Schwellenlinie um mindestens 0,3 °C übersteigt. Ist das nicht der Fall, so warten Sie den Abend der vierten Messung über der Schwellenlinie ab, wie es die Tabelle unten zeigt.

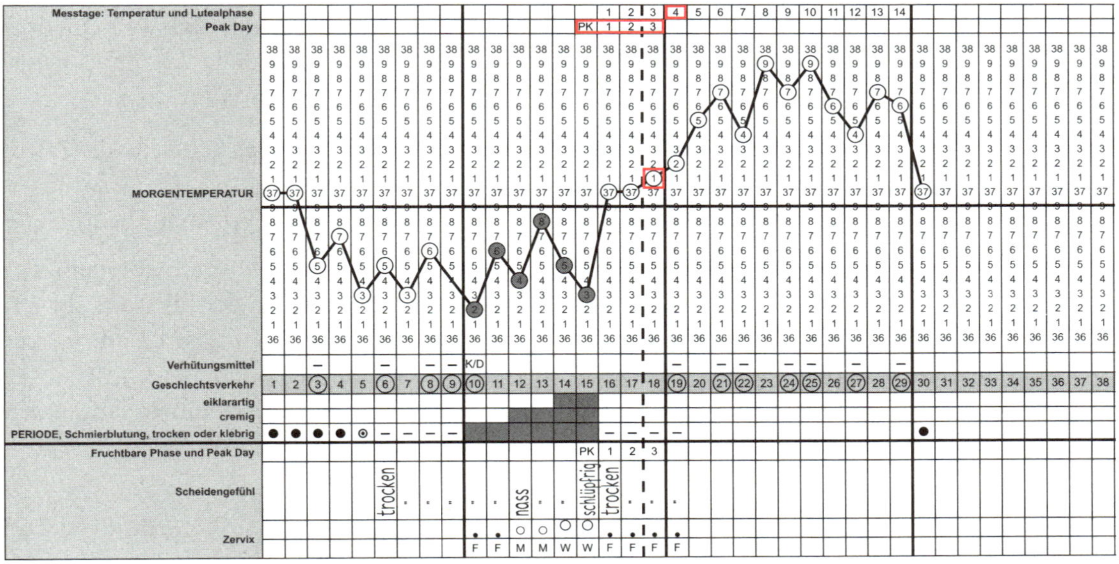

Carlies FAM-Tabelle. Ein schwacher Temperaturanstieg. Bei Carlie ist der Temperaturanstieg meist gut erkennbar, aber in diesem Zyklus erreichte der Wert von Tag 18 nicht die erforderliche Steigerung um 0,3 °C. Freilich war dies der dritte Tag nach dem »Peak Day«, und ihre Zervix war wieder niedrig, geschlossen und fest. Vorsichtshalber entschloss Carlie sich dennoch, die vierte Messung über der Schwellenlinie abzuwarten, was auf Tag 19 fiel. An Tag 10, dem Beginn ihrer fruchtbaren Phase, da sich wieder »klebriges« Zervixsekret bildete, hatte sie Verkehr unter Verwendung eines Kondoms und eines Diaphragmas. Anschließend verzichteten sie und ihr Partner aber bis Tag 19 auf Sex.

TEMPERATURWERTE, DIE NUR UM JE 0,1 °C STEIGEN (LANGSAMER ANSTIEG)

Manche Frauen werden vielleicht feststellen, dass ihre Temperatur – statt eines Anstiegs von 0,2 °C über die sechs vorausgehenden niedrigen Werte – schrittweise um nur je 0,1 °C steigt. Auch wenn dies auf den ersten Blick schwer zu deuten scheint, ist die Handhabung dieses Musters recht einfach.

Suchen Sie den ersten Wert, der um mindestens 0,1 °C über dem höchsten Wert der vorausgehenden sechs Messungen liegt. Steigt die Temperatur noch um weitere 0,1 °C an, markieren Sie die sechs Tage vor dem ersten Anstieg, und ziehen Sie durch ihn die Schwellenlinie. Wenn Ihre Temperatur mindestens drei Tage lang über der Schwellenlinie bleibt und der dritte Wert mindestens 0,3 °C höher als sie ist, gilt der dritte Abend als unbedenklich.

Wer eine *Schwangerschaft vermeiden* möchte, sollte bei diesem eher selten vorkommenden Temperaturmuster vorsichtig sein. Steigt der Messwert des dritten Tages nicht um mindestens 0,3 °C über die Schwellenlinie, können Sie vorsichtshalber den Beginn der unfruchtbaren Phase annehmen für:

- den Abend des **vierten Temperaturwerts** über der Schwellenlinie (statt des dritten Wertes) oder
- den **vierten Abend** nach dem »Peak Day« (statt des dritten Abends)

Bei Kinderwunsch sollten Sie alle Tage mit Temperaturen oberhalb der Schwellenlinie als post-ovulatorische Phase werten, wobei der Eisprung ihr um etwa einen Tag vorausgegangen sein kann. Bedenken Sie, dass er mit großer Wahrscheinlichkeit am »Peak Day« oder am darauffolgenden Tag eintritt.

Auf der rechten Seite sehen Sie, wie sich ein Muster mit einem langsamen Anstieg der Temperatur in der Zyklustabelle darstellt.

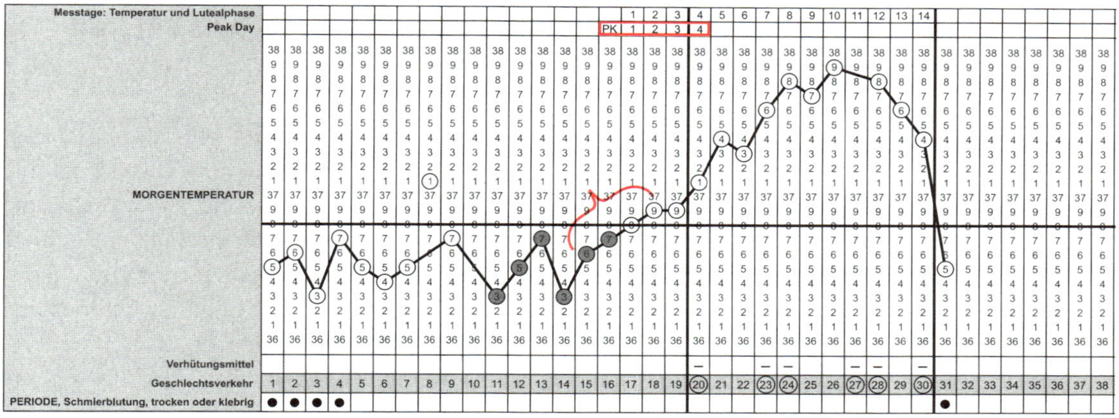

Kearas FAM-Tabelle. Muster mit langsamem Anstieg. An Tag 17 lässt sich ein leichter Anstieg der Temperatur um lediglich 0,1 °C erkennen: Dies war der erste höhere Messwert in einer Zeitspanne von sechs vorausgehenden Tagen. Zur besonderen Vorsicht wartete Keara aber noch die vierte höhere Temperatur ab, die hier den dritten echten Temperaturwert oberhalb der Schwellenlinie darstellt – an Tag 20 in diesem Zyklus. Durch Abwarten des vierten Tages nach dem »Peak Day« (statt des dritten Tages) zeigte sich Keara besonders umsichtig. Hier stimmen beide Vorsichtsregeln überein. Wäre dem nicht so, hätte sich für diese Situation eine zusätzliche Untersuchung der Zervix angeboten, die niedrig, geschlossen und fest sein sollte, bevor Unfruchtbarkeit anzunehmen ist.

TEMPERATURWERTE, DIE SCHUBWEISE ANSTEIGEN (STUFENMUSTER)

Häufig sind Temperaturmuster, bei denen der Temperaturanstieg mit einer ersten, noch niedrigen Erhöhung der Werte über mehrere Tage hinweg beginnt, worauf sich dann höhere Messwerte anschließen. Das bedeutet: Sie werden vermutlich erst ein Muster von sechs niedrigen Temperaturen feststellen, gefolgt von einem Anstieg um mindestens 0,2 °C im Verlauf von drei oder vier Tagen, der schließlich eine noch einmal erhöhte Temperaturebene folgt. Die Schwellenlinie wird dabei stets nach dem ersten Temperaturanstieg gezogen.

Wer eine *Schwangerschaft vermeiden* möchte und feststellt, dass die Temperatur am dritten Tag nicht 0,3 °C oder mehr über der Schwellenlinie liegt, kann Unfruchtbarkeit erst annehmen für:

- den Abend der **vierten Temperaturmessung** über der Schwellenlinie (statt der dritten Messung)
- den **vierten Abend** nach dem »Peak Day« (statt des dritten Abends)

Bei Kinderwunsch sollten Sie sämtliche Temperaturmesswerte oberhalb der Schwellenlinie als post-ovulatorische Phase werten.

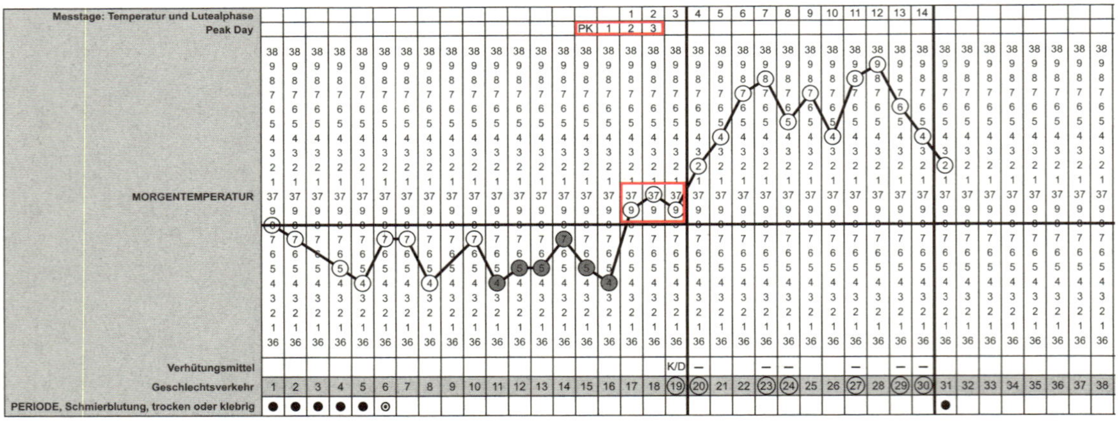

Danielles Stufenmuster. Erster Anstieg mit drei höheren Temperaturwerten an Tag 17, 18 und 19. Zur Vorsicht hätte Danielle noch den Abend der vierten Messung über der Schwellenlinie abwarten können, weil die in Schüben ansteigende Kurve noch nahe der Schwellenlinie blieb. Da aber schon am 15. Tag der »Peak Day« eingetreten war (oben in der »Peak-Day-Zeile« vermerkt), stellte der 19. Tag bereits Tag 4 nach dem »Peak Day« dar. Um dennoch kein Risiko einzugehen, entschloss sich Danielle an dem Tag für die Verwendung eines Kondoms und eines Diaphragmas und sah den 20. Tag dann als völlig unbedenklich an.

TEMPERATUR, DIE AM ZWEITEN TAG DES ANSTIEGS FÄLLT (RÜCKFALLMUSTER)

Bei manchen Frauen taucht ein Muster mit einem Temperaturabfall am zweiten Tag des Anstiegs auf, gefolgt von einer kontinuierlichen Zunahme der Temperatur bis zur Periode. Solange der Abfall nur einen Tag betrifft, besteht keinerlei Anlass für eine Neuberechnung der Schwellenlinie.

Wer eine *Schwangerschaft vermeiden* möchte, sollte vorsichtshalber nach dem kontinuierlichen (zweiten) Anstieg neu zu zählen beginnen, um ganz sicherzugehen, dass die Eizelle abgestorben ist. Wenn Sie nicht die zwei zusätzlichen Tage abwarten möchten, können Sie den Beginn der unfruchtbaren Phase anhand des »Peak Day« ermitteln. Dies bedeutet zwar eine Beeinträchtigung der Verhütungseffizienz, sofern Sie sich aber vergewissern, dass der Tag »trocken« ist, die Temperatur wieder über die Schwellenlinie gestiegen ist und außerdem die Zervix in einen niedrigen, geschlossenen und festen Zustand zurückgekehrt ist, dann ist das Schwangerschaftsrisiko nur geringfügig erhöht.

Bei Kinderwunsch gehen Sie am besten davon aus, dass der Eisprung am »Peak Day« oder am Tag darauf eintritt. Wie Sie wissen, ist dies der letzte Tag mit nassem Zervixsekret oder einem »glitschigen« Gefühl an der Scheide.

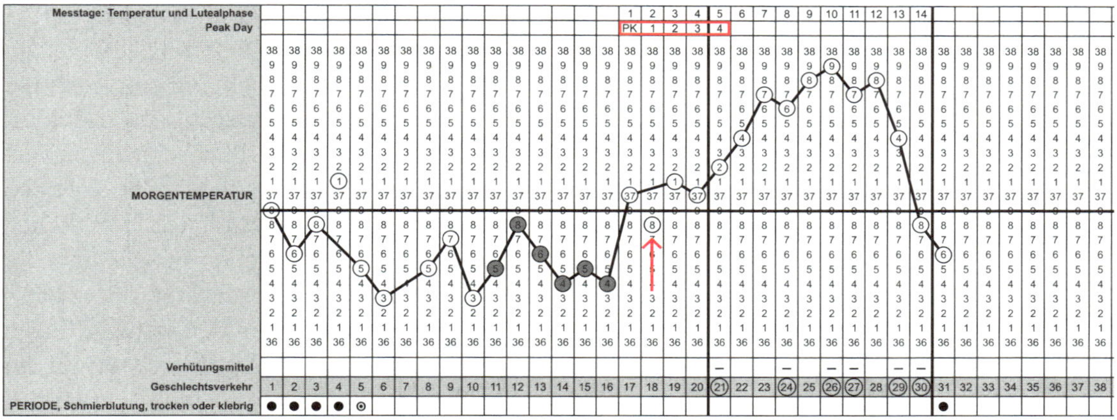

Katrinas FAM-Tabelle. Rückfall. Katrinas Temperatur sank am zweiten Tag des Anstiegs wieder unter die Schwellenlinie (siehe Pfeil). Als die Werte erneut anstiegen, musste Katrina zur Vorsicht ihre Zählung neu beginnen. Doch auch ohne den Temperaturabfall wäre es sicherer gewesen, den vierten Tag nach dem »Peak Day« abzuwarten, weil die Differenz zwischen dem dritten Messwert (Tag 19) und der Schwellenlinie weniger betrug als 0,3 °C. Da der »Peak Day« mit dem Temperaturanstieg an Tag 17 zusammenfiel, musste sie ab dem »Peak Day« noch vier statt drei Tage warten. Durch die Vorsichtsmaßnahme war erst der 21. Tag unbedenklich.

FIEBER

Vielleicht kommt es irgendwann vor, dass Sie während Ihrer Zyklusaufzeichnungen Fieber haben. Die beste Lösung ist hier die Anwendung der auf Seite 94 behandelten Faustregel. Wenn also die Temperaturmessung einmal den höchsten Tabellenwert auf Ihrer Zyklustabelle übersteigt, notieren Sie den Wert, und vermerken Sie die Krankheitssymptome in der Rubrik »Bemerkungen« (siehe Mustertabellen 535 und 536). Denken Sie daran, eine gestrichelte Linie zwischen den normalen Messwerten links und rechts der Fieberphase zu ziehen (siehe Sandies FAM-Tabelle auf der gegenüberliegenden Seite). Benutzen Sie für das Messen der Morgentemperatur ein mechanisches Basalthermometer, dann sollten Sie stattdessen während der »kranken« Tage ein Digital- oder Fieberthermometer verwenden. Je nach Höhe des Fiebers und dem Zeitpunkts seines Auftretens im Zyklus ergeben sich drei mögliche Szenarien:

1. Keine Auswirkungen auf den Zyklus
2. Verzögerung des Eisprungs, sodass sich der Zyklus verlängert
3. Unterdrückung des Eisprungs (Anovulation)

Tritt das Fieber nach dem Eisprung ein, bleibt es mit großer Sicherheit ohne Auswirkung. Vor dem Eisprung aber sind alle drei Möglichkeiten denkbar.

Wer *verhütet*, kann bei Fieber weiterhin die FAM mit allen in Kapitel 11 beschriebenen Regeln nutzen. Tritt die Krankheit vor dem Eisprung auf, bleiben die durch das Fieber verfälschten Temperaturen natürlich unberücksichtigt. Insofern kann die Dreitagezählung für den Temperaturanstieg erst nach Abklingen des Fiebers beginnen. Den Eintritt der unfruchtbaren Phase dürfen Sie erst dann annehmen, wenn ein eindeutiger Anstieg von drei aufeinanderfolgenden höheren Messwerten, die fieberunabhängig sind, zu erkennbar ist. Zusätzlich vergewissern Sie sich, ob die anderen Fruchtbarkeitszeichen den Beginn der unfruchtbaren Phase anzeigen (siehe Sandies Kurve auf der rechten Seite oben).

Etwas schwieriger gestaltet sich das Ganze, wenn Sie in den wenigen Tagen unmittelbar vor Eintritt des Eisprungs erkranken, wie Samanthas Kurve auf der rechten Seite unten zeigt. Dennoch sollten Sie den Eisprung daran erkennen können, dass das Thermometer nach der Genesung wieder auf die höhere Temperaturebene sinkt, wie sie üblicherweise bei Ihnen auf den Eisprung folgt. Bei einer fieberbedingten Verzögerung (oder Unterdrückung) des Eisprungs würden Ihre Temperaturwerte nach unten in den prä-ovulatorischen Bereich fallen.

Bedenken Sie, dass für die effektivste Verhütung mit der FAM mindestens zwei primäre Fruchtbarkeitszeichen übereinstimmen sollten. Dies macht es unwahrscheinlich, dass Sie das Fieber mit dem Temperaturanstieg verwechseln.

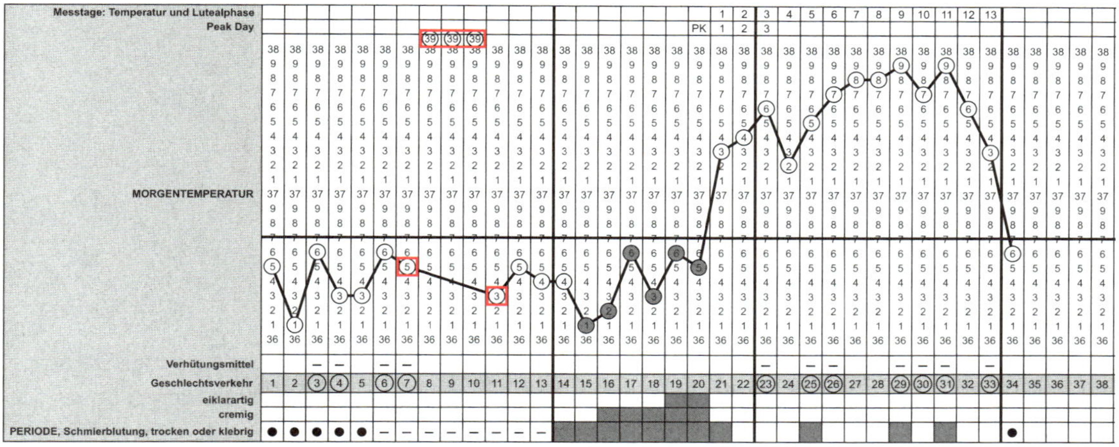

Sandies FAM-Tabelle. Fieber vor dem Eisprung. An Tag 8 wacht Sandie mit einem schweren grippalen Infekt auf, weshalb ihre Temperaturkurve drei Tage vom regulären Muster abweicht. Für die Tage 8 bis 10 wendet sie die Faustregel an und zählt die Werte, die die Tabellenskala übersteigen, nicht mit. Nach der Genesung erkennt man den bevorstehenden Eisprung daran, dass die Werte an Tag 11 wieder auf das Niveau der prä-ovulatorischen Phase sinken. Dann zeigt die Tabelle den verzögerten Eintritt des Eisprungs um Tag 20 an.

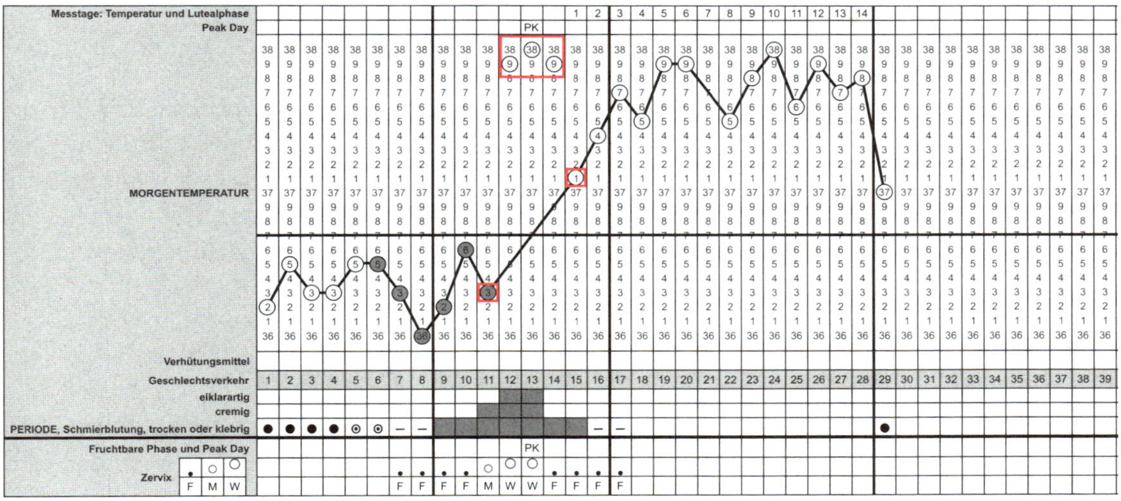

Samanthas FAM-Tabelle. Fieber während des Eisprungs. Samantha wacht an Tag 12 mit einer Erkältung und leicht erhöhter Temperatur auf. Nach der Faustregel ignoriert sie die Werte der Tage 12 bis 14. Nachdem sie wieder gesund ist, sinken die Werte an Tag 15 auf das relativ hohe post-ovulatorische Niveau. Daher kann Samantha ihre Temperaturzählung an Tag 15 beginnen, und an Tag 17 bestätigen ihr die beiden anderen primären Fruchtbarkeitszeichen – Zervixsekret und Zervixlage –, dass der Eisprung bereits erfolgt ist. (Hätte er sich verzögert, wäre die Temperatur wieder auf die niedrige Ebene der präovulatorischen Phase gesunken.)

Die FAM in der Stillzeit

Ganz klar: Die Informationen in den Zusatzkapiteln Anhang A bis L können ein wenig verwirrend sein, wenn Sie sich zuvor nicht die in Kapitel 6, 7 und 11 erörterten Grundlagen angeeignet haben.

Außerdem möchte ich Ihnen eine Beratung zur Natürlichen Familienplanung ans Herz legen, bevor Sie sich in der Stillzeit – wie im folgenden Kapitel beschrieben – auf die FAM verlassen, denn in dieser besonderen Zeit können Ihre Fruchtbarkeitszeichen uneindeutig sein. Adressen für Beratungsstellen finden Sie auf Seite 473.

Für die Optimisten unter Ihnen, die nach der Entbindung noch Zeit für die Liebe zu haben glauben – dieser Anhang ist für Sie bestimmt. Für die meisten Frauen ist das Stillen eine wunderbare Erfahrung. Allerdings kann es schwierig sein, das Wiedereinsetzen Ihrer Fruchtbarkeit zu erkennen, selbst wenn Sie mit FAM-Tabellen vertraut sind. Deshalb soll es gleich vorweggenommen werden:

Frauen *können* in der Stillzeit erneut schwanger werden,
vor allem, wenn sie ihr Zervixsekret nicht beobachten!

Warum also die Diskussion, ob stillende Frauen fruchtbar sind? Jede von uns hat eine Nachbarin, Freundin oder Verwandte, die beschwört, in der Stillzeit schwanger geworden zu sein – oder gerade nicht. Solche Erfahrungsberichte werden schnell zur Messlatte, anhand der wir uns ein Urteil über das Stillen und seine Effektivität als Verhütungsmethode bilden.

Zum Teil ist die Verwirrung darin begündet, dass die meisten Stillenden meinen, Sex bliebe ohne Konsequenzen, solange die Menstruation ausbleibt. Keine Periode, kein Problem – oder? Falsch! Wer dieses Buch gelesen hat, weiß, wo hier der Denkfehler liegt. Der Eisprung geht der Menstruation *voraus*. Nur weil Ihre Periode noch nicht wieder eingesetzt hat, können Sie trotzdem einen Eisprung haben und schwanger werden!

Der Grund, warum manche Mütter trotz Stillens schwanger werden und andere nicht, liegt tatsächlich an der Weise, *wie* sie stillen – oder konkret in seiner Intensität und Häufigkeit. Dabei sind die biologischen Vorgänge recht simpel, denn jeder Saugvorgang an der Brust setzt bei der Mutter Prolaktin und Oxytozin frei, die ovulationsauslösende Hormone hemmen, etwa das Luteinisierende Hormon (bekannt von der berühmten LH-Spitze).

WIE WIRKT SICH DAS STILLEN AUF DIE FRUCHTBARKEIT AUS?

Verschiedene Weisen, die Brust zu geben, beeinflussen in jeweils unterschiedlicher Weise das Wiedereinsetzen des Eisprungs. Wenn Sie Ihr Kind stillen möchten, sollten Sie die Vorzüge, Nachteile, Annehmlichkeiten und Folgen von drei unterschiedlichen Stillweisen gegeneinander abwägen. Konkret sind es drei Faktoren, die in der Stillzeit den Eisprung unterdrücken:

- Stilldauer in Monaten
- Häufigkeit des Anlegens innerhalb von 24 Stunden
- Stillintensität – oder speziell der Zeitpunkt, ab dem Sie Ihr Baby mit der Flasche füttern, Beikost einführen usw.

Stilldauer

Unter den entscheidenden Faktoren, die sich auf die Fruchtbarkeit auswirken, ist die Stilldauer der naheliegendste. Gemeint ist der Gesamtzeitraum, in dem Sie die Brust geben. Erwartungsgemäß gilt: Je mehr Monate Sie stillen, desto größer die Chancen auf eine Unterdrückung des Eisprungs.

Häufigkeit des Anlegens

Je häufiger Sie Ihr Baby stillen, desto unwahrscheinlicher ist der Eintritt des Eisprungs. Von daher hat die *Häufigkeit* des Anlegens noch vor der Stilldauer den größten Einfluss auf die Empfängnisfähigkeit. Saugt Ihr Baby im 20-Minuten-Rhythmus je zwei Minuten lang, wird dies die Ausschüttung von Prolaktin eher in Gang setzen, als wenn es nur einmal pro Stunde sechs Minuten saugt.

Realistischerweise müsste Ihr Baby während des Tages mindestens alle zwei bis drei Stunden und in der Nacht alle vier Stunden an der Brust saugen, damit sich Ihre unfruchtbare Phase faktisch verlängert. Entscheidend ist: *Je länger und häufiger Ihr Baby nicht an der Brust ist, desto früher wird der Eisprung wieder eintreten.*

Stillintensität

Es gibt im Wesentlichen zwei Arten der Brusternährung: Teilstillen und ausschließliches Stillen. Wie so oft, haben sie jeweils Vor- und Nachteile:

Teilstillen ist das am häufigsten praktizierte Stillverhalten bei Frauen in den Entwicklungsländern. Hier kann der Säugling nach einem festen Zeitplan an die Brust gelegt werden, und die Mutter freut sich, wenn er in der Nacht so früh wie möglich durchschläft (lässt sich ihr das verdenken?!). Außerdem beginnt die Mutter vielleicht schon wenige Wochen oder Monate nach der Entbindung Flaschennahrung, Babykost und Getreidebrei zuzufüttern.

Das Baby wird häufig mit einer Kombination aus Brustgeben, abgepumpter Muttermilch und Fläschchen gefüttert. Dies ist zwar praktisch, schränkt aber die Saughäufigkeit an der Brust stark ein – aus diesem Grund ist es nicht ungewöhnlich, dass bei der Mutter etwa drei Monate nach der Entbindung erstmals wieder ein Eisprung und die Regel auftreten.

Ausschließliches Stillen umfasst das Brustgeben *am Tag und in der Nacht,* wann immer das Baby in den ersten sechs Monaten danach verlangt. Seine Ernährung erfolgt ausschließlich über die Mutterbrust. Das Kind ist immer in der Nähe der Mutter.*

* Experten haben festgestellt, dass die Chancen auf Eintritt des Eisprungs nur zwei Prozent betragen, wenn Sie die drei Kriterien der Laktationsamenorrhö-Methode (LAM) erfüllen (Laktation bedeutet Milchbildung und Amenorrhö das Ausbleiben der Menstruation):

- Ihre Regel hat sich noch nicht eingestellt.
- Sie stillen voll oder nahezu voll.
- Ihr Baby ist noch keine sechs Monate alt.

Der Grund, warum die LAM nur als Anmerkung zum ausschließlichen Stillen erwähnt wird, ist, dass Studien vor allem auf Frauen in Entwicklungsländern beruhen, wo dieses Stillverhalten anders praktiziert wird als in unseren westlichen Gesellschaften. So werden die Kinder im Tragetuch umhergetragen und können rund um die Uhr an der Brust saugen, was den Eisprung unterdrückt. Zudem schlafen sie meist bei ihren Müttern, was ihnen noch mehr Gelegenheit zum Saugen bietet. Diese Art der Brusternährung schließt feste Stillzeiten, Zufüttern, Schnuller, Fläschchen und das Füttern von abgepumpter Milch aus. Nur wenige Frauen in Industrieländern leben ein solch ständiges Zusammensein mit ihrem Kind. Daher können sich Frauen in Industrieländern normalerweise auch nicht auf das Stillen als effektive Verhütungsmethode verlassen.

Bei dieser Stillweise erhält der Säugling ausschließlich die Milch der Mutter, ohne jedes Zufüttern. Faktisch könnte eine Frau auch außer Haus arbeiten und die Brust entleeren, während jemand anderes dem Baby derweil die Flasche gibt. Das ersetzt das Stillen nicht! Es muss Ihnen klar sein: Wenn Ihr Baby nicht saugen kann, wann immer es möchte, kann Ihre Fruchtbarkeit schneller wiederkehren, als Ihnen lieb ist. Um ungewollte Überraschungen zu vermeiden, sollten Sie die in der Tabelle auf Seite 449 aufgeführten Regeln genau befolgen.

Auch wenn viele Mütter in der Nacht mindestens alle vier bis fünf Stunden die Brust geben, kommt es doch vor, dass das Baby in einem anderen Raum und mit längeren Stillpausen schläft. Diese Praxis fällt definitionsgemäß noch in die Kategorie des »ausschließlichen Stillens«, wobei ein fester Stillzeitplan und vergleichsweise lange Trennungen vom Kind durchaus möglich sind. Meist kann die Mutter dann ihre erste Monatsblutung innerhalb etwa eines Jahres erwarten.

DIE RICHTIGE STILLWEISE WÄHLEN

Die Entscheidung für ein geeignetes Stillverhalten ist eine sehr persönliche. Wie und wie lange Sie Ihr Kind stillen, wird von vielen Faktoren abhängen, darunter Ihrer Lebensweise und den Zielen, die Sie sich gesetzt haben, Ihrer gesundheitlichen Konstitution und dem Allgemeinbefinden Ihres Babys. Wichtig ist, dass Sie sich von niemandem ein schlechtes Gewissen einreden lassen.

Dabei sollte die junge Mutter nicht nur die eigenen Bedürfnisse und Wünsche, sondern auch die des Säuglings berücksichtigen. Wenn eine Frau beabsichtigt, längerfristig zu stillen, bedeutet dies ein häufiges Anlegen des Säuglings am Tag wie in der Nacht, um die kontinuierliche Stimulation der Brust und eine ausreichende Milchbildung zu gewährleisten. Daher kann sie überlegen, ob das Kind nachts bei ihr im Bett oder in einer Wiege direkt neben dem Bett schlafen und tagsüber in einem Tragetuch mitgeführt werden soll. Dies alles wird ein häufiges Saugen erleichtern.

Wenn eine Mutter nach drei bis vier Monaten wieder arbeiten gehen und dennoch ihr Kind längerfristig stillen möchte, wird sie überlegen müssen, ob und wie oft sie die Brust entleeren kann, wenn sie nicht zu Hause ist. Bei einer längeren Stilldauer muss sie sich Gedanken machen, was passiert, wenn das Baby nachts mehr als vier oder fünf Stunden am Stück zu schlafen beginnt. Soll sie es wecken, schlafen lassen oder Milch abpumpen? Wenn sie zunächst voll stillt und sich vor Ablauf von sechs Monaten zur Einführung von Beikost entschließt, muss sie mit einem früheren Eintritt des ersten Eisprungs rechnen, kann aber auch die Freiheit größerer Mobilität und Unabhängigkeit genießen.

Sollte Ihnen aber jemals das Stillen zur Last fallen, ist es sicher an der Zeit, Ihre Ziele und Pläne zu überdenken. Es gibt hier kein Richtig oder Falsch. Jede Frau muss die für sie passende Balance finden, die ihre persönlichen Vorlieben und Lebensweise ebenso berücksichtigt wie ihre Einstellung gegenüber einem Prozess, der zutiefst befriedigend ist, aber auch viel Zeit in Anspruch nimmt.

FAM-TABELLEN UND DER ÜBERGANG ZUR WIEDERKEHRENDEN FRUCHTBARKEIT

Stillende Mütter werden an ihrem Zervixsekret fast immer deutliche Signale für eine Rückkehr ihrer Fruchtbarkeit beobachten können. Meist treten viele Episoden mit Zervixsekret auf, die etwas länger andauern als normal, währenddessen der Körper nach monatelangem Ausbleiben des Eisprungs versucht, ihn endlich wieder herbeizuführen. Meistens folgt eine Reihe von »Fehlstarts« mit mehr und mehr sporadisch auftretendem Zervixsekret von fruchtbarer Qualität, während sich Ihr Körper um die Überschreitung der Östrogen-Schwelle bemüht, ab der die Freigabe der Eizelle möglich ist.

In jedem Fall müssen Sie, um in der Stillzeit FAM-Tabellen zu führen, erst das Ende des Wochenflusses (Lochia) abwarten. Diese Blutung geht von der Stelle der Gebärmutterschleimhaut aus, wo die Plazenta bis zur Entbindung eingebettet war. Mit Abheilung der Wundfläche wird der Ausfluss, der bis etwa fünf Wochen nach der Geburt anhalten kann, immer weniger rot.

Etwa bis zu sechs Wochen nach der Geburt sollten Sie auf Sex verzichten, um Körper und Zervix die Möglichkeit zu geben, sich vom Geburtsvorgang zu erholen. Nach einer vaginalen Entbindung werden Sie feststellen, dass sich der Muttermund bei der Selbstuntersuchung nun eher wie ein kleiner, quer verlaufender Schlitz als wie ein Grübchen anfühlt (siehe Seite 100). Es kann also etwas dauern, bis Sie sich mit seinen nachgeburtlichen Zuständen vertraut gemacht haben. Wenn Sie dann wieder für das Führen von Zyklusaufzeichnungen bereit sind, erfahren Sie im Anhang J ab Seite 450 mehr über die Anwendung der FAM bei Anovulation (unabhängig von der Ursache für den fehlenden Eisprung, einschließlich des Stillens).

Auf Seite 449 finden Sie auch einen praktischen Überblick über die verschiedenen Regeln der FAM, die je nach der gewählten Stillweise zu befolgen sind. Befassen Sie sich mit dem Thema, und lesen Sie die Textpassagen mehrere Male sorgfältig durch – vor allem dann, wenn Sie planen, das Stillen auch zu Verhütungszwecken einzusetzen.

NORMALISIERUNG DER ZYKLEN NACH DER ENTBINDUNG

Typische Zyklen vor der Entbindung

Phase 1	Phase 2	Phase 3
Vor dem Eisprung	Um den Eisprung	Nach dem Eisprung
Geringe Fruchtbarkeit	Fruchtbar	Unfruchtbar

Die ersten drei Zyklen nach der Entbindung

Ihr erster Zyklus kann monatelang oder sogar ein Jahr andauern, bis endlich der Eisprung eintritt. Zuerst wird etwa 5 Wochen ein mit Blut durchsetztes Sekret (Lochia) aus der abheilenden Gebärmutter abfließen. Aber auch in diesen Monaten der Unfruchtbarkeit können sich Episoden mit nassem Zervixsekret einstellen, die als potenziell fruchtbar zu behandeln sind. Anschließend – nach dem Eisprung – ist Ihre erste Lutealphase meist kürzer als gewohnt.

1. Zyklus nach der Geburt

1	2	1	2	1	2	1	2	3
Geringe Frucht-barkeit	Fruchtbar (nasse Episoden)	Geringe Frucht-barkeit	Fruchtbar (nasse Episoden)	Geringe Frucht-barkeit	Fruchtbar (nasse Episoden)	Geringe Frucht-barkeit	Fruchtbar (nasse Episoden)	

Ihr zweiter Zyklus kann relativ normal verlaufen, doch seien Sie nicht überrascht, wenn die fruchtbare Phase länger und die Lutealphase kürzer sind als üblich.

2. Zyklus nach der Geburt

1	2	3
Geringe Frucht-barkeit	Fruchtbar	Unfrucht-bar

Ihr dritter Zyklus hat oft die normalen Phasen, die Sie vor der Schwangerschaft gewohnt waren.

3. Zyklus nach der Geburt

1	2	3
Geringe Fruchtbarkeit	Fruchtbar	Unfruchtbar

EIN PAAR ABSCHLIESSENDE WORTE ZUR NATÜRLICHEN VERHÜTUNG IN DER STILLZEIT

Beim Übergang von der Entbindungsphase zum Wiedereintritt des Zyklus sollten Sie vor allem auf alle Veränderungen des Zervixsekrets achten, die einen Eisprung ankündigen könnten. Bis diese Veränderungen sich bemerkbar machen, ziehen Sie es vielleicht vor, auf das Temperaturmessen zu verzichten. Sobald Sie aber angefangen haben, Ihre Morgentemperatur wieder zu messen, haben Sie bei jeder Ungewissheit die Möglichkeit, die Zervixlage als zusätzliches Fruchtbarkeitszeichen heranzuziehen.

Sie sollten nicht überrascht sein, wenn über Wochen oder gar Monate hinweg immer wieder mal »nasses« Zervixsekret auftritt, bevor sich die Zyklen normalisieren. Das kann durchaus frustrierend sein, falls Sie eine erneute Schwangerschaft vermeiden möchten. In länger andauernden Phasen mit »nassem« Zervixsekret entscheiden Sie sich am besten für Enthaltsamkeit oder für eine Barrieremethode.

Bedenken Sie eines: Ihr Körper hat lange keinen Eisprung mehr eingeleitet. Bis die gewohnten Muster sich wieder einpendeln, kann es eine ganze Weile dauern. Das stellt zwar Ihre Geduld ein wenig auf die Probe, aber in nicht allzu ferner Zukunft – sagen wir mal in 15 Jahren – wird sich Ihr jetzt noch kleines Schätzchen vielleicht das erste Mal verlieben. Dann stellen sich Ihnen als Mutter plötzlich ganz andere Fragen als die der eigenen Verhütung!

REGELN DER NATÜRLICHEN EMPFÄNGNISVERHÜTUNG IN DER STILLZEIT			
Anteil des Stillens	**Regeln der natürlichen Empfängnisverhütung**	**Wann Sie wieder mit der Beobachtung von Zervixsekret, Temperaturmessen und dem Beobachten der Zervixlage beginnen**	**Anmerkungen**
Gar kein Stillen (ausschließlich Flaschenfütterung)	Regel zu den »unveränderten« Tagen Episodenregel Diese beiden Regeln (siehe Anhang J) gelten, bis ein Temperaturanstieg den Eisprung bestätigt. Anschließend gelten wieder die normalen FAM-Regeln: Fünf-Tage-Regel Regel zu »trockenen« Tagen »Peak Day«-Regel Temperaturanstiegsregel	**Zervixsekret:** Nach Abklingen des Wochenflusses etwa fünf Wochen nach der Entbindung **Temperatur:** Etwa drei Wochen nach der Entbindung **Zervixlage:** Nachdem der Arzt grünes Licht für Sex gegeben hat – meist etwa vier bis sechs Wochen nach der Entbindung	Die Zyklen können etwa sieben bis neun Wochen nach der Entbindung wieder einsetzen. Sie gehen von einer prä-ovulatorischen Phase aus, bis ein Temperaturanstieg etwa zwei Wochen vor der Periode den Wiedereintritt des Eisprungs bestätigt. (Bedenken Sie: Die ersten Lutealphasen nach der Entbindung können kurz sein.)
Teilstillen Sie füttern mit der Flasche, Säfte oder Beikost zu. Sie können einen Schnuller anbieten. Dies bedeutet auch, dass Sie tagsüber weniger als alle vier Stunden und nachts weniger als alle sechs Stunden stillen.	Regel zu den »unveränderten« Tagen Episodenregel Diese beiden Regeln (siehe Anhang J) gelten, bis ein Temperaturanstieg den Eisprung bestätigt. Anschließend gelten wieder die normalen FAM-Regeln: Fünf-Tage-Regel Regel zu trockenen Tagen »Peak Day«-Regel Temperaturanstiegsregel	**Zervixsekret:** Nach Abklingen des Wochenflusses etwa fünf Wochen nach der Entbindung **Temperatur (je nachdem, was zuerst eintritt):** • Wenn Sie eine Veränderung in Ihrem BIP zu nassem Zervixsekret sehen • Wenn eine Blutungsepisode auftritt • Wenn Sie seltener stillen • Wenn Sie Beikost einführen **Zervixlage:** Nachdem der Arzt grünes Licht für Sex gegeben hat – meist etwa vier bis sechs Wochen nach der Entbindung	Das Teilstillen stellt besondere Herausforderungen an die FAM-Tabellen, weil der Eintritt des Eisprungs schwerer abzusehen ist. Sie gehen von einer prä-ovulatorischen Phase aus, bis ein Temperaturanstieg etwa zwei Wochen vor der Periode den Wiedereintritt des Eisprungs bestätigt. (Bedenken Sie: Die ersten Lutealphasen nach der Entbindung können kurz sein.)
Ausschließliches Stillen Sie stillen Ihr Baby tagsüber und nachts nach Bedarf. Seine gesamte Ernährung erfolgt über die Brust, da Sie keine Flasche geben oder zufüttern, ja nicht einmal einen Schnuller anbieten. Dies bedeutet auch, dass Sie tagsüber mindestens alle zwei bis drei Stunden und nachts mindestens alle vier bis fünf Stunden stillen.	Regel zu den »unveränderten« Tagen Episodenregel Diese beiden Regeln (siehe Anhang J) gelten, bis ein Temperaturanstieg den Eisprung bestätigt. Anschließend gelten wieder die normalen FAM-Regeln: Fünf-Tage-Regel Regel zu trockenen Tagen »Peak Day«-Regel Temperaturanstiegsregel	**Zervixsekret:** Nach Abklingen des Wochenflusses etwa fünf Wochen nach der Entbindung **Temperatur (je nachdem, was zuerst eintritt):** • Wenn Sie eine Veränderung in Ihrem BIP zu nassem Zervixsekret sehen • Wenn eine Blutungsepisode auftritt • Wenn Sie die Stillhäufigkeit tagsüber auf weniger als alle drei Stunden und nachts auf weniger als alle vier bis fünf Stunden reduzieren • Beikost einführen **Zervixlage:** Nachdem der Arzt grünes Licht für Sex gegeben hat – meist etwa vier bis sechs Wochen nach der Entbindung	In den ersten sechs Monaten können Sie sich an der Laktationsamenorrhö-Methode (LAM) orientieren. Dennoch sollten Sie Ihr Zervixsekret weiter beobachten, um Überraschungen zu vermeiden! (Siehe Anmerkung Seite 444.) LAM-Kriterien sind: 1. Die Regel hat sich noch nicht wieder eingestellt (Blutungen vor dem 56. Tag können Sie ignorieren). 2. Das Baby ist noch keine sechs Monate alt. 3. Sie stillen voll, wie in der ersten Spalte definiert.

Die FAM bei langen Zyklen und in Phasen ohne Eisprung

Wenn Ihre FAM-Tabellen einen regulären Eisprung kenntlich machen, können Sie dieses Kapitel überspringen. Falls das aber nicht der Fall ist oder Ihre Zyklen länger als 38 Tage dauern, blättern Sie jetzt noch einmal zurück, und vergegenwärtigen Sie sich die Grundlagen in Kapitel 6 und 11.

Stillende Mütter sollten außerdem Anhang I lesen, der speziell auf die Anwendung der FAM in der Stillzeit eingeht.

Welche Ursache die Anovulation auch bei Ihnen hat – bedenken Sie bitte, dass die FAM in solchen Übergangsphasen schwieriger zu erlernen ist. Falls sich bei Ihnen Fragen in dieser Zeit auftun, lassen Sie sich von einem Spezialisten beraten (Seite 473 f.).

Jede gesunde Frau hat ungefähr 400 Regelblutungen in ihrem Leben. Nicht jeder Blutung aber geht ein Eisprung voraus. Von daher ist auch nicht jede Blutung automatisch eine Menstruation. Tatsächlich können Eisprung oder Regel über Monate hinweg ausbleiben, oder es stellt sich eine anovulatorische Blutung ein. Am wahrscheinlichsten treten anovulatorische Zyklen in diesen Fällen auf:

- im Teenageralter
- nach dem Absetzen der Antibabypille
- bei PCOS oder anderen hormonellen Befunden wie einer Über- oder Unterfunktion der Schilddrüse
- bei großer körperlicher Anstrengung oder einem extrem niedrigen Körperfettanteil
- bei Stress infolge von Krankheit, Reisen und anderen Faktoren
- nach der Entbindung – gleich ob Sie stillen oder nicht
- in den Wechseljahren

Bei den meisten Frauen wird sich hin und wieder ein anovulatorischer Zyklus einstellen. Die Anovulation kann eine vorübergehende Phase sein, die sich über ein, zwei Monate hinzieht – oder auch über mehrere Jahre. Wichtig ist, dass Sie sich merken: Nach einem Eisprung folgt eine Periode (außer Sie sind schwanger), aber einer Blutung geht nicht zwangsläufig ein Eisprung voraus.

Und ohne Eisprung ist die Frau doch unfruchtbar, oder? Hm, jein! Bei Ausbleiben des Eisprungs ist eine Frau eindeutig nicht fruchtbar. Paradoxerweise können jedoch anovulatorische oder abnorm lange Zyklen schwieriger zu deuten sein, weil die charakteristischen Muster der Fruchtbarkeit in diesen Zyklen nicht auftreten. Es fehlt die übliche Aufbauphase von »fruchtbarem« Zervixsekret, gefolgt von einer Zeit der Austrocknung und einem Temperaturanstieg. Insofern müssen Sie bei der Anwendung der FAM jeden Tag in diesen speziellen Zyklen als Teil der prä-ovulatorischen Phase behandeln, weil der Eisprung ja noch kommen *könnte*.*

IHR GRUNDMUSTER DER UNFRUCHTBARKEIT (BIP), WENN DER EISPRUNG AUSBLEIBT

Wie in Kapitel 6 beschrieben, verbindet sich mit dem Eisprung ein Grundmuster der Unfruchtbarkeit (BIP) – gemeint ist ein bestimmter Typ von Zervixsekret, der sich in den wenigen Tagen nach der Periode bildet, bis der sogenannte Umschlagspunkt das Steigen der Östrogen-Spiegel ankündigt. Bei einigen Frauen kann das BIP mehrere Tage lang mit einem »trockenen« Gefühl verbunden sein, bei anderen ist es eher »klebrig« oder jedenfalls »nicht nass«. Wichtig ist, dass das Muster *Tag für Tag unverändert in derselben Qualität* auftritt. Frauen mit sehr kurzen Zyklen haben vermutlich kein BIP, sondern beobachten direkt nach ihrer Periode ein dünnflüssiges Sekret, das auf einen frühen Eisprung hinweist.

Bei *anovulatorischen* oder abnorm langen Zyklen wird Ihr BIP wahrscheinlich wochen- oder gar monatelang anhalten. Viele Frauen in einer längeren Phase ohne Ovulation haben Tag für Tag ein ständig »trockenes« Scheidengefühl. Andere wiederum stellen fest, dass über Tage hinweg dieselbe Art von unverändert »nicht nassem« Sekret bei ihnen auftritt.

Wenn sich in der Woche nach Ende der Periode nicht die gewohnten Sekretmuster zeigen, spiegelt dies eindeutig einen Mangel an Aktivität in Ihren Eierstöcken wider. Solche Tage werden in den Zyklusaufzeichnungen daher behandelt, als wären sie »trockene« Tage. Bestimmen sie jedoch *zuerst einmal* Ihr anovulatorisches BIP eindeutig. Wie das geschieht, erfahren Sie auf der nächsten Seite.

* Dieser Anhang befasst sich mit der Schwangerschaftsverhütung in Phasen der Anovulation, ist aber auch für Frauen mit ungewöhnlich langen Zyklen hilfreich, denn die Problematik ist im Wesentlichen dieselbe. Das gilt für die zugrunde liegenden Ursachen ebenso wie für die Verhütungsmaßnahmen in dieser Zeit.

SO ERKENNEN SIE IHR GRUNDMUSTER DER UNFRUCHTBARKEIT (BIP)

Um Ihr Grundmuster der Unfruchtbarkeit (BIP) zu bestimmen, sollten Sie *zwei Wochen* lang keinen Sex haben, um jede Beeinträchtigung durch Sperma, Spermizide oder anderes, was die Auswertung des Zervixsekrets verfälschen könnte, auszuschließen. Wenn Sie über zwei Wochen hinweg das *unveränderte Muster* beobachten und sorgfältig in Ihrer Zyklustabelle aufzeichnen, können Sie Ihr BIP erkennen. Dann erst sollten Sie die beiden anovulatorischen Regeln in den rosa Textkästen unten und auf Seite 455 anwenden.

REGEL ZU DEN »UNVERÄNDERTEN TAGEN«

Ist Ihr zweiwöchiges Grundmuster der Unfruchtbarkeit (BIP) »trocken« oder weist es dieselbe Qualität von »nicht nassem« Zervixsekret auf, ist der Abend eines jeden »trockenen« oder unverändert »klebrigen« Tages unbedenklich. Wenn am nächsten Tag Restsperma Ihr Zervixsekret überdeckt, sollten Sie diesen Tag mit einem Fragezeichen vermerken und als nicht sicher ansehen. Frauen mit einem BIP aus dünnflüssigem Zervixsekret dürfen keine Unfruchtbarkeit annehmen, bis sich das BIP ändert.

Wie auf Seite 83 erklärt, können Sie nach dem Sex Sperma aus Ihrer Scheide entfernen, indem Sie es »auspressen«. Tritt am darauffolgenden Tag wieder dasselbe unverändert »trockene« oder »nicht nasse« Zervixsekret auf, ist ungeschützter Geschlechtsverkehr am selben Abend unbedenklich.

Regel zu den »unveränderten Tagen« bei »klebrigem« Sekret

Verhütungsmittel															–					–	–					–				–	–	–					–			–
Zyklustag	1	2	3	4	5	6	7	8	9	10	11	12	13	14	15	16	17	18	19	20	21	22	23	24	25	26	27	28	29	30	31	32	33	34	35	36	37	38	39	40
eiklarartig																																								
cremig																																								
PERIODE, Schmierblutung, trocken oder klebrig																																								
Fruchtbare Phase und Peak Day																																								
Scheidengefühl															klebrig →																									

Corries BIP-Kurve. Corrie verzichtete zwei Wochen lang auf Sex, um ihr Grundmuster der Unfruchtbarkeit (BIP) zu bestimmen. Sobald sie herausgefunden hatte, dass ihr BIP aus einer gleichbleibend »klebrigen« Konsistenz des Zervixsekrets besteht, betrachtete Corrie den Abend eines jeden Tages mit diesem »klebrigem« Sekret als unfruchtbar an.

ZWEI SCHWIERIGE GRUNDMUSTER DER UNFRUCHTBARKEIT (BIP)

1) »Trockenes« *und* »klebriges« Zervixsekret

Es kann Zeiten in Ihrem Leben geben, in denen Ihr Zervixsekret während der zweiwöchigen Beobachtungsphase, in der Sie Ihr BIP veststellen wollen, nicht Tag für Tag einfach nur »trocken« ist, sondern ein Muster aus »trockener« *und* »klebriger« Konsistenz aufweist.

Wenn Sie die Fruchtbarkeitsmethode erst seit Kurzem zu Verhütungszwecken anwenden, empfehle ich Ihnen, *nur* den Abend von *trockenen* Tagen als unbedenklich für ungeschützten Sex anzusehen, bis Sie mit Sicherheit bestätigen können, dass Ihr Grundmuster der Unfruchtbarkeit (BIP) mindestens zwei Wochen lang (besser aber noch länger) zwischen »trockener« und »klebriger« Sekretkonsistenz abwechselt.

Erfahrenere Anwenderinnen der FAM können entscheiden, ob sie dieses kombinierte Sekretmuster als BIP verwenden wollen; dabei ist es entscheidend, jede noch so kleine Veränderung hin zu einer »nassen« Sekretkonsistenz mit besonderer Aufmerksamkeit zu registrieren und in den Zyklusaufzeichnungen zu dokumentieren.

In jedem Fall muss Ihnen klar sein, dass eine Kombination aus »trockenem« und »klebrigem« Zervixsekret als BIP ein etwas größeres Risiko darstellt, schwanger zu werden, wenn Sie mit der Fruchtbarkeitsmethode verhüten möchten. Aus diesem Grund rate ich Ihnen unbedingt dazu, sich vor dem Sex zu vergewissern, dass direkt am Muttermund kein »nasses« Zervixsekret vorhanden ist (siehe Anhang G zur inneren Untersuchung). Zumindest aber sollten Sie als zusätzliche Absicherung prüfen, ob Ihre Zervix zu diesem Zeitpunkt tatsächlich fest, niedrig und geschlossen ist.

Und vielleicht kommen Sie nach der Untersuchung zu der Entscheidung, dass dieses »trocken-klebrige« Sekretmuster für Sie zu sehr mit dem Risiko, schwanger zu werden, behaftet ist, und sind daher an den »nicht nassen« Tagen enthaltsam oder verwenden Barrieremethoden.

Wie Sie ein Grundmuster der Unfruchtbarkeit (BIP) mit einer Kombination aus »trockenen« und »klebrigen« Tagen in Ihren Zyklusaufzeichnungen dokumentieren, zeigt Sashas Tabelle auf der nächsten Seite.

Regel zu den »unveränderten Tagen« bei »trockenem« *und* »klebrigem« Sekret

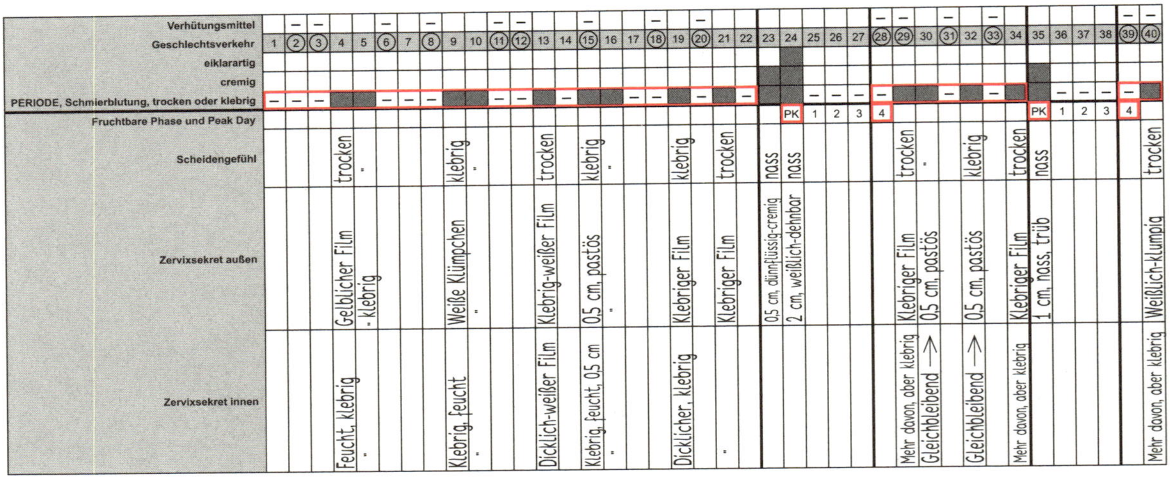

Sashas FAM-Tabelle. Sasha ist professionelle Eiskunstläuferin und hat sie so gut wie kein Körperfett. Ständiger Leistungsdruck und geringes Körpergewicht hat bei ihr dazu geführt, dass ihr Eisprung in der Wettkampfzeit ganz ausbleibt. Deshalb verzichtete Sasha in den zwei Wochen vor Beginn dieses Kurvenblatts auf Sex, um ihr BIP zu bestimmen, das eine Kombination aus »trockenen« und »klebrigen« Tagen ist.

Sasha hätte jeden Tag mit »trockenem« oder mit »klebrigem« Sekret als sicher annehmen können, aber sie entschied sich nur an den »trockenen« Tagen für ungeschützten Verkehr. An Tag 55 verwendete ihr Partner ein Kondom, als sie »klebriges« Sekret feststellte. In den Monaten der Anovulation achtete Sasha auf gelegentlich auftretendes »nasses« Zervixsekret und war in dieser Zeit sowie nach dem letzten Tag der Episode noch vier Tage lang abstinent (»Patch Day« plus 4; die Episodenregel wird auf der nächsten Seite erläutert).

Interessant ist, dass sich bei Sasha an Tag 64 das erste Mal seit Monaten ein eilarartiges Sekret einstellte. Temperaturmessungen hätten ihr durch einen Anstieg verraten, ob die Episode schließlich zum Eisprung geführt hat. Wie sich herausstellte, war das nicht der Fall, was daran zu erkennen ist, dass in den darauffolgenden zwölf bis 16 Tagen keine Periode einsetzte.

2) Dünnflüssiges Zervixsekret

Frauen mit einem gleichbleibend »nassen« Grundmuster der Unfruchtbarkeit (BIP) sollten sich als potenziell fruchtbar ansehen. Dies kann beim Verhüten zwar frustrierend sein, aber der Versuch, tatsächlich zwischen zwei unterschiedlichen Nässegraden im Sekret differenzieren zu wollen, wäre einfach zu riskant. Vielleicht erwägen Sie auch eine ärztliche Untersuchung, um eine Infektion oder Zervixerkrankung auszuschließen. Sind Sie aber gesund, empfiehlt sich Abstinenz oder die Verwendung von Barrieren, bis der Eisprung sich wieder normalisiert.

ÜBERGANGSPHASE: DER EISPRUNG KÜNDIGT SICH AN

In Phasen in Ihrem Leben, in denen der Eisprung ausbleibt oder die Zyklen außerordentlich lang sind, kann der Körper etliche Versuche einer Ovulation unternehmen, bevor sie tatsächlich eintritt. In diesen Übergangsphasen bemerken Sie nach einem wochen- oder monatelang andauerndem BIP (zum Beispiel »trocken« oder »klebrig«) vielleicht Episoden mit »fruchtbarerem« Zervixsekret oder einem feuchteren Scheidengefühl und dazwischen »trockene« oder »nicht nasse« Tage. Diese Episoden können einen oder mehrere Tage lang sein.

Auf solche Veränderungen zu achten ist enorm wichtig, denn sie spiegeln die hormonelle Aktivität wider, die schließlich zum Eisprung führen kann. Wenn Sie also »klebrige« Episoden in »trockenen« Phasen oder »trockene« Episoden in »klebrigen« Phasen bemerken, gilt die folgende Verhütungsregel:

EPISODENREGEL (»PATCH DAY« PLUS 4)

Ist Ihr zweiwöchiges Grundmuster der Unfruchtbarkeit (BIP) »trocken« oder weist Tag für Tag dieselbe Qualität von »klebrigem« Zervixsekret auf, ist ungeschützter Verkehr am Abend eines jeden »trockenen« oder unverändert »nicht nassen« Tages unbedenklich. Sowie aber eine Veränderung in Ihrem BIP zu einem nassen Zervixsekret oder nassem Gefühl oder auch eine Blutung auftritt, gelten Sie als fruchtbar bis zum **Abend des vierten »nicht nassen« Tages nach dem »Patch Day«**. Er ist der *letzte* Tag einer Episode mit »fruchtbarerem« Sekret in Ihrem BIP.

Episodenregel bei »trockenem« BIP

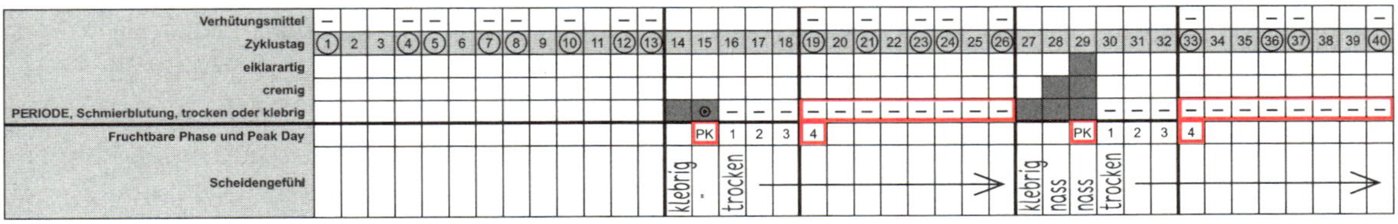

Jacquelines Kurve. Als sie zwischen »trockenen« Tagen gelegentlich Schmierblutungen, »klebriges« oder »nasses« Sekret bemerkte, wertete Jacqueline die Zeit bis zum vierten Tag nach dem »Patch Day« als fruchtbar. Hier begann die erste fruchtbare Episode an Tag 54 und dauerte bis zum »Patch Day« plus 4 bzw. bis zum Nachmittag von Tag 59. Danach sah sie alle Abende der »trockenen« Tage als unbedenklich an, bis an Tag 67 die nächste Episode folgte. Bei Zyklen von über 40 Tagen können Sie den ersten Tag im neuen Zyklusblatt zum 41. Tag umnummerieren. (Unfruchtbare Abende rot markiert.)

Episodenregel bei »klebrigem« BIP

Zyklustag	(1)	2	3	(4)	(5)	(6)	7	8	9	(10)	(11)	12	13	(14)	15	(16)	17	18	19	20
Verhütungsmittel	–			–	–	–				–	–			–		–				
eiklarartig																				
cremig																				
PERIODE, Schmierblutung, trocken oder klebrig																			⊙	
Fruchtbare Phase und Peak Day																			PK	1
Scheidengefühl																	nass	·	·	klebrig

Zyklustag	21	22	(23)	24	(25)	(26)	27	(28)	29	(30)	31	32	33	34	35	(36)	37	(38)	(39)	40
Verhütungsmittel			–		–	–		–		–						–		–	–	
eiklarartig																				
cremig																				
PERIODE, Schmierblutung, trocken oder klebrig																				
Fruchtbare Phase und Peak Day	2	3	4									PK	1	2	3	4				
Scheidengefühl	→										nass	·	klebrig	→						

Kirstens FAM-Tabelle. Episodenregel bei BIP mit »klebrigen« Tagen. Als Kirsten zwischen »klebrigen« Tagen Episoden mit Schmierblutung oder nassem Sekret bemerkte, wertete sie die Zeit bis zum vierten Tag nach dem »Patch Day« als fruchtbar. Die erste fruchtbare Episode begann an Tag 57 (nicht in der Teblle abgebildet) und dauerte bis zum »Patch Day« plus 4 bzw. bis Tag 63. Danach sah Kirsten alle Abende der »klebrigen« Tage als unbedenklich an, bis an Tag 71 die nächste Episode folgte. Tag 72 vermerkte sie als »Patch Day«, sodass der Abend von Tag 76 wieder sicher war. (Unfruchtbare Abende rot markiert.)

Schmierblutung oder Blutung in anovulatorischen Phasen

Bemerken Sie in Phasen ohne Eisprung gelegentliche Schmierblutungen oder Blutungen, müssen Sie diese Tage unbedingt als potenziell fruchtbar behandeln. Eine Blutung kann den Beginn hormoneller Aktivität zur Einleitung des Eisprungs anzeigen oder auch die Mittelblutung selbst sein. Entscheidend für das Erkennen einer echten Menstruation ist ein Temperaturanstieg, der ihr zwölf bis 16 Tage vorausgeht. Messen Sie keine Temperatur, sollten Sie trotzdem Ausschau nach einem scheinbaren »Peak Day« halten (oder nach einer Episode von Zervixsekret, das seinen *Höhepunkt* in einer Konsistenz wie »eiklarartig«, »spinnbar« oder »gleitfähig« findet). Sollte zwölf bis 16 Tage darauf eine menstruationsähnliche Blutung erfolgen, können Sie sicher sein, dass es eine echte Menstruation ist.

Die Entscheidung, wann Tag 1 eines neuen Zyklus beginnt, ist knifflig, solange unklar ist, ob eine echte Menstruationsblutung vorliegt. Entweder eröffnen Sie bei jeder sporadischen Blutung ein neues Zyklusblatt, oder Sie führen Ihre Aufzeichnungen weiter, so als wäre dies ein durchgängiger, vielleicht monatelang dauernder Zyklus mit episodischen Blutungsphasen. Wichtig ist, dass Sie erkennen, wann es sich um eine echte Periode handelt. Messungen der Morgentemperatur würden zeigen, ob zwölf bis 16 Tage vor der Blutung ein Temperaturanstieg eingetreten ist. Bedenken Sie, dass Ihre Lutealphase anfangs sehr kurz sein kann, wenn nach monatelanger Anovulation erstmals ein Eisprung erfolgt. So kann ein echter »Peak Day« auftreten und nur acht Tage später die Regelblutung folgen. Sobald Sie vermehrt Episoden mit »fruchtbarem« Sekret bemerken, sollten Sie anfangen, Ihre Morgentemperatur wieder zu messen, denn eine der Episoden führt schließlich zum Eisprung, den ein Temperaturanstieg nachweist.

Beispiel für eine Mittelblutung

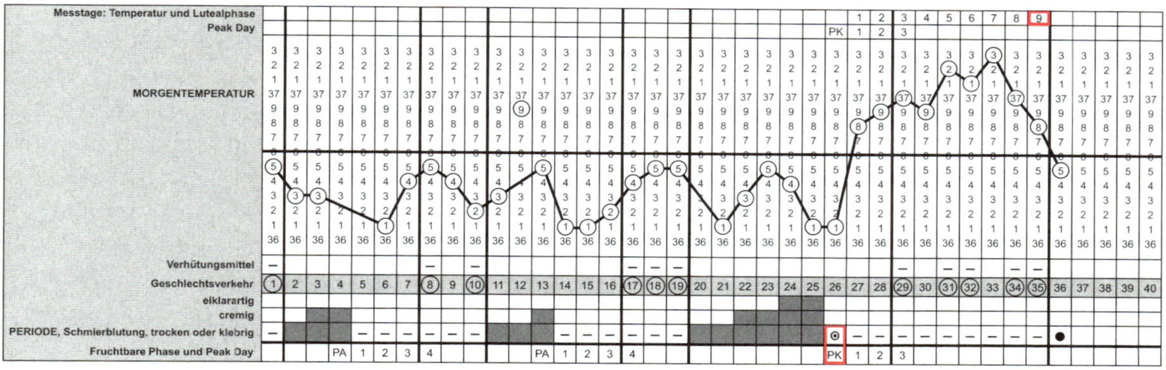

Geraldines FAM-Tabelle. Klassische Mittelblutung. Geraldine hatte schon seit Monaten keinen Eisprung mehr, sodass sie sehr aufmerksam Episoden von Zervixsekret zwischen ihren »trockenen« Tagen verfolgt. Sie wendete die Episodenregel (»Patch Day« plus 4) an. Eines Tages aber bemerkte sie, dass das »cremige« Zervixsekret über die sonst kurzen, nur ein oder zwei Tage langen Phasen hinaus auftritt.

Diese spezielle Episode begann an Tag 20 und gipfelte in zwei Tagen mit eiklarartigem Sekret, gefolgt von einem Tag mit leichter Blutung, dem klassischen Hinweis auf eine Mittelblutung. Und tatsächlich stieg danach Geraldines Temperatur an Tag 27 an und bestätigte mit großer Wahrscheinlichkeit den Eisprung. Ihre Lutealphase war aber eher kurz und dauerte nur neun Tage (das ist typisch für Frauen, die eine Zeit lang nicht ovuliert haben. Bis sich ihre Lutealphase wieder bei der normalen Länge von zwölf bis 14 Tagen einreguliert, kann es ein paar Zyklen dauern).

In der Tabelle oben sieht man, dass Geraldine einen Zyklus von vermutlich 80 oder sogar 120 Tagen Dauer hatte, das neue Zyklusblatt aber mit Tag 1 beginnt (statt mit Tag 41 wie in der vorherigen Tabelle). Handhaben Sie das ganz nach Ihrem Gefühl.

Selbstuntersuchung des Muttermunds

Ihr Muttermund ist ein hervorragendes Fruchtbarkeitszeichen, das vor allem in uneindeutigen Situationen immer zur Gegenkontrolle herangezogen werden kann, um möglichst große Gewissheit zu erhalten, dass Sie an diesem Tag ungeschützten Sex haben können, ohne schwanger zu werden. Der Muttermund sollte fest, niedrig und geschlossen sein, bevor Sie Unbedenklichkeit annehmen.*

* Nach einer vaginalen Entbindung wird der Muttermund nie ganz geschlossen sein, sondern sich eher wie ein kleiner quer verlaufender Schlitz anfühlen (siehe Abbildung Seite 100). In jedem Fall sollten junge Mütter nach der Entbindung mindestens zwei Monate auf die Selbstuntersuchung des Muttermunds verzichten, bis sich das Gewebe erholt hat.

Eine weniger vorsichtige Auslegung der Episodenregel

Auf Seite 455 war zu lesen, dass in einer langen anovulatorischen Phase, in der keine Temperaturanstiege auftreten, alle Episoden von Zervixsekret bis zum Abend des vierten Tages nach dem »Patch Day« als fruchtbar anzusehen sind.

Allerdings ist es nach Ansicht mancher Ärzte völlig ausreichend, bei einer Episode von *nicht nassem* (statt »nassem«) Zervixsekret lediglich den Abend des zweiten »nicht nassen« Tages (anstatt des vierten »nicht-nassen« Tages) nach Ihrem »Patch Day« abzuwarten, wie es Louisas Zyklustabelle unten zeigt.

Die Theorie hierzu besagt, dass zwei Tage mit »nicht-nassem« Zervixsekret, gefolgt von »trockenen« Tagen, ein Hinweis darauf sind, dass die Östrogen-Spiegel nicht ausreichen, um den Eisprung und eine Verschiebung des vaginalen pH-Wertes herbeizuführen.

Diese Auslegung gilt als sicher. Wollen Sie aber absolut kein Risiko eingehen, sollten Sie entweder den Abend des **vierten »nicht nassen« Tages** nach Ihrem »Patch Day« abwarten oder sich vor dem Sex noch einmal vergewissern, dass kein Zervixsekret am Muttermund vorhanden ist.

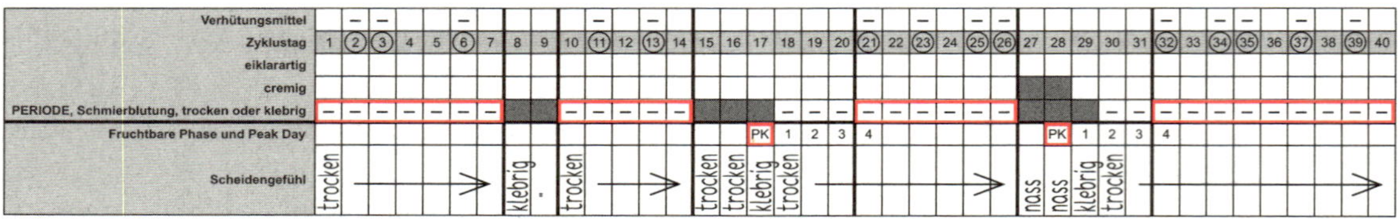

Louisas FAM-Tabelle. Eine weniger vorsichtige Auslegung der Episodenregel. Louisa bestimmte schon vor Wochen ihr »trockenes« BIP und betrachtet daher den Abend aller »trockenen« Tage als sicher. Sowie sich aber irgendeine Qualität von Zervixsekret zu bilden begann, wartete sie erst einmal ab. Sobald Zervixsekret von »nicht nasser« (»klebriger«) Konsistenz nur ein oder zwei Tage lang auftrat, etwa an den Tagen 8 und 9, war sie in dieser Zeit abstinent, doch anschließend wertete sie jeden trockenen Abend als unbedenklich. An den Tagen 15 bis 17 bemerkte sie erneut »klebriges« Zervixsekret, diesmal aber nimmt sie Fruchtbarkeit an und nutzt die Regel »Patch Day« plus 4, da mindestens drei Tage mit »klebrigem« Sekret aufeinander folgten. Die nächste Episode stellt sich an den Tagen 27 bis 29 ein, diesmal mit zwei Tagen »nassem« (»cremigem«) und einem Tag »klebrigem« Sekret. Also wendet Louisa wieder die Regel »Patch Day« plus 4 an, und da Tag 28 ihr letzter Tag mit »nassem« Sekret ist, markiert sie ihn als »Patch Day« und beginnt dort mit der Viertagezählung. Demnach wäre der Abend von Tag 32 unbedenklich. (Unfruchtbare Abende rot markiert.)

Unterschied zwischen »Peak Day« und »Patch Day«

Der Hauptunterschied zwischen beiden ist:

1. Der »Peak Day« geht meist unmittelbar dem Eisprung *voraus* und ist der letzte Tag mit »klarem« oder »spinnbarem« Zervixsekret oder einem »glitschiges« Gefühl an der Scheide. Die dazugehörige Verhütungsregel lautet: »Peak Day« plus 3 (PK + 3).*

2. Ein »Patch Day« kommt eher in anovulatorischen Zyklen vor und ist gewöhnlich der letzte Tag einer »fruchtbareren« Episode im Grundmuster der Unfruchtbarkeit (BIP), wie zum Beispiel das sporadische Auftreten von »klebrigem« Sekret zwischen unverändert »trockenen« Tagen. Die dazugehörige Verhütungsregel lautet: »Patch Day« plus 4 (PA + 4).

In anovulatorischen Zyklen können Sie also Tag für Tag dasselbe Zervixsekret mit eingestreuten Episoden haben, während Ihr Körper zu ovulieren versucht. Aus einer dieser Episoden wird schließlich das klassische Muster von zunehmender Nässe hervorgehen, mit »klarem« oder »nassem« Zervixsekret oder einem »glitschigen« Gefühl an der Scheide als Höhepunkt.

Der Trick besteht darin, Ausschau nach der Episode zu halten, die das Eintreten des Eisprungs anzeigt. Diese letzte Episode vor dem Eisprung wird als normales Muster mit »Peak Day« behandelt – vorausgesetzt, ein Temperaturanstieg bestätigt dies nach den Regeln in Kapitel 11.

Das bedeutet, Sie sind erst dann wieder sicher, nicht schwanger werden zu können, wenn die beiden folgenden Fristen erreicht sind:

- der Abend des dritten aufeinanderfolgenden Tages nach Ihrem »Peak Day«
- der Abend des dritten aufeinanderfolgenden Tages, an dem Ihre Temperatur über der Schwellenlinie liegt, sofern der dritte Wert mindestens 0,3 °C höher ist.

Ein Beispiel, wie man FAM-Tabellen mit »Patch Days« und einem »Peak Day« führt, sehen Sie auf der nächsten Seite.

* Die Regel »Peak Day« plus 3 gilt für Frauen, die den »Peak Day« zusätzlich durch einen Temperaturanstieg bestätigt haben. Wenn Sie nur das Zervixsekret beobachten, gilt die Regel »Peak Day« plus 4.

Beispiel für die Episoden- und die »Peak Day«-Regel

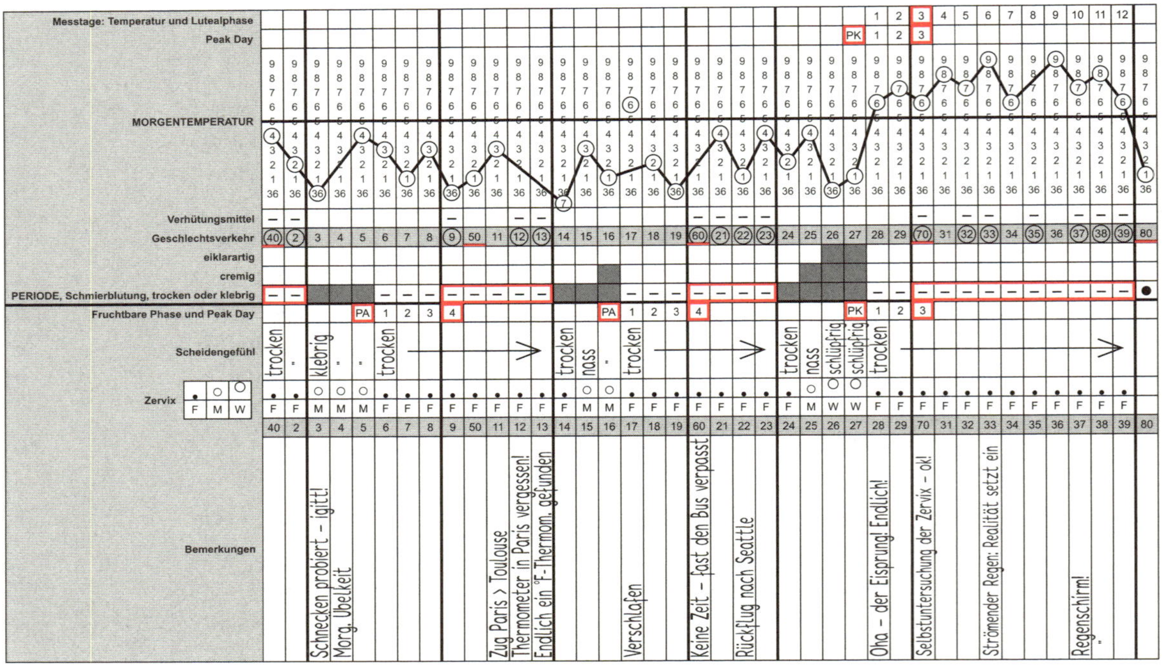

Saras FAM-Tabelle. Episoden von Zervixsekret. Als Sara den Sommer in Frankreich verbrachte, geriet ihr Zyklus aus dem Lot, und der Eisprung erfolgte erst am 67. Tag (diese Tabelle beginnt mit dem 41. Zyklustag!). Im Lauf des Sommers bereitete ihr Körper mehrmals den Eisprung vor, brach ihn aber ab, wie die gelegentlichen Episoden von Zervixsekret in den Wochen vor dem Temperaturanstieg verraten. Hierfür wendete Sara die Episodenregel (»Patch Day« plus 4) an.

Endlich beobachtete Sara am 66. und 67. Tag eiklarartiges Sekret und erkannte, dass gute Chancen für einen Eisprungs bestanden, den ein Temperaturanstieg anschließend am 68. Tag bestätigte. Daher wendet sie die »Peak Day«-Regel an und betrachtet den Abend des dritten Tages nach dem »Peak Day« und dem Temperaturanstieg als sicher. (Unfruchtbare Abende rot markiert.)

HINWEIS AUF VERSCHIEDENE FÄLLE VON ANOVULATION

Absetzen der Pille und anderer hormoneller Verhütungsmittel
Der Wechsel von der Antibabypille zu einer natürlichen Verhütung ist nicht immer einfach, weil Sie inzwischen sehr regelmäßige, wenn auch künstliche Zyklen gewohnt sind. Insofern kann sich das Führen der FAM-Tabellen zunächst als schwierig erweisen. Sowie sich aber wieder normale Zyklen einpendeln, werden Sie reich belohnt mit dem Wissen, dass Ihr Körper gesund ist und frei von chemischen Substanzen mit Nebenwirkungen und medizinischen Risiken. Beim Absetzen von Hormonpräparaten wird sich vermutlich eines von drei unterschiedlichen Grundmustern der Unfruchtbarkeit (BIP) einstellen:

- Das Zervixsekret bleibt ganz aus
- ständig »fruchtbares« Zervixsekret, das »sehr nass« oder »milchig« ist
- unvorhersehbare Episoden mit verschiedenen Arten von Zervixsekret

Folgt bei Ihnen ein »trockener« Tag auf den anderen – wunderbar! Dennoch sollten Sie gegen den Eisprung hin genau auf Veränderungen an Ihrem Zyklus achten und die beiden Regeln in diesem Anhang sorgfältig befolgen. Wenn Ihnen die beiden anderen Muster der Umstellungsphase zu schwer zu deuten sind, seien Sie lieber enthaltsam, oder greifen Sie auf Barrieren zurück, bis ein Temperaturanstieg den Eisprung klar bestätigt.

Nach der Entbindung (gleich, ob Sie stillen oder nicht)
Zu den wichtigsten Fragen, die sich in der postpartalen Übergangsphase stellen, gehört auch die, was genau als »fruchtbares« Zervixseket gilt. Sowie Ihr Zyklus wieder einsetzt (was ein Temperaturanstieg anzeigt), ist jedes präovulatorisch auftretende Zervixsekret als »fruchtbar« anzusehen, so wie vor der Schwangerschaft auch. Damit greifen wieder die vier Standardregeln für normale Zyklen, die in Kapitel 11 behandelt werden.

Prämenopause
Leider bringt die Anwendung der BIP-Regeln bei Frauen in den Wechseljahren ein größeres Risiko mit sich. Frauen ab vierzig sind in jedem Fall weniger fruchtbar, paradoxerweise aber kann ihr Zervixsekret schneller dünnflüssig werden. Wenn Sie also ein BIP mit »klebrigen« Tagen haben, werden Sie vielleicht nun früher als zuvor, als sich der Übergang allmählich über mehrere Tage vollzog, »nasses« Sekret beobachten: Ihr Körper verlegt also den Eisprung vor. Daher ziehen es Frauen in den Wechseljahren mitunter vor, Verkehr vor dem Eisprung auf den Abend »trockener« Tage zu beschränken.

Allerdings lässt sich das erhöhte Risiko durch eine Abtastung Ihrer Zervix minimieren. Der Muttermund sollte bekanntlich niedrig, fest und geschlossen sein, bevor Unbedenklichkeit anzunehmen ist. Zusätzlich können Sie auch Ihr Zervixsekret am Muttermund prüfen (siehe Anhang G) und das höhere Risiko weiter dadurch eingrenzen, indem Sie vor dem Verkehr sichergehen, dass kein »nasses« Sekret gebildet wird.

Wenn Zyklusaufzeichnungen erschwert werden: Veränderungen in Ihrem BIP, die einen Übergang signalisieren

Wenn sich ein *anderes* Zervixsekretmuster als Ihr gewohntes Grundmuster der Unfruchtbarkeit (BIP) herausbildet und mindestens zwei Wochen lang unverändert bleibt, dann wird dies in Zukunft Ihr *neues* BIP werden, und Sie müssen auf erneute Abweichungen von diesem Muster achten. Hatten Sie etwa einen Monat lang Tag für Tag ein »trockenes« BIP und entwickelten dann ein Muster mit »klebrigem« Zervixsekret, das mindestens zwei Wochen bestehen blieb, dann ist die »klebrige« Konsistenz nun Ihr neues BIP.

Als unbedenklich gelten in diesem neuen Muster dann *alle Abende* von »klebrigen« Tagen, bis Sie eine fruchtbarere Episode (etwa »cremiges« Sekret) oder Schmier- oder normale Blutungen beobachten. Diese Episoden sind als potenziell fruchtbar anzusehen, bis die auf Seite 455 erlernte Episodenregel greift. Na, sind Sie noch mit Freude dabei?

ABSCHLIESSENDE BEMERKUNGEN ZUR FAM UND ZU ANOVULATORISCHEN PHASEN

Bei einer Anovulation ist es besonders wichtig, dass Sie kontinuierlich Ausschau nach einem *Umschlagspunkt* im Zervixsekret halten, da er einen bevorstehenden Eisprung ankündigen könnte. Idealerweise messen Sie weiter Ihre Morgentemperatur, um das Ausbleiben der Ovulation bestätigen zu können. Tatsächlich bietet das Messen in diesen Zeiten auch den Vorteil, dass wild hin und herspringende Messwerte an sich ein gutes Indiz sind, dass der Eisprung noch auf sich warten lässt. Falls Ihnen aber das Messen in den langen Monaten ohne erkennbare Temperaturanstiege zu mühsam sein sollte, können Sie damit noch warten, bis Ihr Zervixsekret eine »fruchtbarere« Konsistenz annimmt.

In Zeiten der Uneindeutigkeit haben Sie stets die Möglichkeit, Ihre Zervixlage zu prüfen. Diese Regeln scheinen erst komplexer als die FAM-Standardregeln, aber vielleicht stellen Sie ja fest, dass ihre Handhabung doch recht einfach ist – vor allem, wenn über Monate hinweg dasselbe gleichbleibende Muster von Zervixsekret Kontinuität hat.

In jeden Fall sollten Sie wissen, dass vor dem Wiedereinsetzen normaler Zyklen meistens als Vorwarnung gelegentliches Zervixsekret auftritt, während Ihr Körper zu ovulieren versucht. Dies alles kann zwar verwirrend sein, aber anovulatorische Phasen werden wahrscheinlich nur einen minimalen Teil in Ihrer geschlechtsreifen Lebensphase ausmachen.

NOCH EINMAL ZUSAMMENGEFASST: DIE BEIDEN REGELN, WENN DER EISPRUNG AUSBLEIBT

REGEL ZU DEN »UNVERÄNDERTEN TAGEN«

Ist Ihr zweiwöchiges Grundmuster der Unfruchtbarkeit (BIP) »trocken« oder weist es dieselbe Qualität von »nicht nassem« Zervixsekret auf, ist der Abend eines jeden »trockenen« oder unverändert »klebrigen« Tages unbedenklich. Wenn am nächsten Tag Restsperma Ihr Zervixsekret überdeckt, sollten Sie diesen Tag mit einem Fragezeichen vermerken und nicht als sicher ansehen. Frauen mit einem BIP aus dünnflüssigem Zervixsekret dürfen keine Unfruchtbarkeit annehmen, bis sich das BIP ändert.

EPISODENREGEL (»PATCH DAY« PLUS 4)

Ist Ihr zweiwöchiges Grundmuster der Unfruchtbarkeit (BIP) »trocken« oder weist Tag für Tag dieselbe Qualität von »klebrigem« Zervixsekret auf, ist ungeschützter Verkehr am Abend eines jeden »trockenen« oder unverändert »nicht nassen« Tages unbedenklich. Sowie aber eine Veränderung in Ihrem BIP zu einem »nassen« Zervixsekret oder »nassem« Gefühl oder auch eine Blutung auftritt, gelten Sie als fruchtbar bis zum **Abend des vierten »nicht nassen« Tages** nach dem »Patch Day«. Er ist der *letzte* Tag einer Episode mit »fruchtbarerem« Sekret in Ihrem BIP.

Ein kurzer Blick auf die Geschlechtswahl

Ist ein Kind männlichen Geschlechts der Wunsch, so soll der Mann Gebärmutter und Geschlechtsteile einer Häsin nehmen, sie trocknen und zermahlen; man gebe sie ihm mit Wein vermengt zu trinken. Die Frau verfahre so mit den Hasenhoden und komme am Ende der Regel mit ihrem Mann zusammen. Dann wird sie einen Jungen empfangen.

TROTA VON SALERNO, ÄRZTIN IM 11. JAHRHUNDERT

In den heutigen Verfahren zur Geschlechtswahl spielt der Hase erfreulicherweise keine Rolle mehr. Vielmehr entwickelte Dr. Landrum Shettles in den 1970er-Jahren eine wissenschaftlich fundierte, recht einfache Vorgehensweise, um die Chancen auf die gezielte Zeugung eines Jungen oder Mädchen zu erhöhen. Er verfasste sein informatives Buch *Mädchen oder Junge?* (1987), aus dem hier einige wesentliche Aspekte adapiert und aus der Perspektive der FAM beleuchtet werden. Wer mehr über das Thema wissen möchte, dem sei die Lektüre dieses Buchs empfohlen.

Mehrere Studien haben Erfolge der Shettles-Methode belegt, dennoch möchte ich darauf hinweisen, dass ihre Effektivität insgesamt in medizinischen Fachkreisen weithin umstritten ist. Ohne mir anmaßen zu wollen, eine Expertin auf dem Gebiet zu sein, soll diese Methode hier kurz vorgestellt werden, weil sie bei Vertrautheit mit den Grundsätzen der FAM relativ leicht anwendbar ist.

Dabei behaupten nicht einmal ihre entschiedensten Befürworter, sie sei absolut sicher. Dr. Shettles selbst gab bei korrekter Befolgung der Methodenregeln eine Wahrscheinlichkeit von 80 bis 90 Prozent für die Zeugung von Jungen und 75 bis 80 Prozent für die Zeugung von Mädchen an. Die niedrigere Effektivitätsrate bei Mädchen ist darin begündet, dass sich bei ihnen der geeignete Zeitpunkt für den Geschlechtsverkehr schwerer abpassen lässt.

Die wichtigste Erkenntnis, auf die sich die These von Shettles stützt, besagt, dass das Geschlecht des Kindes jeweils durch den Chromosomensatz des Spermiums bestimmt wird. Ein »männliches« Spermium mit einem Y-Chromosom ist kleiner, leichter, schneller und empfindlicher, ein »weibliches« Spermium mit einem X-Chromosom dagegen größer, schwerer, langsamer, robuster und deshalb oft langlebiger.* Dies bedeutet, dass Sie für einen Jungen den Geschlechtsverkehr so nah wie möglich auf den Eisprung abstimmen, damit die schnellen »männlichen« Spermien zuerst ans Ziel gelangen. Entsprechend empfiehlt sich für ein Mädchen ein möglichst großer Zeitabstand zwischen Verkehr und Eisprung, wobei eine Empfängnis noch möglich sein sollte.

Die Shettles-Methode basiert auf der Beobachtung, dass »männliche« Spermien sich gegenüber »weiblichen« meist durchsetzen, wenn sie im Labor auf ein Wettrennen durch basisches »fruchtbares« Zervixsekret geschickt werden. Aus dem weiblichen Fortpflanzungstrakt entnommene Spermien haben bestätigt, dass »männliche« Spermien fixer sind, »weibliche« widerstandsfähiger.

ERHÖHEN SIE IHRE CHANCEN MITHILFE DER FAM

Bevor Sie sich daranmachen, die Fruchtbarkeitsmethode und die Shettles-Methode zusammenzuführen, sollten Sie mindestens drei Zyklen lang Tabellen führen und den eigenen Zyklus gut kennen. Anfängerinnen sind in dieser »Kennenlernphase« am besten abstinent oder benutzen mit ihrem Partner zur Verhütung Barrieremethoden wie Kondome, um das Zervixsekret nicht zu verfälschen. Diese Phase wird Ihnen helfen, Ihr Fruchtbarkeitsmuster richtig zu erkennen.

Einer der Gründe, warum Sie zunächst ein paar Zyklen dokumentieren sollten, ist, dass sich dann die Anzahl der Tage im Zyklus mit »fruchtbarem« Zervixsekret genau bestimmen lässt. Generell bleibt sie nämlich bei den meisten Frauen in jedem Zyklus gleich. (Frauen, die kein »eiklarartiges« Sekret haben, bilden meistens eine Form von »nassem« Zervixsekret.)

Je besser Sie Ihr eigenes Muster kennen, desto eher wissen Sie auch, wie viele Tage mit »eiklarartigem« Sekret normalerweise bei Ihnen vor dem »Peak Day« auftreten. Dies wiederum erlaubt Ihnen hoffentlich, den Geschlechtsverkehr so nach den folgenden Regeln abzustimmen, dass Ihr Kind vielleicht genau wie gewünscht entweder ein Mädchen oder ein Junge wird.

* Der Einfachheit halber werde ich in diesem Anhang den Träger des Y-Chromosoms als »männliches« Spermium und den Träger des X-Chromosoms als »weibliches« Spermium bezeichnen.

ZEITPUNKT FÜR SEX, UM EINEN JUNGEN ZU ZEUGEN

Sie haben Verkehr an Ihrem »Peak Day« sowie am darauffolgenden Tag.

Um einen Jungen zu zeugen, können Sie zunächst Geschlechtsverkehr im ersten Teil des Zyklus haben, aber nur an den »trockenen« Tagen. Beim ersten Anzeichen von Zervixsekret ist dann Enthaltsamkeit geboten, um die Wahrscheinlichkeit, dass es ein Mädchen wird, zu minimieren. Anschließend haben Sie wieder Sex an Ihrem »Peak Day« und am darauffolgenden Tag.

Sie wissen ja: Idealerweise sollte der Zeitpunkt des Verkehrs so nah wie möglich am Eisprung liegen. Nach Shettles empfiehlt sich der Tag des Eisprungs selbst, allerdings ist eine Orientierung am »Peak Day«, der meist am Tag zuvor eintritt, sinnvoller. Der Grund hierfür ist, dass das Zervixsekret zum Zeitpunkt des Eisprungs oft bereits wieder »trockener« ist, womit sich die Wahrscheinlichkeit einer Empfängnis für beide Geschlechter deutlich verringert. In jedem Fall gibt es, abgesehen von Ultraschall, keine praktikable Möglichkeit, Ihren genauen Eisprungtag zu ermitteln.

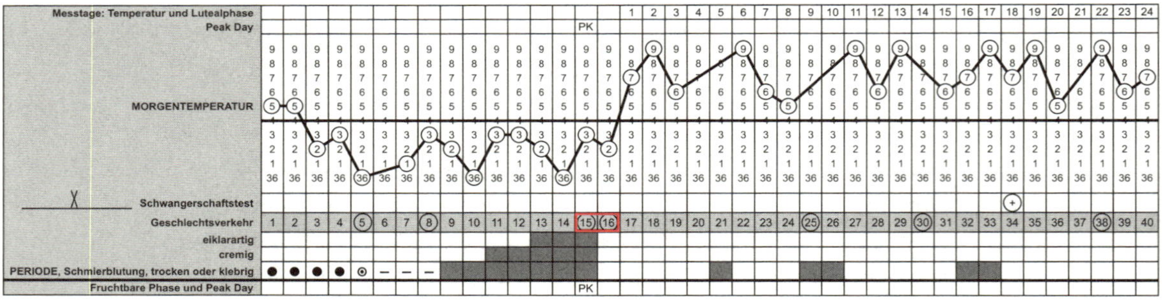

Audreys FAM-Tabelle. Gezielter Verkehr für die Zeugung eines Jungen. Audrey hat bereits zwei Töchter und möchte nun gern versuchen, den Zeitpunkt des Verkehrs auf die Zeugung eines Jungen abzustimmen. Sie verhütet seit einigen Jahren mithilfe von Zyklusaufzeichnungen und weiß, dass die Phase mit eiklarartigem Zervixsekret bei ihr normalerweise drei Tage dauert.

Da der Verkehr bei einem Jungenwunsch so nah wie möglich am Eisprung liegen sollte, entschied sich Audrey, bei jedem Auftreten von Zervixsekret zu verhüten, und wartete für den Sex ihren voraussichtlichen »Peak Day« – den dritten Tag mit eiklarartigem Sekret – sowie den darauffolgenden Tag ab. So ging sie auf Nummer sicher, dem Ovulationszeitpunkt möglichst nahe zu kommen. Wie der positive Schwangerschaftstest am 18. Tag ihrer Lutealphase bestätigt, wurde in diesem Zyklus ihr Sohn gezeugt.

ZEITPUNKT FÜR SEX, UM EIN MÄDCHEN ZU ZEUGEN

Sie haben einige Tage vor Ihrem »Peak Day« Verkehr, möglichst aber nicht später als zwei Tage vor Ihrem »Peak Day«.

Die Zeugung eines Mädchens kann mehr Geduld und Hartnäckigkeit erfordern, denn der Zeitpunkt ist schwieriger abzuschätzen. Einerseits empfiehlt sich ein gewisser Zeitabstand zwischen Verkehr und Eisprung, damit vor allem »weibliche« Spermien zum Zuge kommen können, andererseits muss eine Empfängnis noch möglich sein. Auch hier gilt: Je besser Sie das eigene Zervixsekretmuster kennen, desto wahrscheinlicher auch das richtige Timing.

Entscheidend ist es, den Verkehr vier bis zwei Tage vor dem »Peak Day« zu planen. Das heißt, dass Sie zunächst Sex am vierten Tag vor dem voraussichtlichen »Peak Day« haben. Ist dieser Tag »klebrig« und nicht »nass«, warten Sie den dritten Tag ab. Falls das nicht klappt, probieren Sie es im nächsten Zyklus einen Tag näher am »Peak Day«. Am Tag vor dem vermutlichen »Peak Day« sollten Sie jedoch während der ersten Zyklen keinen Sex mehr haben. Falls Sie nach mehreren Zyklen nicht schwanger geworden sind, könnten Sie es mit Sex am Tag vor dem erwarteten »Peak Day« probieren. Fakt ist, dass die Empfängnischancen damit steigen, aber auch die Wahrscheinlichkeit der Zeugung eines Jungen. Verstehen Sie nun, warum es schwieriger ist, ein Mädchen zu zeugen?

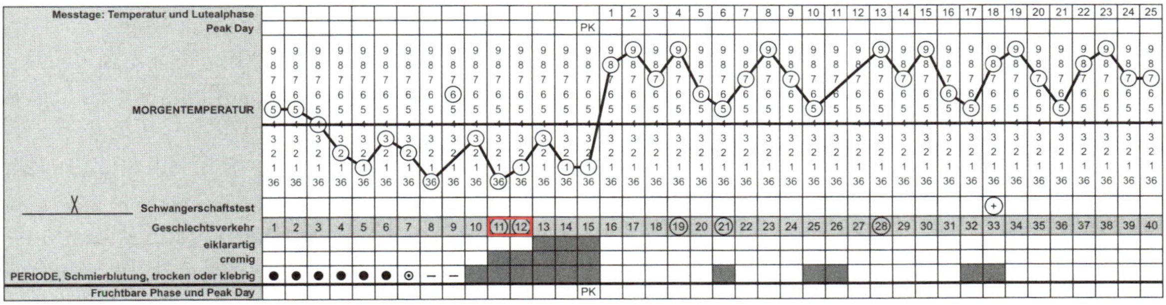

Zoeys FAM-Tabelle. Gezielter Verkehr für die Zeugung eines Mädchens. Zoey würde gern den Geschlechtsverkehr auf die Zeugung eines Mädchens abstimmen, aber ihr ist klar, dass dies schwierig ist, denn der Sex sollte einen möglichst großen Abstand zum Eisprung haben. Zoey weiß, dass in jedem Zyklus bei ihr einige Tage mit »cremigem« Sekret vor der »eiklarartigen« Phase auftreten. In diesem Zyklus planten Zoey und ihr Mann, nur an den ersten Tagen, an denen eine Form von »feuchtem« Sekret auftritt (in diesem Fall »cremig«), Sex zu haben und dann erst wieder deutlich nach dem Eisprung. Tatsächlich wurde ihre Tochter gezeugt. Anderenfalls hätten sie es im nächsten Zyklus noch einen Tag näher am Eisprung versucht, vielleicht am ersten Tag mit eiklarartigem Sekret, und dann bis nach dem Eisprung Abstinenz geübt.

Wie Sie wissen, geht es bei der Zeugung eines Mädchens darum, einen möglichst großen Zeitabstand zwischen Verkehr und Eisprung einzuhalten und dennoch eine Befruchtung herbeizuführen. Nach dem Stichtag sind Sie am besten bis zum Ende der fruchtbaren Phase abstinent oder benutzen Barrieren. Denn bei Sex bis zum Eintreten des Eisprungs nimmt auch die Wahrscheinlichkeit, einen Jungen zu zeugen, deutlich zu.*

SCHLUSSWORT ZUR ANWENDUNG DER FAM UND DER SHETTLES-METHODE

Die hier vorgestellten Anleitungen von Shettles können die Chancen auf die Zeugung Ihres Wunschgeschlechts erhöhen. Es sei aber noch einmal betont, dass sie keineswegs eine Gewähr bieten, dass Ihr Kind tatsächlich wie gewünscht ein Mädchen oder ein Junge wird. Machen Sie sich dies bitte unbedingt klar, um auszuschließen, dass die Geburt eines Kindes mit dem Geschlecht Ihrer *zweiten* Wahl eine große Enttäuschung für Sie wäre.

KURZER BLICK AUF HIGHTECH-ALTERNATIVEN

Es gibt mindestens zwei Hightech-Verfahren, die im Zusammenhang mit dem Thema Geschlechtswahl zur Sprache kommen sollen. Sie sind in Deutschland nur bei medizinischer indikation zulässig und sind ethisch umstritten.

Die Ericsson-Methode zur Geschlechtsselektion bedient sich spezieller technischer Geräte, um Samen durch eine Plasmaproteinlösung laufen zu lassen und so in »männliche« und »weibliche« Spermien zu separieren. Ihre Verfechter werben mit Erfolgsraten von über 70 Prozent, und sie steht derzeit an etwa fünfzig Fruchtbarkeitskliniken in den USA zur Verfügung.

Daneben gibt es die in Kapitel 15 bereits erwähnte Präimplantationsdiagnostik (PID). Das Verfahren dient der Auswahl von Embryos für die In-vitro-Fertilisation. Dabei lässt sich mühelos das Geschlecht der Embryos feststellen, und so ist es wenig verwunderlich, dass sich daraus ein umstrittenes hocheffektives Verfahren zur vorgeburtlichen Geschlechtswahl entwickelt hat. Mit ihm verbinden sich psychische, körperliche und finanzielle Belastungen, wie sie alle Hightech-Verfahren zur Optimierung der Fruchtbarkeit auszeichnen.

* Wenn bei Ihnen ein Fruchtbarkeitsproblem vorliegt, lohnt es sich vermutlich nicht, die Anleitung zur Zeugung eines Mädchens zu befolgen.

So recherchieren Sie Fruchtbarkeitskliniken

Allein dass Sie dieses Buch lesen, bedeutet schon einen großen Informationsvorsprung, denn Ihnen sind die Phasen Ihres Zyklus und das Führen von FAM-Tabellen vertraut. Dies kann für Ihren Arzt bei der Diagnose und letztlich auch Therapie eines potenziellen Fruchtbarkeitsproblems äußerst hilfreich sein. Wenn Sie die Dienste einer spezialisierten Fruchtbarkeitsklinik in Anspruch nehmen möchten, so bieten sich mehrere Vorgehensweisen an, um die für Sie beste Wahl zu treffen.

Bitten Sie um Empfehlungen!

Um persönliche Empfehlungen zu erhalten, wenden Sie sich am besten an eine qualifizierte Fachkraft wie etwa Ihren Arzt, oder aber Sie hören sich im privaten Umfeld um, wer positive Erfahrungen mit einer bestimmten Klinik gemacht hat. Beide Wege haben Vorteile. In medizinischen Kreisen kennt man die Reputation von Ärzten, während zufriedene Patienen oft erklären können, warum sie einen Arzt oder eine Klinik empfehlen, wie sich dort der Umgang mit den Patienten gestaltet, ob Behandlungsprozesse adäquat und freundlich vermittelt werden und wie der Einsatz modernster Technologien abläuft.

Idealerweile lassen Sie sich eine Empfehlung eines ehemaligen Patienten geben und holen dazu dann das Urteil Ihres behandelnden Arztes oder anderer Fachkräfte des Gesundheitswesens mit der nötigen Kompetenz ein.

Natürlich bietet sich auch das Internet als Recherchequelle an, um sich über die Patientenzufriedenheit mit einer bestimmten Klinik zu informieren.

Fallen Sie nicht auf übertriebene Statistiken herein

Besonders frustrierend an der Recherche zu Kinderwunschzentren ist, dass Sie sich mit den angeblichen Erfolgsstatistiken der Kliniken auseinandersetzen müssen. Eine Klinik kann aus einer Fülle von Gründen besonders erfolgreich erscheinen. So besteht etwa ein erheblicher Unterschied zwischen der »Schwangerschaftsrate«, also dem Anteil der Frauen, die in einem bestimmten Krankenhaus schwanger wurden, und der viel wichtigeren Angabe, welcher Prozentsatz der Patientinnen dann tatsächlich von einem gesunden Baby entbunden wurde. Man geht deshalb dazu über, die »Baby-Take-Home«-Rate einer Klinik oder einer Methode anzugeben, um den tatsächlichen Erfolg am besten zu erfassen.

Zudem können beispielsweise die Erfolgsraten einer Klinik, die nur Frauen bis zu einem Alter von 35 Jahren annimmt, deutlich eindrucksvoller daherkommen als die einer anderen Institution, die fortschrittlicher sein kann, aber keine Altershöchstgrenze für ihre Patientinnen hat.

Angesichts der komplexen Faktoren, die bei der Wahl einer für Sie passenden Klinik zum Tragen kommen, einige Recherche-Tipps:

www.BZgA.de
www.netmoms.de
www.m.netdoktor.de
www.forum.sexualaufklärung.de

Bringen Sie in Erfahrung, ob die Klinik von manchen Behandlungsmaßnahmen mehr profitiert als von anderen

Wie Ihnen sicher bewusst ist, kann es einen latenten Interessenskonflikt bei Ärzten geben, die vielleicht mehr Tests und Maßnahmen als nötig anordnen, einfach weil dies lukrativer für sie ist. Natürlich möchte ich mir kein Pauschalurteil über den Ärztestand anmaßen, weil die überwiegende Mehrheit der Mediziner ethisch und im Sinne Ihres Wohlergehens handelt.

Dennoch lohnt es sich für Sie, bei einer so lebensbestimmenden Frage, wie der Wahl einer Kinderwunschklinik, frühzeitig herauszufinden, mit welchen Behandlungsverfahren die Klinken ihr Geld verdienen.

In jedem Fall sollten Sie stets im Voraus möglichst genau mit den Ärzten vor Ort besprechen, welche Therapien und Tests sie empfehlen und ob das jeweilige Kosten-Nutzen-Verhältnis gerechtfertigt ist (siehe Kapitel 15). Informieren Sie sich auch frühzeitig, ob Ihre Krankenkasse die Behandlungskosten für die infrage kommenden Verfahren ganz oder teilweise übernimmt.

Vertrauen Sie Ihrem Bauchgefühl!

Diesen Rat werden Sie immer wieder im Zusammenhang mit der Kinderwunschfrage und der Suche nach einer geeigneten Klinik hören – und das aus gutem Grund. Auch in der Medizin ist nicht alles in Stein gemeißelt. Und bei etwas zutiefst Persönlichem wie der Frage, wem Sie schließlich das nötige Vertrauen für die Verwirklichung Ihres Kinderwunsches entgegenbringen, ist Ihr Bauchgefühl tatsächlich in den meisten Fällen das beste Barometer.

Wenn Sie jemals den Eindruck haben, beim Besuch in der Klinik nur eine Aktennummer zu sein, gerade einmal ein paar Minuten für das Arztgespräch eingeräumt zu bekommen oder Sie die Begründung für eine bestimmte Maßnahme nicht verstehen, sollten Sie den Wechsel zu einer anderen Einrichtung erwägen. Der Weg zur Mutterschaft sollte für Sie so stressfrei wie irgend möglich sein, und das beginnt bei der Klinik Ihrer Wahl.

Anlaufstellen rund um das Thema Fruchtbarkeit

Unabhängig davon, ob Sie auf natürliche Weise verhüten oder aber schwanger werden möchten, empfehle ich Ihnen bei der Suche nach einer Beratung oder einem passenden Kurs, Anbieter ausfindig zu machen, die die *symptothermale Methode* vermitteln, das heißt eine Beobachtung der Morgentemperatur in Kombination mit der des Zervixsekrets, wie wir sie auch in der vorliegenden deutschen Ausgabe des Klassikers *Taking Charge of Your Fertility* vorstellen.

Im deutschsprachigen Raum verbeitet sind vor allem die symptothermalen Methoden nach Sensiplan (Arbeitsgruppe »Natürliche Familienplanung« der Malteser) mit Forschungsprojekten an den Universitäten in Düsseldorf und Heidelberg, die Natürliche Empfängnisregelung (NER) nach Josef Rötzer, die Natürliche Geburtenkontrolle (NGK) nach Margaret Nofziger sowie die *Bewusste Fruchtbarkeitswahrnehmung* (FAM) nach Toni Weschler. Die Inhalt dieser verschiedenen symptothermalen Methoden sind ähnlich, wobei sich die Anwendungsregeln im Detail unterscheiden.

Wenn Sie für das Thema Natürliche Verhütung und Familienplanung Feuer gefangen haben und sich dafür interessieren, vielleicht selbst einmal Beratungen anzubieten, können Ihnen die Organisationen auf der nächsten Seite ebenfalls entsprechende Qualifizierungsprogramme empfehlen.

EINRICHTUNGEN VOR ORT

Die nachfolgenden Einrichtungen helfen Ihnen mit Informationen zum Thema Natürliche Familienplanung bzw. symptothermale Methode weiter:

- Familienplanungszentren
- Fachdienste in Krankenhäusern
- Gesundheitsämter
- Universitäts- und Frauenkliniken
- kirchliche Beratungsstellen

ANBIETER FÜR NATÜRLICHE FAMILIENPLANUNG (NFP)

Diese Organisationen bieten eine umfassende Adressliste von NFP-Anbietern:

- *www.familienplanung.de*
- BZgA (Bundeszentrale für gesundheitliche Aufklärung)
- Malteser Arbeitsgruppe NFP
- *www.mynfp.de*
- Deutsche Gesellschaft für Gynäkologie und Geburtshilfe
- *FertilityAwarenessProfessionals.org* (AFAP)

Die **Association of Fertility Awareness Professionals (AFAP)** unterstützt Fachpublikum auf dem Gebiet der Fruchtbarkeitswahrnehmung und Interessierte, die ein qualitativ hochwertiges Bildungsangebot suchen. Die AFAP führt auf ihrer Webseite eine Liste von Referenten, bietet Informationen für alle, die selbst Fruchtbarkeitsberater werden möchten.

ANLAUFSTELLEN ZUM THEMA VERHÜTUNG

- *Familienplanung.de* (BZgA)
- *Pille-danach-ratgeber.de*
- *www.profamilia.de*

Bei einer Verhütungspanne können Sie die »Pille danach« einnehmen, die rezeptfrei in Apotheken erworben werden kann. Die Einnahme sollte am besten innerhalb von zwölf Stunden nach dem Geschlechtsverkehr und bis zu maximal drei bzw. fünf Tagen danach erfolgen.

ANSPRECHPARTNER UND HILFE ZUM THEMA

- *www.repromedizin.de*
- Deutsche Gesellschaft für Reproduktionsmedizin
- *www.9monate.de*

EMPFEHLENSWERTE WEBSITES

Es existieren weltweit unzählige Websites zum Thema Fuchtbarkeit, Familienplanung und Frauengesundheit sowie zu jedem der im Buch behandelten Einzelthemen. Allerdings ist das Internet nicht für seine Langlebigkeit bekannt, und so habe ich an dieser Stelle nur eine Handvoll der nützlichsten Sites für Sie zusammengetragen, von denen anzunehmen ist, dass sie nach Erscheinen des Buchs noch länger Bestand haben werden.

tcoyf.com
Die offizielle Website zur amerikanischen Originalausgabe des vorliegenden Buchs *Taking Charge of Your Fertility.*

cyclesavvy.com
Die offizielle Website zu dem von der Autorin verfassten Band *Cycle Savvy: The Smart Teen's Guide to the Mysteries of Her Body*, der sich an Mädchen richtet.

justisse.ca
Eine kanadische Website, die über Körperwahrnehmung, Fruchtbarkeitswahrnehmung und einen ganzheitlichen Gesundheitsansatz informiert.

fertilityuk.org
Hervorragende britische Website zur Fruchtbarkeitswahrnehmung.

irh.org
Das Institute for Reproductive Health in Washington, D. C., fördert natürliche Verhütungsmethoden weltweit.

womenshealth.gov
Offizielle Website des Office of Women's Health in Washington, D. C.

medlineplus.gov
Eine umfassende Quelle für medizinische Informationen aller Art aus der U. S. National Library of Medicine an den National Institutes of Health.

pubmed.com
Eine Suchmaschine mit Zusammenfassungen von Tausenden englischsprachigen Aufsätzen aus medizinischen Fachzeitschriften.

natural-fertility-info.com
Hervorragende Website, um sich über alle Aspekte der natürlichen Kinderwunschbehandlung zu informieren.

fairhavenhealth.com
Eine der besten Websites für Produkte und Ergänzungspräparate rund um das Thema Fruchtbarkeit. Sie ist mein Vertriebspartner in Großbritannien, den Niederlanden und Österreich für die App zu diesem Buch.

Glossar

Abort siehe **Fehlgeburt**

Abstinenz siehe **Enthaltsamkeit**

A. P. L.: Natürliches fruchtbarkeitsförderndes Mittel (HCG) zur Eierstockstimulation. Wird injiziert.

Adenomyose: Spezielle Ausprägung der Endometriose. Dabei setzt sich die Gebärmutterschleimhaut in der Gebärmuttermuskulatur fest. Kann mit starken Schmerzen verbunden sein und eine Ursache für einen unerfüllten Kinderwunsch darstellen.

AI siehe **Künstliche Befruchtung**

Amenorrhö: Ausbleiben der Menstruation von mindestens sechs Monaten. Verursacht unter anderem durch körperliche oder psychische Erkrankungen sowie durch zu niedriges Körpergewicht, starke, als Stress empfundene Belastungen oder die Einwirkung bestimmter Medikamente.

AMH siehe **Test auf Anti-Müller-Hormon**

Amniozentese: Punktion der den Fötus umgebenden Fruchtblase durch Bauchdecke und Gebärmutter hindurch, um Fruchtwasser für Untersuchungszwecke zu gewinnen. Der Eingriff wird um die 16. Schwangerschaftswoche durchgeführt und kann der Erkennung verschiedener angeborener Erkrankungen, die durch Störungen des Erbguts bedingt sind, dienen.

Androgene: Männliche Sexualhormone, verantwortlich für die Ausbildung der sekundären Geschlechtsmerkmale des Mannes wie Bart und tiefe Stimme. Die meisten Androgene einschließlich des Testosterons werden in den Hoden sezerniert. Geringe Mengen produzieren auch die Eierstöcke und Nebennieren der Frau.

Aneuploidie-Screening: Dient der Feststellung von zahlenmäßigen Abweichungen der Chromosomen bei in vitro erzeugten Embryonen, die zur Einpflanzung vorbereitet werden sollen. Es handelt sich um eine zellgenetische Untersuchung. Das Aneuploidie-Screening stellt damit eine Form der sogenannten Präimplantationsdiagnostik (PID) dar. In Europa ist die PID gesetzlich geregelt und nur für ganz bestimmte Anwendungen erlaubt. In Deutschland ist sie ausschließlich zur Vermeidung von schweren Erbkrankheiten, Tot- oder Fehlgeburten zulässig. In Österreich darf sie nur zur Behebung erblich bedingter Unfruchtbarkeit und in der Schweiz für beide Anwendungsfälle eingesetzt werden.

Anovulation: Ausbleiben des Eisprungs.

Anovulatorische Blutung: Blutung, die wie eine Periode erscheint, aber im strengen Sinn keine ist, weil zwölf bis 16 Tage vorher kein Eisprung stattgefunden hat. Auslöser für die Blutung ist entweder ein Östrogen-Abfall, der die Abstoßung des Endometriums bewirkt (Östrogen-Entzugsblutung), oder ein Östrogen-Überschuss, der das Endometrium so stark anwachsen lässt, dass es in sich zusammenfällt (Durchbruchblutung).

Anovulatorischer Zyklus: Ein Zyklus, bei dem es nicht zu einem Eisprung kommt.

Anwenderfehlerrate: Wirksamkeit einer Verhütungsmethode unter Alltagsbedingungen.

ART: Assistierte Reproduktionstechniken wie In-vitro-Fertilisation (siehe **IVF**) und Intratubarer Gametentransfer (siehe **GIFT**).

Ausfluss: Absonderung von Scheidensekret. In diesem Buch ist damit ein Symptom für eine Infektion gemeint. Ausfluss ist jedoch meist kein Zeichen einer Erkrankung, sondern gehört, vor allem bei jungen Frauen, zu einer gesunden Scheidenflora.

Auspressen des Samens: Anwendung von Beckenbodentraining (auch Kegel-Übungen) zur Entfernung von Sperma aus der Scheide.

Barrieremethoden: Alle Verhütungsmethoden, die mit einer physikalischen Barriere (z. B. Kondom oder Diaphragma) verhindern, dass Spermien zur Eizelle gelangen.

Bartholin-Drüsen: Zwei Drüsen beiderseits des Scheideneingangs, die bei sexueller Erregung einen dünnen Gleitfilm sezernieren.

Basaltemperatur siehe **Morgentemperatur**

Basaltemperaturmethode: Methode der natürlichen Empfängnisverhütung, die die postovulatorisch unfruchtbare Phase des Zyklus ausschließlich durch einen Anstieg der Basaltemperatur bestimmt. Da das Zervixsekret nicht beobachtet wird, muss während der gesamten prä-ovulatorischen Phase entweder auf Sex verzichtet oder eine Barrieremethode zur Verhütung eingesetzt werden.

Beckenbodentraining (Kegel-Übungen): Stärken der Beckenbodenmuskulatur durch rhythmisches An- und Entspannen. Sinnvoll u. a. zum »Auspressen« von Samen oder Zervixsekret aus der Scheide.

Beckenentzündung: Infektion mit einer Entzündung der inneren weiblichen Fortpflanzungsorgane, vor allem der Eileiter und Eierstöcke.

Beckenhöhle: Der untere, von den Beckenknochen eingeschlossene Teil der Bauchhöhle. Enthält Geschlechts- und andere Organe.

Befruchtung: Verschmelzung eines Spermiums mit einer Eizelle, normalerweise im äußeren Drittel des Eileiters.

Bestimmung der Antralfollikelzahl: Ultraschalluntersuchung zur Ermittlung der Anzahl unreifer (antraler) Follikel in den Eierstöcken. Anhand der Testergebnisse lässt sich die ovarielle Funktionsreserve oder die verbleibende fruchtbare Zeitspanne bis zum Eintritt der Menopause abschätzen, aber auch die zu erwartende Reaktion auf eierstockstimulierende Medikamente, die bei der In-vitro-Fertilisation verordnet werden.

Bewusste Fruchtbarkeitswahrnehmung (Fertility Awareness Method; FAM): Methode zur Bestimmung der eigenen Fruchtbarkeit durch Beobachtung der drei primären Fruchtbarkeitszeichen Morgentemperatur, Zervixsekret und Zervixlage.

Billings-Methode: Methode der NFP (siehe **Natürliche Familienplanung**), die fruchtbare Tage ausschließlich durch Beobachtung des Zervixsekrets am Scheideneingang bestimmt. Nach den australischen Wissenschaftlern John und Evelyn Billings benannt.

Biochemische Schwangerschaft: Schwangerschaft, die so früh abgeht, dass sie nur durch Blut- oder Urinuntersuchungen festzustellen ist.

Bioidentische Hormone: Hormone, die aus Auszügen von Pflanzen wie Soja oder wilden Yamswurzeln gewonnen werden. Sie weisen dieselbe Molekularstruktur wie das vom weiblichen Körper sezernierte Progesteron und Östrogen auf.

Biopsie: Gewebeentnahme zu Untersuchungs- und Diagnosezwecken. Eine Konisation des Muttermunds (kegelförmige Biopsie) dient etwa der Erkennung eines Zervixkarzinoms.

BIP siehe **Grundmuster der Unfruchtbarkeit**

Blastozyste: Aus der befruchteten Eizelle hervorgegangene Keimblase.

BMI ***(Body-Mass-Index)*****:** Maß für den Körperfettanteil anhand von Größe und Gewicht.

Body Mass Index siehe **BMI**

Bulbourethraldrüsen (Cowper-Drüsen): Paarige kleine Drüsen, die beim Mann Gleitflüssigkeit für den Verkehr sezernieren.

Chlamydieninfektion: Verbreitete sexuell übertragbare bakterielle Infektion. Kann durch Verkleben der Eileiter unfruchtbar machen.

Chromopertubation: Verfahren zum Test der Eileiterdurchgängigkeit, meist im Rahmen einer Bauchspiegelung (siehe **Laparoskopie**). Ähnelt der Hysterosalpingografie (siehe **HSG**); das Kontrastmittel ist aber nur durch ein Laparoskop sichtbar.

Clomifen: Häufig verordnetes Medikament zur Anregung der Ovulation.

Corpus luteum (Gelbkörper): Das Follikelstadium nach dem Eisprung. Wird die ausgestoßene Eizelle befruchtet, fördert der Gelbkörper die Frühschwangerschaft durch die fortlaufende Bildung von Progesteron, bis die Plazenta diese Rolle übernimmt. Bleibt die Befruchtung aus, zerfällt der Gelbkörper innerhalb von zwölf bis 16 Tagen.

Corpus-luteum-Zyste: Seltene, vorübergehende Erscheinung, bei der das Corpus luteum (Gelbkörper) nicht wie üblich nach zwölf bis 16 Tagen zerfällt. Kann zur irrigen Annahme verleiten, es liege eine Schwangerschaft vor, weil die Periode sich verspätet und die Temperaturen nach Tag 16 post-ovulatorisch hoch bleiben.

Creighton Model System (CrMS): Methode zur Überwachung des Menstruations- und Fruchtbarkeitszyklus. Sie beschränkt sich auf die Beobachtung von Zervixsekret, nutzt aber äußerst genaue Beschreibungsparameter, die den Fruchtbarkeitsstatus der Frau besser zu verstehen helfen.

Cremiges Zervixsekret: Nasse Zervixschleimqualität in der Konsistenz von Handlotion. Gilt als »fruchtbar«, wenn auch nicht so eindeutig wie die meist unmittelbar danach gebildete eiklarartige Qualität des Zervixsekrets.

D-chiro-Inosit: Natürlich vorkommendes Inositderivat, verstärkt bei Patientinnen mit PCOS (siehe **Polyzystisches Ovarialsyndrom**) die Wirkung von Insulin.

Damm ***(Perineum)*****:** Muskelschicht zwischen Scheideneingang und After. Dehnt sich während der Entbindung weit, damit der Kopf des Babys durch die Öffnung passt.

Danazol: Synthetisches Hormon zur Behandlung der Endometriose.

Danokrin® siehe **Danazol**

Dehnung und Kürettage: Chirurgischer Eingriff, bei dem das Endometrium mit der Kürette, einem löffelartigen Instrument, ausgeschabt wird. Zuvor wird die Zervix mit Dilatatoren langsam geweitet.

Dehydroepiandrosteron siehe **DHEA**

DepoProvera® (»Hormonspritze«): Drei Monate wirksames Injektions-Kontrazeptivum.

Dermoidzyste: Eierstockzyste, eigentlich eine Keimzelle, die Gewebestrukturen wie Haut, Haare und Zähne enthalten kann. Oft groß und schmerzhaft.

DHEA-Ergänzungspräparate: DHEA ist ein natürlich vorkommendes Hormon, das Männer und Frauen produzieren; ist für die Bildung und Reifung gesunder Eizellen entscheidend. Im Zusammenhang mit der In-vitro-Fertilisation (siehe **IVF**) dient es vor allem der Behandlung einer verringerten ovariellen Funktionsreserve infolge vorzeitiger Eierstockalterung oder als allgemeine Alterserscheinung.

Diaphragma: Mechanisches Verhütungsmittel in Form eines Spiralrings mit Weichgummimembran, der in der Scheide über den Muttermund gestülpt und mit einem Spermizid kombiniert wird.

Doppelter Eisprung: Freisetzung zweier Eizellen innerhalb von 24 Stunden im selben Menstruationszyklus.

Dreiphasiges Temperaturmuster: Das meist bei einer Schwangerschaft auftretende Temperaturmuster: Sieben bis zehn Tage nach dem ersten Anstieg findet ein zweiter, diskreterer Anstieg statt, der durch das »Schwangerschaftshormon« HCG ausgelöst wird.

Drüse: Organ, das chemische Substanzen wie Hormone sezerniert.

DUB siehe **Dysfunktionelle uterine Blutung**

Durchbruchblutung: Eine kurz vor dem »Peak Day« auftretende leichte oder bräunliche Schmierblutung aufgrund erhöhter Östrogen-Blutspiegel, die den anhaltenden Aufbau des Endometriums bewirken, bis dieses in sich zusammenfällt. Meist in anovulatorischen Zyklen. Siehe auch **Mittelblutung**

Dysfunktionelle uterine Blutung (DUB): Häufigste Form der irregulären Blutung, die keine erkennbare organische Ursache hat. Man geht davon aus, dass die meisten Fälle hormonell und durch das Ausbleiben des Eisprungs bedingt sind.

Dysmenorrhö: Schmerzhafte Menstruation. Die krampfartigen Kontraktionen der Gebärmutter treten meist vor oder in den ersten Stunden der Blutung auf und lassen dann allmählich wieder nach.

Dyspareunie: Schmerzhafter Geschlechtsverkehr.

Eierstock *(Ovar)*: Paarige weibliche Keimdrüsen, in denen die Eizellen heranreifen. Sezerniert Östrogen.

Eierstock-Keilexzision: Chirurgisches Verfahren für Patientinnen mit PCOS (siehe **Polyzystisches Ovarialsyndrom**), die einen Kinderwunsch haben. Durch Heraustrennen eines keilförmigen Stücks aus einem zystisch vergrößerten Eierstock wird die überschießende Produktion männlicher Hormone reduziert. Diese Methode wird derzeit allerdings nicht mehr angewendet.

Eierstockzyste: Ein Follikel, der vor dem Eisprung in der Reifung stecken bleibt und in der Eierstockwand eine flüssigkeitsgefüllte Blase bildet.

Eiklarartiges Zervixsekret: Die »fruchtbarste« Qualität des Zervixsekrets, ähnelt meist rohem Eiklar und ist klar, »glitschig« und äußerst dehnbar (»spinnbar«); tritt meist in den zwei bis drei Tagen vor dem Eisprung auf.

Eileiter: Paarige, an beiden Seiten der Gebärmutter ansetzende, schlauchartige Gebilde. Spermien bewegen sich durch sie hinauf, um im äußeren Drittel des Eileiters möglicherweise eine Eizelle zu befruchten. Diese gelangt anschließend durch den Eileiter in die Gebärmutter.

Eileiterschwangerschaft (ektopische Schwangerschaft): Die Einnistung und Entwicklung einer befruchteten Eizelle außerhalb der Gebärmutter, meist im Eileiter.

Einnistung: Das Sicheinbetten der befruchteten Eizelle in die Gebärmutterschleimhaut.

Einnistungsblutung: Leichte Blutung, die manchmal bei der Einnistung einer soeben befruchteten Eizelle in die Gebärmutterschleimhaut auftritt.

Einphasiges Temperaturmuster: Temperaturkurve ohne eine »Hoch«- und »Tieflage« wie im zweiphasigen Muster. Deutet auf einen nicht erfolgten Eisprung hin.

Eisprung (Ovulation): Ausstoßen einer reifen Eizelle aus dem Follikel im Eierstock.

Eizelle *(Ovum)*: Reife weibliche Geschlechtszelle; Pendant zur männlichen Samenzelle.

Eizellspende: Verfahren, bei dem das Spermium eines Mannes die Eizelle einer Spenderin befruchtet. Der entstandene Embryo wird in die Gebärmutter seiner Partnerin eingepflanzt, die sogar in der Postmenopause sein kann. Die Eizellspende ist in Europa gesetzlich unterschiedlich geregelt. Verboten ist sie in Deutschland, Schweiz, Italien, Litauen, Norwegen und Türkei. Angewendet wird sie in unter anderem in Frankreich, Spanien, den Niederlanden, Belgien, der Tschechischen Republik, der Slowakei, Polen, der Ukraine und auch in Österreich.

Ejakulation: Ausstoß von Samenflüssigkeit beim Orgasmus aus dem Penis.

Ektopische Schwangerschaft siehe **Eileiterschwangerschaft**

Embryo: Anfangsstadien in der Entwicklung der befruchteten Eizelle bis genau acht Wochen nach der Befruchtung.

Empfängnis: Befruchtung einer Eizelle durch ein Spermium im Körper der Frau.

Endokrinologe: Ein Arzt, der sich auf die Funktion von Hormonen spezialisiert hat.

Endometriom: Durch eine Endometriose ausgelöste Eierstockzysten. Sie enthalten geronnenes Blut, das oft wie Schokoladensirup aussieht (siehe **Schokoladenzyste**).

Endometriose: Wuchern von Zellen der Gebärmutterschleimhaut außerhalb der Gebärmutter, beispielsweise in den Eileitern oder an den Eierstöcken. Kann symptomlos sein oder mit Unterleibsschmerzen (vor allem während der Menstruation), Schmerzen beim Geschlechtsverkehr und ungewöhnlich langen Blutungen einhergehen. Besserung durch Hormontherapie, Operation oder Schwangerschaft ist möglich. Kann Unfruchtbarkeit zur Folge haben.

Endometritis: Entzündung des Endometriums (Gebärmutterschleimhaut), meist mit Unterleibsschmerzen und dickflüssigem, gelblichem, unangenehm riechendem Ausfluss.

Endometrium: Schleimhautauskleidung der Gebärmutter, die bei der Menstruation abgestoßen und ausgeschieden wird. Die befruchtete Eizelle nistet sich hier ein.

Endometrium-Biopsie: Entnahme einer Gewebeprobe der Gebärmutterschleimhaut zur mikroskopischen Untersuchung, ob sich die Schleimhaut ausreichend aufbaut.

Endometrium-Hyperplasie: Übermäßiges Wuchern von Drüsen der Gebärmutterschleimhaut.

Endometrium-Polyp: Übermäßiges Wuchern von normalem Endometriumgewebe, das in den Gebärmutterhals hineinwachsen kann. Ebenso wie Zervixpolypen kann sie symptomlos sein, aber auch Schmierblutungen oder Krämpfe verursachen.

Enthaltsamkeit: Verzicht auf Geschlechtsverkehr (jeglichen Genitalkontakt) zur Verhütung einer Schwangerschaft während der fruchtbaren Phase.

Entzugsblutung: Vaginalblutung aufgrund zu niedriger Östrogen-Spiegel, die die Gebärmutterschleimhaut nicht aufrechterhalten können. Meist in Zyklen ohne Eisprung (siehe **Anovulatorischer Zyklus**).

Episiotomie: Dammschnitt zur Erleichterung der Entbindung, wenn sich der Scheideneingang nicht ausreichend weitet, um das Kind auf die Welt zu bringen.

Episodenregel: Eine von zwei natürlichen Verhütungsregeln in Phasen ohne Eisprung (siehe **Anovulatorischer Zyklus**). Die Regel besagt, dass der Abend eines jeden Tages unbedenklich für den Geschlechtsverkehr ist, an dem das zweiwöchige BIP (siehe **Grundmuster der Unfruchtbarkeit**) unverändert bleibt. Sowie sich das BIP aber verändert, gilt der Zeitraum ab dem »Patch Day« bis zum Abend des vierten Tages mit »nicht nassem« Sekret als fruchtbar.

Erhöhte Prolaktinspiegel siehe **Hyperprolaktinämie**

Erregungssekret: Farblose gleitfähige Substanz, die bei sexueller Erregung rings um die Scheidenöffnung sezerniert wird, um die Penetration zu erleichtern. Nicht mit dem Zervixsekret zu verwechseln, das zyklisch zur Zeit des Eisprungs gebildet wird.

Falloskopie (Eileiterspiegelung): Verfahren, bei dem mit einem faseroptischen System das Innere der Eileiter untersucht wird.

Farntest: Untersuchung von »fruchtbarem« Zervixsekret auf einem Trägerplättchen. In getrocknetem Zustand weist es ein charakteristisches Farnblattmuster auf.

Faustregel: Richtlinie zur Ausklammerung von »Ausreißern« bei der Temperaturmessung, besonders bei der Ermittlung der Schwellenlinie.

Fetales Alter: Für eine exakte Altersbestimmung des Fötus wird der Zeitpunkt der Empfängnis ermittelt, anstatt die letzte Periode zur Berechnungsgrundlage zu machen. Heute kann durch frühen Ultraschall das Alter des Fetus auf +/- zwei Tage exakt bestimmt werden.

Fibrozystische Brust: Harmlose Zysten der Brust, die aber knotig verhärtet sein können, besonders in der post-ovulatorischen Phase.

Fibrozystische Brusterkrankung: Irreführende Bezeichnung für die häufig gutartige Bildung von flüssigkeitsgefüllten Zysten in einer oder beiden Brüsten.

Fimbrien: Fingerartige Enden der Eileiter nahe den Eierstöcken, die sofort nach dem Eisprung die Eizelle »einfangen«.

Follikel: Flüssigkeitsgefülltes »Eibläschen« im Eierstock, enthält die Eizelle. Beim Eisprung platzt der Follikel an der Eierstockoberfläche auf und stößt die Eizelle aus.

Follikelphase siehe **Prä-ovulatorische Phase**

Follikelstimulierendes Hormon (FSH): Von der Hirnanhangdrüse ausgeschüttetes Hormon; regt die Eierstöcke zur Bildung reifer Eizellen und des Hormons Östrogen an.

Follikelzyste: Im ersten Teil des normalen Menstruationszyklus heranwachsender Follikel, der jedoch nicht platzt, sondern im Eierstock zu einem flüssigkeitsgefüllten Hohlraum weiterwächst, ohne die Eizelle freizusetzen. Behandlung möglichst nicht chirurgisch, sondern eher durch Progesteron-Injektion.

Fötus: Bezeichnung für den Embryo ab dem dritten Monat bis zur Geburt.

Fragiles-X-FMR1-Gen: Gen, das eine wichtige Rolle für die Eierstockfunktion spielt und eine vorzeitige Eierstockalterung bedingt. Geht zudem mit geistigen Behinderungen wie mentaler Retardierung einher.

Fruchtbare Phase: Tage des Menstruationszyklus, in denen es beim Geschlechtsverkehr oder durch künstliche Besamung zu einer Schwangerschaft kommen kann. Meist die Tage kurz vor und unmittelbar nach dem Eisprung.

Fruchtbares Zervixsekret: Meist um den Eisprung gebildetes nasses, »spinnbares« Zervixsekret, das oft rohem Eiklar ähnelt, aber auch cremig sein kann. Spermien überleben darin drei bis fünf Tage.

Fruchtbarkeit (Fertilität): Fortpflanzungsfähigkeit.

Fruchtbarkeitsfördernde Mittel: Substanzen zur Stimulation des Eisprungs. Die beiden geläufigsten sind Clomifen (Clomifencitrat) und Pergonal.

Fruchtbarkeitsrechner: Rechenhilfe zur Ermittlung des Entbindungstermins. Sie basiert auf der Annahme, dass der Eisprung am 14. Tag des Zyklus auftritt, und ist insofern oft ungenau.

FSH siehe **Follikelstimulierendes Hormon**

Fünf-Tage-Regel: Eine von vier natürlichen Verhütungsregeln: Die ersten fünf Tage des Menstruationszyklus sind unbedenklich, sofern zwölf bis 16 Tage zuvor ein deutlicher Temperaturanstieg eintrat.

G-Punkt: Gewebe an der inneren Scheidenvorderwand, das bei einigen Frauen eine hochempfindliche erogene Zone darstellt. Ihre tatsächliche Existenz ist umstritten, da der wissenschaftliche Nachweis als eigenständige anatomische Struktur noch fehlt.

Galaktorrhö: Spontaner Milchfluss ohne Zusammenhang mit dem Stillen oder einer Entbindung.

Gamete: Die reifen Geschlechtszellen: Spermium und Eizelle.

Gebärmutter *(Uterus)*: Birnenförmiges muskulöses Organ, in dem sich die befruchtete Eizelle einnistet und während der Schwangerschaft heranwächst. Bei der Geburt wird das Kind mittels Muskelkontraktionen der Gebärmutter durch den Geburtskanal herausgepresst. Ohne Einnistung wird die Gebärmutterschleimhaut *(Endometrium)* mit der Regelblutung abgestoßen.

Gelbkörper siehe **Corpus luteum**

Genetik: Wissenschaft von den Gesetzmäßigkeiten der Vererbung.

Genetische Präimplantationsdiagnostik siehe **PID**

Geschlechtskrankheit siehe **Sexuell übertragbare Erkrankungen**

Gestagene Phase siehe **Post-ovulatorische Phase**

Gestation: Zeitraum von der Empfängnis bis zur Entbindung.

GIFT (Intratubarer Gametentransfer): Ein Verfahren, bei dem Eizellen aus den Eierstöcken entnommen und zusammen mit Sperma in den Eileiter eingeführt werden. Anders als bei der In-vitro-Fertilisation (siehe **IVF**) findet die Befruchtung im Eileiter und nicht in einer Petrischale statt.

Glandulär-zystische Hyperplasie: Übermäßiges Wuchern der Gebärmutterschleimhaut durch flüssigkeitsgefüllte Zysten.

Glucophage® siehe **Metformin**

GnRH siehe **Gonadotropin-releasing Hormon**

Gonaden: Die primären Keimdrüsen (Eierstöcke und Hoden).

Gonadotropin-releasing Hormon (GnRH): Vom Hypothalamus im Gehirn gebildetes Hormon, das die Hirnanhangdrüse zur Sekretion von Follikelstimulierendem Hormon (siehe **FSH**) und Luteinisierendes Hormon (siehe **LH**) anregt (beide Hormone bewirken ihrerseits die Follikelreifung und den Eisprung).

Gonadotropine: In der Hirnanhangdrüse von Mann und Frau sezernierte Hormone; steuern die Reifung von Ei- und Samenzellen. Die wichtigsten Gonadotropine sind Follikelstimulierendes Hormon (siehe **FSH**) und Luteinisierendem Hormon (siehe **LH**).

Gonorrhö: Hochansteckende Geschlechtskrankheit.

Grundmuster der Unfruchtbarkeit (BIP): Nach der Menstruation auftretendes Muster mit gleichbleibendem Zervixsekret oder Scheidengefühl. Zeigt an, dass die Eierstöcke inaktiv und Östrogen- sowie Progesteron-Spiegel niedrig sind.

Guaifenesin: Schleimlösender Wirkstoff; verbessert das Fließvermögen von Zervixsekret.

Gynäkologe: Arzt, der sich auf die Frauenheilkunde spezialisiert hat.

Hämorrhagie: Eine Hämorrhagie bezeichnet jede starke Blutung, nicht nur aus der Gebärmutter, sondern auch aus Nase, Mund etc.

Harnröhre: Leitet Urin aus der Harnblase nach außen ab. Die weibliche Harnröhre ist kurz und reicht bis zur Harnröhrenöffnung im Scheidenvorhof. Die längere männliche Harnröhre führt durch den gesamten Penis und befördert auch Samenflüssigkeit.

HCG (Humanes Choriongonadotropin): Das vom Embryo beim Einnisten sezernierte »Schwangerschaftshormon«. Seine Hauptfunktion ist die Erhaltung des Gelbkörpers (siehe **Corpus luteum**) und damit die weitere Ausschüttung von Östrogen und Progesteron, bis die Plazenta genügend ausgebildet ist, um die Hormonproduktion zu übernehmen. Siehe auch **Schwangerschaftstest**.

HET siehe **Hormonersatztherapie**

Hirnanhangdrüse (Hypophyse): Drüse an der Basis des Gehirns, die viele wichtige Hormone sezerniert; einige von ihnen regen andere Drüsen zur Ausschüttung eigener Hormone an. Zu den Funktionen der Hirnanhangdrüse gehört auch die hormonelle Steuerung von Eierstöcken und Hoden.

Hirsutismus: Übermäßige Behaarung an untypischen Stellen wie Gesicht, Brust, Bauch und Innenseite der Oberschenkel.

Hitzewallung: Wärmegefühl im Gesicht, Halsbereich und Oberkörper, das einige Sekunden bis zu mehreren Minuten lang anhalten und von Schweißausbrüchen begleitet werden kann. Die meisten Frauen leiden in den Wechseljahren daran.

HIV: Humanes Immundefizienz-Virus. Auslöser von Aids.

HKSG (Hysterokontrastsalpingosonografie): Verfahren zur Beobachtung der inneren Eileiterstrukturen. Hierfür wird eine geringe Menge Flüssigkeit durch den Muttermund in die Gebärmutter injiziert und mittels Ultraschall kontrolliert.

Hoden *(Testes)*: Paarige männliche Geschlechtsorgane, die Spermien und männliche Sexualhormone (Androgene) wie Testosteron bilden.

Hodeninsuffizienz: Störung, bei der die Hirnanhangdrüse zwar ausreichend Fortpflanzungshormone freisetzt, aber die Hoden dennoch keine Spermien bilden.

Hodenkanälchen: Mikroskopisch feine Schläuche in den Hoden. Dort werden Spermien gebildet.

Hodenkartierung *(Testicular mapping)*: Verfahren, bei dem die Hodenbezirke von Männern mit einer Spermienzahl von fast null mittels Aspiration durch eine feine Nadel auf Spermien untersucht werden.

Hodensack *(Skrotum)*: Die Hoden enthaltender Hautbeutel.

Hormon: Chemische Substanz, die von einem körpereigenen Organ sezerniert und mit dem Blutstrom in ein anderes Organ transportiert wird und dort wirkt. Ein Beispiel ist Follikelstimulierendes Hormon (siehe **FSH**), das in der Hirnanhangdrüse gebildet wird, im Blut zu den Eierstöcken gelangt und dort die Follikelreifung anregt.

Hormonersatztherapie (HET) siehe **Hormontherapie**

Hormontherapie (HT): Behandlung mit Hormonpräparaten, speziell Östrogen, um die in der Menopause nachlassende Hormonproduktion der Frau auszugleichen. Wird zur Linderung von Wechseljahrbeschwerden wie etwa Scheidentrockenheit und Hitzewallungen sowie zur Vorbeugung gegen Osteoporose und mögliche Herzerkrankungen verordnet.

HSG (Hysterosalpingografie): Nach Einspritzen eines speziellen Kontrastmittels in die Zervix wird ein Ultraschallbild vom Inneren der Gebärmutter und der Eileiter erstellt, um festzustellen, ob die Eileiter blockiert oder vernarbt sind.

HT siehe **Hormontherapie**

Humanes Choriongonadotropin siehe **HCG**

Humanes Immundefizienz-Virus siehe **HIV**

Hymen (Jungfernhäutchen): Eine feine Membran, die vor dem Scheideneingang liegt, diesen aber nicht komplett verschließt, sondern wie einen Saum umgibt. Kann durch physische Einwirkung reißen.

Hypermenorrhö: Starke Blutung aus der Gebärmutter.

Hyperprolaktinämie (erhöhte Prolaktinspiegel): Störung, bei der eine übermäßige Konzentration des für die Milchbildung verantwortlichen Hormons Prolaktin den Eisprung unterdrückt. Kann auch bei Frauen auftreten, die noch nie entbunden haben.

Hypomenorrhö: Ungewöhnlich schwache Menstruations- oder Schmierblutung.

Hypothalamus: Direkt über der Hirnanhangdrüse gelegener Teil des Gehirns, der mehrere Körperfunktionen steuert. Die dort ausgeschütteten Hormone wirken auf die Hirnanhangdrüse und regeln Entwicklung und Funktion von Eierstöcken und Hoden.

Hysterektomie: Chirurgische Gebärmutterentfernung.

Hysterokontrastsalpingosonografie siehe **HKSG**

Hysterosalpingografie siehe **HSG**

Hysteroskopie: Endoskopische Untersuchung der Gebärmutter.

ICSI (Intrazytoplasmatische Spermieninjektion, Mikroinsemination): Verfahren zur Einbringung eines Spermiums direkt in eine Eizelle mittels Hightech-Instrumenten.

Idiopathische Infertilität: Unfruchtbarkeit ohne erkennbare Ursache.

Intermenstrualschmerz siehe **Mittelschmerz**

Intratubarer Gametentransfer siehe **GIFT**

Intratubarer Zygotentransfer siehe **ZIFT**

Intrauterinpessar: In die Gebärmutter eingeführter Kunststoffkörper zur Verhütung einer Schwangerschaft. Einige Typen geben zusätzlich Hormone ab.

In-vitro-Fertilisation siehe **IVF**

Irreführender Temperaturanstieg: Ein nicht durch Eisprung bedingter Anstieg der Temperatur, der durch Fieber, Schlafstörung, Alkoholgenuss am Abend zuvor oder eine deutlich später als gewohnt vorgenommene Messung hervorgerufen werden kann.

IUI (Intrauterine Insemination): Ein Verfahren, bei dem Sperma mittels eines Katheters durch den Muttermund direkt in die Gebärmutter eingebracht wird.

IVF (In-vitro-Fertilisation): Künstliche Befruchtung von mehreren Eizellen mit Spermien in einer Petrischale. Anschließend werden einer oder mehrere der so entstandenen Embryos wieder in die Gebärmutter der Frau eingepflanzt.

Kalendermethode siehe **Rhythmus-Methode**

Kegel-Übung siehe **Beckenbodentraining**

Klebriges Zervixsekret: Sekret mit kleisterartiger Konsistenz. Meist die erste Kategorie von Zervixsekret nach der Menstruation; sehr unwirtliches Milieu für Spermien.

Klimakterium: Synonym für Wechseljahre. Die Zeit im Leben einer Frau, in der die Regelblutung aufhört. Siehe auch **Menopause**.

Klitoris: Sehr erregbarer erektiler Bereich an der Scheidenöffnung unter einer Hautfalte am Treffpunkt der Schamlippen; weibliches Pendant zum Penis.

Kolposkopie: Untersuchung von Zervix und Vulva mittels einer Lupe (Kolposkop). Von besonderer Bedeutung für die Früherkennung von Gebärmutterhalskrebs.

Kondom: Dünne Latexhülle, die zu Verhütungszwecken über den Penis gestreift wird.

Künstliche Befruchtung (AI): Verfahren, bei dem Sperma mittels einer Spritze unmittelbar vor oder in den Muttermund injiziert wird.

Kürettage: Ausschabung (Abrasio).

Kurze Lutealphase: Zweite Phase des Menstruationszyklus, in dem bei manchen Frauen ein Progesteron-Mangel auftritt. Dieser führt normalerweise dazu, dass die Phase für eine erfolgreiche Einnistung der Eizelle nicht ausreicht. Für das Aufrechterhalten der Schwangerschaft sind mindestens zehn Tage erforderlich.

Laktation: Milchbildung durch die Brustdrüse.

Laktationsamenorrhö-Methode (LAM): Methode der NFP (siehe **Natürliche Familienplanung**) für stillende Mütter, deren Periode noch nicht wieder eingesetzt hat. Bis zu sechs Wochen nach der Entbindung gilt sie als hochwirksam bei voll oder fast vollstillenden Frauen.

LAM siehe **Laktationsamenorrhö-Methode**

Langsamer Temperaturanstieg: Temperaturmuster, bei dem die Messwerte mehrere Tage lang schrittweise um nur um je 0,1 °C in die Höhe wandern.

Laparoskopie (Bauchspiegelung): Verfahren zur Betrachtung der Bauchhöhle, speziell der Eierstöcke, wobei eine dünne Röhre (Endoskop) durch einen kleinen Einschnitt in der Nabelgrube geführt wird. Dient oft für Untersuchungen auf Endometriose.

Laparotomie: Operative Eröffnung der Bauchhöhle.

Leuprorelin: Arzneimittel zur Einleitung einer »Pseudo-Menopause« als Grundlage für Hightech-Verfahren sowie zur Behandlung von Endometriose und Myomen.

LH siehe **Luteinisierendes Hormon**

Libido: Geschlechtstrieb.

LMP: Letzte Menstruationsperiode. Der erste Tag der letzten Periode, bevor eine Schwangerschaft vermutet oder bestätigt wird. Ausgehend von der LMP, wird das Schwangerschaftsalter berechnet, das nicht immer mit dem Empfängnisdatum übereinstimmt.

LPD siehe **Lutealphasen-Defizit**

LUFS (Syndrom des luteinisierten unrupturierten Follikels) siehe **Luteinisierter unrupturierter Follikel**

Lutealphase (Corpus-luteum-Phase): Der Teil des Menstruationszyklus vom Eisprung bis zum Einsetzen der Menstruation, meist zwölf bis 16 Tage lang; weicht individuell selten um mehr als ein bis zwei Tage ab.

Lutealphasen-Defekt siehe **Kurze Lutealphase**

Lutealphasen-Defizit (LPD): Störung bei der Progestero-Bildung (und in geringerem Maße auch der Bildung von Östrogen) durch den Gelbkörper (siehe **Corpus luteum**) im Anschluss an den Eisprung.

Luteinisierendes Hormon (LH): Von der Hirnanhangdrüse schwallartig sezerniertes Hormon, das den Eisprung und die Gelbkörperreifung bewirkt.

Luteinisierter unrupturierter Follikel: Nicht freigesetzte reife Eizelle, die beim Eisprung in der Eierstockwand stecken bleibt.

Luteinzyste siehe **Corpus-luteum-Zyste**

Mehrfachovulation: Freisetzung von mindestens zwei separaten Eizellen innerhalb von 24 Stunden im selben Menstruationszyklus.

Menarche: Einsetzen der ersten Menstruation.

Menopause: Die letzte Regelblutung im Leben einer Frau.

Menorrhagie: Ungewöhnlich lange dauernde Monatsblutung, unabhängig von deren Stärke oder vom Aussehen und der Farbe des abgehenden Blutes.

Menses siehe **Menstruation**

Menstruation: Zyklisch auftretende Blutung aus der Gebärmutter mit Abstoßen und Ausscheiden der Gebärmutterschleimhaut. Eine echte Menstruation erfolgt zwölf bis 16 Tage nach einem Eisprung. Tag 1 der Menstruation ist der erste Tag der Blutung.

Menstruationszyklus: Unter dem Einfluss der Sexualhormone zyklisch ablaufenden Veränderungen von Eierstöcken, Muttermund und Gebärmutterschleimhaut. Ein Zyklus dauert vom ersten Tag der Regelblutung bis zum Tag vor der folgenden Blutung. Man unterscheidet drei Phasen in einem Zyklus:

1. Die **prä-ovulatorische unfruchtbare Phase** vom Einsetzen der Regelblutung bis zum Beginn der fruchtbaren Phase.
2. Die **fruchtbare Phase** an den Tagen vor und nach dem Eisprung, wenn eine Empfängnis möglich ist.
3. Die **post-ovulatorische unfruchtbare Phase** vom Ende der fruchtbaren Phase bis zum Einsetzen der nächsten Menstruation.

MESA (Mikrochirurgische epididymale Spermienaspiration): Verfahren zur Gewinnung von Spermien direkt aus den Nebenhoden des Mannes, meist um sie für die In-vitro-Fertilisation (siehe **IVF**) zu verwenden.

Messung des Eileiter-Perfusionsdrucks (TPP): Überprüfen der Funktionstüchtigkeit der Eileiter, indem ermittelt wird, wie viel Druck für die Durchleitung eines Kontrastmittels erforderlich ist.

Metformin (Glucophage®): Arzneimittel zur Behandlung der Insulinresistenz von Patientinnen mit PCOS (siehe **Polyzystisches Ovarialsyndrom**).

Methodenfehlerrate: Gibt die Wirksamkeit einer Verhütungsmethode unter Idealbedingungen bei stets korrekter Anwendung an.

Metrorrhagie: Azyklische Blutung.

Mikrochirurgische epididymale Spermienaspiration siehe **MESA**

Mikromanipulation: Verfahren, bei dem ein einzelnes Spermium mithilfe von Hightech-Instrumenten direkt in eine Eizelle eingebracht wird. Aus der Petrischale wird der entstandene Embryo in die Gebärmutter eingepflanzt.

Minipille: Progesteronhaltige Antibabypille ohne Östrogene.

Mittelblutung: Leichte Blutung zwischen zwei Menstruationsperioden, meist um den Zeitpunkt des Eisprungs. Gilt auch als ein sekundäres Fruchtbarkeitszeichen. Siehe auch **Östrogen-Entzugsblutung** oder **Durchbruchblutung**.

Mittelschmerz: Unterleibsschmerzen um den Zeitpunkt des Eisprungs; sehr wahrscheinlich wird er durch eine Reizung des Bauchfells durch die geringe Blutmenge beim Durchbruch der Eizelle durch die Eierstockwand verursacht.

Molenschwangerschaft: Fehlangelegte Schwangerschaft mit blasiger Degeneration der Zotten des Mutterkuchens (sog. Blasenmole). Diese zählt zu den Störungen des sogenannten Trophoblasten und kann selten zu einem Trophoblasttumor werden.

Mönchspfeffer (*Vitex agnus-castus*): Komplexes Heilkraut, das sehr häufig zur Behandlung von Hormonstörungen bei Frauen eingesetzt wird. Wirkt vermutlich auf die Hirnanhangdrüse.

Morgentemperatur (Aufwachtemperatur): Die unmittelbar nach dem Aufwachen vor jeglicher Aktivität gemessene Körpertemperatur in Ruhe. Siehe auch **Basaltemperatur**.

Muttermund: Öffnung im Gebärmutterhals, Zugang zur Gebärmutter.

Myom: Gewächs aus Muskel- und Bindegewebe in oder an der Uteruswand.

Nabothsche Zyste: Harmlose Zyste am Muttermund.

Naturheilverfahren: Ganzheitliche Heilkunde, die auf Medikamente und Operationen verzichtet und stattdessen mit den körpereigenen Selbstheilungsfähigkeiten arbeitet. Sie umfasst natürliche Therapien durch Ernährung, Nahrungsergänzungsmittel, Heilpflanzen, Homöopathie und Massagen unter Einbeziehung der Naturelemente Luft, Licht, Wasser und Wärme.

Natürliche Familienplanung (NFP): Eine Methode zur Planung oder Vermeidung einer Schwangerschaft durch das Beobachten von natürlich auftretenden Zeichen, die auf fruchtbare und unfruchtbare Phasen im Menstruationszyklus hinweisen.

Nebenhoden (Epididymis): Abschnitt der Samenwege, in dem die Spermien ausreifen und den sie durchlaufen. Ist mit den Hoden verbunden.

NFP siehe **Natürliche Familienplanung**

NK-Zelle (Natürliche Killerzelle): Zellart des Immunsystems, die vermutlich eine Rolle bei vielen Fehlgeburten spielt.

Norplant®: Hormonelles Kontrazeptivum in Form von streichholzgroßen Stäbchen, die unter die Haut in den Oberarm implantiert wurden und fünf Jahre dort blieben. Dieses Stäbchen ist in Deutschland derzeit noch als Implanon® im Handel. Es besteht aus einem Kunststoffstäbchen, das ein Gestagen freisetzt.

Notfallverhütung: Kontrazeptive Mittel bei Verhütungspannen als hoch dosierte »Pille danach« oder »Spirale danach«. Werden innerhalb einer bestimmten Frist nach dem ungeschützten Verkehr angewandt.

Oligomenorrhö: Regelblutungen, deren Abstand mehr als 35 Tage beträgt.

Oophorektomie: Entfernung eines Eierstocks.

Orgasmus: Höhepunkt sexueller Erregung bei Mann und Frau. Beim Mann wird er von der Ejakulation begleitet.

Osteoporose: Wird häufig als Knochenschwund bezeichnet. Hier besteht eine Abnahme der Knochendichte durch einen vermehrten Abbau von Knochengewebe. Es kann dadurch zu Knochenbrüchen kommen.

Östradiol (E2): Das wichtigste Östrogen. Wird in den Eierstöcken gebildet und regt die Follikelbildung und -reifung an. Gemeinsam mit Progesteron unterstützt es die Vorbereitung der Gebärmutterschleimhaut auf die Einnistung der befruchteten Eizelle. Ist auch für die Entwicklung der sekundären weiblichen Geschlechtsmerkmale verantwortlich (wird oft als 17beta-Östradiol bezeichnet.)

Östriol (E3): Schwach wirksames Östrogen, das in der Schwangerschaft von der Plazenta und außerhalb der Schwangerschaft durch das Fettgewebe produziert wird.

Östrogen: Das vor allem in den Eierstöcken gebildete Hormon ist für die Ausprägung der weiblichen sekundären Geschlechtsmerkmale verantwortlich. Östrogen reguliert auch als eines der wichtigsten Hormone den Menstruationszyklus. Sein Anstieg im ersten Teil des Zyklus bewirkt erhebliche Veränderungen an der Zervix und ihrem Sekret, was den Beginn der fruchtbaren Phase anzeigt.

Östrogen-Entzugsblutung: Unmittelbar nach dem »Peak Day« einsetzende Schmierblutung infolge des Östrogen-Abfalls. Oder aber die Blutung in der Woche, in der die Einnahme der Antibabypille ausgesetzt wird.

Östrogene Phase: Die von Östrogen dominierte erste Phase des Menstruationszyklus vor dem Eisprung. Wird auch als Follikel- oder prä-ovulatorische Phase bezeichnet.

Östron (E1): Das wichtigste Östrogen bei Frauen nach der Menopause.

Ovarielle Funktionsreserve: Die Menge (teilweise auch die Qualität und Lebensfähigkeit) der in den Eierstöcken noch vorhandenen Eizellen.

Ovarielle Stichelung (Drilling): Chirurgisches Verfahren für Patientinnen mit PCOS (siehe **Polyzystisches Ovarialsyndrom**) und einem Kinderwunsch. Die schonende mehrmalige Punktion des Eierstocks mit Laserstrahl oder elektrochirurgischer Nadel reduziert die Produktion männlicher Hormone.

Ovulationsmethode siehe **Billings-Methode**

Ovulationsprognose-Sets: Testsets, die einen bevorstehenden Eisprung anzeigen, meist durch Nachweis des LH-Spiegels im Urin.

Ovulatorischer Zyklus: Zyklus, in dem ein Eisprung auftritt.

Ovum (Pl. *Ova*) siehe **Eizelle**

Pap-Abstrich siehe **Pap-Test**

Pap-Test: Klinisches Verfahren, bei dem eine dem Gebärmutterhals entnommene Zellprobe auf abnorme Befunde wie ein Zervixkarzinom untersucht wird.

PCOS siehe **Polyzystisches Ovarialsyndrom**

»Peak Day« (Höhepunktstag der Sekretqualität): Letzter Tag im Zyklus, an dem »fruchtbares« Zervixsekret auftritt oder die Scheide sich feucht anfühlt. Meist der Vortag oder der Tag des Eisprungs.

»Peak Day«-Regel: Eine von vier natürlichen Verhütungsregeln. Sie besagt, dass der Abend des dritten Tages nach dem »Peak Day« unbedenklich für den Geschlechtsverkehr ist, sofern mindestens drei Temperaturwerte oberhalb der Schwellenlinie liegen (siehe **Temperaturanstiegsregel**).

Penis: Männliches Glied, das beim Verkehr in die Scheide eingeführt wird.

Pergonal: Hochwirksame Substanz zur Stimulation des Eisprungs. Bewirkt oft die Freisetzung von mehr als einer Eizelle.

Perimenopause: Die Jahre vor der eigentlichen Menopause, in denen bereits typische Symptome wie Hitzewallungen, Scheidentrockenheit und unregelmäßige Zyklen auftreten, bis etwa ein Jahr nach dem Ausbleiben der Regelblutung.

Periode siehe **Menstruation**

Periodische Abstinenz: Verschiedene Methoden der Familienplanung mit freiwilligem Verzicht auf Geschlechtsverkehr in der fruchtbaren Phase, um eine Schwangerschaft zu vermeiden.

Perkutane epididymale Spermienaspiration siehe **PESA**

Perkutane vasale Spermienaspiration siehe **PVSA.**

PESA (Perkutane epididymale Spermienaspiration): Verfahren zur Gewinnung von Spermien direkt aus den Nebenhoden des Mannes, meist um sie für die In-vitro-Fertilisation (siehe **IVF**) zu verwenden.

PID (Genetische Präimplantationsdiagnostik): Verfahren zur Untersuchung von durch In-vitro-Fertilisation (siehe **IVF**) entstandene Embryonen auf Zellebene. Dient vor allem dem Aussortieren von Embryonen mit Markern für genetische Erkrankungen.

PMDS (Prämenstruelle dysphorische Störung): Heftige Form von PMS mit gravierenden, sich überschneidenden Beschwerdefeldern wie Angstgefühlen und Gereiztheit sowie körperlichen Symptomen, etwa Brustspannen und Muskelschmerzen.

PMS (Prämenstruelles Syndrom): Körperliche und psychische Beschwerden, die in der Lutealphase auftreten und mit dem Einsetzen der Menstruation verschwinden. Die meisten Frauen leiden an mehr oder weniger stark ausgeprägtem PMS.

POA siehe **Vorzeitige Eierstockalterung**

POI siehe **Primäre Ovarialinsuffizienz**

Polymenorrhö: Häufige Blutung, meist durch Anovulation bedingt.

Polyp: Weicher, fleischiger, gutartiger Tumor, meist als gestielte Ausstülpung in Tropfenform. Bildet sich oft an der Zervix oder in der Gebärmutterschleimhaut.

Polyzystisches Ovarialsyndrom (PCOS): Häufige hormonelle Störung, bei der es zu seltenen und unregelmäßigen Regelblutungen, vermehrter Körperbehaarung, Haarausfall und unreiner Haut kommt. Häufig Übergewicht. Durch vermehrte Androgene (männliche Hormone) auch verminderte Fruchtbarkeit. Mithilfe einer geeigneten Therapie, die darauf abzielt, den Eisprung anzuregen, kann man die Wahrscheinlichkeit einer Schwangerschaft erhöhen. Die Ursachen sind derzeit noch unbekannt. Wahrscheinlich spielt eine gestörte Insulinresistenz eine Rolle.

Postkoitaltest: Untersuchung von Zervixsekret kurz nach dem Geschlechtsverkehr, um festzustellen, ob Spermien darin lebensfähig sind.

Post-ovulatorische Phase siehe **Lutealphase**

Präejakulat: Geringe Menge Gleitmittel, das bei sexueller Erregung vor dem Samenerguss aus dem Penis austritt. Kann bereits Samen enthalten.

Prämenopause: Die Jahre vor der eigentlichen Menopause mit deutlich schwankenden Menstruationszyklen.

Prämenstruelle dysphorische Störung siehe **PMDS**

Prämenstruelles Syndrom siehe **PMS**

Prä-ovulatorische Phase: Die unterschiedlich lange erste Zyklusphase vom Einsetzen der Menstruation bis zum Eisprung. Siehe **Menstruationszyklus**.

Pravidel (Bromocriptin): Arzneistoff zur Senkung eines zu hohen Prolactinspiegels.

Pregnandiol: Metabolit (Abbauprodukt) von Progesteron, der im Urin ausgeschieden wird.

Premarin/Presomen: Häufig verordnetes Östrogen-Präparat in der Hormontherapie.

Primäre Ovarialinsuffizienz (POI): Endokrine Störung, bei der nicht genügend Östrogen ausgeschüttet wird, sodass Jahre oder Jahrzehnte vor der eigentlichen Menopause kein Eisprung mehr erfolgt.

Progesteron (Gelbkörperhormon): Ein vor allem nach dem Eisprung vom Gelbkörper (siehe **Corpus luteum**) gebildetes Hormon. Bereitet die Gebärmutterschleimhaut auf eine mögliche Schwangerschaft vor. Ist auch für den Anstieg der Morgentemperatur und den Übergang des Zervixsekrets zu einer post-ovulatorisch unfruchtbaren Qualität verantwortlich.

Prolaktin: Hormon der Hirnanhangdrüse, das die Milchbildung anregt und die Östrogen-Produktion der Eierstöcke hemmt.

Proliferative Phase siehe **Prä-ovulatorische Phase**

Prostaglandine: Fettsäuren, vermutlich Auslöser schwerer Menstruationskrämpfe.

Prostata: Drüse unterhalb der männlichen Harnblase. Ihre Sekrete bilden einen Teil der Samenflüssigkeit.

Pubertät: Zeitabschnitt im Leben von Jungen und Mädchen, in dem die Geschlechtsreife eintritt und sich die sekundären Geschlechtsmerkmale ausprägen.

PVSA (Perkutane vasale Spermienaspiration): Verfahren zur Gewinnung von Spermien direkt aus dem Samenleiter, meist um sie für die In-vitro-Fertilisation (siehe **IVF**) zu verwenden.

Reproduktionsendokrinologe: Ein Arzt, der sich auf das Gebiet der Fortpflanzungshormone spezialisiert hat.

Rhythmus-Methode: Unzuverlässige Methode der NFP (siehe **Natürliche Familienplanung**), bei der die fruchtbare Zyklusphase nach der Länge der bisherigen Menstruationszyklen berechnet wird. Da die Methode von regelmäßigen Zyklen ausgeht, ist sie nicht sicher genug und daher auch nicht sehr akzeptiert.

Rückfallmuster (FAM-Tabelle: Temperaturmuster, bei dem der Messwert am zweiten Tag des Anstiegs über die Schwellenlinie wieder bis zur dieser abfällt oder sie unterschreitet.

Samenblasen: Paarige beutelförmige Gebilde, die in die obere Harnröhre münden. Ihre Sekrete bilden einen Teil der Samenflüssigkeit.

Samenflüssigkeit siehe **Sperma**

Samenleiter: Paarige schlauchartige Gebilde, die Samenflüssigkeit von den Hoden zur Harnröhre leiten.

Schambein-Steißbein-Muskel (*Musculus pubococcygeus*, PC): Teil der Beckenbodenmuskulatur, die auch für die Position von Blase, Rectum und Gebärmutter zuständig ist.

Schamlippen: Das innere und äußere Lippenpaar rings um den Scheideneingang, Teil der äußeren Geschlechtsorgane der Frau.

Scheide (Vagina): Muskelkanal zwischen Gebärmutterhals und Scheideneingang. Beim Geschlechtsverkehr gelangen die Spermien durch die Scheide in die Gebärmutter; dient als Geburtskanal für das Baby.

Scheidenausfluss siehe **Ausfluss**

Scheideninfektionen: Abnorme bakterielle oder virale Besiedlung der Scheide.

Scheidenspülung: Spülung der Scheide mit einer Reinigungsflüssigkeit. Von dieser unnötigen Praxis ist dringend abzuraten, da sie das normale Scheidenmilieu verändert und die physiologischen Selbstreinigungsmechanismen beeinträchtigt.

Schilddrüse: Schmetterlingsförmige endokrine Drüse im unteren Halsbereich. Sie sezerniert Hormone einschließlich Thyroxin und steuert den Hormonhaushalt im Körper. Schilddrüsenstörungen wie Überfunktion (Hyperthyreose) und Unterfunktion (Hypothyreose) können sich auf die weibliche Fruchtbarkeit auswirken.

Schleimpfropf: Ansammlung von klebrigem »unfruchtbarem« Sekret im Muttermund. Behindert meist die Bewegung von Spermien.

Schmierblutung: Kleine Mengen von rotem, rosa oder bräunlichem Blut, das im Menstruationszyklus außerhalb der echten Monatsblutung auftritt.

Schokoladenzyste siehe **Endometriom**

Schwangerschaftsalter: Alter des Fötus, wobei für die Berechnung der erste Tag der letzten Menstruationsperiode (LMP) anstelle des Empfängnisdatums zugrunde gelegt wird. Bei dieser Rechenweise werden zur LMP 14 Tage addiert.

Schwangerschaftstest: Nachweis des »Schwangerschaftshormons« HCG in Proben von Morgenurin oder Blut. Bluttests sind im Allgemeinen empfindlicher und können daher früher eingesetzt werden als Urintests.

Schwellenlinie: Hilfslinie zur Abgrenzung der prä- und post-ovulatorischen Temperaturlagen in FAM-Kurven.

Sekretionsphase siehe **Post-ovulatorische Phase**

Sekundäre Fruchtbarkeitszeichen: Körperliche und seelische Veränderungen, die zusätzliche Anhaltspunkte für die fruchtbare Phase liefern, wie Mittelschmerz, Schmierblutungen, Druckschmerzhaftigkeit der Brüste und Stimmungsschwankungen.

Sekundäre Geschlechtsmerkmale: Männliche und weibliche äußere Merkmale, die sich unter hormonellem Einfluss in der Pubertät herausbilden, bei Männern beispielsweise tiefere Stimme, Bartwuchs, Achsel- und Schambehaarung durch Androgene; bei Frauen gerundete Brüste und Hüften sowie Achsel- und Schambehaarung durch Östrogen.

Sekundäre Sterilität: Unfähigkeit zur Empfängnis oder zur Austragung der Schwangerschaft, nachdem zuvor bereits eine Schwangerschaft bestanden hat.

Selektive Hysterosalpingografie: Verfahren zur Beobachtung des Eileiterinneren und zur Beseitigung von Verstopfungen mittels eines Katheters.

Serophene siehe **Clomifen**

Sexuell übertragbare Erkrankungen (STD, Sexually Transmitted Diseases): Jede durch Sexualkontakt oder Geschlechtsverkehr übertragene Erkrankung. Auch sexuell übertragbare Infektionen (STI) genannt.

Sexuell übertragbare Infektionen (STI, Sexually Transmitted Infections): Jede durch Sexualkontakt oder Geschlechtsverkehr übertragene Infektion. Auch sexuell übertragbare Erkrankungen (STD) genannt.

Sims-Huhner-Test siehe **Postkoitaltest**

Spekulum: Ein Stahl- oder Kunststoffinstrument mit zwei Blättern für die Untersuchung des Scheiden- und Zervixinneren.

Sperma (Samen): Die visköse Samenflüssigkeit, die beim Orgasmus des Mannes ejakuliert wird. Enthält Spermien und Sekrete der Samenbläschen und Prostata.

Spermienaufbereitung: Verfahren zur deutlichen Verbesserung der Spermienmotilität; Sperma wird in einem Kulturmedium gemischt und dann in eine Zentrifuge gegeben.

Spermienzahl: Maßangabe zur männlichen Fruchtbarkeit. Sie berücksichtigt neben der Gesamtspermienzahl pro Ejakulat auch den prozentualen Anteil von Spermien mit normaler Beweglichkeit (Motilität) sowie Form und Größe (Morphologie).

Spermium (Samenzelle): Männliche Keimzelle, Pendant zur weiblichen Eizelle.

Spermizid: Spermienabtötend.

Spermizide: Vaginalcremes, Gele, Salben oder Verhütungsschwämme, die Spermien immobilisieren oder abtöten.

Spinnbarkeit: Dehnbarkeit von »fruchtbarem«, eiklarartigem Zervixsekret.

Standard-Days-Methode: Für Frauen in Entwicklungsländern bestimmte Methode der NFP (siehe **Natürlichen Familienplanung**). Basiert auf der Annahme, dass bei einer Zykluslänge von 26 bis 32 Tagen die Tage 8 bis 19 fruchtbar sind. Sie ist aber nicht verlässlicher als die Rhythmus-Methode, da sie keine Möglichkeit bietet, den schwankenden Tag des Eisprungs von Zyklus zu Zyklus zu bestimmen.

STD siehe **Sexuell übertragbare Erkrankungen**

Sterilisation: Eingriff zur dauerhaften Herbeiführung der Unfruchtbarkeit.

Sterilität: Unfähigkeit zur Empfängnis bzw. zur Bildung befruchtungsfähiger Spermien.

STI siehe **Sexuell übertragbare Infektionen**

Stiller Abort: Fehlgeburt, bei der es nicht zur Blutung kommt, sondern der Embryo stirbt in der Gebärmutter ab und bleibt dort liegen, ohne ausgestoßen zu werden.

Stufenmuster: Ein Temperaturmuster mit zunächst mehrere Tage lang ansteigenden Messwerten, gefolgt von einem weiteren Anstieg der Temperatur meist in Form einer Glockenkurve.

Subfertilität: Eingeschränkte Fruchtbarkeit.

Symptothermale Methode: Methode der NFP (siehe **Natürlichen Familienplanung**), die die Beobachtung von Morgentemperatur (Basaltemperatur), Zervixsekret und Zervixlage mit der weiterer Fruchtbarkeitzeichen verbindet. Das umfassendste und wirksamste der natürlichen Verfahren; es wird in diesem Buch unter der Bezeichnung FAM »Bewusste Fruchtbarkeitsmethode« vermittelt.

Syndrom des luteinisierten unrupturierten Follikels siehe **LUFS**

Syndrom des spurlos verschwundenen Zwillings *(Vanishing Twin)*: Häufiges Phänomen, bei dem von einem zweieiigen Zwillingspaar einer im Embryonalstadium in der Frühschwangerschaft reabsorbiert wird, sodass später nur ein Baby geboren wird.

Temperaturanstieg: Der Anstieg der Morgentemperatur, der in einer zweiphasigen Kurve die Trennlinie zwischen den niedrigen prä-ovulatorischen und den höheren post-ovulatorischen Werten bildet. Meist sind die Temperaturen mindestens zwei Zehntelgrad niedriger als an den vorigen sechs Tagen.

Temperaturanstiegsregel: Eine von vier natürlichen Verhütungsregeln. Sie besagt, dass der Abend des dritten Tages, an dem die Temperatur über der Schwellenlinie liegt, unbedenklich ist, sofern der dritte Temperaturwert um mindestens drei Zehntelgrad die Schwellenlinie übersteigt. Ist das nicht der Fall, muss der vierte Tag abgewartet werden.

Temperaturkurve: Grafische Darstellung der täglich gemessenen Temperaturwerte. Siehe auch Ein-, Zwei- und Dreiphasiges Temperaturmuster.

Temperaturmethode siehe **Basaltemperaturmethode**

TESA (Testikuläre Spermienaspiration): Verfahren, das bei einer Spermienzahl von fast null die wenigen Restspermien mittels feinster mikrochirurgischer Präzisionsinstrumente direkt aus den Hoden absaugt, um sie für die In-vitro-Fertilisation (siehe **IVF**) heranzuziehen.

TESE (Testikuläre Spermienextraktion): Verfahren, das bei einer Spermienzahl von fast null die wenigen Restspermien mittels einer hochleistungsfähigen Nadel direkt aus den Hoden entnimmt, um sie für die In-vitro-Fertilisation (siehe **IVF**) heranzuziehen.

Test auf Anti-Müller-Hormon (AMH-Test): Bestimmung der von präantralen Follikeln sezernierten Hormonmenge; Indiz für die verbleibende ovarielle Funktionsreserve.

Testikuläre Spermienaspiration siehe **TESA**

Testikuläre Spermienextraktion siehe **TESE**

Testosteron: Von den Hoden gebildetes Hormon, das für die Ausprägung der sekundären Geschlechtsmerkmale des Mannes und die Funktionstüchtigkeit seiner Fortpflanzungsorgane verantwortlich ist.

TPP siehe **Messung des Eileiter-Perfusionsdrucks**

Traditionelle Chinesische Medizin (TCM): Ganzheitliches System, das auf Heilkräuter, Akupunktur, Ernährungstherapie, Massagen und therapeutischen Sport setzt. Das Prinzip ist die Bestimmung der Krankheitsursachen infolge eines Ungleichgewichts von Yin und Yang mit der Folge des gestörten Energieflusses (Qi) im Körper. Die TCM heilt nicht einzelne Erkrankungen, sondern richtet sich an den Patienten als Ganzes.

Trockene Tage: Tage, an denen kein Zervixsekret oder eine Blutung auftritt und die Scheide sich trocken anfühlt.

Trübheit: Im Kontext der FAM die Undurchsichtigkeit des Zervixsekrets.

Tubenligatur: Chirurgischer Eingriff zur Sterilisation der Frau durch Unterbindung der Eileiter, sodass sich Spermium und Eizelle nicht vereinigen können.

Tuboskopie: Untersuchung der Struktur der Eileiter mittels eines dünnen Teleskops.

Two-Day-Methode: Form der Verhütung mit einer einfachen Regel zur Bestimmung der fruchtbaren Tage. Berücksichtigt wird nur das Zervixsekret. Fruchtbarkeit wird angenommen, wenn am selben oder am vorausgehenden Tag irgendeine Form von Sekret aufgetreten ist.

Ultraschall: Diagnostisches Verfahren zur Sichtbarmachung innerer Körperstrukturen durch Schallwellen.

Umschlagspunkt: Der Punkt, an dem sich das Zervixsekret von einem trockenen oder klebrigen BIP (siehe **Grundmuster der Unfruchtbarkeit**) zu einer nasseren Konsistenz ändert, beispielsweise cremig oder eiklarartig.

Unfruchtbare Phasen: Die Zyklusphasen, in denen keine Schwangerschaft eintreten kann. Man unterscheidet eine prä- und eine post-ovulatorische unfruchtbare Phase.

Unfruchtbares Zervixsekret: Zähflüssiges, klebriges oder trübes Zervixsekret, das sich in der Scheide trocken oder klebrig anfühlt. Für Spermien sehr unwirtliches Umfeld.

Unfruchtbarkeit: Unfähigkeit zu empfangen oder eine Schwangerschaft auszutragen bzw. das Fehlen befruchtungsfähiger Spermien.

Uterus siehe **Gebärmutter**

Vaginismus: Schmerzhafter Scheidenkrampf, der eine als angenehm empfundene Penetration des Penis verhindert.

Vaginitis: Scheidenentzündung infolge einer Infektion oder anderer Reizung.

Varikozele: Eine Krampfader im Hodensack, die die Zeugungsfähigkeit durch Übererwärmung der Hoden beeinträchtigen kann.

Vasektomie: Eingriff zur Sterilisation des Mannes mit Durchtrennung beider Samenleiter, sodass keine Spermien weitergeleitet werden.

Venushügel *(Mons Pubis)*: Weichgewebe unter dem Schamhaar, das die inneren Geschlechtsorgane schützt.

Verfrühter Eisprung: Eine frühzeitiger als üblich oder als erwartet eintretende Freisetzung der Eizelle.

Verhaltener Abort: Fehlgeburt ohne Ausstoßung der abgestorbenen Frucht.

Verwachsung/Verklebung: Fibröses Bindegewebe, das Organe oder Strukturen abnorm zusammenklebt. Meist die Folge von Entzündungen oder Vernarbungen nach Operationen.

Vestibulitis: Medizinische Störung, die Schmerzen und Beschwerden im Vaginalbereich verursacht.

Vitex agnus-castus siehe **Mönchspfeffer**

Vorzeitige Eierstockalterung (POA): Störung mit einer zu geringen Eizellreserve im Vergleich zum Altersnormbereich.

Vorzeitige Wechseljahre: Veraltete Bezeichnung für die Primäre Ovarialinsuffizienz (siehe **POI**), bei der Jahre oder Jahrzehnte vor der eigentlichen Menopause bereits kein Eisprung mehr erfolgt.

Vulva (»Scham«): Die äußeren weiblichen Geschlechtsteile mit Klitoris und zwei Paaren von Schamlippen.

Vulvodynie: Schmerzen in der Vulva in Form von Jucken, Brennen, Stechen oder anderen Reizungen der Scheidenöffnung.

Wechseljahrbeschwerden: Typische Symptome in der Zeit um die Menopause, wie Hitzewallungen, Scheidentrockenheit und unregelmäßige Zyklen.

Wechseljahre: Zeit, in der mit dem Aufhören der Menstruation die Fortpflanzungsfähigkeit der Frau erlischt. Siehe auch **Klimakterium**

Wind-/Abortivei: Eine Schwangerschaft, bei der sich kein Embryo in der Fruchthöhle entwickelt.

Wochenbett: Die Zeit nach der Entbindung.

Wochenfluss *(Lochia)*: Blutiger Ausfluss aus Gebärmutter und Scheide in den ersten Wochen nach der Entbindung.

Zervix: Der in die Scheide hineinragende »Gebärmutterhals«.

Zervixabtastung: Selbstuntersuchung des Muttermunds mit dem Mittelfinger, um Höhenstand, Festigkeit und Öffnungsgrad zu prüfen.

Zervixdysplasie: Bildung von abnormen Zellen am Gebärmutterhals, wobei zwischen den Schweregraden leicht, mäßig und schwer unterschieden wird. Die Zellen sind gutartig, können aber entarten und bedürfen daher der Beobachtung.

Zervixektopie siehe **Zervixeversion**

Zervixektropium siehe **Zervixeversion**

Zervixerosion: Seltener Defekt des Zervixgewebes. Kann nach der Entbindung oder medizinischen Eingriffen, bei Geschlechtsverkehr oder der Verwendung eines Intrauterinpessars auftreten.

Zervixeversion (Zervixektopie, Zervixektropium): Verlagerung der den Gebärmutterhals auskleidenden Zellen nach außen; lässt sich bei einer Spekulum-Untersuchung feststellen. Die betroffenen Stellen erscheinen gerötet und gereizt, eine Behandlung ist aber nur bei lästigen Symptomen wie etwa Scheidenausfluss oder -blutung nach dem Verkehr erforderlich. Tritt vermehrt bei Jugendlichen, Schwangeren oder infolge östrogenhaltiger Kontrazeptiva auf.

Zervixkrypten: Drüsen in Schleimhauttaschen der Zervix, in denen das Zervixsekret gebildet wird; schützen in der fruchtbaren Phase vorübergehend die Spermien.

Zervixlage: Eines der drei primären Fruchtbarkeitszeichen. In diesem Buch geht es bei der Beobachtung der Zervixlage um die Kriterien Höhe, Festigkeit und Öffnungsgrad.

Zervixpolypen: Tropfenförmige, meist gutartige Geschwulste an Muttermund. Bei einer Blockierung der Zervix kann die Empfängnisfähigkeit beeinträchtigt sein.

Zervixschleim siehe **Zervixsekret**

Zervixsekret/Zervixschleim: Im Gebärmuttermund gebildetes Sekret, in dem die Spermien schwimmen können. Pendant zur Samenflüssigkeit beim Mann. Vorhandensein und Eigenschaften hängen direkt von der Östrogen- und Progesteron-Ausschüttung ab. Das Sekret ist neben Zervixlage und Morgentemperatur eines der drei primären Fruchtbarkeitszeichen. Je näher der Eisprung rückt, desto nasser wird das Sekret. Siehe **Cremiges, Eiklarartiges, »Fruchtbares«** und **Klebriges Zervixsekret**.

Zervizitis: Entzündung des Gebärmutterhalses durch Infektion mit verschiedenen Erregern.

ZIFT (Intratubarer Zygotentransfer): Verfahren zur Befruchtung einer Eizelle durch ein Spermium in der Petrischale. Die entstandene Zygote wird anschließend in den Eileiter eingebracht.

Zweiphasige Temperaturkurve: Messkurve mit relativ niedrigen Temperaturen (»Tieflage«) in der prä-ovulatorischen Zyklusphase und anschließend höheren Werten (»Hochlage«) über zwölf bis 16 Tage bis zur nächsten Menstruation.

Zygote: Befruchtete Eizelle. Geht als einzelne Zelle aus der Verschmelzung von Spermium und Eizelle hervor. Nach anschließender Zellteilung wird sie als Blastozyste, danach als Embryo bezeichnet.

Zystadenom/Zystom: Gutartiger, aber oft schmerzhafter Tumor aus Eierstockgewebe, enthält eine wässrige oder zähflüssige Masse.

Zyste: Flüssigkeitsgefüllter Hohlraum, der in verschiedenen Organen des Körpers auftreten kann, meist gutartig.

Zystom siehe **Zystadenom**

Bibliografie

ASSISTIERTE REPRODUKTIONSTECHNIKEN (ART)

Aufsätze

Baczkowski, Thomas u. a. »Methods of Embryo Scoring in In Vitro Fertilization«, *Reproductive Biology 4* (März 2004): 5-22.

Baker, V. L. u. a. »Multivariate Analysis of Factors Affecting Probability of Pregnancy and Live Birth with In Vitro Fertilization: An Analysis of the Society for Assisted Reproductive Technology Clinic Outcomes Reporting System«, *Fertility and Sterility 94* (2010), 1410/1411.

Dondorp, W. u. a. »Oocyte Cryopreservation for Age-Related Fertility Loss«, *Human Reproduction 27* (2012), 1231-1237.

Gleicher, N., Vitaly A. Kushnir und David H. Barad. »Preimplantation Genetic Screening (PGS) Still in Search of a Clinical Application: A Systematic Review«, *Reproductive Biology and Endocrinology 12* (2014) [online].

Kuohung, Wendy, M.D., u. a. »Overview of Treatment of Female Infertility«, *Official Report from UptoDate.com* (2012).

Nogueira, Daniela, Jean Clair Sadeu und Jacques Mantagut. »In Vitro Oocyte Maturation: Current Status«, *Seminars in Reproductive Medicine 30* (2012), 199-213.

Ogilvie, Caroline Mackie u. a. »Preimplantation Genetic Diagnosis – An Overview«, *Journal of Histochemistry and Cytochemistry 53* (März 2005): 255-260.

Paulson, Richard. »In Vitro Fertilization«, Official Report from UptoDate.com (2014).

———. »Pregnancy Outcome after Assisted Reproductive Technology«, Official Report from UptoDate.com (2014).

Practice Committees der American Society for Reproductive Medicine und der Society for Reproductive Technology. »Mature Oocyte Cryopreservation: A Guideline«, *Fertility and Sterility 99* (2013), 37-43.

Riggan, Kirsten, M. A. »Ovarian Hyperstimulation Syndrome: An Update on Contemporary Reproductive Technology and Ethics«, *Dignitas 16* (2010) [online].

Schubert, Charlotte. »Egg Freezing Enters Clinical Mainstream«, *Nature* (23. Oktober 2012).

Vloeberghs, Veerle, Greta Verheyen und Herman Tournaye. »Intracytoplasmic Injection and In Vitro Maturation: Fact or Fiction?«, *Clinics 68* (2013), 151-156.

Buchpublikationen

Center for Disease Control and Prevention und American Society for Reproductive Medicine. 2010 Assisted Reproductive Technology National Summary Report. Atlanta: U.S. Department of Health and Human Services, 2012.

Sher, Geoffrey, M.D., u. a. In Vitro Fertilization: The A.R.T. of Making Babies, 4. Auflage. New York: Skyhorse Publishing, 2013.

STILLEN

Aufsätze

Family Health International. Consensus Statement. »Breastfeeding as a Family Planning Method«, *The Lancet* (19. November 1988): 1204/1205.

Gray, Ronald H., Oona M. Campbell, Ruben Apelo, Susan S. Eslami, Howard Zacur, Rebecca M. Ramos, Judith C. Gehret und Miriam H. Labbok. »Risk of Ovulation During Lactation«, *The Lancet 335* (6. Januar 1990): 25-29.

Howie, P. W., A. S. McNeilly, M. J. Houston, A. Cook und H. Boyle. »Fertility After Childbirth: Post-Partum Ovulation and Menstruation in Bottle and Breast-Feeding Mothers«, *Clinical Endocrinology 17* (Oktober 1982): 323-332.

Kennedy, Kathy I. u. a. »Breastfeeding and the Symptothermal Method«, *Studies in Family Planning 26* (1995): 107-115.

Kennedy, Kathy J. und Cynthia M. Visness. »Contraceptive Efficacy of Lactational Amenorrhea«, *The Lancet 339* (25. Januar 1992): 227-229.

Labbok, Miriam, Kristin Cooney und Shirley Coly. Guidelines: Breastfeeding, Family Planning, and the Lactational Amenorrhea Method-LAM. Washington, DC: Institute for Reproductive Health, 1994.

Lewis, Patricia R., Ph.D., u. a. »The Resumption of Ovulation and Menstruation in a Well-Nourished Population of Women Breastfeeding for an Extended Period of Time«, *Fertility and Sterility 55* (März 1991): 520-535.

Paranteau-Carreau, Suzanne, M.D., IFFLP, und Kristin A. Cooney, M.A., IRH. Breastfeeding, Lactational Amenorrhea Method, and Natural Family Planning Interface: Teaching Guide, S. 1-35. Washington, DC: Institute for Reproductive Health, 1994.

Perez, Alfredo, Miriam H. Labbok und John T. Queenan. »Clinical Study of the Lactational Amenorrhea Method for Family Planning«, *The Lancet 339* (18. April 1992): 968-970.

Tay, Clement C. K. »Mechanisms Controlling Lactational Infertility«, *Journal of Human Lactation 7* (März 1991): 15-18.

Valdes, Veronica u. a. »The Efficacy of the Lactational Amenorrhea Method (LAM) among Working Women«, *Contraception 62* (November 2000): 217-219.

Van der Wijden, Carla u. a. »Lactational Amenorrhea for Family Planning«, *Cochrane Database of Systematic Reviews* (2003): CD001329.

Buchpublikationen

Riordan, Jan, Ed.D., R.N., und Kathleen G. Auerbach, Ph.D. Breastfeeding and Human Lactation, 3. Auflage. Boston und London: Jones and Bartlett Publishers, 2005.

VERHÜTUNGSEFFIZIENZ

Aufsätze

Attar, Erkut. »Natural Contraception using the Billings Ovulation Method«, European Journal of Contraception and Reproductive Health Care (Juni 2002): 96-99.

Barbato, Michele, M.D., und Giancarlo Bertolotti, M.D. »Natural Methods for Fertility Control: A Prospective Study – First Part«, *International Fertility Supplement* (1988): 48-51.

The European Natural Family Planning Study Groups. »European Multicenter Study of Natural Family Planning (1989-1995): Efficacy and Dropout«, *Advances in Contraception 15* (1999): 69-83.

Flynn, Anna M. und John Bonnar. »Natural Family Planning«. In: *Contraception: Science and Practice*, hg. von Marcus Filshie und John Guillebaud, S. 203-205. London: Butterworth's Press, 1989.

Frank-Hermann, Petra u. a. »Determination of the Fertile Window: Reproductive Competence of Women – European Cycles Databases«, *Gynecological Endocrinology 20* (Juni 2005): 305-312.

———. »Effectiveness and Acceptability of the Symptothermal Method of Natural Family Planning in Germany«, *American Journal of Obstetrics & Gynecology 165* (Dezember 1991): 2052-2054.

———. »The Effectiveness of a Fertility Awareness Based Method to Avoid Pregnancy in Relation to a Couple's Sexual Behavior During the Fertile Time: A Prospective Longitudinal Study«, *Human Reproduction 22* (2007): 1310-1319.

———. »Natural Family Planning With and Without Barrier Method Use in the Fertile Phase: Efficacy in Relation to Sexual Behavior: A German Prospective Long-Term Study«, *Advances in Contraception 13* (Juni–September 1997): 179-189.

Freundl, G. und I. Batar. »State-of-the-Art of Non-Hormonal Methods of Contraception«, *European Journal of Contraceptive and Reproductive Health Care 15* (2010): 113-123.

Ghosh, A. K., S. Saha und G. Chattergee. »Symptothermia Vis-à-Vis Fertility Control«, *Journal of Obstetrics and Gynecology of India 32* (1982): 443-447.

Grimes, David A. u. a. »Fertility Awareness-based Methods for Contraception: Systematic Review of Randomized Controlled Trials«, *Contraception 72* (August 2005): 85-90.

———. »Fertility Awareness-based Methods for Contraception«, *Cochrane Database of Systematic Reviews* (Oktober 2004): CD004860.

Guida, M. »An Overview of the Effectiveness of Natural Family Planning«, *Gynecological Endocrinology* (Juni 1997): 203-219.

Hume, K. »Fertility Awareness in the 1990s – The Billings Ovulation Method of Natural Family Planning, Its Scientific Basis, Practical Application and Effectiveness«, *Advances in Contraception 7* (Juni–September 1991): 301-311.

Jennings, Victoria, Ph.D. »Fertility Awareness-Based Methods of Pregnancy Prevention«, Official Report from UptoDate.com (2014).

Lamprecht, V. und J. Trussel. »Natural Family Planning Effectiveness: Evaluating Published Reports«, *Advances in Contraception 13* (1997): 155-165.

Lethbridge, Dona J., R.N., Ph.D. »Coitus Interruptus: Considerations as a Method of Birth Control«, *Journal of Obstetrics, Gynecologic and Neonatal Nursing 20* (1991): 80-85.

Petotti, Diana B. »Statistical Aspects of the Evaluation of the Safety and Effectiveness of Fertility Control Methods«. In: *Fertility Control*, hg. von Stephen L. Corson, Richard J. Dennan und Louise B. Tyrer, S. 13-25. Boston: Little, Brown, 1985.

Rice, Frank J., Ph.D., Claude A. Lanctôt, M.D., und Consuelo Farcia-DeVesa, Ph.D. »Effectiveness of the Sympto-Thermal Method of Natural Family Planning: An International Study«, *International Journal of Fertility 26* (1981): 222-230.

Royston, J. P. »Basal Body Temperature, Ovulation and the Risk of Conception, with Special Reference to the Lifetimes of Sperm and Egg«, *Biometrics 38* (Juni 1982): 397-406.

Ryder, R. E. J. »›Natural Family Planning‹: Effective Birth Control Supported by the Catholic Church«, *British Medical Journal 307* (18. September 1993): 723-726.

Sinai, I. und M. Averalo. »It's All in the Timing: Coital Frequency and Fertility-Awareness Based Methods of Family Planning«, *Journal of Biosocial Science 38* (2006) 763-777.

Trussell, James und Laurence Grummer-Strawn. »Contraceptive Failure of the Ovulation Method of Periodic Abstinence«, *Family Planning Perspectives 22* (März/April 1990): 65-75.

Trussell, James und Kathryn Kost. »Contraceptive Failure in the United States: A Critical Review of the Literature«, *Studies in Family Planning 18* (September/Oktober 1987): 237-283.

Trussell, James, Ph.D., u. a. »Contraceptive Failure in the United States: An Update«, *Studies in Family Planning 21* (Januar/Februar 1990): 51-54.

———. »A Guide to Interpreting Contraceptive Efficacy Studies«, *Obstetrics & Gynecology 76* (September 1990): 558-567.

Wade, Maclyn E., M.D., u. a. »A Randomized Prospective Study of the Use-Effectiveness of Two Methods of Natural Family Planning«, *American Journal of Obstetrics & Gynecology 141* (Oktober 1981): 368-376.

Weltgesundheitsorganisation (WHO), Sonderarbeitsgruppe. »A Prospective Multicentre Trial of the Ovulation Method of Natural Family Planning. II. The Effectiveness Phase«, *Fertility and Sterility 36* (November 1981): 591-598.

———. »A Prospective Multicentre Trial of the Ovulation Method of Natural Family Planning. III. Characteristics of the Menstrual Cycle and of the Fertile Phase«, *Fertility and Sterility 40* (Dezember 1983): 773-778.

Woolley, Robert J., M.D. »Contraception – A Look Forward, Part I: New Spermicides and Natural Family Planning«, *Journal of the American Board of Family Practice* (Januar 1991): 33-44.

Buchpublikationen

Hatcher, Robert A., M.D., M.P.H., u. a. Contraceptive Technology, 19. überarb. Aufl. New York: Irvington Publishers, Inc., 2007.

———. Contraceptive Technology, 20. überarb. Aufl. New York: Irvington Publishers, Inc., 2011.

FRUCHTBARKEIT UND DER MENSTRUATIONSZYKLUS

Aufsätze

Badwe, R. A. u. a. »Timing of Surgery During Menstrual Cycle and Survival of Premenopausal Women with Operable Breast Cancer«, *The Lancet 337* (25. Mai 1991): 1261-1264.

Banks, A. Lawrence, M.D. »Does Adoption Affect Infertility?«, *International Journal of Fertility* (1962): 23-28.

Barnes, Ann B., M.D. »Menstrual History and Fecundity of Women Exposed and Unexposed in Utero to Diethylstilbestrol«, *Journal of Reproductive Medicine 29* (September 1984): 651-655.

———. »Menstrual History of Young Women Exposed in Utero to Diethylstilbestrol«, *Fertility and Sterility 32* (August 1979): 148-153.

Barron, Mary Lee und Richard J. Fehring. »Basal Body Temperature Assessment: Is It Useful to Couples Seeking Pregnancy?«, *American Journal of Maternal Child Nursing 30* (September/Oktober 2005): 290-296.

Benaglia, L. u. a. »Rate of Severe Ovarian Damage Following Surgery for Endometrioses«, *Human Reproduction* 25 (2010): 678-682.

Bigelow, Jamie L. u. a. »Mucus Observations in the Fertile Window: A Better Predictor of Conception than Timing of Intercourse«, *Human Reproduction 19* (April 2004): 889-892.

Brown, James B., D.Sc., Joanne Holmes, B.A., und Gillian Barker. »Use of the Home Ovarian Monitor in Pregnancy Avoidance«, *American Journal of Obstetrics & Gynecology 165* (Dezember 1991): 2008-2011.

Burger, Henry G., M.D. »Neuroendocrine Control of Human Ovulation«, *International Journal of Fertility 26* (1981): 153-160.

Burger, H. G. u. a. »Vitex Agnus-Castus Extracts for Female Reproductive Disorders: A Systematic Review of Clinical Trials«, *Planta Medicine 79* (2013): 562-575.

Campbell, Doris M. »Aetiology of Twinning«. In: Twinning and Twins, hg. von I. MacGillivray, D. M. Campbell und B. Thompson, S. 27-36. London: John Wiley & Sons, Ltd., 1988.

Canfield, R. E. u. a. »Development of an Assay for a Biomarker of Pregnancy and Early Fetal Loss«, *Environmental Health Perspectives 74* (Oktober 1987): 57-66.

Ceballo, R. u. a. »Perceptions of Women's Infertility: What Do Physicians See?« *Fertility and Sterility 93* (2010): 1066-1073.

Chard, T. »Pregnancy Tests: A Review«, *Human Reproduction 7* (Mai 1992): 701-710.

Chung, Karine, M.D., M.S.C.E., und Paulson, Richard, M.D. »Fertility Preserving Options for Women of Advancing Age«, Official Report from UptoDate.com (2014).

Committee on Practice Bulletins – Gynecology. »Practice no. 136: Management of Abnormal Uterine Bleeding Associated with Ovulatory Dysfunction«, *Obstetrics and Gynecology 122* (2013): 176-185.

Croxatto, H. B. u. a. »Studies in the Duration of Egg Transport by the Human Oviduct. II. Ovum Location at Various Intervals Following Luteinizing Hormone Peak«, *American Journal of Obstetrics & Gynecology 132* (15. November 1978): 629-634.

Cunha, G. R., Ph.D., u. a. »Teratogenic Effects of Clomiphene, Tamoxifen, and Diethylstilbestrol on the Developing Human Female Genetic Tract«, *Human Pathology 18* (November 1987): 1132-1143.

Custers, I. M. u. a. »Long-term Outcome in Couples with Unexplained Subfertility and an Immediate Prognosis Initially Randomized Between Expected Management and Immediate Treatment«, *Human Reproduction 27* (2012): 444-450.

Darland, Nancy Wilson, R.N.C., M.S.N. »Infertility Associated with Luteal Phase Defect«, Journal of Obstetric, *Gynecologic and Neonatal Nursing* (Mai/Juni 1985): 212-217.

Daviaud, Joëlle u. a. »Reliability and Feasibility of Pregnancy Home-Use Tests: Laboratory Validation and Diagnostic Evaluation by 638 Volunteers«, *Clinical Chemistry 39* (Januar 1993): 53-59.

De Mouzon, Jacques, M.D., u. a. »Time Relationships Between Basal Body Temperature and Ovulation or Plasma Progestins«, *Fertility and Sterility 41* (Februar 1984): 254-259.

DeVane, Gary W., M.D. »Prolactin Measurement: What Is Normal?«, *Contemporary Obstetrics and Gynecology* (September 1989): 99-117.

Dewailley, D. u. a. »The Physiology and Clinical Utility of Anti-Mullerian Hormone in Women«, *Human Reproduction Update 20* (2014): 370-385.

Djerassi, Carl, Ph.D. »Fertility Awareness: Jet-Age Rhythm Method?«, *Science* (Juni 1990): 1061-1062.

Domar, Alice D., Ph.D., u. a. »Impact of Group Psychological Interventions on Pregnancy Rates in Infertile Women«, *Fertility and Sterility 73* (April 2000): 805-811.

———. »The Prevalence and Predictability of Depression in Infertile Women«, *Fertility and Sterility* (Dezember 1992): 1158-1163.

Dunson, D. B. u. a. »Increased Infertility with Age«, *Obstetrics & Gynecology 103* (Januar 2004): 51-56.

Eggert-Kruse, W., I. Gerhard, W. Tilgen und B. Runnebaum. »The Use of Hens' Egg White as a Substitute for Human Cervical Mucus in Assessing Human Infertility«, *International Journal of Andrology 13* (August 1990): 258-266.

Eisenberg, Esther, M.D. »Infertility«. In: *Textbook of Woman's Health*, hg. von Lila A. Wallis, M.D., S. 679-685. New York: Lippincott-Raven Publishers, 1998.

Fehring, Richard J., R.N., DNSc. »Methods Used to Self-Predict Ovulation: A Comparative Study«, *Journal of Obstetric, Gynecologic, and Neonatal Nursing 19* (Mai/Juni 1990): 233-237.

———. »The Future of Professional Education in Natural Family Planning«, *Journal of Obstetrical and Gynecological Neonatal Nursing 33* (Januar/Februar 2004): 34-43.

Field, Charles S., M.D. »Dysfunctional Uterine Bleeding«, Primary Care 15 (September 1988): 561-573.

Filer, Robert B., M.D., und Chung H. Wu, M.D. »Coitus During Menses: Its Effect on Endometriosis and Pelvic Inflammatory Disease«, *Journal of Reproductive Medicine 34* (November 1989): 887-890.

Filicori, Marco u. a. »Evidence for a Specific Role of GnRH Pulse Frequency in the Control of the Human Menstrual Cycle«, *American Journal of Physiology 257* (Dezember 1989): 930-936.

Flynn, Anna M. und John Bonnar. »Natural Family Planning«. In: Contraception: Science and Practice, hg. von Marcus Filshie und John Guillebaud, S. 203-205. London: Butterworth's Press, 1989.

Ford, Judith Helen und Lesley MacCormac. »Pregnancy and Lifestyle Study. The Long-Term Use of the Contraceptive Pill and the Risk of Age-Related Miscarriage«, *Human Reproduction 10* (1995): 1397-1402.

Fordney-Settlage, Diane, M.D., M.S. »A Review of Cervical Mucus and Sperm Interactions in Humans«, *International Journal of Fertility 26* (1981): 161-169.

France, John T., Ph.D. »Overview of the Biological Aspects of the Fertile Period«, *International Journal of Fertility 26* (1981): 143-152.

Freidson, Eliot, Ph.D. »The Professional Mind«. In: The Sociology of Medicine, a Structural Approach, S. 130/131. New York: Dodd, Mead and Company, 1968.

Freundl, G. u. a. »Estimated Maximum Failure Rates of Cycle Monitors Using Daily Conception Probabilities in the Menstrual Cycle«, *Human Reproduction 18* (Dezember 2003): 2628-2633.

Glatstein, Isaac Z., M.D., u. a. »The Reproducibility of the Postcoital Test: A Prospective Study«, *Obstetrics & Gynecology 85* (1995): 396-400.

Gnant, Michael F. X. u. a. »Breast Cancer and Timing of Surgery During Menstrual Cycle: A 5-Year Analysis of 385 Pre-Menopausal Women«, *International Journal of Cancer 52* (11. November 1992): 707-712.

Goldenberg, Robert L., M.D., und Roberta White, R.N. »The Effect of Vaginal Lubricants on Sperm Motility in Vitro«, *Fertility and Sterility 26* (September 1975): 872/873.

Goldhirsch, A. »Menstrual Cycle and Timing of Breast Surgery in Premenopausal Node-Positive Breast Cancer: Results of the International Breast Cancer Study Group Trial VI«, *Annals of Oncology 8* (1997): 751-756.

Gondos, Bernard, M.D., und Daniel H. Riddick, M.D., Ph.D. (Hg.). »Cervical Mucus and Sperm Motility«. In: Pathology of Infertility: *Clinical Correlations in the Male and Female*, S. 337-351. New York: Thieme Medical Publishers, Inc., 1987.

Goodman, M.B. u. a. »A Randomized Clinical Trial to Determine Optimal Infertility Treatment in Older Couples: The Forty and Over Treatment Trial (FORT-T)«, *Fertility and Sterility 101* (2014): 1574-1581.

Grodstein, Francine u. a. »Relation of Female Infertility to Consumption of Caffeinated Beverages«, *American Journal of Epidemiology 137* (15. Juni 1993): 1353-1359.

Guerrero, R., O. Rojas und A. Cifuentes. »Natural Family Planning Methods«. In: *Human Ovulation*, hg. von E. S. E. Hafez, S. 477-479. Amsterdam und New York: Elsevier North-Holland Biomedical Press, 1979.

Guyton, Arthur C., M.D. »Endocrinology and Reproduction«. In: *Textbook of Medical Physiology*, 8. Aufl, S. 912. Philadelphia: W. B. Saunders Company, 1991.

Hamilton, Mark P. R., M.D., u. a. »Luteal Cysts and Unexplained Infertility: Biochemical and Ultrasonic Evaluation«, *Fertility and Sterility 54* (Juli 1990): 32-37.

Hardy, M. L. »Herbs of Special Interest to Women«, *Journal of the American Pharmaceutical Association 40* (2000): 232-234.

Hibbard, Lester T., M.D. »Corpus Luteum Surgery«, *American Journal of Obstetrics & Gynecology 135* (1. November 1979): 666/667.

Hilgers, Thomas W., M.D., Guy E. Abraham, M.D., und Denis Cavanagh, M.D. »Natural Family Planning. I. The Peak Symptom and Estimated Time of Ovulation«, *The American College of Obstetricians and Gynecologists 52* (November 1978): 575-582.

Hilgers, Thomas W., M.D., Guy E. Abraham, M.D., und Ann M. Prebil. »The Length of the Luteal Phase«, *International Review* (Frühjahr/Sommer 1989): 99-106.

Hilgers, Thomas W., M.D., und Alan J. Baile M.S.W., A.C.S.W. »Natural Family Planning. II. Basal Body Temperature and Estimated Time of Ovulation«, *Obstetrics & Gynecology 55* (März 1980): 333-339.

Hornstein, Mark D., M.D., u. a. »Optimizing Natural Fertility in Couples Planning Pregnancy«, Official Report from UptoDate.com (2014).

———. »Unexplained Infertility«, Official Report from UptoDate.com (2014).

Howles, Colin M. »Follicle Growth and Luteinization«. In: *Encyclopedia of Human Biology*, Bd. 3, S. 627-635. London: Academic Press, 1991.

Hsu, A. u. a. »Antral Follicle Count in Clinical Practice: Analyzing Clinical Relevance«, *Fertility and Sterility 95* (2011): 474-479.

Huggins, George R., M.D., und Vanessa E. Cullins, M.D. »Fertility After Contraception or Abortion«, *Fertility and Sterility 54* (Oktober 1990): 559-570.

Hull, M. G. R. u. a. »Expectations of Assisted Conception for Fertility«, *British Medical Journal 304* (6. Juni 1992): 1465-1469.

Jones, Howard W., jr., M.D., und James P. Toner, M.D., Ph.D. »The Infertile Couple«, *New England Journal of Medicine 7* (2. Dezember 1993): 1710-1715.

Kaunitz, Andrew M., M.D. »Approach to Abnormal Bleeding«, Official Report from UptoDate.com (2014).

Knee, Gerald R., M.S., u. a. »Detection of the Ovulatory Luteinizing Hormone (LH) Surge with a Semiquantitative Urinary LH Assay«, *Fertility and Sterility 44* (November 1985): 707-709.

Koukolis, G. N. »Hormone Replacement Therapy and Breast Cancer Risk«, *Annals of the New York Academy of Sciences 900* (2000): 422-428.

Kuohung, Wendy, M.D., u. a. »Causes of Female Infertility«, Official Report from UptoDate.com (2014).

———. »Overview of Infertility«, Official Report from UptoDate.com (2014).

———. »Patient Information: Evaluation of the Infertile Couple (Beyond the Basics)«, Official Report from UptoDate.com (2012).

Lahaie, M.A., u. a. »Vaginisum: A Review of the Literature on the Classification/Diagnosis, Etiology and Treatment«, *Woman's Health 6* (2010): 705-719.

Lamb, Emmet J., M.D., und Sue Luergans, Ph.D. »Does Adoption Affect Subsequent Fertility?«, *American Journal of Obstetrics & Gynecology 134* (15. Mai 1979): 138-144.

Lambert, Hovey, Ph.D., u. a. »Sperm Capacitation in the Human Female Reproductive Tract«, *Fertility and Sterility 43* (Februar 1985): 325-327.

Landy, Helain J., M.D., u. a. »The ›Vanishing-Twin‹: Ultrasonographic Assessment of Fetal Disappearance in the First Trimester«, *American Journal of Obstetrics & Gynecology* (Juli 1986): 14-19.

LeMaire, Gail Schoen, R.N., M.S.N. »The Luteinized Unruptured Follicle Syndrome: Anovulation in Disguise«, *Journal of Obstetric, Gynecologic and Neonatal Nursing* (März/April 1987): 116-120.

Lenton, Elizabeth A., Britt-Marie Landgren und Lynne Sexton. »Normal Variation in the Length of the Luteal Phase of the Menstrual Cycle: Identification of the Short Luteal Phase«, *British Journal of Obstetrics and Gynecology 91* (Juli 1984): 685-689.

Luciano, Anthony A., M.D., u. a. »Temporal Relationship and Reliability of the Clinical, Hormonal, and Ultrasonographic Indices of Ovulation in Infertile Women«, *Obstetrics & Gynecology 75* (März 1990): 412-416.

MacGillivray, Ian, Mike Samphier und Julian Little. »Factors Affecting Twinning«. In: Twinning and Twins, hg. von I. MacGillivray, D. M. Campbell und B. Thompson, S. 67-92. London: John Wiley & Sons, Ltd., 1988.

March, C. M. »Ovulation Induction«, *Journal of Reproductive Medicine 38* (Mai 1993): 335-346.

Marik, Jaroslav, M.D., und Jaroslav Hulka, M.D. »Luteinized Unruptured Follicle Syndrome: A Subtle Cause of Infertility«, *Fertility and Sterility* (März 1978): 270-274.

Masha, Mahadevan, M. u. a. »Yeast Infection of Sperm, Oocytes, and Embryos After Intravaginal Culture for Embryo Transfer«, *Fertility and Sterility 65* (1996): 481-483.

Matteson, K. A. u. a. »Abnormal Uterine Bleeding: A Review of Patient-Based Outcome Measures«, *Fertility and Sterility 92* (2009): 205-216.

McCarthy, John J., jr., M.D., und Howard E. Rockette, Ph.D. »A Comparison of Methods to Interpret the Basal Body Temperature Graph«, *Fertility and Sterility 39* (Mai 1983): 640-646.

Messinis, I. E. u. a. »Changes in Pituitary Response to GnRH During the Luteal-Follicular Transition of the Human Menstrual Cycle«, *Clinical Endocrinology 38* (Februar 1993): 159-163.

Miller, Karen K. u. a. »Decreased Leptin Levels in Normal Weight Women with Hypothalmic Amenorrhea: The Effects of Body Composition and Nutritional Intake«, *Journal of Clinical Endocrinology and Metabolism 83* (1998): 2309-2312.

Nagy, Z. P. und C. C. Chang. »Current Advances in Artificial Gametes«, *Reproductive Biomedicine 11* (September 2005).

Nesse, Robert E., M.D. »Abnormal Vaginal Bleeding in Perimenopausal Women«, *American Family Physician* (Juli 1989): 185-189.

Nicholson, Roberto, M.D. »Vitality of Spermatozoa in the Endocervical Canal«, *Fertility and Sterility 16* (November/Dezember 1965): 758-764.

O'Herlihy, C., MRCOG, MRCPI, und H. P. Robinson, M.D., MRCOG. »Mittelschmerz Is a Preovulatory Symptom«, *British Medical Journal* (April 1980): 986.

Olivennes, François. »Patient-friendly Ovarian Stimulation«, *Reproductive Biomedicine 7* (Juli/August 2003): 30-34.

Olsen, Jorn. »Cigarette Smoking, Tea and Coffee Drinking, and Subfecundity«, *American Journal of Epidemiology* (1. April 1991): 734-739.

Overstreet, James W., David F. Katz und Ashley I. Yudin. »Cervical Mucus and Sperm Transport in Reproduction«, *Seminars in Perinatology 15* (April 1991): 149-155.

Padilla, Santiago L., M.D., und Kathryn S. Craft, RNC. »Anovulation: Etiology, Evaluation and Management«, *Nurse Practitioner* (Dezember 1985): 28-44.

Pillet, M. Christine, M.D., u. a. »Improved Prediction of Post-ovulatory Day Using Temperature Recording, Endometrial Biopsy, and Serum Progesterone«, *Fertility and Sterility 53* (April 1990): 614-619.

Pritchard, Jack P., Paul C. MacDonald und Norman F. Gant. »Multifetal Pregnancy«. In: *Williams' Obstetrics*, 17. Aufl., S. 503-524. Norwalk, CT: Appleton-Century-Crofts, 1985.

Profet, Margie. »Menstruation as a Defense Against Pathogens Transported by Sperm«, *Quarterly Review of Biology 68* (September 1993): 335-381.

Rebar, Robert W. »Premature Ovarian Failure«. In: *Treatment of the Post-Menopausal Woman: Basic and Clinical Aspects*, hg. von Rogerio A. Lobo, S. 25-33. New York: Raven Press, Ltd., 1994.

Ross, G. T. »HCG in Early Human Pregnancy«. In: *Maternal Recognition of Pregnancy*, hg. von Julie Whelan, S. 198/199. New York: Ciba Foundation Press, 1979.

Rossing, Mary Anne, D.V.M., Ph.D., u. a. »Ovarian Tumors in a Cohort of Infertile Women«, *New England Journal of Medicine* (22. September 1994), 771-776.

Rousseau, Serge, M.D., u. a. »The Expectancy of Pregnancy for ›Normal‹ Infertile Couples«, *Fertility and Sterility 40* (Dezember 1983): 768-772.

Salama, Samuel u. a. »Nature and Origin of ›Squirting‹ in Female Sexuality«, *Journal of Sexual Medecine* (März 2015): 661-666.

Salle, B. »Another Two Cases of Ovarian Tumors in Women Who Had Undergone Multiple Ovulation Induction Cycles«, *Human Reproduction 12* (1997): 1732-1735.

Sanders, Katherine A. und Bruce, Neville W. »Psychosocial Stress and the Menstrual Cycle«, *Journal of Biosocial Sciences 31* (1999): 393-402.

Scholes, D. u. a. »Vaginal Douching as a Risk Factor for Acute Pelvic Inflammatory Disease«, *Obstetrics & Gynecology 81* (April 1993): 601-606.

Seifer, D. B. u. a. »Age-Specific Serum Anti-Mullerian Values for 17,120 Women Presenting to Fertility Centers within the United States«, *Fertility and Sterility 95* (2011): 747-750.

Seifer, D. B., V. L. Baker und B. Leader. »Age-Specific Serum Anti-Mullerian Hormone Values from 17,120 Women Presenting to Fertility Centers within the United States«, *Fertility and Sterility 95* (2012): 747-750.

Sherbahn, Richard, M.D. »Anti-Follicle Counts, Resting Follicles and Ovarian Reserve Testing Egg Supply and Predicting Response to Ovarian Stimulation«, in: advancedfertility.com (2013).

———. »Anti-Mullerian Testing of Ovarian Reserve«, in: advancedfertility.com (2013).

———. »Day 3 FSH Fertility Testing of Ovarian Reserve - FSH Test«, in: advancedfertility.com (2013).

Simmer, Hans H. »Placental Hormones«. In: *Biology of Gestation*, hg. von N.S. Assali, S. 296-299. New York: Academic Press, 1968.

Smith, S. K., Elizabeth A. Lenton und I. D. Cooke. »Plasma Gonadotrophin and Ovarian Steroid Concentrations in Women with Menstrual Cycles with a Short Luteal Phase«, *Journal of Reproduction and Fertility 75* (November 1985): 363-368.

Smith, Stephen K. u. a. »The Short Luteal Phase and Infertility«, *British Journal of Obstetrics and Gynecology 91* (November 1984): 1120-1122.

Souka, Abdel Razek u. a. »Effect of Aspirin on the Luteal Phase of Human Menstrual Cycle«, *Contraception 29* (Februar 1984): 181-188.

Stanford, Joseph B. »Timing Intercourse to Achieve Pregnancy: Current Evidence«, *Obstetrics & Gynecology 100* (Dezember 2002): 1333-1341.

Steiner, A. Z. u. a. »Antimullerian Hormone as a Predicator of Natural Fecundability in Women age 3-42 Years«, *Obstetrics and Gynecology 117* (2011): 798-804.

Stewart, Elizabeth Gunther, M.D. »Approach to the Woman with Sexual Pain«, Official Report from UptoDate.com (2014).

Tanahatoe, Sandra. »Accuracy of Diagnostic Laparoscopy in the Infertility Work-up Before Intrauterine Insemination«, *Fertility and Sterility 79* (Februar 2003): 361-366.

Thrush, Parke, M. D., und Deborah Willard, M. D. »Pseudo-Ectopic Pregnancy: An Ovarian Cyst Mimicking Ectopic Pregnancy«, *West Virginia Medical Journal 85* (November 1989): 488/489.

Tulandi, Togas, M.D., und Robert A. McInnes, M. D. »Vaginal Lubricants: Effect of Glycerin and Egg White on Sperm Motility and Progression In Vitro«, *Fertility and Sterility 41* (Januar 1984): 151-153.

Tulandi, Togas, M.D., Leo Plouffe, Jr., M.D., und Robert A. McInnes, M.D. »Effect of Saliva on Sperm Motility and Activity«, *Fertility and Sterility 38* (Dezember 1982): 721-723.

Vermesh, Michael, M.D., u. a. »Monitoring Techniques to Predict and Detect Ovulation«, *Fertility and Sterility 47* (Februar 1987): 259-264.

Veronesi, Umberto u. a. »Effect of Menstrual Phase on Surgical Treatment of Breast Cancer«, *The Lancet 343* (18. Juni 1994): 1545-1547.

Weir, William C., M.D., und David R. Weir, M.D. »Adoption and Subsequent Conceptions«, *Fertility and Sterility* (März/April 1966): 283-288.

Wilcox, Allen, David Dunson und Donna Baird. »The Timing of the ›Fertile Window‹ in the Menstrual Cycle: Day-Specific Estimates from a Prospective Study«, *British Medical Journal 321* (18. November 2000): 1259-1262.

Wilcox, Allen, Clarine Weinberg und Donna Baird. »Caffeinated Beverages and Decreased Fertility«, *The Lancet* (24.-31. Dezember 1988): 1453-1455.

Wood, James W. »Fecundity and Natural Fertility in Humans«, *Oxford Review of Natural Fertility in Humans* (1989): 61-109.

Worley, Richard J., M. D. »Dysfunctional Uterine Bleeding«, *Postgraduate Medicine* (15.02.1986): 101-106.

Yong, Eu Leong, MRCOG, u. a. »Simple Office Methods to Predict Ovulation: The Clinical Usefulness of a New Urine Luteinizing Hormone Kit Compared to Basal Body Temperature, Cervical Mucus and Ultrasound«, *Australia-New Zealand Journal of Obstetrics & Gynecology 29* (Mai 1989): 155-159.

Zacur, Howard A., M.D., Ph.D., und Machelle M. Seibel, M.D. »Steps in Diagnosing Prolactin-Related Disorders«, *Contemporary Obstetrics and Gynecology* (September 1989): 84-96.

Ziegler, D. u. a. »The Antral Follicle Count: Practical Recommendations for Better Standardization«, *Fertility and Sterility 94* (2010): 1044-1051.

Zuspan, Kathryn J. und F. P. Zuspan. »Basal Body Temperature«. In: *Human Ovulation*, hg. von E. S. E. Hafez, S. 291-298. Amsterdam und New York: Elsevier North-Holland Biomedical Press, 1979.

Buchpublikationen

Biale, Rachel. Women and Jewish Law: An Exploration of Women's Issues in Halakhic Sources. New York: Schocken Books, 1984.

Billings, Evelyn, M.D., und Westmore, Ann, M.D. Empfängnisverhütung mit der Billings-Methode. Berlin, Frankfurt/Main und Wien: Ullstein, 1982.

Boston Women's Health Book Collective. Our Bodies, Ourselves. New York: Touchstone, 2011.

Bruce, Debra Fulghum, Ph.D., u. a. Making a Baby: Everything You Need to Know to Get Pregnant. New York: Ballantine Books, 2010.

Bryan, Elizabeth M., M.D., MRCP, DCH. The Nature and Nurture of Twins. London: Baillière Tindall, 1983.

Clubb, Elizabeth, M.D., und Jane Knight. Fertility: *Fertility Awareness and Natural Family Planning*. Exeter, Devon: David and Charles, 1996.

Couple to Couple League. The Art of Natural Family Planning Student Guide. Cincinnati, Ohio: Couple to Couple League International, Inc., 2012.

Danforth's Obstetrics and Gynecology, 8. Aufl. Philadelphia: J. B. Lippincott Company, 1999.

Edwards, Robert G. Conception in the Human Female. London: Academic Press/Harcourt Brace Jovanovich, 1980.

Ellison, Peter T. On Fertile Ground: A Natural History of Human Reproduction. Cambridge, MA: Harvard University Press, 2003.

Falcone, Tommaso, M.D., und Falcone, Tanya R. The Cleveland Clinic Guide to Infertility. New York: Kaplan Publishing, 2009.

Gondos, Bernard, M.D., und Daniel H. Riddick, M.D., Ph.D. (Hg.). Pathology of Infertility: Clinical Correlations in the Male and Female. New York: Thieme Medical Publishers, Inc., 1987.

Hafez, E. S. E. (Hg.). Human Reproduction: Conception and Contraception, 2. Aufl. New York: Harper & Row, 1980.

Herbst, Arthur L., M.D., und Howard A. Bern, Ph.D. (Hg.). Developmental Effects of Diethylstilbestrol (DES) in Pregnancy. New York: Thieme-Stratton, Inc., 1981.

Hilgers, Thomas W., M.D. The Medical and Surgical Practice of NaPro Technology. Omaha, NE: Pope Paul VI Institute Press, 2004.

———. The NaPro Technology Revolution: Unleashing the Power in a Woman's Cycle. New York: Beaufort Books, 2010.

Jones, Richard E. Human Reproductive Biology. New York: Academic Press, 1997.

Kaplan, Abraham. The Conduct of Inquiry: Methodology for Behavioral Science. San Francisco: Chandler Publishing Company, 1964.

Kippley, John und Sheila Kippley. Natural Family Planning: The Complete Approach. Cincinnati, Ohio: Couple to Couple League International, Inc., 2012.

Lauersen, Niels H., M.D., und Colette Bouchez. Getting Pregnant: What You Need to Know Right Now. New York: Simon and Schuster, 2000.

Lewis, Radine. The Infertility Cure: The Ancient Chinese Wellness Program for Getting Pregnant and Having Babies. New York: Little, Brown and Co., 2005.

Macut, Djuro u. a. Polycystic Ovary Syndrome: Novel Insights into Causes and Therapy. Basel: Karger Publishers, 2013.

Marrs, Richard, M.D. Dr. Richard Marrs' Fertility Book. New York: Dell Books, 1998.

Matus, Geraldine. Justisse Method: Fertility Awareness and Body Literacy: A User's Guide. Edmonton, Kanada: Justisse-Healthworks for Women, 2009.

Mishell, Daniel R., jr., M.D., und Val Davajan, M.D. (Hg.). Infertility, Contraception & Reproductive Endocrinology, 2. Aufl. Oradell, NJ: Medical Economics Books, 1986.

Older, Julia. Endometriosis. New York: Charles Scribner's Sons, 1984.

Sachs, Judith. What Women Can Do About Chronic Endometriosis. New York: Dell Medical Library, 1991.

Shannon, Marilyn M. Fertility, Cycles and Nutrition, 3. Aufl. Cincinnati, Ohio: Couple to Couple League, 2009.

Taymor, Melvin L., M.D. Infertility: A Clinician's Guide to Diagnosis and Treatment. New York und London: Plenum Medical Book Company, 1990.

Wallis, Lila A., M.D. (Hg.). Textbook of Woman's Health. New York: Lippincott-Raven Publishers, 1998.

MÄNNLICHE FRUCHTBARKEIT

Aufsätze

Ahlgren, M., Kerstin Boström und R. Malmqvist. »Sperm Transport and Survival in Women with Special Reference to the Fallopian Tube«, The Biology of Spermatozoa, INSERM Int. Symp., Nouzilly, Frankreich (1973): 63-73.

Amelar, Richard D., M.D., Lawrence Dubin, M.D., und Cy Schoenfeld, Ph.D. »Sperm Motility«, *Fertility and Sterility 34* (September 1980): 197-215.

Anderson, L. u. a. »The Effects of Coital Lubricants on Sperm Motility in Vitro«, *Human Reproduction* (13. Dezember 2000): 3351-3356.

Austin, G. R. »Sperm Fertility, Viability and Persistence in the Female Tract«, *Journal of Reproduction and Fertility*, Suppl. 22 (1975): 75-89.

Dawson, Earl B., William A. Harris und Leslie C. Powell. »Relationship Between Ascorbic Acid and Male Fertility«, *World Review of Nutrition and Diet 62* (1990): 2-26.

Giblin, Paul T., Ph.D., u. a. »Effects of Stress and Characteristic Adaptability on Semen Quality in Healthy Men«, *Fertility and Sterility 49* (Januar 1988): 127-132.

Harris, William A., Thaddeus E. Harden, B.S., und Earl B. Dawson, Ph.D. »Apparent Effect of Ascorbic Acid Medication on Semen Metal Levels«, *Fertility and Sterility 32* (Oktober 1979): 455-459.

Jaszczak, S. und E. S. E. Hafez. »Physiopathology of Sperm Transport in the Human Female«, The Biology of Spermatozoa, INSERM Int. Symp., Nouzilly, Frankreich (1973): 250-256.

Killick, Stephen R., Christian Leary, James Trussell und Katherine A Guthrie. »Sperm Content of Pre-ejaculatory Fluid«, Human Fertility 14 (März 2011): 48-52.

Kutteh, William H., M.D., u. a. »Vaginal Lubricants for the Infertile Couple: Effect on Sperm Activity«, *International Journal of Fertility 41* (1996): 400-404.

Lenzi, A. »Stress, Sexual Dysfunctions and Male Infertility«, *Journal of Endocrinological Investigations 26*, Suppl. (2003): 72-76.

Levin, Robert M., Ph.D., u. a. »Correlation of Sperm Count with Frequency of Ejaculation«, *Fertility and Sterility 45* (März 1986): 732-734.

Makler, Amnon, M.D., u. a. »Factors Affecting Sperm Motility. IX. Survival of Spermatozoa in Various Biological Media and Under Different Gaseous Compositions«, *Fertility and Sterility 41* (März 1984): 428-432.

Megory, E., H. Zuckerman, Z. Shoham (Schwartz) und B. Lunenfeld. »Infections and Male Fertility«, *Obstetrical and Gynecological Survey 42* (1987): 283-290.

Pfeifer, Samantha u. a., unter Leitung des Practice Committee of the American Society for Reproductive Medicine. »The Clinical Utility of Sperm DNA Integrity Testing: A Guideline«, *Fertility and Sterility 99* (2013): 673-677.

Rubenstein, Jonathan, M.D., u. a. »Male Infertility Workup«, Medscape Reference, aktualisiert 2013 [online].

Schlegel, Peter N., M.D., Thomas S. K. Chang, Ph.D., und Gray F. Marshall, M.D. »Antibiotics: Potential Hazards to Male Fertility«. *Fertility and Sterility 55* (Februar 1991): 235-242.

Shamsi, Monis Bilal, Syed Nazar Imam und Rima Dada. »Sperm DNA Integrity Assays: Diagnostic and Prognostic Challenges and Implications in Management of Infertility«, *Journal of Assisted Reproductive Genetics 28* (2011): 1073-1085.

Tulandi, Togas, M.D., Leo Plouffe, jr., M.D., und Robert A. MacInnes, M.D. »Effect of Saliva on Sperm Motility and Activity«, *Fertility and Sterility 38* (Dezember 1982): 721-723.

Turek, P. J. »Male Fertility and Infertility«, in: theturekclinic.com (aktualisiert 2013).

———. »Male Fertility Preservation«, in: theturekclinic.com (aktualisiert 2013).

———. »Sperm Mapping«, in: theturekclinic.com (aktualisiert 2013).

———. »Sperm Retrieval«, in: theturekclinic.com (aktualisiert 2013).

———. »Sperm Retrieval Techniques«, in: *The Practice of Reproductive Endocrinology and Infertility*: The Practical Clinic and Laboratory, hg. von Douglas T. Carrell und Matthew C. Peterson, S. 453-465. New York: Springer, 2010.

Wang, Christina u. a. »Treatment of Male Infertility«, Official Report from UptoDate.com (2014).

Zinaman, Michael u. a. »The Physiology of Sperm Recovered from the Human Cervix: Acrosomal Status and Response to Inducers of the Acrosome Reaction«, *Biology of Reproduction 41* (November 1989): 790-797.

Buchpublikationen

Glover, T. D., C. L. R. Barratt, J. P. P. Tyler und J. F. Hennessey. Human Male Fertility and Semen Analysis. London: Academic Press/Harcourt Brace Jovanovich, 1990.

Tanagho, Emil und Jack W. McAninch (Hg.). Smiths Urologie. Berlin, Heidelberg, New York u. a.: Springer, 1992.

Thomas, Anthony, M.D., und Leslie R. Schover. Overcoming Male Infertility: Understanding Its Causes and Treatments. New York: John Wiley and Sons, 2000.

MENOPAUSE/HORMONTHERAPIE

Aufsätze

Amy, J. J. »Hormones and Menopause: Pro«, *Acta Clinica Belgica 60* (September 2005): 261-268.

Barrett-Connor, Elizabeth u. a. »The Rise and Fall of Menopausal Hormone Therapy«, *Annual Review of Public Health 26* (2005): 115-140.

Birkhäuser, Martin H. »The Women's Health Initiative Conundrum«, Archives of Women's *Mental Health 8* (Mai 2005): 7-14.

Burger, H. G. u. a. »Cycle and Hormone Changes During Perimenopause: The Key of Ovarian Function«, *Menopause 15* (2008): 603-612.

Casper, Robert F. »Clinical Manifestations and Diagnosis of Menopause«, Official Report from UptoDate.com (2014).

Cummings, D. C. »Menarche, Menses, and Menopause: A Brief Review«, Cleveland Clinical Journal of Medicine 57 (März/April 1990): 169-175.

Flynn, Anna M., M.D., u. a. »Sympto-Thermal and Hormonal Markers of Potential Fertility in Climacteric Women«, *Obstetrics & Gynecology 165* (Dezember 1991): 1987-1989.

Fox, Susan C., M.D., und Lila A. Wallis, M.D. »Transition at Menopause«. In: *Textbook of Woman's Health*, hg. von Lila A. Wallis, M.D., S. 117-123. New York: Lippincott-Raven Publishers, 1998.

Goldstein, Francine u. a. »Hormone Therapy and Coronary Heart Disease: The Role of Time since Menopause and Age at Hormone Initiation«, *Journal of Women's Health 15* (Januar/Februar 2006): 34-44.

Greiser, Claudia M. u. a. »Menopausal Hormone Therapy and Risk of Breast Cancer: A Meta-analysis of Epidemiological Studies and Randomized Controlled Trials«, *Human Reproduction Update 11* (November/Dezember 2005): 561-573.

Klaiber, Edward L. u. a. »A Critique of the Woman's Health Initiative Hormone Therapy Study«, *Fertility and Sterility 84* (Dezember 2005): 1589-1601.

National Institutes of Health. Hormones and Menopause: Tips from the National Institute on Aging, 2012.

Nelson, Lawrence M. »Patient Information: Early Menopause (Primary Ovarian Insufficiency) (Beyond the Basics)«, Official Report from UptoDate.com (2014).

———. »Patient Information: Early Menopause: Premature Ovarian Failure Overview (Beyond the Basics)«, Official Report from UptoDate.com (2012).

Norman, R. J. und A. H. MacLennan. »Current Status of Hormone Therapy and Breast Cancer«, *Human Reproduction Update 11* (November/Dezember 2005): 541-543.

North American Menopause Society. »The 2012 Hormone Therapy Position Statement of the North American Menopause Society«, *Menopause 19* (2012): 257-271.

Prentice, Ross L. u. a. »Combined Analysis of Women's Health Initiative Observational and Clinical Trial Data on Postmenopausal Hormone Treatment and Cardiovascular Disease«, *American Journal of Epidemiology 163* (April 2006): 589-599.

Richardson, Marcie K. »What's the Deal with Menopause Management«, *Postgraduate Medicine 118* (August 2005): 21-26.

Rosenberg, Leon E. »Endocrinology and Metabolism«. In: Harrison's Principles of Internal Medicine, hg. von Jean D. Wilson u. a., S. 1780/1781. New York: McGraw Hill, 1991.

Shideler, S. E. u. a. »Ovarian-Pituitary Hormone Interactions During the Peri-Menopause«, *Maturitas 11* (Dezember 1989): 331-339.

Shifren, J. L. und I. Schiff. »Role of Hormone Therapy in the Management of Menopause«, *Obstetrics and Gynecology 115* (2010): 839-855.

Stevenson, John C. »Hormone Replacement Therapy: Review, Update, and Remaining Questions After the Women's Health Initiative Study«, *Current Osteoporosis Report 2* (März 2004): 12-16.

Tormey, Shona M. u. a. »Current Status of Combined Hormone Replacement Therapy in Clinical Practice«, *Clinical Breast Cancer* 6 (Februar 2006, Suppl.): 51-57.

Wallis, Lila A., M.D., und Dorothy M. Barbo, M.D. »Hormone Replacement Therapy«. In: *Textbook of Woman's Health*, hg. von Lila A. Wallis, M.D., S. 731-746. New York: Lippincott-Raven Publishers, 1998.

Buchpublikationen

Love, Susan, M.D., und Karen Lindsey. Das Hormonbuch. Was Frauen wissen sollten. Augsburg: Bechtermünz, 2000.

Northrup, Christiane, M.D. Weisheit der Wechseljahre. Selbstheilung, Veränderung und Neuanfang in der zweiten Lebenshälfte. München: Zabert Sandmann, 2016.

Utian, Wulf H. Menopause in Modern Perspective: A Guide to Clinical Practice. New York: Appleton-Century Crofts, 1980.

PMS

Aufsätze

Backstrom, T. u. a. »The Role of Hormones and Hormonal Treatments in Premenstrual Syndrome«, *DNS Drugs 17* (2003): 325-342.

Casper, Robert F. und Kimberly A. Yonkers. »Treatment of Premenstrual Syndrome and Premenstrual Dysphoric Disorder«, Official Report from UptoDate.com (2014).

Chakmakjian, Z. H., M.D., C. E. Higgins, B.S., und G. E. Abraham, M.D. »The Effect of a Nutritional Supplement, Optivite for Women, on Premenstrual Tension Syndromes«, *Journal of Applied Nutrition 37* (1985): 12-17.

Chou, Patsy B. und Carol A. Morse. »Understanding Premenstrual Syndrome from a Chinese Medicine Perspective«, *Journal of Alternative and Complementary Medicine* (April 2005): 355-361.

Douglas, Sue. »Premenstrual Syndrome: Evidence-based Treatment in Family Practice«, *Canadian Family Physician 48* (November 2002): 1789-1797.

Endicott, Jean. »The Menstrual Cycle and Mood Disorders«, *Journal of Affective Disorders 29* (Oktober/November 1993): 193-200.

Faccinetti, Fabio, M.D., u. a. »Premenstrual Fall of Plasma-Endorphin in Patients with Premenstrual Syndrome«, *Fertility and Sterility 47* (April 1987): 570-573.

Johnson, Susan, M.D. »Premenstrual Syndrome«. In: *Textbook of Woman's Health*, hg. von Lila A. Wallis, M.D., S. 691-697. New York: Lippincott-Raven Publishers, 1998.

Jones, A. »Homeopathic Treatment for Premenstrual Symptoms«, *Journal of Family Planning and Reproductive Health Care 29* (Januar 2003): 25-28.

Robinson, S. u. a. »Mood and the Menstrual Cycle: A Review of Prospective Data Studies«, *Gender Studies 9* (2012): 361-384.

Romans, S. u. a. »Mood and the Menstrual Cycle: A Review of Prospective Data Studies«, *Gender Studies 9* (2012): 361-384.

Wyatt, Katrina M. »Prescribing Patterns in Women's Health«, *BMC Women's Health* (Juni 2002): 4-8.

Buchpublikationen

Lark, Susan M., M.D. Premenstrual Syndrome Self-Help Book. Berkeley, CA: Celestial Arts, 1989.

Pick, Marcelle, M.S.N., OB/GYN NP. Is It Me or My Hormones?: The Good, the Bad, and the Ugly about PMS, Perimenopause, and All the Crazy Things That Occur with Hormone Imbalance. New York: Hay House, 2013.

Severino, Sally K., M.D., und Margaret L. Moline, Ph.D. Premenstrual Syndrome: A Clinician's Guide. New York: The Guilford Press, 1989.

HÄUFIG AUFTRETENDE STÖRUNGEN DER FRUCHTBARKEIT

Aufsätze

American College of Obstetricians and Gynecologists. »ACOG Practice Bulletin: Management of Adnexal Masses«, *Obstetrics and Gynecology 110* (2007): 201-214.

Bansal, A. S., B. Bajardeen und M. Y. Thum. »The Basis and Value of Currently Used Immunomodulatory Therapies in Recurrent Miscarriage«, *Journal of Reproductive Immunology 93* (2011): 41-51.

Barbieri, Robert L. u. a. »Patient Information: Polycystic Ovary Syndrome (PCOS) (Beyond the Basics)«, Official Report from UptoDate.com (2014).

Bartuska, Doris G., M.D. »Thyroid and Parathyroid Disease«. In: Textbook of Woman's Health, hg. von Lila A. Wallis, M.D., S. 525-532. New York: Lippincott-Raven Publishers, 1998.

Check, Jerome H., M.D., u. a. »Comparison of Various Therapies for the Leutinized Unruptured Follicle Syndrome«, *International Journal of Fertility 37* (Januar/Februar 1992): 33-40.

Daly, Douglas C., M.D., u. a. »Ultrasonographic Assessment of Luteinized Unruptured Follicle Syndrome in Unexplained Infertility«, *Fertility and Sterility 43* (Januar 1985): 62-65.

Fish, Lisa H., M.D., und Cary N. Mariash, M.D. »Hyperprolactinemia, Infertility, and Hypothyroidism«, *Archives of Internal Medicine 148* (März 1988): 709-711.

Haas, D. M. und P. S. Ramsey. »Progesterone for Preventing Miscarriage«, *The Cochrane Library 2* (2008).

Hussain, Munawar, Sanawai El-Hakim und David J. Cahill. »Progesterone Supplementation in Women with Otherwise Unexplained Recurrent Miscarriages«, *Journal of Human Reproduction 5* (2012): 248-251.

Kaunitz, Andrew M., M.D. »Approach to Abnormal Bleeding«, Official Report from UptoDate.com (2014).

Kerin, John F., M.D., u. a. »Incidence of the Luteinized Unruptured Follicle Phenomenon in Cycling Women«, *Fertility and Sterility 40* (November 1983): 620-626.

Koninckx, P. R. und I. A. Brosens. »The Luteinized Unruptured Follicle Syndrome«. In: The Inadequate Luteal Phase: Pathophysiology, Diagnostics, and Therapy, hg. von H. D. Taubert und H. Kuhl, S. 145-151. Lancaster, PA: MTP Press Ltd., 1983.

Kuohung, Wendy, M.D., u. a. »Overview of Treatment of Female Infertility«, Official Report from UptoDate.com (2012).

———. »Patient Information: Evaluation of the Infertile Couple (Beyond the Basics)«, Official Report from UptoDate.com (2012).

Muto, Michael G., M.D. »Management of an Adnexal Mass«, Official Report from UptoDate.com (2014).

———. »Patient Information: Ovarian Cysts (Beyond the Basics)«, Official Report from UptoDate.com (2013).

Schenken, Robert S. »Overview of the Treatment of Endometriosis«, Official Report from UptoDate.com (2013).

Tarlatzis, B. C. u. a. »Consensus on Infertility Treatment Related to Polycystic Ovary Treatment«, *Fertility and Sterility 89* (2008): 505-522.

Thomas, R., M.D., und R. L. Reid, M.D. »Thyroid Disease and Reproductive Dysfunction: A Review«, *Obstetrics & Gynecology 70* (November 1987): 789-792.

Toth, Bettina u. a. »Recurrent Miscarriage: Current Concepts in Diagnosis and Treatment«, *Journal of Reproductive Immunology 85* (2010): 25-32.

Tulandi, Togas, M.D., MHCM, und Haya M. Al-Fozan, M.D. »Management of Couples with Recurrent Pregnancy Loss«, Official Report from UptoDate.com (2013).

NÜTZLICHE WEBSITES ZUM THEMA FRUCHTBARKEIT UND ZU ANDEREN MEDIZINISCHEN GEBIETEN

Advanced Fertility Center of Chicago: *www.advancedfertility.com*

The Center for Human Reproduction, New York: *www.centerforhumanreprod.com*

The Centers for Disease Control and Prevention, Atlanta: *www.cdc.gov*

Fertility Authority, New York: *www.fertilityauthority.com*

Georgia Reproductive Specialists, Atlanta: *www.ivf.com*

The National Institutes of Health, Bethesda: *www.nih.gov*

The Turek Clinic, Los Angeles und San Francisco: *www.theturekclinic.com*

UpToDate (Wolters Kluwer): *www.uptodate.com*

Register*

* *Der Zusatz fb bezieht sich auf eine Erwähnung im Farbbildteil des Buchs, fn auf Fußnoten.*

Jährliche Vorsorgeuntersuchung
Arzt

____

Cholesterin ______ Quotient ______ HDL ______ LDL ______ Datum: ______________

Triglyzeride ______ Zyklustag ______________

Großes: Rote Blutkörperchen ______ Weiße Blutkörperchen ______ Größe ______ Gewicht ______

Hämatokrit ______ Vitamin D ______ Puls ______________

Urinstatus ______ Pap-Test ______ Blutdruck ______________

Chlamydientest (optional) ______ HPV-Test (optional) ______ Impfungen

Andere Tests ______________________________ ______________

______________________________ ______________

	Status	Bemerkungen
Brustuntersuchung		
Mammografie		
Zervix		
Gebärmutter		
Herz		
Lunge		

Verordnungen ______________________________

Empfehlungen: ______________________________

____

Überweisungen: ______________________________

Bemerkungen: ______________________________

____

Monat: ____________________ Jahr: _______________ Alter: __________________ Fruchtbarkeitszyklus: ________

Letzte 12 Zyklen: kürzester:_____ längster:_____ Länge dieser Lutealphase:_______ Länge dieses Zyklus: ________

Zyklustag	1	2	3	4	5	6	7	8	9	10	11	12	13	14	15	16	17	18	19	20	21	22	23	24	25	26	27	28	29	30	31	32	33	34	35	36	37	38	39	40
Datum																																								
Wochentag																																								
______________ Messzeit																																								
Messtage: Temperatur und Lutealphase																																								
Peak Day																																								
	38	38	38	38	38	38	38	38	38	38	38	38	38	38	38	38	38	38	38	38	38	38	38	38	38	38	38	38	38	38	38	38	38	38	38	38	38	38	38	38
	9	9	9	9	9	9	9	9	9	9	9	9	9	9	9	9	9	9	9	9	9	9	9	9	9	9	9	9	9	9	9	9	9	9	9	9	9	9	9	9
	8	8	8	8	8	8	8	8	8	8	8	8	8	8	8	8	8	8	8	8	8	8	8	8	8	8	8	8	8	8	8	8	8	8	8	8	8	8	8	8
	7	7	7	7	7	7	7	7	7	7	7	7	7	7	7	7	7	7	7	7	7	7	7	7	7	7	7	7	7	7	7	7	7	7	7	7	7	7	7	7
	6	6	6	6	6	6	6	6	6	6	6	6	6	6	6	6	6	6	6	6	6	6	6	6	6	6	6	6	6	6	6	6	6	6	6	6	6	6	6	6
	5	5	5	5	5	5	5	5	5	5	5	5	5	5	5	5	5	5	5	5	5	5	5	5	5	5	5	5	5	5	5	5	5	5	5	5	5	5	5	5
	4	4	4	4	4	4	4	4	4	4	4	4	4	4	4	4	4	4	4	4	4	4	4	4	4	4	4	4	4	4	4	4	4	4	4	4	4	4	4	4
	3	3	3	3	3	3	3	3	3	3	3	3	3	3	3	3	3	3	3	3	3	3	3	3	3	3	3	3	3	3	3	3	3	3	3	3	3	3	3	3
	2	2	2	2	2	2	2	2	2	2	2	2	2	2	2	2	2	2	2	2	2	2	2	2	2	2	2	2	2	2	2	2	2	2	2	2	2	2	2	2
	1	1	1	1	1	1	1	1	1	1	1	1	1	1	1	1	1	1	1	1	1	1	1	1	1	1	1	1	1	1	1	1	1	1	1	1	1	1	1	1
MORGENTEMPERATUR	37	37	37	37	37	37	37	37	37	37	37	37	37	37	37	37	37	37	37	37	37	37	37	37	37	37	37	37	37	37	37	37	37	37	37	37	37	37	37	37
	9	9	9	9	9	9	9	9	9	9	9	9	9	9	9	9	9	9	9	9	9	9	9	9	9	9	9	9	9	9	9	9	9	9	9	9	9	9	9	9
	8	8	8	8	8	8	8	8	8	8	8	8	8	8	8	8	8	8	8	8	8	8	8	8	8	8	8	8	8	8	8	8	8	8	8	8	8	8	8	8
	7	7	7	7	7	7	7	7	7	7	7	7	7	7	7	7	7	7	7	7	7	7	7	7	7	7	7	7	7	7	7	7	7	7	7	7	7	7	7	7
	6	6	6	6	6	6	6	6	6	6	6	6	6	6	6	6	6	6	6	6	6	6	6	6	6	6	6	6	6	6	6	6	6	6	6	6	6	6	6	6
	5	5	5	5	5	5	5	5	5	5	5	5	5	5	5	5	5	5	5	5	5	5	5	5	5	5	5	5	5	5	5	5	5	5	5	5	5	5	5	5
	4	4	4	4	4	4	4	4	4	4	4	4	4	4	4	4	4	4	4	4	4	4	4	4	4	4	4	4	4	4	4	4	4	4	4	4	4	4	4	4
	3	3	3	3	3	3	3	3	3	3	3	3	3	3	3	3	3	3	3	3	3	3	3	3	3	3	3	3	3	3	3	3	3	3	3	3	3	3	3	3
	2	2	2	2	2	2	2	2	2	2	2	2	2	2	2	2	2	2	2	2	2	2	2	2	2	2	2	2	2	2	2	2	2	2	2	2	2	2	2	2
	1	1	1	1	1	1	1	1	1	1	1	1	1	1	1	1	1	1	1	1	1	1	1	1	1	1	1	1	1	1	1	1	1	1	1	1	1	1	1	1
	36	36	36	36	36	36	36	36	36	36	36	36	36	36	36	36	36	36	36	36	36	36	36	36	36	36	36	36	36	36	36	36	36	36	36	36	36	36	36	36
______________ Schwangerschaftstest																																								
Künstl. Befruchtung oder IVF																																								
Geschlechtsverkehr (Kreis)	1	2	3	4	5	6	7	8	9	10	11	12	13	14	15	16	17	18	19	20	21	22	23	24	25	26	27	28	29	30	31	32	33	34	35	36	37	38	39	40
eiklarartig																																								
cremig																																								
PERIODE, Schmierblutung, trocken oder klebrig																																								
Fruchtbare Phase und Peak Day																																								
Scheidengefühl																																								
Zervix																																								
Mittelschmerz																																								
ZERVIXSEKRET/ KONSISTENZ																																								
	1	2	3	4	5	6	7	8	9	10	11	12	13	14	15	16	17	18	19	20	21	22	23	24	25	26	27	28	29	30	31	32	33	34	35	36	37	38	39	40
______________ Ovulationstest																																								
______________ Fertilitätsmonitor																																								
Diagnostische Tests und Verfahren																																								
Medikamente, Injektionen																																								
Akupunktur und andere Therapien																																								
Kräuter, Vitamine, Nahrungsergänzungsmittel																																								
Sport																																								
Bemerkungen							BSU																																	

Monat: ____________________ Jahr: ______________ Alter: __________________ Fruchtbarkeitszyklus: ________

Letzte 12 Zyklen: kürzester:_____ längster:_____ Länge dieser Lutealphase:_______ Länge dieses Zyklus: ________

Zyklustag	1	2	3	4	5	6	7	8	9	10	11	12	13	14	15	16	17	18	19	20	21	22	23	24	25	26	27	28	29	30	31	32	33	34	35	36	37	38	39	40
Datum																																								
Wochentag																																								
____________ Messzeit																																								
Messtage: Temperatur und Lutealphase																																								
Peak Day																																								
	38	38	38	38	38	38	38	38	38	38	38	38	38	38	38	38	38	38	38	38	38	38	38	38	38	38	38	38	38	38	38	38	38	38	38	38	38	38	38	38
	9	9	9	9	9	9	9	9	9	9	9	9	9	9	9	9	9	9	9	9	9	9	9	9	9	9	9	9	9	9	9	9	9	9	9	9	9	9	9	9
	8	8	8	8	8	8	8	8	8	8	8	8	8	8	8	8	8	8	8	8	8	8	8	8	8	8	8	8	8	8	8	8	8	8	8	8	8	8	8	8
	7	7	7	7	7	7	7	7	7	7	7	7	7	7	7	7	7	7	7	7	7	7	7	7	7	7	7	7	7	7	7	7	7	7	7	7	7	7	7	7
	6	6	6	6	6	6	6	6	6	6	6	6	6	6	6	6	6	6	6	6	6	6	6	6	6	6	6	6	6	6	6	6	6	6	6	6	6	6	6	6
	5	5	5	5	5	5	5	5	5	5	5	5	5	5	5	5	5	5	5	5	5	5	5	5	5	5	5	5	5	5	5	5	5	5	5	5	5	5	5	5
	4	4	4	4	4	4	4	4	4	4	4	4	4	4	4	4	4	4	4	4	4	4	4	4	4	4	4	4	4	4	4	4	4	4	4	4	4	4	4	4
	3	3	3	3	3	3	3	3	3	3	3	3	3	3	3	3	3	3	3	3	3	3	3	3	3	3	3	3	3	3	3	3	3	3	3	3	3	3	3	3
	2	2	2	2	2	2	2	2	2	2	2	2	2	2	2	2	2	2	2	2	2	2	2	2	2	2	2	2	2	2	2	2	2	2	2	2	2	2	2	2
	1	1	1	1	1	1	1	1	1	1	1	1	1	1	1	1	1	1	1	1	1	1	1	1	1	1	1	1	1	1	1	1	1	1	1	1	1	1	1	1
MORGENTEMPERATUR	37	37	37	37	37	37	37	37	37	37	37	37	37	37	37	37	37	37	37	37	37	37	37	37	37	37	37	37	37	37	37	37	37	37	37	37	37	37	37	37
	9	9	9	9	9	9	9	9	9	9	9	9	9	9	9	9	9	9	9	9	9	9	9	9	9	9	9	9	9	9	9	9	9	9	9	9	9	9	9	9
	8	8	8	8	8	8	8	8	8	8	8	8	8	8	8	8	8	8	8	8	8	8	8	8	8	8	8	8	8	8	8	8	8	8	8	8	8	8	8	8
	7	7	7	7	7	7	7	7	7	7	7	7	7	7	7	7	7	7	7	7	7	7	7	7	7	7	7	7	7	7	7	7	7	7	7	7	7	7	7	7
	6	6	6	6	6	6	6	6	6	6	6	6	6	6	6	6	6	6	6	6	6	6	6	6	6	6	6	6	6	6	6	6	6	6	6	6	6	6	6	6
	5	5	5	5	5	5	5	5	5	5	5	5	5	5	5	5	5	5	5	5	5	5	5	5	5	5	5	5	5	5	5	5	5	5	5	5	5	5	5	5
	4	4	4	4	4	4	4	4	4	4	4	4	4	4	4	4	4	4	4	4	4	4	4	4	4	4	4	4	4	4	4	4	4	4	4	4	4	4	4	4
	3	3	3	3	3	3	3	3	3	3	3	3	3	3	3	3	3	3	3	3	3	3	3	3	3	3	3	3	3	3	3	3	3	3	3	3	3	3	3	3
	2	2	2	2	2	2	2	2	2	2	2	2	2	2	2	2	2	2	2	2	2	2	2	2	2	2	2	2	2	2	2	2	2	2	2	2	2	2	2	2
	1	1	1	1	1	1	1	1	1	1	1	1	1	1	1	1	1	1	1	1	1	1	1	1	1	1	1	1	1	1	1	1	1	1	1	1	1	1	1	1
	36	36	36	36	36	36	36	36	36	36	36	36	36	36	36	36	36	36	36	36	36	36	36	36	36	36	36	36	36	36	36	36	36	36	36	36	36	36	36	36
Schwangerschaftstest																																								
Geschlechtsverkehr (Kreis)	1	2	3	4	5	6	7	8	9	10	11	12	13	14	15	16	17	18	19	20	21	22	23	24	25	26	27	28	29	30	31	32	33	34	35	36	37	38	39	40
eiklarartig																																								
cremig																																								
PERIODE, Schmierblutung, trocken oder klebrig																																								
Fruchtbare Phase und Peak Day																																								
Scheidengefühl																																								
Zervix																																								
Mittelschmerz																																								
ZERVIXSEKRET/ KONSISTENZ																																								
	1	2	3	4	5	6	7	8	9	10	11	12	13	14	15	16	17	18	19	20	21	22	23	24	25	26	27	28	29	30	31	32	33	34	35	36	37	38	39	40
Kräuter, Vitamine, Nahrungsergänzungsmittel																																								
Sport																																								
Bemerkungen							BSU																																	

Mögliche Tabellenvorlagen

Ich empfehle Ihnen, sich auf der Website *TCOYF.com* alle acht von mir entworfenen Mustertabellen anzusehen. Eine wird vielleicht besonders gut auf Ihre momentane Situation zugeschnitten sein. Der spezifische Zweck ist jeweils in der **rechten unteren Ecke** der Tabellen vermerkt:

Verhütung mit Beispielen	Schwangerschaft mit Beispielen
Verhütung (innen/außen)	Schwangerschaft mit Tests und Behandlungen
Verhütung (Celsius)	Schwangerschaft (Celsius)

Wenn Ihnen die Selbstbeobachtung dazu dient, sich über Ihren Gesundheitszustand generell zu informieren, bietet sich für Sie die klassische Verhütungstabelle auf der vorhergehenden Seite an. Um eine der in diesem Buch abgedruckten Mustertabellen zu verwenden, vergrößern Sie sie am besten zunächst auf 125 Prozent. In den Zeilen ganz unten führen Sie danach die Fruchtbarkeitszeichen auf, die Sie farblich kennzeichnen möchten, wie Brustspannen, Kopfschmerzen oder Krämpfe, und kopieren diese Tabelle. Falls möglich, rate ich dazu, die von Ihnen bevorzugte Tabelle direkt von der oben genannten Website auszudrucken. Die Tabelle hat dann bereits genau die gewünschte Größe und kann vor allem an Ihre Bedürfnisse angepasst werden, indem Sie einzelne Zeilen ergänzen, entfernen oder umbenennen. Zum Beispiel können Sie statt der im Buch verwendeten Standardbegriffe für die drei Konsistenzen von Zervixsekret auch ganz andere Beschreibungen verwenden:

eiklarartig
cremig
PERIODE, Schmierblutung, trocken oder klebrig

eiklarartig **nass** PERIODE, Schmierblutung, trocken oder **nicht nass**	**eiklarartig** **eher nass** PERIODE, Schmierblutung, trocken oder **eher klebrig**	**eiklar** **»fruchtbarer«** PERIODE, Schmierblutung, trocken oder **weniger »fruchtbar«**

Wenn Sie lieber die Zyklusaufzeichnungen von Hand führen, statt die App auf der Website zu nutzen, empfehle ich die Verwahrung in einem Ringbuch (aktuelles Kurvenblatt oben), das Sie nach Abschlus des Zyklus hinter ein Deckblatt heften.

Verwahren Sie am besten drei weitere Dokumente im Ringbuch: Kopien Ihrer Mustertabelle und der Vorlage für Ihre jährliche Vorsorgeuntersuchung (Seite 533) sowie den Farbschlüssel zu den Einträgen, die Sie in den untersten Zeilen Ihrer Tabelle vornehmen möchten. Wenn Sie alle Blätter chronologisch abheften, erhalten Sie einen Überblick über Ihre Gesundheit. Bei auftretenden Fragen oder Veränderungen stellt er eine wertvolle Hilfe für Ihren Arzt dar. Kopieren Sie jedes Jahr die Tabellenvorlage für die Vorsorgeuntersuchung hinten auf das Kurvenblatt. Und nun: Viel Spaß beim Führen Ihrer FAM-Tabellen!

Bildnachweis

Abbildungen: Seite 50: ©OpenStax College, Human Pregnancy and Birth; Seite 267: © Dreamstime.com LLC.

Farbbildteil: Seite 1 und 2: Fotografien von Frankie Collins; Seite 3: Fotografien von Lennart Nilsson, aus: *Ein Kind entsteht*, Goldmann, 2009. Seite 4: Fotografien (Eisprung) von Erlandsen/Magney, aus: *Color Atlas of Histology*, 1992. Fotografie (Eizelle im Eileiter) von Lennart Nilsson, aus: *Ein Kind entsteht*, Goldmann 2009. »Eileiter«, © Science Source® (a division of Photo Researchers, Inc.); Seite 5: »Fruchtbarkeitsrechner«, FairHaven Health, LLC; Seite 6: Kurvendiagramm zu Hormonen von Kate Sweeney; Seite 8: »Endometriose (Über die Grundlagen hinaus)«, UpToDate © 2015; Seite 9: William Herring, MD, FACR. Learning Radiology; Seite 10: »Wo Myome wachsen«, ©The StayWell Company; Seite 11: ©Dreamstime.com LLC; Seite 12 und 13: © 2015 Sheila Metcalf Tobin.

Grafische Umsetzung der Wirksamkeitsquoten der einzelnen Verhütungsmethoden (Seite 421) aus: *Contraceptive Technology*, Hatcher, R. A.; Trussell, J.; Stewart, F.; Stewart, G. K.; Kowal, P.; Guest, F.; Cates, W.; Policar, M. S., Irvington Publishers, 2004.

Danksagung

Es heißt ja, Frauen seien gesegnet mit der Fähigkeit, Geburtsschmerzen zu vergessen, damit sie später weitere Kinder bekommen können. Ob das auch für das Schreiben eines Buchs von dem Kaliber eines Standardwerks gilt? Hätte man mich gewarnt, welch ein monumentales Unterfangen ich mir mit dem Verfassen dieses Buchs aufbürden würde, vielleicht hätte ich aufgegeben und nicht an meinem Traum festgehalten. Und selbst jetzt, bei der dritten Revision des Bandes seit seiner Ersterscheinung vor zwanzig Jahren, kommt wieder die alte Frage in mir hoch: »Was hast du dir dabei eigentlich gedacht?«

Ich vermute, dass Autoren sich gern Illusionen hingeben, oder vielleicht leidet auch das Gedächtnis unter ihren Geistesblitzen! Jedenfalls habe ich die Arbeit an der Originalausgabe und an den Neueditionen überstanden und dabei die ganze Bandbreite menschlicher Emotionen, von völliger Frustration und Erschöpfung bis hin zu unbeschreiblicher Freude und Stolz, durchlebt. Wie die folgende Namensliste bezeugt, hatte ich das Privileg, von unzähligen Personen unterstützt zu werden, denen ich zu Dank verpflichtet bin:

Meiner wunderbaren Lektorin beim Verlag HarperCollins, Emily Krump, die mir bei diesem beschwerlichen Prozess zur Seite stand und sich liebenswürdigerweise für mich eingesetzt hat. Ich hoffe, dass sie nun, nach Abschluss der Überarbeitung, mit Zufriedenheit auf ihr Mitwirken an diesem so schwierigen Projekt zurückblicken kann. Den Zauberfrauen in der Herstellung, Heather Finn und Susan Kosko, die meinen Wahnwitz ertragen haben, um sicherzustellen, dass das Buch so ansprechend und benutzerfreundlich wie möglich wird.

Meiner Literaturagentin Joy Harris, die mich schon seit über 20 Jahren begleitet, und ihrem großartigen Mitverschworenen Adam Reed, der mich rettete, als ich beim Versuch, das Originalmanuskript in ein Mac-kompatibles Format zu konvertieren, kurz vor dem Kollaps stand. Seine Professionalität und Fähigkeit zum Mitdenken verblüffen mich immer wieder. Noch nie habe ich mit jemandem zusammengearbeitet, der meine E-Mails beantwortet, noch bevor ich auf »Senden« gedrückt habe.

Den Ärzten, Therapeuten und Wissenschaftlern, die Anteil daran hatten, dass das Buch zu dem wurde, was es ist, darunter Vivien Webb Hanson, Joan Helmich, Lee Hickok, Patricia Kato, Nancy Kenney, Miriam Labbok, Chris Leininger, Mark Perloe, Molly Pessl, Suzanne Poppema und Rebecca Wynsome, die ich wegen ihres besonderen Engagements für dieses Projekt und ihres wertvollen Fachwissens, das sie beisteuerte, hervorheben möchte. Thomas W. Hilgers, M. D., danke ich für seine Unterstützung, als ich durch die oft verwirrende Welt der Fortpflanzungsmedizin navigierte.

Ich danke den Illustratorinnen Kate Sweeney und Christine Shafner für die Gestaltung des Buchs und meiner grafischen Zeichnerin Rosy Aronson für ihre schönen Arbeiten, etwa die schwangere Frau im Farbbildteil. Ihre unglaublich positive Ausstrahlung machte es zu einer Freude, mit ihr zu arbeiten. Vielen Dank an Sheila Metcalf, der Schöpferin der Zeichnungen von Vulva und G-Punkt im Farbbildteil, weil sie uns zeigt wie einzigartig der weibliche Körper ist.

Meinem medizinischen Fotografen Frankie Collins, der großes Verständnis hatte und auf Abruf bereitstand, wann immer ein »Zervixmodel« anrief, weil ihr Muttermund oder ihr Zervixsekret im idealen Zustand für ein Shooting sei.

Der Frau, die ich dann wegen ihrer außerordentlich fotogenen Zervix zu meinem Model erkor, Deanna Hope. Sie war so stolz auf ihren Beitrag zur Aufklärung der Frauen, dass sie namentlich erwähnt werden wollte.

Meiner Assistentin während der ersten Edition, Cricky Kavanaugh, einem echten Glücksfall. Ihre Intelligenz, Detailliebe und ihr Einfallsreichtum wurden nur noch von ihrer Warmherzigkeit und ihrem Sinn für Humor übertroffen. Es ist wunderbar, dass sie in mein Leben trat, und freue mich darauf, wieder einmal mit ihr zu arbeiten. Ihr Töchterchen Clara wird hoffentlich einmal die zahlreichen Beiträge ihrer großartigen Mutter zu diesem Buch zu schätzen wissen.

Den Praktikantinnen, die mir während der Überarbeitung geholfen haben, den Anschein der Zurechnungsfähigkeit zu wahren, darunter Amy Cronin, Maddie Cunningham, Olivia Eisner, Alana Macy, Anna Rourke und Lisa Taylor-Swanson – und vor allem Ruby Booras, weil sie mir half, das perfekte Wort für eine eher hölzerne sexuelle Bezeichnung zu finden. Sheila Cory, Robin Bennett, Kim Aronson und Ana Carolina Vaz, die mir zur Seite standen, wenn ich wieder diesen Blick wie ein geblendetes Reh hatte.

Ich danke Sarah Bly, Ideengeberin der »fruchtbaren Welle«, und Michal Schonbrun, Ilene Richman, Katie Singer, Geraldine Matus sowie Megan Lalonde, die dazu beigetragen haben, die Fruchtbarkeitswahrnehmung zu verbreiten. Nicht zuletzt danke ich der neuen Generation hervorragender FAM-Berater, die sich für das Thema engagieren, darunter Colleen Flowers, Kati Bicknell und Hannah Ransom. Kelly Andrews, Ethan Lynette, Suzanne Munson, Sarah Dohman, Whitney Palmerton, Lester Meeks und Jake Harsoch, weil die Zusammenarbeit mit ihnen allen eine Freude war. Danke für eure herzliche Aufnahme!

Den Kursteilnehmerinnen und Leserinnen, die weiter meinen Ordner mit Dankesbriefen anschwellen lassen und bewegende Worte dafür finden, wie mein Buch ihr Leben verändert hat. Diese Form von Wertschätzung gibt mir Halt in Zeiten der Entmutigung angesichts einer Ärzteschaft, die die wissenschaftliche Validität und die vielen Vorzüge der FAM noch nicht recht erfasst hat. Und jenen, die sich die Zeit genommen haben, in sehr beredten und berührenden Briefen an mich zu beschreiben, wie das Buch ihr Leben so stark beeinflusst hat, dass sie den Beruf wechselten – vor allem Alyssa Mayer für ihre Promotion in der Gesundheitswissenschaft!

Den Freundinnen, die meine Verwandlung von einer eher geselligen Person in eine Eremitin miterlebten. Ihr habt mir geholfen, den Blick für das Ganze zu bewahren, wenn ich daran zweifelte, jemals wieder ein Privatleben zu haben. Besonders gilt das für Aud, Cath, Susan und Sandy.

Roger, der mich öfter als jeder andere vom Boden auflesen musste, wenn wieder mal kein Ende in Sicht schien. Er schränkte seine Bewegungsfreiheit ein, manövrierte zwischen Stapeln von Forschungsarbeiten, gynäkologischen Illustrationen und Manuskripten und aß an der Küchenarbeitsplatte, damit ja die Papierstapel nicht durcheinandergerieten. Ohne seine verständnisvolle Unterstützung über viele Monate hinweg – ach, was sage ich? Es waren Jahre... – hätte ich dieses Buch nie fertigstellen können. Deshalb: danke, danke, danke.

Meinen Brüdern: Lawrence Weschler, dessen literarische Leistungen für mich Anregung waren, dieses Buch zu schreiben, und Robert Weschler dafür, dass er mich als Advocatus Diaboli stets auf Trab hielt. Vor allem aber meinem jüngeren Bruder Raymond, ohne den ich dieses Buch nie hätte schreiben können. Obgleich wir oft den Tag bereuten, an dem wir vor über zwanzig Jahren an diesem Projekt zu arbeiten begonnen haben, war er ein unverzichtbarer Lektor, Rechercheur und Organisator, überdies ein unerschöpflicher Quell des Humors und der moralischen Unterstützung. Fakt ist, dass wir über eine geteilte Autorenschaft sprachen, doch er insistierte, das Buch sei allein aus meiner, nicht seiner Passion und Erfahrung hervorgegeangen und letztlich mit meiner Stimme verfasst. Mag sein, in Wahrheit aber war Raymond mein Koautor. Ich bin ihm unendlich dankbar für die Bereitschaft, erneut an der aktuellen Ausgabe zu arbeiten. Entschlossene Geschwister können tatäschlich – trotz gegenseitiger Nerverei – Dinge vollbringen, die kein Familienberater für möglich hält!

Über die Autorin

Toni Weschler absolvierte ihren Masterabschluss in Gesundheitswissenschaften und ist bekannte Sprecherin zu Themen der weiblichen Gesundheit. Von ihr stammt der Bestseller *Cycle Savvy: The Smart Teen's Guide to the Mysteries of Her Body*, das jungen Mädchen ihren Körper und dessen Vorgänge erklärt. Toni Weschler lebt in Seattle, Washington.

Toni Weschler steht für öffentliche Vorträge ebenso wie für Fachseminare an medizinischen Hochschulen, Krankenhäusern und Kliniken zur Verfügung. Darüber hinaus sind Anmerkungen oder Anregungen für künftige Neuausgaben dieses Buchs willkommen.

Bitte richten Sie diese an:

Toni Weschler, MPH
P.O. Box 31172
Seattle, WA 98103
info@tcoyf.com